치의학을 위한
필수 미생물학

치의학을 위한 필수 미생물학(둘째판)

Essentials of Microbiology for Dental Students 2e

첫째판 1쇄 인쇄 | 2008년 5월 25일
첫째판 1쇄 발행 | 2008년 5월 30일

지 은 이 Jeremy Bagg, T.Wallace MacFarlane, Ian R. Poxton, Andrew J. Smith, Simon Bagg
옮 긴 이 김각균
발 행 인 장주연
편집디자인 정상희
표지디자인 이지선
발 행 처 군자출판사
등 록 제 4-139호(1991. 6. 24)

본 사 (110-717) 서울특별시 종로구 인의동 112-1 동원회관 BD 3층
Tel. (02) 762-9194/5 Fax. (02) 764-0209
대구지점 Tel. (053) 428-2748 Fax. (053) 428-2749
광주지점 Tel. (062) 228-0252 Fax. (062) 228-0251
부산지점 Tel. (051) 893-8989 Fax. (051) 893-8986

ISBN 89-7089-673-1
정가 : 40,000원

저자서문

이 교과서를 집필한 주요 목적은 제1판과 다르지 않다. 이 교과서는 안전하고 효과적인 치과의료를 기해야 하는 임상적인 상황에 적절한 미생물 과학을 소개하는 것이다. 많은 치과대학들이 The First Five Years라는 영국 General Dental Council이 펴낸 문서에서 권고하는 방향에 따라 교과과정을 바꾸고 있다. 권고내용의 두 가지 요소는 임상교육을 일찍, 바람직하게는 1학년부터, 시작해야 한다는 것과 미생물학을 포함하여 배경이 되는 기초과학을 임상교육과 더욱 긴밀하게 통합하고 5년 간의 전 과정에 걸쳐 펼쳐야 한다는 것이다. *Essentials of Microbiology for Dental Students*의 첫 판을 만들 때 우리의 주요 목표는 새로운 형태의 교과과정에 걸맞은 이상적인 방식으로서 임상치의학의 실천 및 배경에 굳건히 자리잡은 미생물학 책을 만드는 것이었다. 이러한 이유로 제2판은 성공적인 제1판의 형식, 즉 관련주제를 미생물과 면역학의 기본원리, 치과와 관련된 감염병, 마지막으로 구강미생물학의 세 단원으로 나누어 다루는 형식을 유지하였다. 책 내용 전체를 통하여 상세한 상호참조가 이루어져 있고, 천연색 도해를 아낌없이 이용하였다.

미생물학은 매우 빠르게 변하는 학문이다, 첫 판 이후 Creutzfeldt-Jacob Disease와 SARS같은 감염병이 중요한 임상문제로 대두되었다. 성병과 같은 병들은 역학적인 변화를 보이고 있다. 이러한 모든 문제들을 제2판에서 다루었다. 본문과 읽기목록은 전체적으로 새롭게 쓰어졌으며, 항생제 처방의 변화도 포함시켰다. 진균, 사람헤르페스바이러스, 중추신경계의 감염, 치과의료에서 항생제 사용에 관한 장들이 새로이 추가된 주요한 장들이다. 치과의료에서 멸균, 소독, 감염방지에 대한 장들은 완전히 새로 쓰여졌다. 이는 prion 병 문제 때문에 야기된 오염제거 절차에 대한 최근의 중요한 변화를 반영한 것이다. 이 교과서는 과거의 전통적인 교육을 보충하기 위한 추가 읽을 거리를 제공할 뿐 아니라, 통합적인 임상접근방법의 교과서 내용은 PBL 수업을 준비하는데 유용할 것이다.

제2판에서 새로이 추가된 내용으로 의학, 치의학 및 생물학 분야의 광범위한 용어해설이 있으며, 이 용어해설의 용어들은 모두 교과서 본문에서 사용되는 것들이다. 저자의 경험으로는 용어가 많은 치의학 전공 학생들이 미생물학 공부를 시작할 때 어려움을 겪는 중요한 문제였다. 이 책이 임상적인 점을 강조함에 따라 다른 학문분야와 관련이 있는 용어들이 용어해설 안에 많이 포함되어 있다.

자격증을 갖춘 치과의사, 특히 졸업 후 임상치의학시험을 준비하는 사람들 역시 이 책을 요긴하게 사용하게 될 것이다. 미생물학은 치과의사에게 크나큰 중요성을 가지므로 우리는 이 매력적인 과목이 임상의료를 담당하는 사람들에게 쉽게 다가갈 수 있고 적절한 연관성을 가질 수 있게 하는데 이 책이 도움이 되기를 바란다.

요약해서, 우리는 이 책이 학부과정 전체를 통해 핵심참고서적으로서 이용될 수 있고, 졸업생들에게는 복습교육자료로서, 임상치과의사에게는 참고자료로서 지속적으로 구실을 할 수 있도록 만들었다. 우리는 우리의 노력이 이렇게 매우 다양한 계층의 독자들이 필요한 정보를 쉽고, 명확하고, 흥미롭게 얻도록 하는데 충분하였기를 바란다.

JB, TWMacF, IRP, AJS
Glasgow, Edinburgh
2004

감사의 말

미생물학은 매우 빠르게 변화하는 분야이기 때문에 이 교과서의 제2판을 준비하는 일은 그 내용을 가장 최신으로 가져가기 위한 상당한 노력이 경주되는 큰 일이 아닐 수 없었다. 우리 저자들은 새로운 판의 내용에 대해 많은 권고를 아끼지 않았던 모든 동료들과 학생들에게 감사한다. 특히 Claire Cameron, Andrew Hall, Jim McMenamin 박사에게 감사를 드린다. 우리는 도해 자료를 제공했거나 각 그림설명부분(legend)에서 언급된 모든 그림제공자들에게 감사의 뜻을 전하고 싶다. 마지막으로 Oxford University Press의 임직원들에게 감사를 드리며, 특히 Catherine Barnes와 Georgia Pinteau에게 그들의 지원과 격려, 달성가능한 최종기한을 설정해준 데 대해 감사한다.

Disclaimer (否認 陳述)

역자서문

최근 한국 치의학 교육은 치의학 전문대학원 체제의 발족과 더불어 그 교육 내용과 방식에 큰 변화를 보이고 있다. 특히 미생물학의 주요 분야인 미생물 병원성 및 그에 대한 숙주반응은 본질적으로 임상치의학과 깊은 연관성을 갖기 때문에, 다른 학문분야에 비해 임상치의학과의 통합이 더욱 긴요한 학문분야이다. 본 역자는 미생물학의 이러한 면을 중시하는 교과서라고 여겨지는 Oxford사의 *Essentials of Microbiology for Dental Students* 제2판의 출간을 맞아 군자출판사로부터 번역을 의뢰받으면서, 이러한 통합성을 단독 번역작업을 통해 개인 수준에서 시도해 보고 싶은 의욕을 갖게 되었다. 이러한 무리한 부탁을 수락한 군자출판사 장주연 사장님께 감사드리며, 그간 번역작업을 통해 역자의 까다로운 요구를 마다하지 않고 도와주신 군자출판사 치의학부 김미영 과장님과 직원들께 깊은 감사를 드린다.

교과서 번역에서 가장 중요한 용어 번역 문제에 있어서 한글 용어는 대한의사협회의 의학용어집 제4집을 따랐다. 용어를 표기하는데 있어서 가능한 한 한글과 영어용어를 병기하도록 노력하였는데, 이는 이 책의 독자들이 향후 거의 영어가 주도하고 있는 국제학술지를 읽게 될 때 도움이 될 것이라는 본 역자의 소견에 따른 것이다.

개인의 역량에는 한계가 있기 마련이며, 따라서 이 번역작업의 결과 또한 예외는 아닐 것이다. 비록 본 역자가 최선을 다하기는 했지만 단독번역에서 피하기 어려운 개인적인 독특한 표현방식은 말할 것도 없고, 그 외에도 부족한 점이 많음을 절실하게 느낀다. 이 모든 부족한 점은 온전히 본 역자의 몫이며, 향후 독자들로부터의 많은 지적을 기대해 마지않는다.

2008년 5월

김 각 균

목차

Section 1

Section 2

Section 3

List of abbreviations

5-HT	5-hydoxytryptamine (also known as serotonin)
A	adenine
Ab	antibody
ADA	American Dental Association
ADP	adenosine diphosphate
AFB	acid-fast bacilli
AFLP	amplified fragment length polymorphism
Ag	antigen
AHA	American Heart Association
AIDS	acquired immune deficiency syndrome
APC	antigen-presenting cell
ARDRA	amplified rDNA restriction analysis
ARDS	adult respiratory distress syndrome
ASOT	antistreptolysin O titre
ATP	adenosine triphosphate
AUG	acute ulcerative gingivitis
AZT	azidothymidine
BANA	benzoyl-DL-arginine-naphthylamide
BCG	bacille Calmette–Guérin
BI	biological indicators (of sterility)
bp	base pair
C	cytosine
CD	cluster of differentiation
CDC	Centers for Disease Control and Prevention (USA)
CFA	colonization factor antigen
CGD	chronic granulomatous disease
CJD	Creutzfeldt–Jakob disease
CMC	chronic mucocutaneous candidosis
CMV	cytomegalovirus
CNS	central nervous system
CSF	cerebrospinal fluid
DNA	deoxyribonucleic acid
DTH	delayed-type hypersensitivity
DTP	mixed vaccine containing diphtheria toxoid, tetanus toxoid, and pertussis vaccine (also known as DPT)
EA	early antigen
EB	elementary body
EBV	Epstein–Barr virus
EF-G	elongation factor-G
Eh	redox potential
EIEC	enteroinvasive *Escherichia coli*
ELISA	enzyme-linked immunosorbent assay
EPEC	enteropathogenic *Escherichia coli*
ETEC	enterotoxigenic *Escherichia coli*
Fab	antigen-binding fragment
Fc	crystallizable fragment
FTA	fluorescent treponema antibody
FTA(Abs)	fluorescent treponema antibody absorbed
G	guanine
GCF	gingival crevicular fluid
GM-CSF	granulocyte–monocyte colony-stimulating factor
gp	glycoprotein (gene product)
HAT	hypoxanthine aminopterin and thymidine
HAV	hepatitis A virus
HBcAg	hepatitis B core antigen
HBeAg	hepatitis Be antigen (proteolytic cleavage product of HBcAg)
HBsAg	hepatitis B surface antigen
HBV	hepatitis B virus
HCV	hepatitis C virus
HDV	hepatitis D virus
HEV	hepatitis E virus
Hfr	high-frequency recombination
HGV	hepatitis G virus
HHV	human herpesvirus
HHV-6	human herpesvirus 6
Hib	*Haemophilus influenzae* serotype b (vaccine)
HIV	human immunodeficiency virus
HPV	human papillomavirus
HSV	herpes simplex virus
HTLV	human T-lymphotropic virus (also known as human T-cell leukaemia virus)
HUS	haemolytic uraemia syndrome
ICAM	intercellular adhesion molecule
IFN	interferon
Ig	immunoglobulin
IL	interleukin
INH	isoniazid
IPS	intracellular polysaccharides
IV	intravenous
K	killer cells (*not* the same as NK cells)

kDa	kilodalton
KDO	keto-deoxy-octonic acid
kPa	kilopascal
LFA	lymphocyte functional antigen
LGL	large granular lymphocyte
LOS	lipo-oligosaccharide
LPS	lipopolysaccharide (endotoxin)
LT	(heat-) labile toxin
mAb	monoclonal antibody
MAC	membrane-attack complex
MALT	mucosa-associated lymphoid tissue
MBC	minimal bactericidal concentration
MDRTB	multiple drug-resistant (strains of) *Mycobacterium tuberculosis*
MHC	major histocompatibility complex
MIC	minimal inhibitory concentration
MMR	measles, mumps, rubella (vaccine)
mRNA	messenger RNA
MRSA	methicillin-resistant *Staphylococcus aureus*
MSB	Mitis Salivarius Bacitracin (growth medium)
MSH	Melanophore Stimulating Hormone
mV	millivolts
NAD^+	nicotinamide–adenine dinucleotide (i.e. the oxidized form)
NK	natural killer cells (*not* the same as K cells)
NSU	non-specific urethritis
NTM	non-tuberculous mycobacteria
OM	outer membrane
OMPs	outer membrane proteins
PABA	para-amino benzoic acid
PAGE	polyacrylamide gel electrophoresis
PCP	*Pneumocystis carinii* pneumonia
PCR	polymerase chain reaction
PFGE	pulsed-field gel electrophoresis
PMC	pseudomembranous candidosis
PPD	purified protein derivative
R-LPS	rough-form LPS (see also S-LPS)
RAPD	randomly amplified polymorphic DNA
RB	reticulate body
rDNA	DNA coding for rRNA
RFLP	restriction fragment length polymorphism
RNA	ribonucleic acid
rRNA	ribosomal RNA
RT	reverse transcription
S-LPS	smooth-form LPS (i.e. normal configuration of LPS)
SCID	severe combined immunodeficiency
SIRS	systemic inflammatory response syndrome
S_j	similarity coefficient
ST	(heat-) stable toxin
STD	sexually transmitted disease
T	thymine
TB	tuberculosis
TCR	T-cell receptor
T_{DTH}	delayed-type hypersensitivity T-cell (now known as TH1 cells)
T_H	T-helper cell
TNF	tumour necrosis factor
TPHA	*Treponema pallidum* haemagglutination
tRNA	transfer RNA
TSST	toxic shock syndrome toxin
U	uridine
UTI	urinary tract infection
VCA	viral capsid antigen
VDRL	Venereal Disease Reference Laboratory
VRE	vancomycin-resistant enterococci
VTEC	verotoxin-producing *Escherichia coli*
VZV	varicella zoster virus
WHO	World Health Organization

Section 1

1 미생물의 개념 (The concept of micro-ogranisms)

- **서론**
  - —미생물학과 면역학의 역사
  - —원핵세포와 진핵세포
- **미생물과 그 서식환경의 다양성**
  - —공기 조건
  - —정상 미생물무리와 병원성미생물(병원체)
  - —새로 출현하거나 다시 출현하는 병원성미생물들
  - —프리온과 전염성 해면뇌병증들
- **요점**

서론

미생물학과 면역학의 역사

광학현미경이 나오기 전까지 모든 생물들은 경험적으로 별 다른 논란 없이 식물계 또는 동물계, 두 계(kingdom)로 구분될 수 있었다. 1660년경 Robert Hooke은 당시 조악한 수준의 compound 현미경으로 세포를 처음 관찰하였고, 수 년 후 Antoine van Leeuwenhoek은 높은 해상도를 가진 단안 현미경으로 미생물을 처음 관찰하였다. 이 중 일부는 움직이기도 하는 이 현미경적 생물들을 Leeuwenhoek은 작은 동물 혹은 animalcule(미소동물)로 묘사하였다. Leeuwenhoek이 남긴 그림을 통해 우리는 이들이 세균(bacteria)과 원생동물(protozoa)이라는 것을 알 수 있다. 흥미로운 사실은 그가 관찰한 표본 중에는 그 자신의 치아에서 긁어낸 물질이 포함되어 있다는 점이다.

이로부터, Pasteur, Koch, Lister의 선구적인 일과 더불어 좋은 복합렌즈현미경이 개발되고, 그로 인하여 질병의 요인으로서 미생물의 중요성이 확립되고, 또한 세균학이 과학으로서(또는 좀더 현대적인 미생물학으로서) 자리잡기까지는 거의 두 세기에 이르는 공백이 있었다(그림 1.1). 항균 화학요법은 Fleming이 페니실린을 발견한 후 점차 발달하기 시작하여, 이제는 미생물학분야의 한 주요 부문의 성장동력이 되고 있다. 현대 면역학은 그 큰 많은 부분을 Metchnikoff와 Ehrlich같은 주역들의 미생물 연구에 그 근원을 두고 있다(그림 1.1).

Robert Koch는 미생물이 병을 일으킨다는 것을 최초로 입증한 사람이다. 이후 아래 Koch의 조건들을 만족시키는 것으로써 완전한 증명이 성립될 수 있게 되었지만, 사람의 병을 연구하는 데는 이에 따른 윤리적인 문제가 제기되게 되었다.

Koch의 조건

1. 한 특정한 병의 모든 사례에서 한 가지 특정한 미생물이 분리되어야 하며, 건강한 사람에서는 이 미생물이 발견되어서는 안 된다.
2. 병을 앓고 있는 사람으로부터 그 특정 미생물이 분리되고, 인공배지에 순수배양되어야 한다.
3. 분리된 미생물을 건강한 사람에게 접종하였을 때, 그 특정한 병을 다시 일으켜야 한다.
4. 실험적으로 발생시킨 병으로부터 특정 미생물이 다시 순수배양으로서 분리되어야 한다.

이 원래 Koch의 조건들은 지금도 유용하게 쓰이고 있지만, 최근에는 '분자 Koch의 조건' 이 소개되었다. 이는 제4장에서 다루어진다.

초창기 단세포, 현미경적 생물에 대한 연구에서 이 생물들 중에는 몇 가지 서로 다른 형태적 유형이 있음이 밝혀졌다. 동물을 닮은 원생동물, 식물을 닮은 조류(algae)의 존재가 알려졌다. 효모(yeast), 곰팡이(mould) 및 그 외 식물을 닮았으나 광합성 색소를 갖고 있지 않은 생물들은 진균(fungus), 이보다 작고 더 단순하며 여러 감염성 질환을 일으키는 것은 세균으로 알려지게 되었다(그림 1.2). 바이러스(viruses)는 그 구조가 세포와는 다른 특수한 그룹으로 훨씬 나중에 발견되었으며, 쉽게 생물이라고 정의를 내리기가 어렵다. 바이러스는 제6장에서 자세히 다룬다.

초창기 미생물학자와 면역학자들		
Louis Pasteur	1822~1895	'미생물학의 아버지' 광범위한 관심사를 보임 자연발생설을 반증
Robert Koch	1843~1910	미생물 병원설을 확립– Koch의 조건을 볼 것
Joseph Lister	1827~1912	수술할 때 방부제를 처음으로 사용
Alexander Fleming	1881~1955	1928년 페니실린을 발견
Elie Metchnikoff	1845~1916	포식작용에 대해 기술함
Paul Ehrlich	1854~1915	체액면역의 개념을 기술함

그림 1.1 초창기 미생물학과 면역학의 주요 인물들

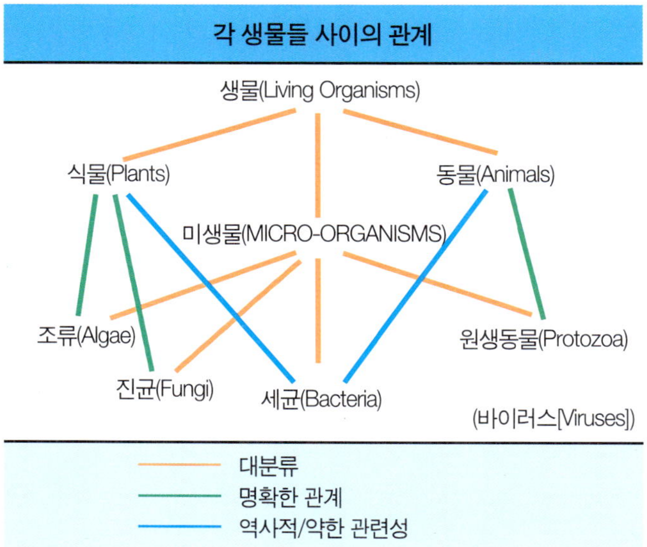

그림 1.2 각 생물들 사이의 관계

원핵세포와 진핵세포

1950년대에 들어 전자현미경의 개발과 함께, 처음으로 세포 내부구조의 탐색이 가능해졌다. 곧 이어, 이 세상의 모든 생물들은—가장 단순한 세균으로부터 가장 복잡한 고등 생물에 이르기까지—단 두 가지 기본 세포유형, 즉 원핵세포와 진핵세포만을 갖고 있다는 것이 명백해졌다. 원핵세포는(그림 1.3) 작고 구조가 단순하며, 세포 안에 막으로 둘러싸인 어떤 구조물이나 소기관(organelle)도 갖지 않는다. 반면 진핵세포는(그림 1.4) 좀더 크고 복잡하며, 막으로 둘러싸인 분명한 핵과 미토콘드리아(mitochondria) 같은 다른 내부 소기관을 갖고 있다. 세균(bacterium)은 리케차(rickettsia), 클라미디아(chlamydia), 미코플라스마(mycoplasma) 및 cyanobacteria(이전에는 남조류[blue-green algae])로 분류되는 다른 비슷한 미생물들과 함께 원핵세포 생물에 속한다. 최근 세 번째 세포 유형이 밝혀졌는데, 이 유형은 Archaea domain(영역)에 속하는 생물 유형이다(이전에는 archaebacteria). 이 생물은 원시 세균 같은 생물로서 극심한 조건의 환경에서 찾아볼 수 있다. 아직까지 Archaea에 속하는 병원균은 없다. 그 외 모든 단세포 및 다세포 생물은 진핵세포 생물이다. 세포 구조의 이러한 근본적인 차이점은(그림 1.5) 항균 작용을 고려할 때 결정적인 중요성을 갖게 되는데, 이는 항균 약물들이 원핵세포-특이 구조 및 대사경로를 표적으로 삼기 때문이다.

미토콘드리아(식물에서는 엽록체)의 구조를 보면, 이들이 원핵생물과 같은 유사성을 갖고 있음을 알 수 있다: 그 크기; 70S 리보솜; 이분법; 원형 DNA 등. 따라서, 진핵세포는 원시 전구 세포와 세포내 원핵 미생물 간의 공생관계로부터 진화한 것으로 여겨진다.

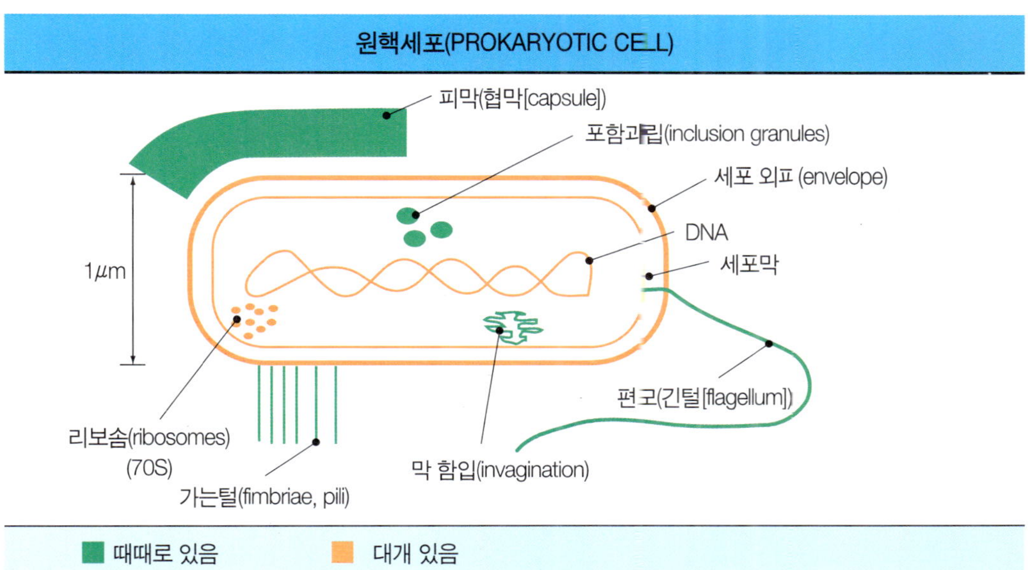

그림 1.3 이상적인 원핵세포의 그림

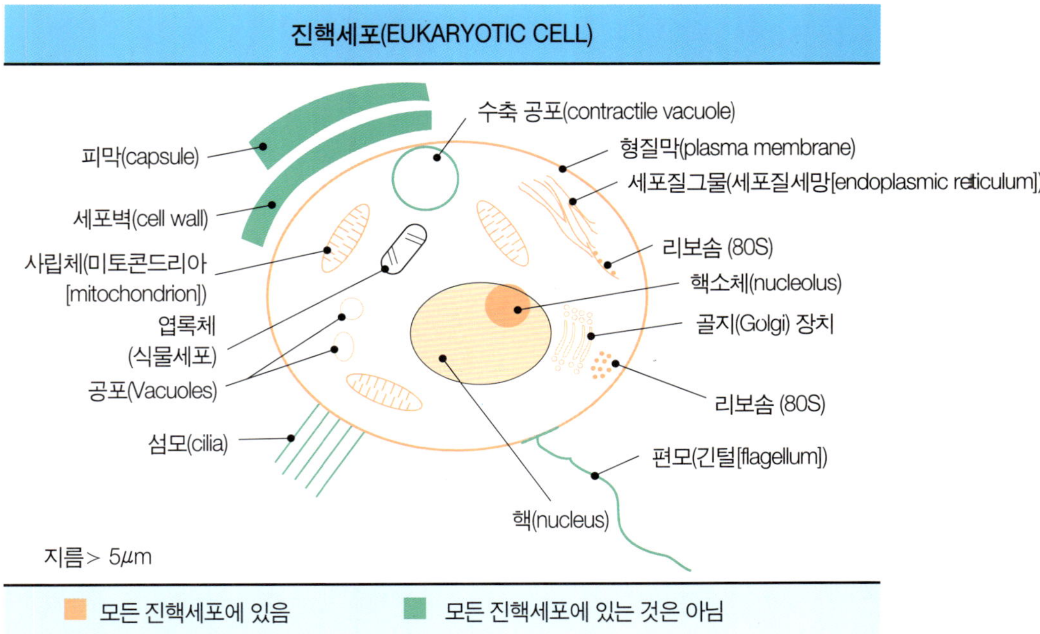

그림 1.4 이상적인 진핵세포의 그림

미생물과 그 서식환경의 다양성

미생물은 지구상 최초의 생명체 유형이며, 아직도 많은 원시 유형이 생명현상이 처음 시작되었을 때의 환경과 유사할 것으로 생각되는 가혹한 환경에서 서식하고 있다. 실지로 미생물들은 모든 환경공간을 점유하고 있으며, 각 미생물 종은 그 특정 서식환경에 적응되어 있다. 거의 대부분의 미생물들은 병을 일으키지 않으며, 유기물질을 분해하여 영양을 섭취하는 부생생

원핵세포와 진핵세포의 비교		
특성	원핵세포	진핵세포
전자현미경 상의 모양	단순	복잡
크기	<5㎛	>5㎛
DNA의 배열	원형 이중가닥 염색체 핵막은 없음	염기성 단백질과 결합된 선형의 염색체 핵막 안에 들어 있음
내막	없음. 다만 세포막의 함입이 광범위하게 나타남	세포질그물과 골지 장치
막으로 싸인 소기관	없음	사립체, 엽록체
외피 구조	정상적으로 펩티도글리칸이 존재	펩티도글리칸이 없음
리보솜	작다(70S)	크다(80S)
증식	무성 이분열	유성 및 무성, 감수분열과 유사분열
항생제 작용	원핵세포-특이 구조, 혹은 경로를 표적으로 함	대체로 활성이 없음

그림 1.5 원핵세포와 진핵세포의 중요특성 비교

극심한 조건에서의 세균의 생존	
화학적/물리적 조건	미생물 유형
고온	고온균—최적 증식 온도 >45℃, 고압에서는 100+℃까지 생존 가능
저온	저온균—최적 증식 온도 20℃ 이하, 어떤 것은 0℃ 아래에서도 증식
높은 삼투압	호염균—높은 염 농도의 환경 및 소금에 절인 음식의 부패에서 중요
산성환경	호산성균—식초에 절인 음식이나 위(stomach)와 같은 산성 환경에서 중요
알칼리 환경	호염기성균—특히 암모니아 농도가 높은 환경

그림 1.6 세균이 자랄 수 있는 극심한 물리-화학적 환경

물(saprophytic)이다. 이 미생물들의 주된 역할은 지구상의 모든 생명체의 안녕에 불가결한, 생명물질의 분해 및 원소의 재활용(recycling)과 관계 있는 탄소, 질소, 산소 및 유황의 순환 같은 자연 순환에 있다.

공기 조건

많은 종류의 미생물이 발효(fermentation; 기질수준 인산화[substrate-level phosphorylation])를 통해 에너지를 얻으며, 발효과정은 산소를 필요로 하지 않는다. 이 미생물들 중 일부는 아주 작은 양의 산소에 의해서도 해를 입거나 최소한 성장이 억제되며, 절대 무산소성균(혐기균)으로 불린다. 다른 미생물들은 호흡(산화 인산화)을 하며, 산소성균(호기균)으로 불린다. 몇몇 세균종들은 산소 대신 탄산가스나 NO_3^-를 최종 전자 수용체(electron acceptor)로 이용하여 무산소성 호흡을 할 수 있다. 따라서, 평소 산소성균으로 여겨지고 있는 *Pseudomonas aeruginosa*는 배지에 질산염(nitrate)이 존재하면 무산소성으로 증식할 수 있다. 발효와 호흡을 모두 할 수 있는 많은 미생물들은 조건(facultative; 통성) 무산소성균으로 불린다. *Campylobacter* 속(genus)이(제15장 참조) 그 전형인 미산소(microaerophilic) 세균은 증식을 위해 낮은 수준의 산소농도를 필요로 한다; 구강 생태계에서 흔히 발견되는 호탄산(capnophilic) 세균은 탄산가스를 필요로 한다.

공기 조건뿐 아니라 온도, pH, 오스몰농도 같은 다른 화학적 및 물리적 지표도 역시 중요하며(제2장), 몇 종류의 미생물, 특히 Archaea는 극심한 조건에서 생존할 수 있다(그림 1.6).

건강한 신체 내 항균 요소들	
물리적 요소	액체의 세정 작용: 침(saliva), 오줌(urine) 창자의 꿈틀운동(장연동[peristalsis]) 피부—불침투성 장벽 기침/재채기 반사 점액(mucus) 섬모(cilia) 상피세포 흘림(shedding)
(생)화학적 요소	혐기도(anaerobicity) 산도(acidity) 피지(sebaceous) 분비물 땀(고염분) 리소자임(lysozyme)—항세균 효소 소화효소 쓸개즙(담즙[bile]) 작용 집락형성 저항성(colonization resistance)
면역학적 요소	도움체(complement) 포식작용(phagocytosis) 염증(inflammation) 급성기(acute phase) 반응 항체(antibodies) 세포매개 반응

그림 1.7 숙주가 건강할 때 정상 미생물무리가 맞이 하게 되는 요소들. 이 요소들에 결손되면 기회감염이 초래될 수 있다.

정상 미생물무리와 병원성 미생물(병원체)

체내 여러 부위, 예를 들어 피부나 창자에는 건강할 때에도 많은 수의 미생물들이 서식한다. 이러한 사람 정상 미생물무리

(microbiota 또는 normal flora)는 흔히 공생(commensal) 미생물무리로 잘못 일컬어지기도 한다. 이는 이 미생물무리가 있음으로써 숙주(사람)에게 집락형성 저항성(colonization resistance)이 생기는 등(제8장), 이 미생물무리로부터 적잖은 이익을 얻는다는 것이 분명하기 때문이다. 사람의 외부 체표면과 점막표면의 대부분은 피부의 건조하고 염분이 많은 조건으로부터 산성인 위에 이르기까지 상당히 다양한 환경적 조건(niche)을 가지고 있다. 건강할 때 미생물은 숙주와 안정된 균형 상태를 이루며, 선천 및 후천 면역방어기전(제8장)은 이 균형을 유지하기 위해 미생물에 대응하면서 진화해 왔다(그림 1.7).

병을 일으키는 미생물들을 병원체(pathogen)라고 한다. 이들은 자신들의 정상적인 생활주기의 일부로서 숙주에 해를 입히는 일차 병원체일 수 있으며, 이는 생물학적 참 기생생물(true parasite)의 예가 된다. 그렇지만 많은 병원체들은 [숙주와] 공생(symbiotic)이나 편리공생(commensal) 관계에 있는 정상 미생물무리의 일부이거나 환경 내 부패균으로 존재한다. 이 미생물들은 기회가 주어지면 기회감염 병원체(opportunist pathogens)가 될 수 있다. 일반적으로, 정상 숙주방어가 무너지고 사람이 면역학적으로 약화될 때(예를 들어 AIDS의 경우) 이러한 기회감염 병원체가 일으키는 병에 쉽게 걸리게 된다. 발병기전(pathogenesis)은 제4장에서 자세히 다룬다.

새로 출현하거나 다시 출현하는 병원성미생물들

병원체와 숙주 사이의 상호작용은 항상 변화한다. 이 말은 시간이 흐름에 따라 새로운 병원체가 나타나며, 이미 정복되거나 더 이상 해롭지 않은 것으로 여겨졌던 병원체들이 다시 출현할 수 있음을 뜻한다; *Mycobacterium tuberculosis*는 후자의 경우에 해당하는 좋은 예이다. 때로는 출현한 병원체가 사람면역결핍바이러스(human immunodeficiency virus, HIV)나 severe acute respiratory syndrome(SARS) 바이러스처럼 전혀 새로운 것일 수도 있고, *E. coli* O157처럼 비교적 해가 없는 미

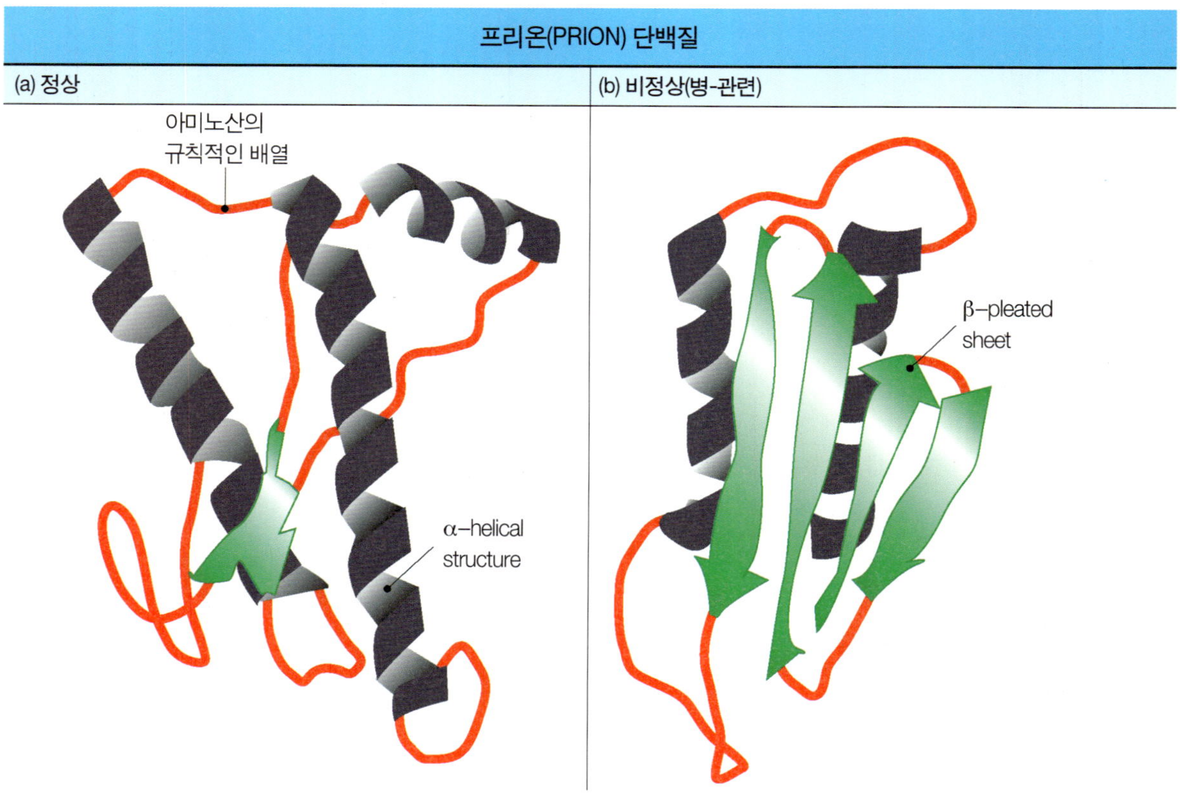

그림 1.8 (a) 정상 및 (b) 비정상(병-관련) 형태의 프리온(prion) 단백질 구조를 보여주는 그림. 정상 형태는 대체적으로 수용성인 α-helical 단백질인 반면, 비정상 형태는 불수용성 β-pleated sheet 요소가 많이 들어 있다.

생물의 새롭고 특히, 병독성이 강한 변이주(variant)일 수도 있다. 어떤 병원체는 소화궤양의 원인인 *Helicobacter pylori*처럼 [이미 오래 전부터 있었으나] 단지 최근에 인지되었을 뿐인 것도 있다. 향군병(Legionnaires' s disease)의 원인인 *Legionella pneumophila*같은 병원체는 아주 오래 전부터 존재했지만, 최근에 공기조절장치가 그 전파를 허용한 덕분에 사람에서 병을 일으킨다는 것이 분명해졌다. 변화를 잘 하는 것으로 유명한 인플루엔자(influenza) 바이러스는, 현재 그 조류 변종(avian strain)이 사람으로 옮겨갈 수 있는 위협적인 상황으로 인해 우려를 불러일으키고 있다. 일반적으로 전염원이 동물 종으로부터 사람에게로 옮겨 가면(zoonotic spread), 그리고 특히 이전에 이런 일이 일어난 적이 없었다면, 이로 인해 매우 심한 감염이 초래될 가능성이 있다. 다음 장들에서 새로이 출현하거나 재출현하는 많은 병원체들이 더 충분히 기술되고 다루어 질 것이다.

프리온과 전염성 해면뇌병증들

'Proteinaceous infectious agent(단백질 감염 인자)' 에서 유래한 prion(프리온)은 변형Creutzfeldt-Jacob Disease(vCJD), 소해면뇌병증(bovine spongiform encephalopathy, BSE: 광우병) 및 면양떨림병(scrapie in sheep) 같은 해면뇌병증을 일으키는 것으로 여겨지는 인자를 지칭하는 용어이다. 이 설에 의하면 감염 입자는 전적으로 단백질로만 이루어져 있다; 핵산을 갖고 있지 않으므로 통상적인 미생물이나 바이러스는 아니다. 정상 프리온 단백질은 서로 다른, 여러 유형의 세포 표면에 나타나지만, 비정상적인 형태(그림 1.8)가 뇌에 축적되면 질병이 초래된다—이 비정상적인 형태가 바로 감염체이다. 이 병원체는 전형적인 세포가 아니기 때문에 통상적인 멸균 과정으로 이들을 제거하는데 따르는 어려움 및 이들의 전파는 위생과 교차감염 방지에 있어서 특별한 문제가 되고 있다. 프리온은 제17장에서 좀 더 자세히 다루어질 것이다.

Further reading

Mims C, Dockrell HM, Goering RV, Roitt I, Wakelin D, Zuckerman M (2004). Microbes as parasites. In *Medical Microbiology*, 3rd edn, Chapter 1. Elsevier Limited, London.

요 점

- 미생물의 주요 그룹은 세균(bacteria), 진균(fungi), 원생동물(protozoa), 조류(algae) 및 바이러스(virus)이다.
- 이 중 대다수는 현미경으로만 볼 수 있고(<10μm), 단세포이다.
- 모든 생물의 세포는 한 가지 세포 유형을 가지며, 이 유형에 따라 다음 세 영역(domain) 중 하나에 속하게 된다: Prokaryotes(세균), Eukaryota(고등 생물), Archaea(원시 미생물, 주로 극심한 환경을 좋아함).
- 원핵세포생물은 세균처럼 내부 막이나 소기관이 없는 단순한 세포이다.
- 진핵세포생물은 원생동물, 진균 및 사람 세포처럼 핵, 내부 소기관, 광범위한 내부 막이 있는 복잡한 세포이다.
- 미생물은 지극히 다양한 서식 환경에서 자란다.
- 대다수의 세균은 부패세균이며 원소의 순환에 관여한다. 그러나 몇몇 세균은 병을 일으킨다(병원체).
- 사람 미생물무리(microbiota, 정상균무리[normal flora]는 신체의 피부와 점막표면 전체에서 두루 발견되며, 숙주방어기전과 균형을 이루고 있다.
- 병을 일으키는 미생물들은 일차 병원체이거나 기회감염 병원체이다.
- 새로이 출현하는, 그리고 다시 출현하는 감염병은 상존하는 위협이다.
- 프리온—감염성 단백질—은 감염방지에 특별한 문제로 제기되었다.

2 세균 구조와 생리 (Bacterial structure and physiology)

- **세균 세포의 구조**
  - 크기와 모양
  - 그람염색
- **세균 세포외피의 구조와 기능**
  - 외피의 거대분자
  - 표면 부속물(surface appendages)
- **세포질(cytoplasm)**
- **포자형성(sporulation)**
- **세균 생리(Physiology)**
  - 영양(Nutrition)
  - 에너지 생산
  - 거대분자의 생합성
  - 세균의 증식
  - 세균증식곡선
- **요점**

세균 세포의 구조

크기와 모양

대부분의 세균은 알균(coccus)이거나 막대균(bacillus)이며, 대개 그 세균 속(genus)의 특성에 따라 홀로 있거나, 무리를 이루거나, 사슬 모양 등의 특징적인 배열을 한다. 세균의 크기는 일반적으로 1 μm 정도이다(그림 2.1).

그람염색

앞 장에서 기술한 바와 같이, 세균은 전형적인 원핵생물이다. 대다수 세균은 그람염색 결과에 따라 그람양성 및 그람음성, 두 가지 유형 중 하나로 구분된다(그림 2.2에 요약). 그람염색법은 1880년대 덴마크 미생물학자인 Christian Gram이 경험에 의거, 단지 세균을 간편하게 구분할 수 있는 방법으로서 고안한 것이었지만, 세균 외피의 구조에 대한 많은 중요한 정보를 제공해 준다.

그람양성 세균은 비교적 두껍고, 균일한 세포벽을 갖고 있으며(그림 2.3), [iodine으로] 고정된 보라색 염료는 이 세포벽 덕분에 세포 내에 머물게 된다. 그람음성 세균은 층을 이룬 모양을 하고 있는데, 이는 두 가지 막—안쪽의 세포막과 바깥쪽의 또 다른 막—이 존재하기 때문이다(그림 2.4). 그람염색 절차의 네 번째 단계에서 유기 용매가 이 막 외피를 파괴하게 되며, [보라색] 염료가 그람음성 세균으로부터 씻겨 나오게 된다.

몇몇 세균 그룹들은 전형적인 그람양성 혹은 그람음성 세균으로 보기가 어려운데, 이는 이 세균들이 그람염료로 염색되지 않거나, 전혀 다른 유형의 외피를 갖고 있기 때문이다. *Mycobacterium tuberculosis*와 *M. leprae*—각자 결핵과 나병의 원인균—같은 mycobacteria가 아마도 가장 잘 알려진 예가 될 것이다. 이 mycobacteria는 복합 당지질을 함유한 밀랍 같은 외피를 갖고 있으며, 이로 인해 그람염료들이 침투하지 못한다. Mycobacteria를 염색하는 전통 방식은 Ziehl-Neelsen 염색법이다. 이 방법은 carbol (phenolic) fuchsin 염료를 가열하여 강제로 세균 내로 들어가게 한 후, 알코올로 희석한 산 용액(3% HCl in 95% ethanol)으로 배경을 탈색하는 것이다. 이 방법은 항산막대균(acid-fast bacilli, AFB)이라는 용어를 낳았다; AFB는 밝은 붉은 색으로 염색된다.

세균 세포외피의 구조와 기능

세균 세포외피(envelope)는 세포질(내부)과 환경(외부) 사이의 구조적 및 생리학적 장벽 구실을 한다. 세포막은 두 겹의 인지질로 구성된, 단백질이 파묻혀 있는(일부 단백질은 막을 관통) 전형적인 막이다 : 유동모자이크모델(fluid mosaic model; 그림 2.5). 세포막은 반투과성 막으로 삼투 현상을 나타낸다. 결과적으로 세포 내부는 외부 환경에 비해 삼투압이 높다. 세포막 바깥 층의 주요 기능 중 하나는 이 극심한 삼투압을 견뎌

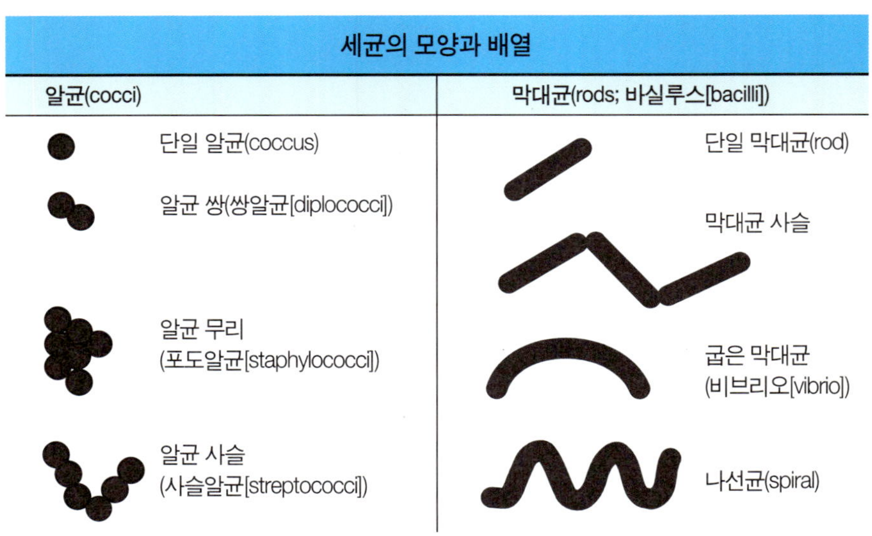

그림 2.1 세균의 여러 가지 모양과 배열(크기는 정확한 비율대로 그려진 것이 아님)

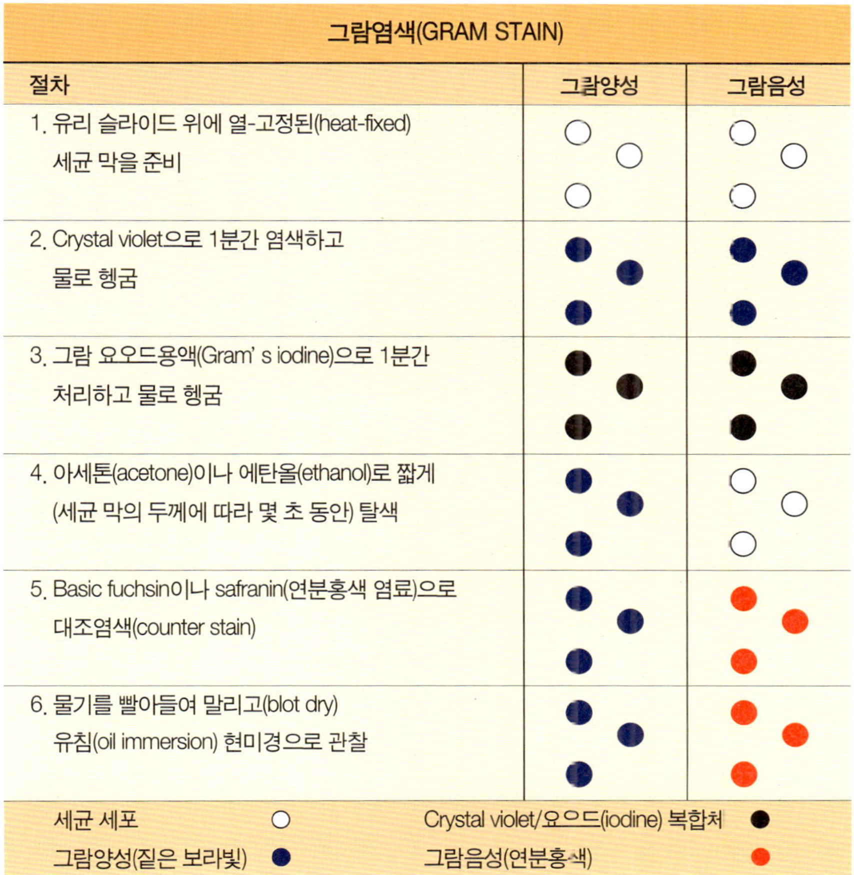

그림 2.2 세균 막의 그람 염색법

내고, 세포에 견고함과 형태를 부여하는 것이다. 세균 외피의 기능은 그림 2.6에 나열되어 있으며, 이 기능들 중 많은 것들은 나중에 자세하게 다루어질 것이다.

그람양성 세균은 세포막 바깥쪽에 벽(wall)이라고 불러도 좋을 만한 구조물을 갖고 있다. 이 벽은 두 종류의 주요 중합체로 이루어진다. 하나는 펩티도글리칸(peptidoglycan)이며 다른 하나는 대체로 테이코 산(teichoic acid)이다. 많은 그람양성 세균들은 흔히 세포벽 표면에 단백질 층을 갖고 있기도 한다. 이 단백질들은 섬유모양으로 세포벽에 수직 배열되어 부착에 관여하기도 하고, 좀 더 구조적인 기능을 갖는 규칙적인 배열 또는 결정질 표면층(crystalline surface layers, S-layers)으로 존재하기도 한다.

그람음성 표면층은 벽이라기보다는 막으로 표현하는 것이 맞다. 그람음성 세균의 외막(outer membrane, OM)은 그람양성 세균 또는 식물 및 진균 세포의 벽과 대등하게 보기는 어렵다. OM은 전자현미경으로 관찰하면 전형적인 막으로 보이지만, 화학적으로는 전형적인 막과는 달리 비대칭이다. OM의 안쪽 판은 일반적인 인지질로 이루어져 있지만, 바깥 판을 이루는 유일한 지질성분은 지질다당질(lipopolysaccharide, LPS) 분자로, 그 결과 바깥 판은 비교적 비유동적인 막이 되어 주요 투과장벽으로서 구실을 한다. 몇 가지 주요 외막단백질(OMPs)이 있는데 세포막에 비해 그 수가 적다. 몇몇 OMPs는 막을 통과하는 확산통로를 형성하며 porin으로 불린다.

다수의 그람양성 및 그람음성 세균들의 외피 바깥쪽에는 협막(capsule) 혹은 점액층(slime layer)이 있는 경우가 많다. 이들에 대해서는 후에 기술할 것이다.

외피의 거대분자

펩티도글리칸(Peptidoglycan)

펩티도글리칸은 외피의 주요 구조분자이며 세포에 모양과

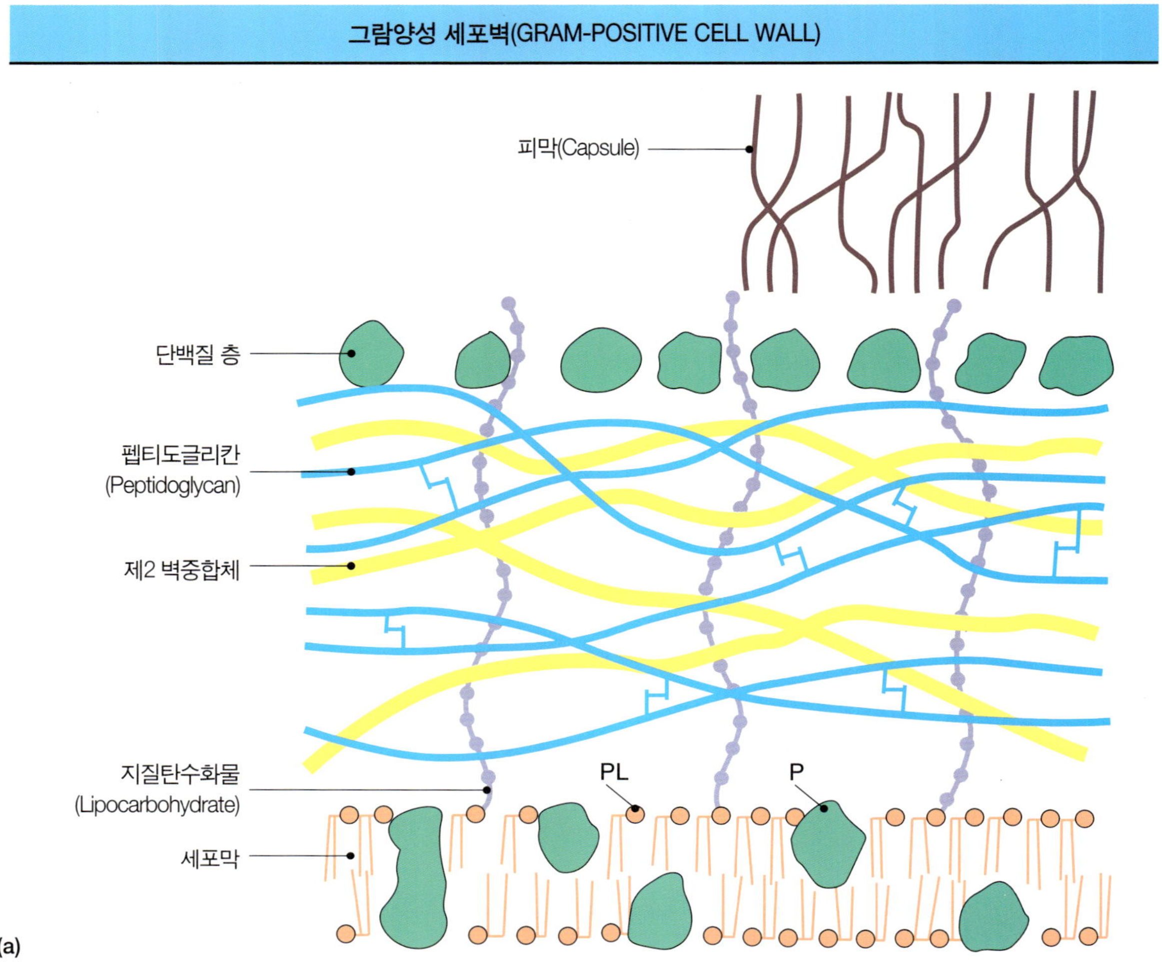

(a)

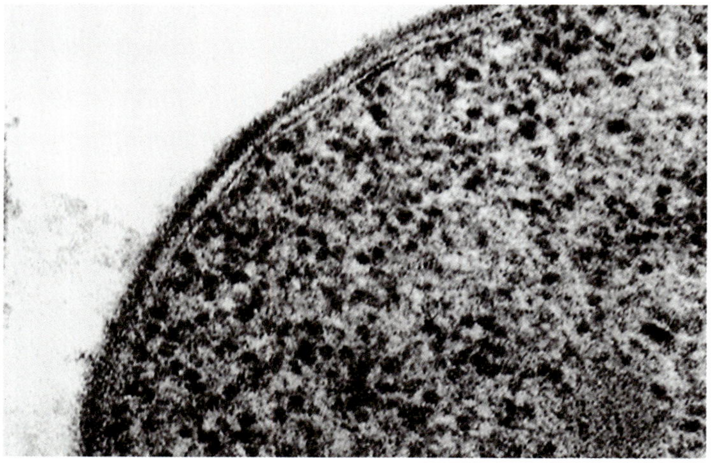

(b)

그림 2.3 (a) 그람양성 세균 외피(envelope)의 도해. PL, 인지질(phospholipid); P, 당백질 (b) 그람양성 세균 외피의 전자현미경 사진

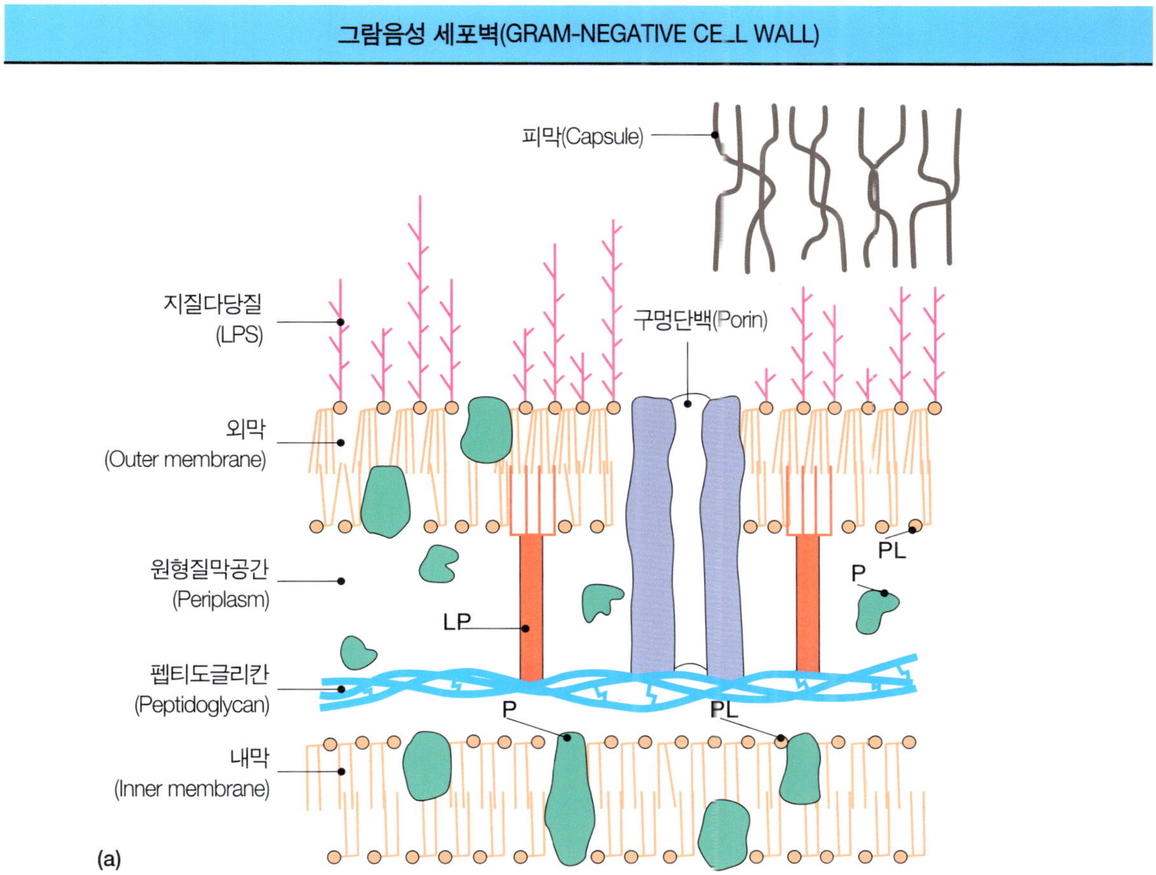

(a)

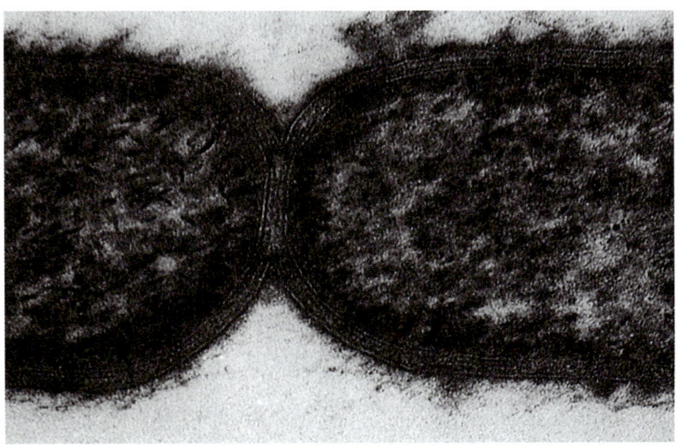

(b)

그림 2.4 (a) 그람음성 세균 외피(envelope)의 도해. LPS, 지질다당질(lipopolysaccharide); LP, 지질단백(lipoprotein); PL, 인지질(phospholipid); P, 단백질(protein) (b) 그람음성 세균 외피의 전자현미경 사진

견고함을 부여한다. 펩티도글리칸은 세균의 3차원 표면 전체에 해당하는 단일 분자로 볼 수 있다. 펩티도글리칸은 *N*-아세틸화 아미노당의 길고 평행한 사슬(*N*-Ac glucosamine과 *N*-Ac muramic acid가 번갈아 나타남)들이 짧은 펩티드에 의해 교차결합되어 이루어진다(그림 2.7). 그람음성 외피에 비해 그람양성 세포벽 안에 펩티도글리칸이 더 많다.

어떤 종들, 특히 *Chlamydia* 종들의 경우는 전자현미경에서 그람음성으로 보이지만, 세포막(내막)과 외막 사이에 어떤 펩

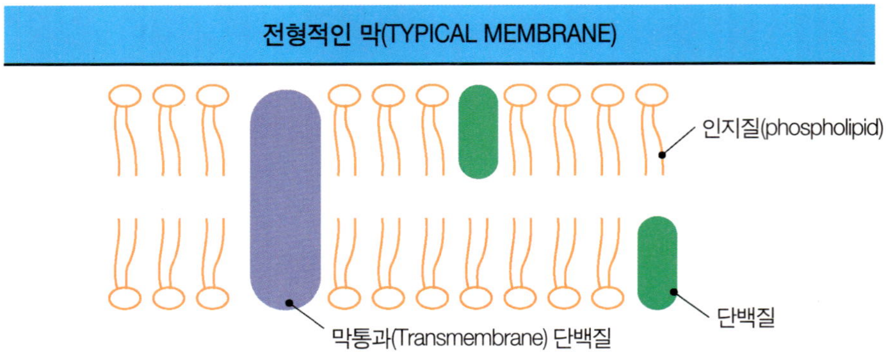

그림 2.5 전형적인 막의 도해 (유동모자이크모델[fluid mosaic model])

세균 세포 외피(ENVELOPE)의 기능

- 삼투용해(osmotic lysis)로부터 보호
- 세균에 견고함과 모양을 부여
- 선택적으로 작용할 수 있는 투과성 장벽(permeability barrier)으로 작용
- 세포 내부와 증식환경 사이의 이온 균형(ionic balance)을 유지
- 막을 가로질러 작용하는 운반 기구(transport machinery)를 싣고 있다.
- 환경을 감지
- 편모기관(flagellar motors)을 떠받친다.
- 가는털(fimbriae)과 그 외 부착소(adhesins)를 떠받친다.
- 세포 침범/침투(invasion/penetration)에 관여
- 생합성 과정의 기반
- 세포분열에 관여
- 숙주 방어기전으로부터의 보호
- 항세균 물질로부터의 보호

그림 2.6 세균 세포 외피 기능의 요약

티도글리칸 층도 갖고 있지 않다. 대신 외막 단백질들을 교차결합시켜(disulphide bridges) OM이 어느 정도 견고함을 갖게 된다.

테이코산(Teichoic acids)과 다른 이차 세포벽분자들

테이코산은 엄격한 의미로는 그람양성 세균의 세포벽에서 볼 수 있는 poly(ribitol phosphate) 또는 poly(glycerol phosphate)의 중합체(polymer)이다(그림 2.8). 이 중합체는 옆사슬이나 중합체 사슬 안에, 당이나 아미노산의 치환분(substituent)을 가질 수 있다. 중합체 내 인산염 그룹은 테이코산이 전체적으로 음전하를 띠게 만들며, 이로써 테이코산의 주 기능 중의 하나는 2가 양이온, 특히 칼슘과 마그네슘을 제거하는 데 있는 것으로 생각된다. 이 중합체들은 자가용해효소의 기질이기도 하며, 어떤 세균 속(genera)을 혈청학적으로 분류하기 위한 항원으로도 이용된다.

어떤 그람양성 세균은 glycerol 혹은 ribitol phoshate(인산염)이 없으므로 진정한 테이코산은 아니지만, 이와 유사한 음전하를 띤 벽 중합체를 갖고 있다. 이들은 유론산(uronic acid)이나 인산염 같은 전하를 띤 그룹을 함유하며, 기능적으로 테이코산과 동일하다.

지질테이코산(lipoteichoic acids)을 비롯하여 다른 막-부착 지질탄수화물들과 같은 막-부착 유사체들은 당지질을 통해 세포막에 고정되어 있다. 이들 역시 세균부착에서 역할을 할 가능성과 함께, 2가 양이온을 제거하여 막쪽으로 보내는 역할을 갖고 있다.

지질다당질(Lipopolysaccharide)

지질다당질은 복합 양극성(amphipathic) 분자로서 그람음성 세균 외막의 유일한 지질이다. LPS 분자는 구조적으로 지질 A, 핵심 올리고당류, O-다당류 또는 O-항원의 3가지 주요 부분으로 구별된다(그림 2.9). O-다당류는 길이가 불균일한 올리고당류가 반복되는 하나의 사슬로 되어 있다. 이러한 정상적인 LPS의 형상을 보통 매끄러운 유형의 LPS(S-LPS)라고 부른다. O-다당류가 결핍된 돌연변이 세균들은 거칠게 보이며 거친 유형의 LPS(R-LPS)를 갖는다. 어떤 세균종들은 자연적으로 R-LPS를 생산하며, 이런 분자들을 때로는 지질올리고당류(LOS)라고 부른다(그림 2.9)

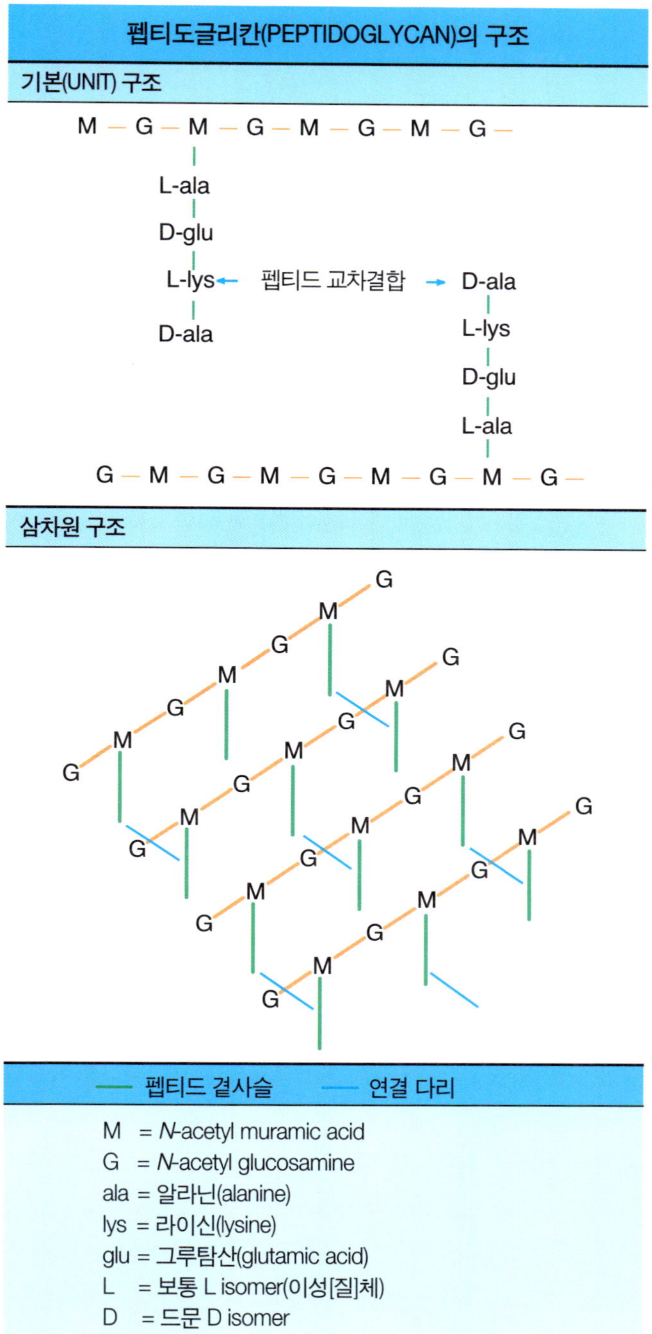

그림 2.7 펩티도글리칸의 화학구조

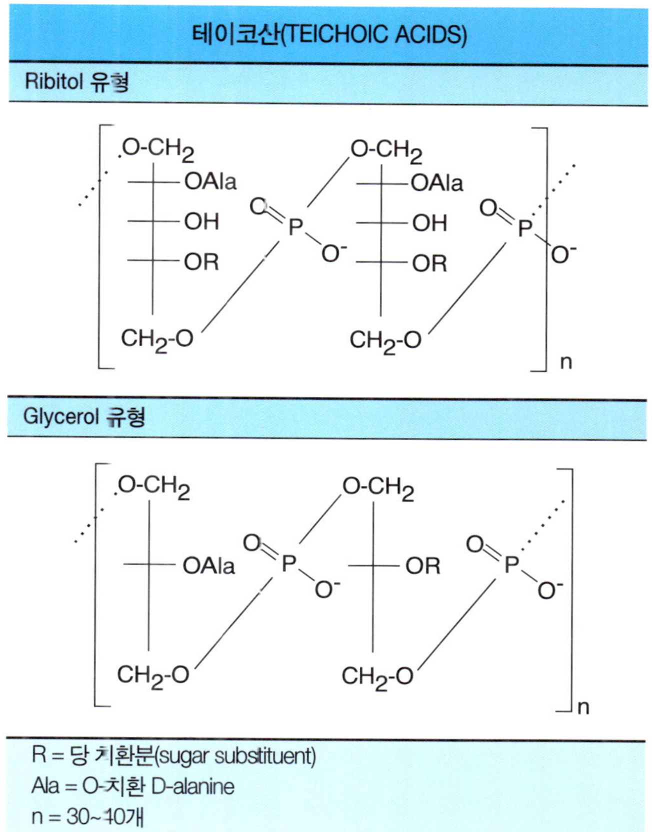

그림 2.8 전형적인 테이코산의 화학구조

지질 A 분자는 5개 또는 6개의 지방산(fatty acids) 및 2개의 인산염으로 치환된 이당류 뼈대(주로 bis-glucosamine)로 구성된다. 그람음성 세균의 여러 종들 사이에는 LPS 분자의 지질 A 부분의 구조에 변이가 거의 나타나지 않으며, 연관된 종들끼리는 동일한 구조를 공유한다. 핵심 영역에는 세균에서만 볼 수 있는 몇 가지 보기 드문 당(sugar)이 나타난다. 예를 들어 3-deoxy-D-*manno*-2-octulosonic acid 같은 것이 있는데, 이 당은 옛 명칭인 keto-deoxy-octonic acid의 머릿글자인 KDO로 여전히 더 잘 알려져 있다. 핵심 영역의 내부는 지질 A처럼 종들 사이에 매우 잘 보전되어 있지만, 외부는 다소 변이가 일어날 수 있다. 그렇지만 실질적인 변이가 일어나는 부분은 O-다당류이다. 서로 다른 당들이 만나 이룰 수 있는 많은 조합들과 이 조합들간의 연결이 이루는 배열들이 무한대의 서로 다른 올리고당 반복단위를 생성시킨다. *E. coli* 한 종에서만도 160가지의 서로 다른 구조가 인지되고 있으며, 각기 별개의 O-혈청그룹을 형성한다.

LPS는 그람음성 세균의 필수성분이다. LPS의 기능 중에는, 그 지방산 사슬이 OM 안에 빼곡히 채워져, OM이 비교적 비유동적인 구조를 갖게 됨으로써 비투과성 장벽이 되게 하는 구조적인 역할이 포함된다. LPS 분자는 테이코산처럼 음전하를 띠

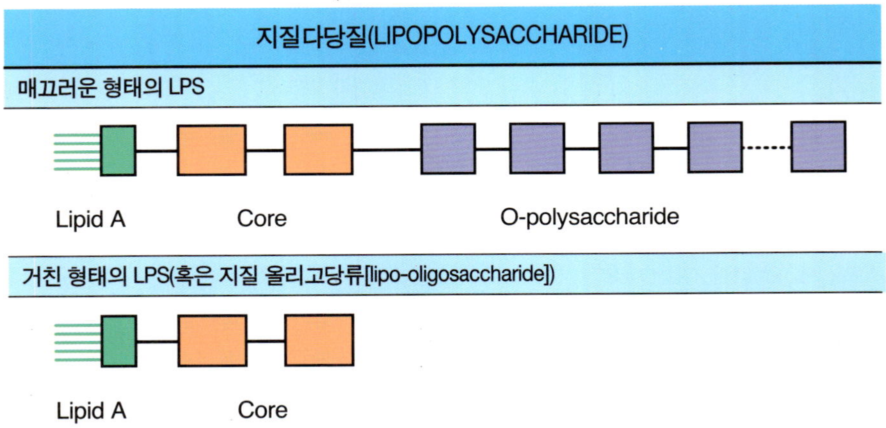

그림 2.9 지질다당질의 도해

며, 긴 당사슬이 세균 표면에 어느 정도의 친수성을 부여한다. 병원성 세균에서 LPS는 가장 중요한 발병력(virulence) 결정인자들 중의 하나로 여겨진다. LPS는 혈청 도움체(보체[complement])의 작용으로부터 세균을 보호하는 역할을 하고, 지질 A는 생물학적으로 극히 활성이 높아서 내독소(endotoxin)라는 별명을 갖게 되었다. 이러한 LPS/내독소의 성질은 제4장에서 좀 더 자세히 다룬다.

피막/점액(capsule/slime)

다수의 그람양성 및 그람음성 세균들은 외피 바깥쪽에 겔(gel)같은 층을 갖고 있다. 이 층은 뚜렷한 피막의 형태를 갖추기도 하며, 이 때 외피로부터 밖으로 뻗은 피막의 두께가 세포 직경의 수 배에 달하기도 한다. 또한 이 겔 물질이 외피에 단단히 붙어있지 않고 점액을 형성하기도 하는데, 이 점액은 주변 환경으로 방출된다. 이러한 물질 대다수는 다당류의 성질을 갖고 있으며, 총칭하여 외다당류(exopolysaccharides)라고 한다. 그렇지만 *Bacillus*를 비롯한 몇 세균 종은 다중(poly) 아미노산으로 이루어진 피막을 생산한다. 탄저병(anthrax)의 원인균인 *Bacillus anthracis*는 poly(D-glutamic acid)로 된 피막을 갖고 있다. 외다당류는 여러 구강 사슬알균들이 갖고 있는 glucan이나 fructan같이 전하를 띠지 않는 단일다당류(homopolysaccharides)일 수도 있고, 우론산(uronic acids)을 공통적으로 포함하는 음전하를 띠는 이종다당류(heteropolysaccharides)일 수도 있다. 음전하를 띤 poly(D-glutamic acid) 피막은 아마도 음전하를 띤 다당류 피막과 유사할 것이다.

피막은 고도로 수화된 겔(hydrated gel)로서 살아있는 세균뿐 아니라 염색한 세균에서도 현미경으로 보이지 않는다. 피막을 증명할 수 있는 가장 간단한 방법은 슬라이드 위에서 세균 부유액(suspension)을 같은 부피의 인디아 잉크와 섞은 후, coverslip으로 덮고 단단히 눌러 아주 얇은 막이 형성되도록 한 후, 현미경으로 관찰하는 것이다. 피막은 '역으로(negatively)' 염색되어, 세포 주변에 인디아 잉크(탄소) 입자가 침투하지 못한 투명한 영역으로 나타날 것이다(그림 2.10).

피막은 다양한 기능을 갖고 있으며, 그 중 가장 보편적인 기능은 표면 부착에 관여하는 것일 것이다. 실제로 많은 세균들이 불활성 표면 및 생체 표면 모두에 서식할 수 있으며, 미소집락(microcolonies)을 형성하거나, 균막(biofilm) 안에서 공동체를 형성하여 자란다. 치태(dental plaques)가 아주 좋은 예이다. 그 외 다른 기능들은 스스로를 보호하기 위한 것으로 여겨지며, 병원체의 경우에는 숙주의 면역체계로부터의 보호 또는 회피가 여기에 포함될 것이다. 이러한 기능들은 제4장에서 자세히 다루어진다.

표면 부속물(surface appendages)

표면 부속물들은 다음 두 가지 주요 형태로 구분될 수 있다: 운동성과 관련이 있는 것(편모, flagella), 부착에 관여하는 것(술/가는털, fimbriae/pili).

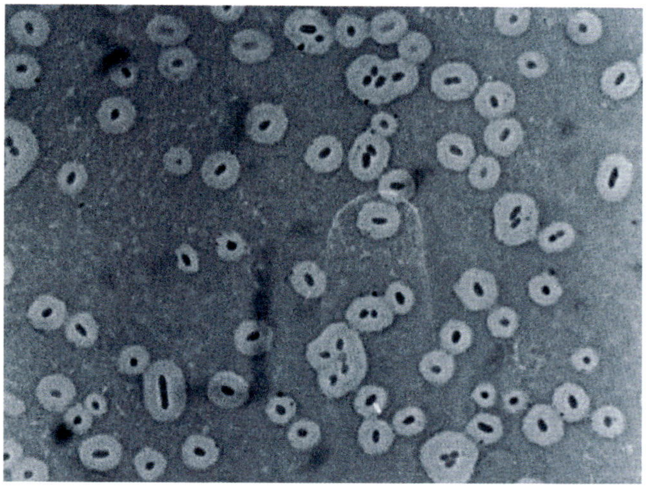

그림 2.10 세균 피막(capsule)을 나타내 보여주는 인디아 잉크 염색법(Indian ink stain). Sheila Patrick의 호의로 게재

편모(긴털[flagella])

많은 세균 종들은 수용액 환경 내에서 활발한 움직임을 보인다. 세균의 이러한 운동성에는 몇 가지 서로 다른 기전들이 관여할 수 있으며, 이 기전들 중에는 *Cytophaga* 종의 활주 운동(gliding motility)처럼, 아직 잘 설명되지 않는 것도 있다. 그렇지만 편모(flagella, 단수: flagellum)가 관여하는 운동은 가장 보편적일 뿐 아니라 설명이 가장 잘 되어 있는 기전이다. 편모의 배열은 세균 종들 간에 차이가 있지만, 한 종 안에서는 똑같다. 편모는 세포의 한쪽 끝 또는 양쪽 끝에 한 개(monotrichous) 또는 다발(lophotrichous)로 있거나, 세포 표면 전체에 걸쳐 배열되어 있기도 하다(peritrichous)(그림 2.11). 편모는 세포 표면으로부터 수 마이크로미터를 뻗어 나온, 하나의 길고 가는 미세섬유(filament)로 되어 있다. 미세섬유의 주된부분은 단백질(flagellin) 소단위들로 이루어지는데, 이 flagellin들은 가운데 빈 공간을 중심으로 형성된 몇 개의 나선 모양으로 배열되어 있다. 세포 외피(envelope) 내, 편모의 기저부에는 '모터(motor)'가 위치해 있다. 모터는 한 벌의 고리(ring)들로 이루어져 있으며, 미세섬유의 기저부는 이 고리를 통해 시계 방향 혹은 반시계 방향으로 회전할 수 있다. 미세섬유의 기저부 상부에는 짧고 구부러진 부위(hook)가 있으며, 이 부위로 인해 편모가 프로펠러처럼 회전하게 되면서 추진력이 생산된다(그림 2.11). 운동성 세균은 화학주성(chemotaxis) 또는 주광성(phototaxis)을 나타낼 수 있는데, 이는 각각 화학물질이나 빛

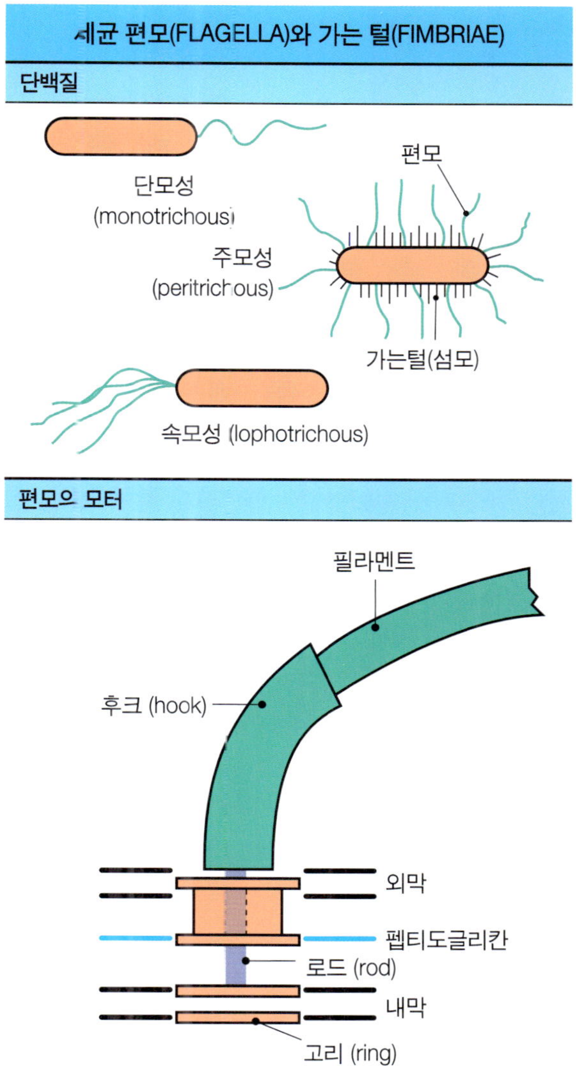

그림 2.11 세균 편모와 가는털의 배열 및 편모기관의 구조를 나타내 보여주는 그림

같은 자극을 향해 나아가거나, 그로부터 멀어지는 움직임을 말한다. 세균 표면에는 이러한 자극에 민감한 수용기들이 있으며, 편모를 한 방향 또는 반대 방향으로 회전시켜 반응한다. 이렇게 편모의 회전 방향에 따라 생성된, 곤두박질(tumbling)에서부터 지향적인(directional) 방식에 이르기까지의 다양한 운동성은 '무작위한 걸음(random walk)'에 의하여 세균이 자극원을 향하거나 반대 방향으로 헤엄쳐 나가게 한다.

스피로헤타는 축(axial) 미세섬유에 의하여 나선 모양으로 움직인다. 축 미세섬유는 편모 같은 구조물들의 다발로 이루어지

며, 세포 면과 외부 껍질(sheath) 사이에 위치하고, 길이는 세포의 한쪽 끝부터 반대편 끝에까지 이른다(그림 14.3).

가는털(fimbriae/pili)

Fimbriae와 pili(단수: fimbria/pilus)(그림 1.3)라는 용어는 대개의 경우 동의어로 쓰인다. 이 표면 부속물들은 그람음성 세균에 국한되어 나타나는 것으로 보이며, 편모보다 짧고 곧지만(그림 2.11) 기본 구조는 동일하다: 즉, 가운데 빈 공간을 중심으로 형성된, 단백질(항상 pilin으로 불림)로 이루어진 몇 개의 나선 모양의 배열이며, 모터는 없다. Fimbria라는 용어는 이것이 처음으로 발견되었고 장내세균(enterobacteria)에서 연구되어 왔던 영국에서 유래했으며, 반면 pilus는 미국에서 임균(gonococcus)의 표면 부속물에 붙이기 위해 만든 이름이다. 미국 교과서의 종류가 더 많기 때문에 일반적으로 pilus가 더 많이 사용되고는 있지만, 많은 미생물학자들은 각 용어가 언제 사용되어야 하는지에 대한 합의가 이루어지기를 원한다. 이 표면 구조물들의 가장 일반적인 속성인 부착의 역할을 하는 구조물에는 fimbriae를 사용해야 하고, pilus는 접합(conjugation) 과정에서 짝짓기 하는 세포들을 연결하고 DNA가 통과하는(제5장) sex pilus에 국한시키자는 견해가 있다.

Fimbriae는 대개 특이 인식 기전을 통해 표면과 결합한다. Fimbriae의 끝에는 결합하려는 표면의 특이 수용기를 인식하는 분자(펩티드)가 달려있다. 숙주세포 수용기는 대개 당 잔기(sugar residue)이며, 세균 표면의 인식 분자는 렉틴(lectin)으로 부른다.

그람양성 세균은 전형적인 fimbriae를 갖고 있지는 않지만, 많은 그람양성 세균들은 그 표면에, 때로는 fibrillae로 불리며, 숙주 분자와 결합하는 미세한 섬유성의 단백질 배열을 갖고 있다. *Streptococcus pyogenes*의 M-protein이 그 좋은 예이다.

세포질(cytoplasm)

세균의 세포질에는 세균의 증식 및 세포분열에 필요한 모든 생합성 기구와 유전물질이 함께 들어 있다. 유전물질은 원형의 초코일(supercoiled) 구조를 가진 DNA 이중나선으로 이루어져 있다. 유전물질은 핵막에 싸여 있지는 않지만 종종 '세균 염색체' 라고 부르는데, 이는 진핵세포 구조와의 비교를 위해서이다. 자라고 있는 세균에서는 DNA가 체적의 20%까지를 차지하기도 한다. 작은 원형의 '염색체외(extrachromosomal)' DNA가 종종 세균 안에 존재하며, 이를 플라스미드(plasmid)라고 부른다(제5장). 플라스미드는 항생제 저항성이나 독소나 효소를 생산하는 능력을 세균에게 부여할 수 있는 유전자를 지닌다.

단백질 합성에 사용되는 리보솜(ribosomes)은 침전지수가 70S로 진핵생물의 리보솜(80S)에 비해 작다. 리보솜은 30S와 50S, 두 소단위로 이루어지며, 최종적으로 70S가 된다. 리보솜은 aminoglycosides, macrolides, 테트라사이클린(tetracyclines) 같은 몇몇 항생제가 작용하는 부위이다(제10장).

많은 세균들은 세포질 내에 과립 포함물(inclusion granules)을 갖고 있으며, 몇몇 세균 종에서는 이것이 세균 식별의 표지 역할을 할 수 있는 특징으로 이용된다. 과립 포함물의 주 역할은 저장 기능인 것으로 생각되며, 배지 내에 과립 포함물의 주요 성분요소가 과잉으로 존재할 때 생산된다. 이염색성 과립(metachromatic granules, volutin)은 무기 폴리인산염(polyphosphate) 침착물로서 methylene blue로 염색되며, *Corynebacterium diphtheriae*의 특징이다. 녹말과 글리코겐 과립은 많은 세균에서 볼 수 있으며 요오드로 염색된다. 지질 포함물은 mycobacteria 안에서 발견되며 Sudan Black dye로 염색하면 보인다. 몇몇 세균 독소는 특징적으로 결정성 세포질 포함물을 형성한다.

포자형성(sporulation)

세균 세포는 다른 모든 고등 및 하등 진핵세포와는 달리 분화하거나 형태형성(morphogenesis)을 하지 못한다. 그렇지만 몇몇 세균 종들, 특히 절대산소성균인 *Bacillus* 종들과 절대무산소성균인 *Clostridium* 종들은 포자형성으로 불리는 원시 분화 과정을 수행할 수 있다. 이 세균은 탈수나 영양제한 같은 스트레스를 받으면 휴지기(또는 휴면기)의 내포자(endo-spore)로 변화한다. 이 내포자는 열, 건조, 독성 화합물, 방사선조사 등의 여러 가혹한 물리적 및 화학적 조건에 매우 저항성이 높다(몇몇 내포자는 끓이는 것에 견딘다). 실용적인 관점에서, 내포자를 생성하는 세균들은 일상의 멸균 절차로는 박멸이 매우 어려울 수 있다.

포자형성 과정 중, 포자가 모세포로부터 완전히 떨어져 나오기 전에, 세균 세포 내 포자는 특징적인 모양을 갖는다. 이 모양은 세포 내 포자의 위치(끝/끝 부근/중앙), 직경(모세포에 비해 작다/같다/크다), 형태(구형/타원형)에 의거하여 정의되며, 진단에 도움이 될 수 있다.

다시 적합한 조건이 되면, 포자는 발아하여 새로운 증식형 세포가 될 수 있다.

세균 생리(Physiology)

영양(Nutrition)

세균의 영양 조건은 지극히 다양하다. 가장 단순하게는, *Escherichia coli* 및 연관된 장내세균들의 경우 주요 필수 원소인 탄소, 수소, 산소, 질소, 인, 황의 공급을 위한 무기 염류 및 가장 단순한 에너지 원으로서 포도당만으로 이루어진 합성배지에서 자랄 수 있다. 보통 미량원소들을 특별히 넣어 주지는 않는데, 이는 일반적으로 시판되는 화합물 내에 미량원소들이 오염물질로서 적당한 수준이 들어 있기 때문이다. 어떤 세균은 영양보급 목적상, 세포외 가수분해 효소들을 주위 환경으로 방출한다. 이런 효소, 예를 들어 단백분해효소는 병을 일으키는데 한 역할을 할 수 있다.

통상적으로 세균은 액체배지(broths) 내, 또는 응고제로서 우무(한천, agar)가 첨가된 고형배지의 표면에 배양한다. 우무는 해초에서 추출한 다당류로서 비교적 불활성이며(대다수의 세균이 대사하지 못함), 50℃ 이하에서 응고하며(열에 민감한 성분들을 멸균 후에 첨가할 수 있음), 100℃에서 용해된다(배양 중에 용해되지 않는다). 우무배지는 보통 편평하고 둥근 접시(Petri 접시)에 담아 사용한다.

여러 세균들은 특정 아미노산, 비타민 및 성장인자들을 필요로 하는데, 효모 추출물과 고기를 소화시킨 것을 첨가하여 공급할 수 있다. 이런 첨가물들은 여러 형태의 영양액체배지나 영양우무배지의 형태로 시판되고 있다. 어떤 세균들은 좀 더 풍부한 첨가물을 필요로 하며, 임상적으로 중요한 다수의 세균들을 위해서는 혈액이나 혈청(말)을 첨가함으로써 이러한 요구조건들을 충족시킬 수 있다.

어떤 세균들은 증식하기 위해 살아 있는 세포를 필요로 하며, 필요한 세포들은 조직배양법으로 공급할 수 있다. 그렇지만 몇몇 세균 종들, 특히 나병과 매독을 각각 일으키는 *Mycobacterium leprae*과 *Treponema pallidum*은 살아 있는 동물에 접종되어야만 증식할 수 있다.

에너지 생산

에너지 생산은 세균이 adenosine diphosphate의 인산화로 adenosine triphosphate(ATP)를 생산하는 과정으로 볼 수 있다.

Adenosine-P-P + energy + P → Adenosine-P-P-P

제1장에서 간단히 설명되었듯이, 이 과정은 주로 발효나 호흡 과정에 의한다. 광합성으로 빛 에너지를 이용하여 ATP를 생산하는 큰 세균 집단이 있지만, 이 책에서는 다루지 않는다.

발효에 의해서만 에너지를 생산하는 무산소성 세균은 기질수준 인산화(substrate-level phosphorylation)를 활용하며, 탄수화물이나 아미노산을 발효가능한 기질로 이용할 수 있다. 산소성균과 통성(facultative) 세균들은 기질수준 인산화와 산화적 인산화를 모두 이용할 수 있으며, 산화 과정이 이용될 경우 기질 mole 당 훨씬 더 많은 ATP 분자를 생산할 수 있다(그림 2.12). 해당작용(glycolysis)은 탄수화물 대사의 중심 경로이지만, 많은 세균들은 pentose phosphate 및 Entner-Doudoroff 경로 같은 대체 경로를 갖고 있다. 이 경로에 대한 설명은 이 책의 범위를 벗어난다. 발효의 대표적인 최종산물은 에탄올, 이산화탄소, 젖산 및 휘발성의 짧은 사슬 지방산들이며, 후자는 몇몇 무산소성 세균들의 특징적인 악취의 근원이다.

거대분자의 생합성

세균 세포의 구조 및 생합성 기구에 요구되는 여러 거대분자(핵산, 단백질, 탄수화물, 지질)들은 증식배지에서 공급되는 영양소들로부터 합성되어야 한다. 이미 설명되었듯이, 서로 다른 세균들의 영양 조건은 지극히 단순한 것으로부터 복잡한 것까지 매우 다양하다. *E. coli* 같은 세균은 간단한 무기물 분자로부터 자신들의 거대분자를 합성할 수 있는 반면, 다른 세균들은 아미노산, 펩티드, 비타민 및 성장인자들이 필요하다. 비록 세균들이 자신들 특유의 경로들을 갖고 있기는 하지만, 생합성 과정을 위한 기본 경로들은 진핵세포 생물과 유사하다. 이에 대한 정보가 더 필요하면 일반 생화학 교과서를 참고하기 바란다.

세균의 증식

증식은 세포의 모든 화학적 성분들이 질서정연하게 증가하는 것으로 정의할 수 있다. 세균의 증식은 이 정의를 잘 만족시키며, 세균이 자라서 어떤 크기(길이)에 도달하면 세포분열하

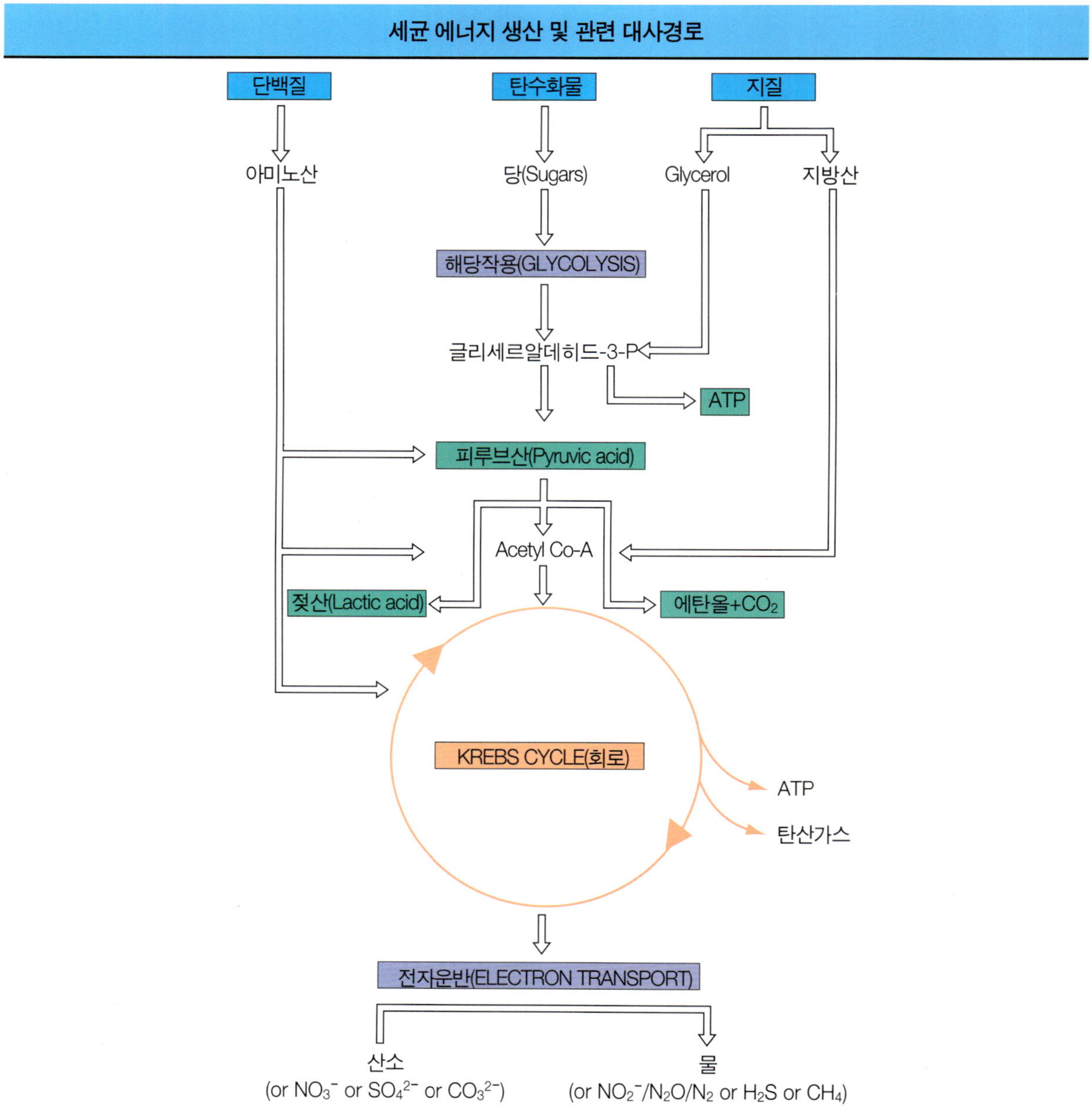

= 발효(fermentation)의 주요 반응물질들(reactants)

증식 공기 조건	에너지 생산방법	최종 전자수용체	인산화 유형	포도당 1분자 해당량 당 ATP 생산량(moles)
산소성(Aerobic)	산소성 호흡 (respiration)	산소 분자	기질수준 및 산화	38
무산소성(Anaerobic)	무산소성 호흡	무기 분자 예 NO_3^- 또는 SO_4^{2-} 또는 CO_3^{2-}	기질수준 인산화	>2 <38
산소성 또는 무산소성	발효(fermentation)	유기 분자	산화	2

그림 2.12 세균 에너지 생산 및 관련 대사경로의 요약

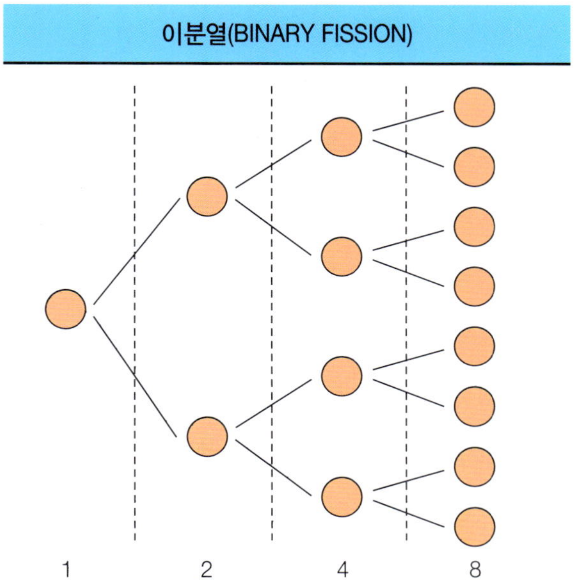

그림 2.13 이분열(이분법)에 의한 세균증식 도해. 각 원은 세균세포 한 개를 나타낸다.

여 모세포와 동일한 두 개의 딸세포를 생산한다. 이 과정을 이분열(이분법[binary fission])이라고 한다(그림 2.13). 세균증식은 세포수와 동등한 것으로 나타낼 수 있다: 세균 하나는 분열하여 2개가 되고, 이 2개가 4개, 4개가 8개를 만든다. 그러므로 세균의 증식 속도는 단위시간 당 세균 수의 변화를 재서 측정한다. 실험실 배지에서 자라는 여러 일반적인 세균들의 경우, 세포 분열 간격은 10~20분 정도로 짧을 수 있다.

일정 시각에서의 세균 수는, 작은 표본을 채취하여 계산판(혈구계-유형)과 현미경을 이용하여 직접 세균 수를 세거나, 표본을 희석하여 적은 양을 우무평판(agar plate) 표면에 도말하고 적당 시간 배양한 후 집락수를 셈으로써 추정할 수 있다.

그래프에 시간에 대한 세균 수를 표시하면 그 선은 지수 증가를 나타내는 곡선의 형태가 될 것이다(그림 2.14). 그렇지만 세균 수를 로그 값으로 표시하면 직선 그래프를 얻게 된다(그림 2.14).

세균증식곡선

작은 접종량으로 세균의 액체배양을 시작했다면, 세균 수는 다음과 같은 3가지 전형적인 형태를 따를 것이다(그림 2.15).

1. 지체기(*lag phase*) : 접종한 세균이 환경에 순응하면서, 효소가 활성화되고, 온도와 대기 조건에 적응한다.
2. 대수증식기(*logarithmic* 또는 *exponential phase*): 세균 증식에 제약이 없으며 지수적으로 분열을 계속한다 : 1에서 2로, 2에서 4로, 4에서 8로, 8에서 16으로….
3. 제자리 성장기(*stationary phase*): 필수 영양소가 한정되거나 독성 대사산물(예를 들어, 산이나 알코올)들이 축적되어 증식을 멈춘다. 이 단계에서 어떤 세균 종들은 죽어서 감소기(decline phase)로 넘어가는 반면, 어떤 세균들은 장기간 동안 생육가능한 상태를 유지한다. 포자를 형성하는 세균들은 흔히 이 시기에 포자 형성을 시작한다.

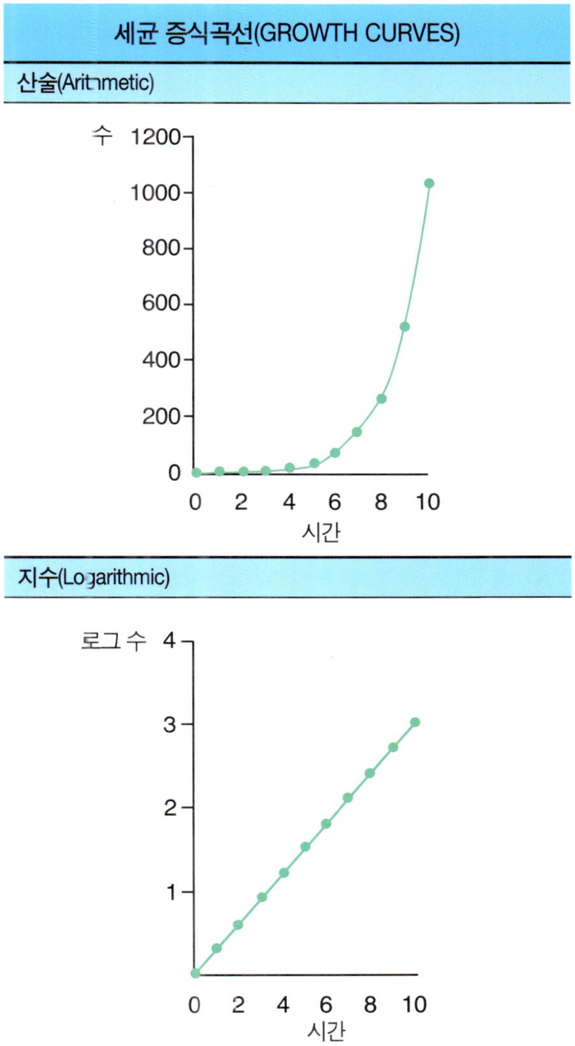

그림 2.14 단위 시간당 세균 수 변화를 나타내는 산술 및 지수그래프

세균증식곡선(BACTERIAL GROWTH CURVE)

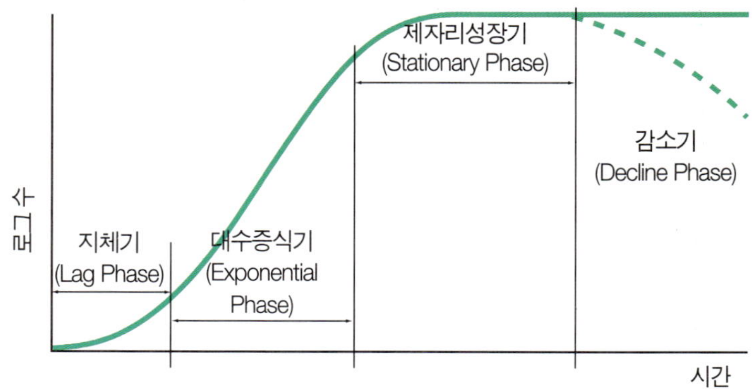

그림 2.15 전형적인 한솥배양(batch culture) 세균증식곡선

이런 형태의 액체배양은 실험실에서 세균을 동정하거나 항생제 감수성을 알아보기 위하여 일반적으로 행하는 배양 형태이다. 이를 한솥배양(batch culture)이라고 하며, 자연에서 유사한 경우를 찾아볼 수 있다. 예를 들어, 멸균된 액체가 오염되었거나, 농양 형성 혹은 폐 감염의 경우이다. 이처럼 '배양'이 진행성 감염일 때에는 숙주의 반응 등 다른 요소들도 반드시 함께 고려되어야 할 것이다.

연속배양방법은 일반적으로 산업에서 이용되는 또 하나의 세균 배양 방법으로서, 계속해서 배지를 추가하면서 과잉배지와 배양액을 배출시킨다. 증식 속도는 배양액의 희석 비율을 변화시켜 조절할 수 있다. 이러한 유형의 배양 역시 자연에서 찾아볼 수 있다. 예를 들어, 구강과 위장관의 정상 균무리, 설사병 및 요로 감염의 경우이다.

Further reading

Mims C, Dockrell HM, Goering RV, Roitt I, Wakelin D and Zuckerman M (2004). The bacteria. In *Medical Microbiology*, 3rd edn, Chapter 2. Elsevier Limited, London.

요 점

- 세균의 모양과 배열알균, 막대균, 비브리오, 나선균. 이들은 단일하게 떨어져 있거나, 무리를 짓거나 사슬 모양으로 증식한다.
- 그람양성 세균은 짙은 보라색이며 그람음성 세균은 연분홍색이다. 그람 반응은 세포 외피의 구조와 관련이 있다. 그람양성 세균은 세포막과 벽을 갖고 있다; 그람음성 세균은 내막과 외막을 갖고 있다(외막에는 LPS와 porin이 있다). 그 외 다른 세균의 예로는 밀랍 같은 외피를 가진 mycobacteria(항산막대균)가 있다.
- 전형적인 막의 구조와 기능: 두 겹의 지질(lipid bilayer)과 유동모자이크모델(fluid mosaic model). 삼투 현상
- 펩티도글리칸(peptidoglycan)의 구조와 기능: *N*-Ac glucosamine과 *N*-Ac muramic acid가 번갈아 나타나는 길고 평행한 사슬로서, 펩티드 곁사슬과 연결다리에 의해 교차결합되어 있다. 세균에 모양과 견고함을 부여한다.
- 그람양성 세균의 테이코산: 음전하를 띠며 양이온을 제거한다.
- 그람음성 세균 외막의 지질다당류: S-유형과 R-유형, 비유동성 막, 내독소(endotoxin)
- 피막(capsule), 점액(slime), 외다당류(exopolysaccharide): 부착/균막 및 보호 역할
- 표면 부속물: 운동을 위한 편모(flagella), 부착을 위한 술/가는털(fimbriae/pili)
- 세균 세포질: 원형의 DNA 초코일(super coil); 단백질 합성을 위한 70S 리보솜; 과립 포함물(inclusion/storage granules)
- *Bacillus*와 *Clostridium*의 포자형성 및 세균 포자의 저항성
- 영양: 단순한 것으로부터 복합적인 것까지 여러 가지가 있다.
- 에너지 생산: 발효 및 호흡 경로에 의해 생산된다.
- 이분열(binary fission)과 세균의 증식: 지수적, 한솥배양(batch culture)과 연속배양(continuous culture)

3 세균 분류법 (Bacterial taxonomy)

- 세균 분류 및 명칭
- 다른 분류 방법들
- 세균 식별
  - 종 수준보다 자세한 식별
  - 세균 식별: 그 미래
- 요점

분류법(분류학, taxonomy)은 생물의 체계적인 분류(classification), 명명(naming) 및 식별(동정[identification]) 과정을 통칭하는 용어이다. 흔히 세균 분류법은 배우는데 별로 재미가 없고 여러 학생들의 기를 질리게 하는, 복잡하지만 피할 수 없는 '필요악' 처럼 여겨진다. 그렇지만 분류법은 생물학적 의사소통의 근본에 해당하며, 어떤 생물을 기술하는데 있어서 이 생물이 새로 발견된 것인지 혹은 이미 잘 알려진 것인지를 말할 수 있기 위해 꼭 필요한 학문이다. 실용적인 분류법 지식은 진단 미생물학과 역학 및 발병기전 연구에도 유용하다. 빠르게 변하는 현대 분류법 연구 분야 및 그 방법론의 복잡한 사항들은 이 책의 범위를 벗어난다. 그렇지만 독자들로 하여금 세균 이름을 말하고 의사소통 하기에 충분한 기술을 습득하게 하고, 또한 분류법이 왜 그렇게 중요한지를 설명하기 위한 만큼의 세부사항들이 주어질 것이다.

전통적으로 모든 생물은 스웨덴 식물학자인 Linnaeus가 1735년에 고안한 체계에 근거하여, 각자 서로 다른 계층적 그룹 혹은 분류군(taxon, 복수형 taxa)으로 분류되어 왔다. 계(界 ; kingdom)는 최상위 계층에 해당하는 용어이며, 다음의 다섯 계가 존재한다: Prokaryotae(세균[bacteria]), Protista(조류[algae]와 원생동물[protozoa]), Myceteae(진균[fungi]), Plantae 및 Animalia. 계 다음으로 문(門; phylum[동물, 원생동물] 혹은 division[식물, 조류, 진균, 세균]), 강(綱; class), 목(目; order), 과(科; family), 속(屬; genus), 마지막으로 종(種; species)이 뒤따른다. 이 체계는 식물, 동물 및 나머지 생물 대다수의 분류에 가장 널리 사용되는 체계이며, 바이러스를(제6장) 제외한 다른 모든 미생물들의 분류에 있어서 여전히 주된 방법으로 남아 있다.

아래 분류 구조는 사람을 예로 든 것이다.

계(Kingdom): Animalia
문(Phylum): Chordata
강(Class): Mammalia
목(Order): Primates
과(Family): Hominoidea
속(Genus): *Homo*
종(Species): *sapiens*

속명과 종명은 함께, 생물의 학명(혹은 라틴 二名法[binomial])으로 이용된다(그리스어나, 가끔씩 현대 영어 단어도 종종 라틴화되어 사용된다). 이 二名은 *Homo sapiens*처럼 이탤릭으로 쓰며, 속명의 첫 글자는 대문자로 시작하고, 종명은 모두 소문자로 쓴다. 문장 안에서는, 처음 한 번 이름 전체를 쓴 후에는 줄여서 *H. sapiens*와 같이 쓸 수 있다.

세균 분류 및 명칭

세균 분류의 경우 일반적으로, 위에서 설명한 분류체계가 단축된다. Prokaryotae계는 Eubacteria, Archaebacteria, Cyanobacteria, 세 문으로 구분되었던 적이 있다. 그렇지만 Archaebacteria가 자기만의 영역(domain; kingdom)인 Archaea로 분리되어 나감에 따라, 세균(혹은 Prokaryota)을 단일 영역으로 취급하는 편이 아마도 더 편리할 것으로 보인다. 강과 목은 대개 무시되며, 그 대신 세포 모양, 그람 반응, 영양 특성에 근거한 형태학적 구분으로 대체된다. 다음으로 중요한 수준은 과이며, 속과 종이 뒤따른다. 이러한 용어의 사용에 대해 의학적으로 중요한 두 가지 병원체인 *Escherichia coli*와 *Staphylococcus aureus*를 들어 설명하기로 한다.

*Escherichia coli*로 불리는 미생물은 그람-음성, 막대모양의 통성 무산소성 세균으로 담즙(bile)에 대한 내성을 가지고 있으며, 이로써 Enterobacteriaceae 과에 속한다. 여러 가지 당의 발효를 비롯한 일련의 대사 시험 결과와 tryptophan으로부터 indole을 생산하는 것으로서, 이 세균은 Enterobacteriaceae 내에서 *Salmonella*나 *Proteus* 같은 속과 구분되어, *Escherichia* 속, *coli* 종 안에 놓이게 된다. 보통 *E. coli*로 줄여서 쓴다.

*Staphylococcus aureus*는 통성 무산소성, 그람양성 알균으로 포도송이 모양으로 자라며, Micrococcaceae 과에 속한다. 이 세균은 10% 염화나트륨(소금)에 내성이 있고, 리소자임(lysozyme)을 견디지만 lysostaphin에 민감하므로, *Staphylococcus* 속에 속한다. 이 세균은 표면에 단백질 A(Protein A)를 갖고 있고, 혈장응고효소(coagulase)를 생산하므로, *aureus* 종 안에 놓인다. *S. aureus*로 줄여 쓸 수 있다.

문장 내에 같은 머리글자를 갖는 서로 다른 두 세균 종, 예를 들어 *Staphylococcus aureus*와 *Streptococcus mutans*를 함께 다룰 때는, 애매모호함을 피하기 위해 흔히 *Staph.* 및 *Strep.*과 같은 용어를 사용한다. 세균 이름을 형용사로 사용할 때나(예; staphylococcal toxin 또는 clostridial spore), 집합적으로 사용할 때는(예; salmonellae 또는 streptococci) 이름을 이탤릭으로 쓰지 않으며, 또 대문자로 시작하지도 않는다.

다른 분류 방법들

전통적으로 분류에는 형태 및 생화학적 특성들이 이용되어 왔다. 이러한 특성들은 표현형(phenotypic)으로 불리며, 세균을 구조적 그리고 생리학적으로 연관된 것들끼리 무리짓는데 도움이 된다. 세균 분류에서 세균의 모양, 그람 염색성, 대사 방

세균 분류학의 표현형(PHENOTYPIC) 방법	
검사 대상 특성	식별된 유형/해설
그람 반응	그람양성 그람음성 항산성/항알코올성
세포 모양	알균 막대균 굽은 균(curved) 혹은 나선균(spiral)
운동성(motility)/ 편모(flagellum[a]) 존재 여부	운동성, 비-운동성(motile, non-motile) 편모 배열: 단일(single), 여럿(multiple), 끝(polar), 털복숭(peritrichous)
포자(spores)	유무 모양과 세포 내 위치
에너지 생산 방식	발효(fermentative) 산소성 또는 무산소성 호흡(aerobic or anaerobic respiration) 광합성(photosynthesis)
효소 활성	생화학 검사(biochemical tests) 미리 형성된 효소 활성(preformed enzyme activities) 효소 전기영동(multilocus enzyme electrophoresis)
세포벽 구조	펩티도글리칸 유형(peptidoglycan types) 테이코산 유형(teichoic acid types) 지질다당질 화학유형(LPS chemotype)
지질 분석	전체 세포 지방산(whole cell fatty acids) 인지질(phospholipids)과 sphingolipids Mycolic acid 분석
혈청학적 분석	피막 항원(capsular antigens) 지질다당질 항원(LPS antigens) 그 외 표면 항원: 편모, 단백질(other surface antigens: flagella, proteins) 단클론 및 다클론 항체(use of monoclonal and polyclonal antibodies)
PAGE(polyacrylamide gel electrophoresis) 에 의한 단백질 분석	전체 세포 단백질(whole cell protein) 외막 단백질(outer membrane proteins) 결정성 표면단백질(crystalline surface proteins)
파지 및 박테리오신 유형 결정 (Phage and bacteriocin typing)	특정 세균 종 분류에 적합
열분해/질량 분광계 (Pyrolysis/mass spectrometry)	세균 세포 전체의 화학 조성을 분석하는 정교한 방법

그림 3.1 세균 분류학에서 사용하는 표현형 방법

법은 가장 중요한 표현형 특성들이다. 그림 3.1은 세균 분류에 사용되는 가장 중요한 표현형적 방법들을 요약한 것이다. 따라서 이러한 유형의 분류법은 세균들의 연관 정도를 보여 주는 자연 분류체계로 생각될 수 있을 것이다. 세균들을 고전적인 분류계통도(taxonomic tree) 내에 배열하기 위해서는 어떤 특성이 다른 특성보다 더 중요하다고 정하는, 특성의 위계 조직을 세워야 한다. 그런데 흔히 각 특성의 상대적인 중요성은 과학적 객관성이 부족하거나 혹은 결여되어, 매우 주관적이다. 예를 들어, 과연 세균의 모양이 그람 염색반응이나 포도당 발효능력보다 더 중요한 것인가?

수치분류법(유사계수분류법, numerical taxonomy) 혹은 Adansonian 분류법은 위에 기술된 고전적인 방법과는 크게 다른 방법으로, 약 200년 전 고전적인 방법에 내재된 편향성을 피하기 위해 최초로 고안되었다. 이 방법에 의하면 세균의 모든 관찰 가능한 특성들은 동등한 중요성을 가지며, 세균들 사이의 유사성과 차이점을 계산하는데 동등하게 고려된다. 두 개 혹은 그 이상의 세균들 간에는 유사성 계수가 산출된다. 이러한 방법의 결과는 고전적인 속 및 종으로 표현되는 것이 아닌, 유사성 및 차이를 나타내는 dendogram으로 흔히 표현되는 수학적 관련성이다. 요즘에는 수치데이터를 분석하고 dendogram을 만드는 데 컴퓨터 프로그램들을 이용할 수 있다(그림 3.2).

진화는 분류학에서 고려되어야 하는 중요한 개념이다. 이는, 유전적으로 유사한 생물들은 분명히 서로 연관되어 있을 뿐 아니라, 형태학적으로도 연관성을 가지게 될 것으로 볼 수 있기 때문이다. 진화적 연관성과 구조 및 생리의 유사성은 계통발생학적(phylogenetic) 혹은 자연적(natural) 분류라는 용어를 낳게 했다. 과거 10년 동안의 리보솜 RNA(rRNA) 및 rRNA 유전자

수치분류법(유사계수분류법)과 계통나무(DENDOGRAMS)

일련의 균주들로부터 표현형 특성을 찾고 그 수를 센다.

다음 공식을 이용하여 일련의 균주쌍들의 유사 계수(Similarity coefficients [S_J])를 계산한다.

$$(S_J) = \frac{a}{a+b+c}\ \%$$

여기서 a = 두 균주가 모두 갖추고 있는(positive) 특성의 수

b = 균주 1은 갖고 있으나 균주 2는 갖고 있는 않는(negative) 특성의 수

c = 균주 2는 갖고 있으나 균주 1은 갖고 있는 않는 특성의 수

유사 계수의 행렬을 만들거나 계통나무(dendograms)를 수립한다. 아래는 10개의 가상 균주에 대해 수립된 계통나무이다.

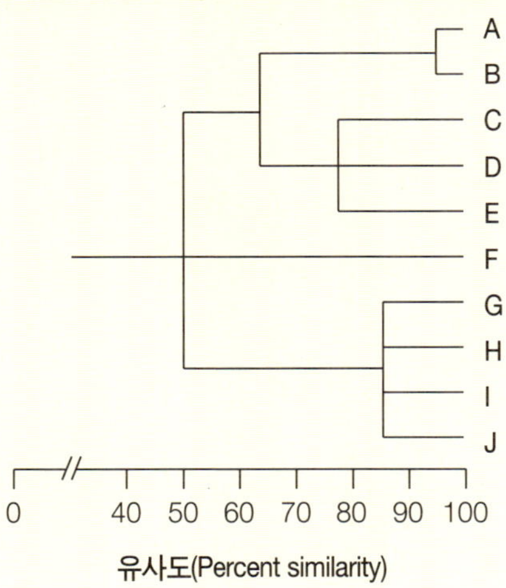

그림 3.2 수치분류법과 계통나무의 수립

세균 분류의 유전자형 방법

일반 방법	특수 방법
Mol % G + C	
제한효소형(Restriction enzyme patterns)	제한절편길이다형성 분석(RELP) Pulsed-field 겔 전기영동(PFGE)
DNA: DNA 부합법 (hybridization)	
DNA 염기순서분석 (sequencing)	
PCR-기반 DNA 지문찍기 (fingerprinting)	Ribotyping 증폭 rDNA 제한분석(ARDRA) 무작위 증폭 다형 DNA(RAPD) 증폭 절편길이다형성(AFLP)
DNA 탐색자(probes)	
rRNA 염기순서분석	

그림 3.3 세균 분류에 이용되는 유전자형 방법. 각 방법의 완전한 내용은 이 책의 범위 밖이지만, 제5장에 이에 대한 좀 더 많은 정보가 있다.

*RFLP; Restriction fragment length polymorphism
PFGE; Pulsed-field gel electrophoresis
ARDRA; Amplified rDNA restriction analysis
RAPD; Randomly amplified polymorphic DNA
AFLP; Amplified fragment length polymorphism

의 서열분석 작업은 세균 계통발생에 대한 우리의 견해에 혁명을 가져왔다.

고전적 및 수치적 분류체계가 구조적 및 생리학적으로는 연관되어 있으나 유전적으로는 전혀 다른 세균들을 같은 분류단위(taxon) 내로 분류할 수 있음을 생각해 볼 수 있다. 이러한 문제점들 역시 지난 10년 동안 유전적 혹은 분자적 방법의 광범위한 사용을 몰고왔다. 유전자형(genotypic) 분류법은 세균의 유전적 특성들을 이용하며, 많은 사람들이 이 특성을 표현형적 특성보다 더 중요한 것으로 여긴다. 그림 3.3에는 현재 사용되는 주요 유전자형 방법들이 열거되어 있다. 핵산관련 기술의 빠른 발전에 주도된 현대적 분류 접근법은 분류학을 첨단 생물학의 자리로 격상시켰으며, 이로써 분류학은 지난 한 세기 대부분을 통해 잃었던 자리를 되찾게 된 것으로 보인다.

유전자형 분류법에서 세균 종의 정의는 '표준조건에서 형성된 동종(homologous) 및 이종(heterologous) DNA 잡종(hybrids)을 단계적으로 변성시킬 때 둘 사이의 녹는 점의 차이가 5℃ 이하인, 따라서 70% 이상의 DNA:DNA 연관성을 공유하는 균주의 집단'으로 표현된다(자세한 설명은 제5장 참조). 표현형 분류 방법은 이 정의와 일치되어야 한다.

앞에서 설명한 바와 같이 분류가 가장 중요하게 활용되는 곳은 의사소통 분야이다. 예를 들어, 진단실험실은 세균 명칭에 관하여 임상가와 의사소통 할 수 있어야 한다. 만일 분류체계가 너무 혼잡하고 빨리 바뀐다면 사용이 어려울 것이다. 이는 세균 분류 및 명명이 두 수준에서 이루어져야 할지도 모른다는 것을 뜻한다. 즉, 그 하나는 연구 수준으로서 자세하고 진행형이며, 다른 하나는 실용적 수준으로서 변화가 덜 빈번하다. 분류체계가 이분화되는 것은 피할 수 없겠지만, 연구 수준의 발전에 따른 변화가 실용적 수준의 분류체계에 적용될 수 있도록, 두 체계는 모순이 없이 서로 걸맞아야 할 것이다.

마지막으로 소개할 것은 다상(polyphasic) 분류이다. 이 분류법은 1970년에 생겼지만 최근 '세균 계통학에 대한 합의적 방법'이라는 이름으로 다시 등장하였다. 원리는 가용한 모든 표현형, 유전자형 및 계통발생학적 정보를 모두 다 이용한다는 것이다. 유전자형, 표현형 및 수치적 결과로 데이터베이스를 구축할 수 있으며, 결과의 재현이 기술적으로 가능해진다면, 이 데이터를 보편적으로 이용할 수 있도록 할 수 있을 것이다. 그

단순화한 세균식별 체계	
검사물(specimen) ⇩	근원, 수집, 실험실 운반(site of orgin, collection, transport to laboratory)
직접 검사(direct examination) ⇩	**현미경검사:** 젖은 필름 및 그람염색, 냄새, 눈으로 본 모양, 세균과 그 외 세포들의 유형
배양(culture) ⇩	**평판 배양:** 비선택 혹은 선택배지 공기 환경: 산소성, 비산소성, 미산소성, 탄산가스 정량적 혹은 비정량적 증균액체배지 배양
순수배양(pure culture) 및 종(species) 수준 식별(identification) ⇩ 종(species) 이름확인 ⇩	**집락형태**(colonial morphology) **현미경검사:** 운동성 및 포자 관찰을 위한 젖은 필름과 그람반응 및 세포 형태를 위한 그람염색 **생화학(대사) 검사:** 전통적 방식 혹은 상업적 kit
분류 또는 역학적 목적을 위한 유형결정(typing) 혹은 지문찍기 (fingerprinting)	혈청학, 표현형 및 유전자형 방법

그림 3.4 단순한 세균식별 체계—주된 단계와 기술 요약

렇지만 예측하기로는 이들 중에서 핵산 서열 데이터가 당분간 가장 유용할 것이다.

임상적으로 중요한 그람양성 세균	
세균	**병/그 외 설명**
그람양성알균(Gram-positive cocci)	
산소성균(Aerobes) *Staphylococcus aureus* (혈장응고효소[coagulase] 양성)	상처 감염(wound infections), 종기(boils), 고름집[농양](abscesses), 패혈증(septicaemia), 식중독(food poisoning), 독소충격증후군(toxic shock syndrome), 일반적인 피부 편리공생균. 주: 항생제내성 MRSA(methicillin resistant *S. aureus*) 출현
혈장응고효소 음성 포도알균	보통 비-병원성 피부 편리공생균. 그러나 지금은 인공기구(prosthetic devices)의 집락형성 및 균혈증과 관련이 있음
Streptococcus pyogenes (그룹 A 사슬알균)	β-용혈성(haemolytic). 편도염(tonsillitis), 성홍열(scarlet fever), 상처감염, 단독(erysipelas), 패혈증(septicaemia) (또한 류마티스 열 [rheumatic fever]과 토리콩팥염[사구체신염; glomerulonephritis])
Streptococcus agalactiae (그룹 B 사슬알균)	β-용혈성. 신생아 수막염(neonatal meningitis)과 패혈증 질 보균(vaginal carriage)
'Viridans' 사슬알균 '*Strep. milleri*' 그룹(group)	α-용혈성 입안 편리공생균
Streptococcus mutans	비용혈성. 치아우식을 일으킴
Streptococcus pneumoniae	비용혈성. 상기도의 정상 편리공생균, 폐렴(pneumonia), 수막염, 귀염(이염[otitis]), 기관지염(bronchitis)
Enterococcus spp. *E. faecalis*와 *E. faecium*	대변(faecal) 편리공생균. 심내막염(endocarditis) 주: VRE(vancomycin resistant enterococci) 출현
무산소성균(Anaerobes) *Peptococcus, Peptostreptococcus*	입안과 대변의 편리공생균. 혼합(mixed)상처감염의 성분
그람양성 막대균(Gram-positive rods)	
포자형성균(spore-formers): 무산소성(anaerobic) *Clostridium* spp.	파상풍(tetanus), 보툴리눔독소증(botulism), 가스괴저(gas gangrene), 그 외 상처감염, 잘록창자염(결장염[colitis]), 식중독
포자형성균: 산소성(aerobic) *Bacillus anthracis*	탄저병(anthrax)
Bacillus cereus	식중독 (쌀과 관련)
비포자형성균(non-spore-formers) *Lactobacillus, Bifidobacterium, Eubacterium* 및 *Propionibacterium* spp.	현저하게 무산소성인 부위의 일반 편리공생균
Actinomyces spp.	특히 입안에서 유래된 연조직 감염 때때로 진균 균사(팡이실[fungal hyphae])를 닮은 균사 형태를 띰
Corynebacterium diphtheriae	디프테리아(diphtheria). 파지-지정(phage-encoded) 독소 생산
Listeria monocytogenes	식품매개(foodborne): 유산(abortion), 수막염

그림 3.5 임상적으로 중요한 그람양성 세균

세균 식별

실험실에서 세균을 식별하는 과정은 그림 3.4에 요약되어 있듯이 일련의 정해진 절차를 따르는 것이다. 세균 식별 과정은 실용적인 주제로서, 이 주제만을 다룬 많은 교과서 및 실험실 매뉴얼들이 있다. 그림 3.4에 설명되어 있는 것처럼, 사용되는

임상적으로 중요한 그람음성 세균	
세균	병/그 외 설명
그람음성 알균(Gram-negative cocci)	
산소성균(Aerobic) *Neisseria gonorrhoeae*	임질(gonorrhoea)
Neisseria meningitides	수막염(meningitis), 수막알균 패혈증(meningococcal sepsis) 비교적 일반적인 상기도 편리공생균
무산소성균(Anaerobic) *Veillonella spp.*	구강 편리공생균. 혼합균무리로 된 고름집(abscesses) 등 여러 감염부위에서 분리되지만 병원성은 불확실
그람음성 막대균(Gram-negative rods)	
산소성균(Aerobic) *Escherichia coli*	일반적인 대변 편리공생균. 요로감염(urinary tract infection), 위창자염(gastroenteritis [ETEC, EPEC, EIEC] O157과 용혈요독증후군(haemolytic uraemia syndrome [HUS: 콩팥기능상실 (renal failure)]), 상처감염, 패혈증
Salmonella spp.	창자열(enteric fever [장티푸스(typhoid fever)]), 식중독
Shigella spp.	세균이질(bacillary dysentery)
Proteus, Klebsiella, Enterobacter spp.	요로감염(urinary tract infection), 상처감염, 편리공생균
Pseudomonas aeruginosa	상처감염, 특히 화상(burns), 기회병원체(opportunist pathogen, 예: 낭 섬유증[cystic fibrosis]에서)
Burkholderia cepacia	식물병원체로서 일부 cystic fibrosis 환자에서 심각한 감염을 일으킴
Haemophilus influenzae	수막염(유형 b), 폐렴(pneumonia), 기관지염(bronchitis)
Bordetella pertussis	백일해(whooping cough)
Legionella pneumophila	Legionnaires' disease
Yersinia pestis	페스트(흑사병[plague]; 벼룩매개[flea-borne] 병원체)
Brucella abortus	브루셀라증(brucellosis [undulant fever], 소의 유산(abortion)
무산소성균(Anaerobic) *Bacteroides fragilis* *Bacteroides spp.*	일반적인 대변 편리공생균, 상처감염, 고름집
Porphyromonas gingivalis *Prevotella intermedia* *Prevotella oralis* *Fusobacterium spp.*	치주병(periodontal disease), 상처감염

그림 3.6 임상적으로 중요한 그람음성 세균

주요 기술들은 전통적인 것으로서, 배양 및 고전적인 방법 즉 현미경검사, 집락 형태, 증식 특성, 생화학/대사시험 같은 방법에 근거한다. 어떤 세균은 경험이 있는 미생물학자라면 간단한 그람염색과 선택배지 상의 집락모양만으로도 충분히 세균 종을 추정할 수 있다. 어떤 세균 종들은 좀 더 광범위한 일련의 시험들을 요한다. 현재 수많은 시험도구들이 임상적으로 중요한 여러 세균들의 신속한 식별을 위해 상업적으로 개발되어 사용이 가능하다. 그렇지만 이 도구들은 신중하게 사용해야 하며, 여전히 숙련된 기술자가 순수배양이 사용되었는지, 시험결과의 정확한 해석이 이루어졌는지 확인해야 한다.

임상적으로 중요한 갖가지 다른 세균들	
세균	**병/그 외 설명**
갖가지 다른 세균들	
항산 막대균(Acid-fast bacilli) *Mycobacterium tuberculosis*	결핵(tuberculosis)
Mycobacterium leprae	나병(leprosy)
그 외 (비정형[atypical]) *Mycobacterium* spp.	면역약화(immunocompromised) 환자, 특히 HIV-감염 환자의 결핵감염
굽은 그람음성 세균 **(Curved Gram-negative bacteria)** *Campylobacter jejuni* *Helicobacter pylori*	미산소균(microaerophilic). 설사(diarrhoea) 위 및 샘창자 궤양(gastric and duodenal ulcers)의 원인
Vibrio cholerae	콜레라(cholera)
나선 세균(Spiral bacteria) *Treponema pallidum*	매독(syphilis)
구강 스피로헤타(Oral spirochaetes)	치주병(periodontal disease)에서의 역할 가능성
Leptospira spp.	동물 병원체. 쥐에 물려서 일어나는 Weil' s disease
Borrelia spp.	Lyme Disease: *B. burgdorferi*가 일으키는 진드기(tick)-매개 감염
절대 세포내(Obligately intracellular) 세균 및 미코플라스마(mycoplasmas) *Chlamydia* spp.	절대 세포내 기생체[생물](obligate parasites). 그람음성 세균과 유사한 구조를 갖고 있지만 펩티도글리칸(peptidoglycan)이 없음
C. trachomatis	눈(트라코마[trachoma])과 요로의 감염
C. psittaci	주로 새(birds)와 동물에 있지만 사람의 일반 인수공통감염증(generalized zoonosis)을 일으킨다.
C. pneumoniae	폐렴(pneumonia)
Mycoplasma spp.	단단한 세포벽이 없는 아주 작은 다형태(pleomorphic) 미생물 절대 기생체는 아니지만, 증식을 위해 sterols을 필요로 함 기도 및 생식관 감염을 일으킨다.
Rickettsia spp.	대개 절대 세포내 기생체인 작은 세균. 발진티푸스(typhus)와 발진열(홍반열[spotted fevers])을 일으킨다. 주로 절지동물(arthropod) 벡터-진드기(ticks)와 이(lice)-에 의해 전파된다. Q-fever를 일으킨다.

그림 3.7 임상적으로 중요한 갖가지 세균들

그림 3.5, 3.6, 3.7은 임상적으로 중요한 세균들을 임의적인 체계로 분류해 놓은 표이다.

종 수준보다 자세한 식별

이미 알려진 대다수의 세균들은 주요 시험 몇 가지만으로 그 세균이 속한 속 및 종을 확실하게 알 수 있다. 그렇지만 중요한 추가 정보를 얻기 위해서는 종 수준보다 더 자세히 알아야 할 때가 많다. 아종(subspecies), 일족(race) 및 변종(variety) 같은 용어들이 다른 고전적인 분류체계에서 사용되고 있지만, 세균 분류학에서는 잘 사용되지 않는다. 접미사인 '-type(-형)'을 더 일반적으로 사용한다. 여기에는 혈청형(serotype; 특정 항원의 존재에 근거), 생물형(biotype; 종을 세분하는데 사용하는 특정 생화학 반응에 근거), 파지형(phage-type), 박테리오신형(bacteriocin-type), 독소형(toxin type) 등이 있다. 이들은 표현형 특성으로서, 역학 조사에 중요한 정보를 제공할 수도 있다.

그 한 예로 *E. coli*에 의한 식중독 돌발에 대한 조사를 들 수 있을 것이다. 만일 *E. coli* 혈청형 O157이 식별되었다면, 이 세균에 의한 설사를 앓고 있는 어린아이들 중에 나타나는 급성 신장기능상실의 주요 원인이 되는 용혈요독증후군의 위험을 예측할 수 있다. 그 다음으로는 그 근원을 밝혀내고 다른 사람들의 감염을 막는 일이 중요할 것이다.

역학 조사에서 동일한 세균 종 내 균주들 간의 동일성을 밝히는 또 다른 방법은 '지문을 찍는(fingerprint)' 것이다. 이는 대개 유전적 지문을 의미하며, 그림 3.3에 나열된 방법 중 하나를 이용한다. 제한 효소로 소화한 전체 세포 DNA나 중합(효소)연쇄반응(polymerase chain reaction, PCR)으로 증폭시킨 유전자들이 일상적으로 이용된다(제6장 참조). 표현형 지문찍기도 전체 세포나 외피 단백질의 polyacrylamide gel 전기영동(electrophoresis ; PAGE) 또는 지질다당류의 모양을 이용하면 가능하다.

세균 식별: 그 미래

어떤 실험실은 세균 식별에 있어서 이미 고전적인 방법을 떠나, 전면적으로 분자적인 방법을 이용하고 있다. 그림 3.8에 표시된 세균 식별 절차의 윤곽은 미래에 어떤 일이 일어날지를 나타내고자 한 것이다. 현재 이러한 계획을 이미 추구하고 있는

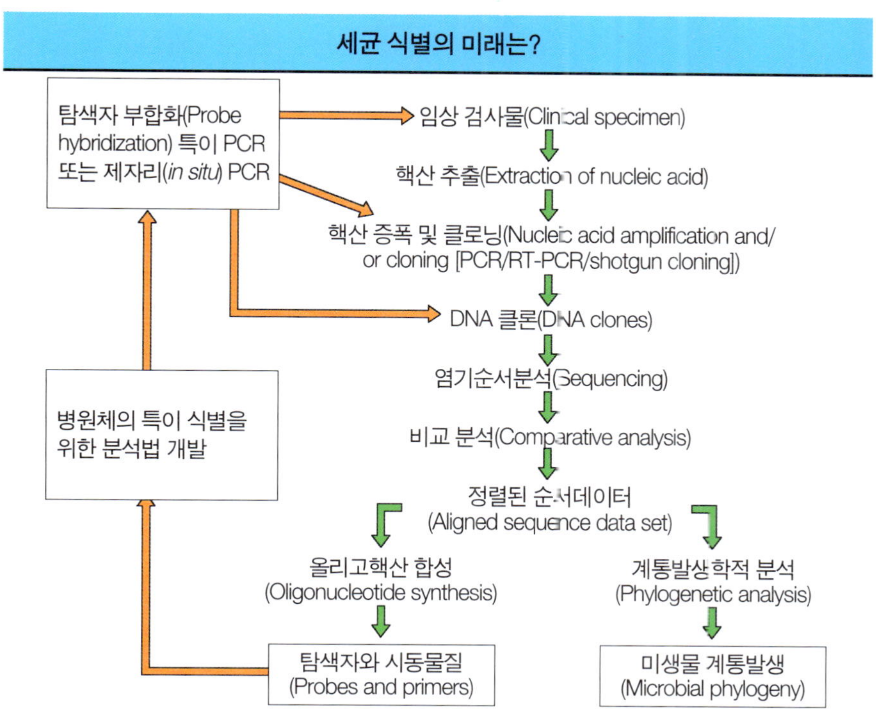

그림 3.8 세균 식별의 미래는? 이 장 말미의 Further reading을 참고하고 용어의 설명은 제5장을 볼 것

실험실들은 이를 전통적인 방법과 병행하여 행하는 경향이 있다. 이러한 분자적 방법이 가장 유용한 분야는 아마도, 너무도 많은 배양이 어렵거나 불가능한 토박이 세균들이 있는 구강미생물 영역일 것이다. 충분한 의사소통은 실험실 과학자와 의사 사이에 필수적이며, 최종적으로는 경험이 무엇보다 중요하다.

Further reading

Collier, LH (ed.) (1998). *Topley and Wilson' s Microbiology and Microbial Infections*, 9th edn. Edward Arnold, London.

Fredricks DN and Relman DA (1996). Sequence-based identification of microbial pathogens : a reconsideration of Koch' s Postulates. *Clinical Microbiology Reviews 9*, 18-23.

요점

- 분류(taxonomy)는 생물의 체계적인 분류(classification), 명명(naming) 및 식별(identification)과정이다.
- 세균은 Prokaryota 계에 속한다.
- 생물의 학명은 라틴 二名法(binomial)으로 주어지며 이탤릭으로 쓴다. *Escherichia coli*처럼, 첫 글자를 대문자로 하는 속명이 먼저 주어지고, 다음 소문자로 된 종명이 주어진다.
- 분류 방법에는 표현형(phenotypic), 수치(유사계수, numerical), 계통발생적(phylogenetic), 유전자형(genotypic) 및 다상(polyphasic) 분류법이 있다.
- 종 수준의 세균 식별은 배양, 현미경관찰, 형태학, 생화학, 면역학 및 유전학적 검사를 포함하는 일련의 정의된 단계를 밟아서 수행된다.
- 종 수준보다 더 자세하게 형결정(typing) 또는 지문찍기(fingerprinting)를 수행하여 역학 또는 분류학적 연구에 필요한 추가정보를 얻을 수 있다.

4 세균의 병원성과 역학 (Bacterial pathogenicity and epidemiology)

- 세균과 숙주 사이의 관계
  - 토박이(상재[resident]) 미생물무리
  - 편리공생과 공생
  - 기생생활(parasitism)
  - 기회감염(opportunistic infection)
- 세균의 전파(transmission)
- 세균병의 발병기전(pathogenesis)
- 발병력(virulence)
  - 발병인자
  - 분자 발병기전
- 역학(Epidemiology)
  - 병의 발생
  - 역학 연구
- 결론
- 요점

세균과 숙주 사이의 관계

세균 병원체(pathogen)란 간단히 말해서, 숙주에 해를 입혀 병을 일으키는 세균이며, 병원성(pathogenicity)은 병이 일어나는 과정이다. 세균의 병원성을 설명하기에 앞서, 세균과 사람 몸 사이에 형성되는 생물학적인 관계를 고려해보는 것이 도움이 된다.

토박이(상재[resident]) 미생물무리

몸에는 방대하고 복잡한 미생물무리(microflora 혹은 microbiota)들이 자연적으로 정착, 서식하고 있으며(집락형성[colonization]), 이들은 주로 세균들로 이루어져 있다. 이들 세균은 일반적으로 해롭지 않은 것으로 여겨지며, 신체 바깥 표면 전체, 그리고 위장관(gastrointestinal tract), 요도(urogenital tract) 및 인두(oropharynx)의 대부분에서 발견된다. 이처럼 허파와 작은창자 윗부분을 예외로 하면, 대부분의 상피 표면에는 토박이(상재) 미생물무리들이 있다. 세균과 숙주의 이러한 유대는 비교적 안정된 공생관계를 이룬다. 변함이 별로 없는 환경에 처함으로써 세균이 이러한 관계로부터 이익을 얻고 있음은 분명하며, 이 환경에 세균은 잘 적응되어 있다.

편리공생과 공생

숙주가 이 관계로부터 이익을 얻지는 못하지만 해를 입지는 않는 것으로 여겨진다면, 이러한 만남은 편리공생(commensal)적 관계라고 할 수 있을 것이다. 그런데, 사람 숙주 역시 이러한 관계로부터 이익을 얻는다면(어쩌면, 이것이 좀더 올바른 상황일지도 모름), 이 관계를 상호부조적(mutualistic) 또는 참 공생(truly symbiotic)으로 표현하는 것이 더 정확할 것이다. 그렇지만 이 정상미생물무리들은 종종 편리공생 균무리로 불리며, 이는 대다수의 경우 잘못된 표현이다. 공생세균 중에는 숙주를 위한 영양소와 비타민을 생산하고, 해로운 화학물질을 분해하는 세균들이 있으며, 무엇보다도 숙주가 얻는 가장 중요한 이익 중 하나는 해로운 미생물들로부터 보호받는 것이다. 자연적으로 서식하고 있는 해롭지 않은 세균들은 병원체의 접근을 방지하며, 이러한 특성은 종종 집락형성저항(colonization resistance)으로 일컬어진다. 예를 들어, 광범위항생제 치료의 결과로 입안 정상세균무리가 교란되면, 그 결과로서 아구창(thrush) 같은 칸디다 감염의 발생이 가능하다(그림 27.5 참조). 이는 해롭지 않은 세균들이 정상적으로 차지하고 있던 부위로 효모균인 *Candida albicans*—항세균 약물에 자연내성이 있는 진핵세포 진균병원체—의 접근이 허용되기 때문이다.

기생생활(parasitism)

반드시 고찰되어야 할 마지막 생물학적 관계는 기생생활로서, 숙주는 관계에 의해 해를 입지만 기생체는 이익을 얻는 만남이다. 생물학적인 관점에서 절대 기생체는 생활주기(life cycle)의 전 과정 또는 일부 과정 중 숙주를 필요로 한다. 이 내용이 그림 4.1에 요약되어 있다. 기생체가 생물학적인 관점에서 성공하기 위해서는, 심지어 종국에는 숙주가 죽는다 하더라도 반드시 그 생활주기를 마칠 수 있어야 한다. 사람의 세균 기생체는, 정의에 의하면, 다름아닌 병원체이다. 이는 이 세균 기생체가 숙주에 해를 입히고 병을 일으키기 때문이다. 더욱이 이 세균 기생체들은 절대 혹은 일차 병원체로 불리는데, 이는 해를 입히는 것이 이들의 생활주기의 필수적인 부분을 이루기 때문이다. 이들은 또한 감염성이 있어서 한 사람으로부터 여러 다른 사람으로 전파될 수 있다. 각각 콜레라(cholera)와 임질(gonorrhoea)을 일으키는 *Vibrio cholerae*와 *Neisseria gonorrhoeae*는 모두 절대 기생체의 좋은 예이다. 이는 즉 이 감염체들이 기생체로서 사람 숙주를 필요로 한다는 뜻이다. 식중독을 일으키는 몇몇 세균을 비롯한 어떤 세균들, 예를 들어 *Salmonella enterica*는 동물에서 기생생활을 하며 그 주된 저장소(reservoir)가 동물이지만, 음식이나 음료를 경로로 사람에게 전파되어 병을 일으킬 수 있다. 동물에서 사람으로 전파되는 병은 인수공통감염증(인수전염병, zoonosis)으로 알려져 있다.

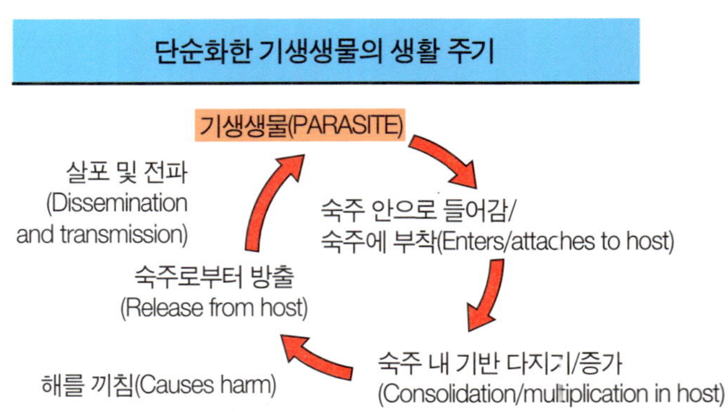

그림 4.1 단순화한 기생생물의 생활 주기. 숙주 종이 한 종류 이상 있을 수 있고, 기생생물이 독립생활 단계(free-living stage)를 가질 수 있음

세균 병원체들 중에는 생활주기 동안 숙주에 의존하지 않는 것들도 있으므로, 모든 세균 병원체들이 참기생체는 아니다.

- 어떤 세균 병원체들은 정상적으로는 환경 내에서 부패균으로(죽은 생물체로부터 영양소를 얻음) 살며, 우연히 숙주 안으로 들어왔을 때만 병을 일으킨다. 토양에서 상처로 들어왔을 때 파상풍을 일으키는 *Clostridium tetani*와 자연에서 물에 살지만 Legionnaires' Disease을 일으키는 *Legionella pneumophila*가 사람의 기생체가 아닌 병원체의 좋은 예이다.
- 정상적으로는 해롭지 않은 미생물무리의 구성원들도 병을 일으킬 수 있다. 이를테면, *Staphylococcus aureus*처럼 정상적으로는 피부 위에서 해를 입히지 않고 사는 세균이 상처 안으로 들어오면 병원체가 될 수 있다. 유사하게, 입안에 해를 입히지 않는 입안 사슬알균들이 류마티스 심장병(rheumatic heart disease) 환자에서 균혈증(bacteraemia)에 이어 감염심내막염(infective endocarditis)을 일으킬 수 있다. 이러한 감염들은 다른 숙주나 환경으로부터 오는 외인감염과 비교되어 내인감염(endogenous infections)으로 알려져 있다.

기회감염(Opportunistic infection)

숙주의 면역계통이 제 기능을 다하고 있기 때문에 숙주에 해를 끼치지 않고 정상적으로 함께 사는 비병원성인 세균이라도, 그 어떤 방법으로 면역계통이 약화되면 병원성 세균이 될 수 있다. 이러한 미생물들을 기회병원체라고 한다. 이런 유형의 감염이 최근 몇 년 동안 현대의학에서 사용하는 강력한 면역억제약물 및 AIDS의 출현에 따라 그 중요성이 높아지고 있다. 다방면에 능한 병원체인 *Pseudomonas aeruginosa*가 그 좋은 예로서, 이 세균은 심각한 화상 감염을 일으키거나 낭섬유증(cystic fibrosis)을 앓고 있는 사람에서 심한 폐병의 한 원인이 되는데, 이 두 가지 상태 모두 이미 선천면역기전이 약화되어 있는 경우이다. 정상 구강 균무리의 많은 세균들이 입안이나(제25장) 신체 다른 부위, 예를 들어 뇌처럼(제17장), 농양이 형성될 수 있는 부위로 들어가 기회감염을 일으킬 수 있다.

세균의 전파(transmission)

세균은 네 가지 다른 방법에 의해 새로운 숙주로 전파될 수 있다.

- **직접 확산** 이 경우, 미생물 근원(source)으로부터 숙주로 직접 확산이 이루어진다. 오염된 물을 마시는 것이 그 예이다.
- **간접 확산** 간접 확산에서는 새로운 숙주로 미생물이 전파되는데 불활성의 제2 미생물 근원(매개물, fomite)이 관여한다. 간접 확산은 환자의 입(일차 근원) 안에서 사용된 치과기구가(이차 근원) 적절히 멸균되지 않은 채, 다른 환자에게 사용될 때 일어난다.
- **공기 확산**: 세 번째 방식은 공기 확산이며, 비말 감염(droplet infection)이라고도 한다. 예를 들어, 인플루엔자에 걸린 사람이 재채기를 하면, 다른 사람이 이 오염된 비말 혹은 분무(aerosol)를 일부 흡입하게 되어 감염된다.
- **벡터(매개체) 확산**: 마지막 확산 방식은 벡터(매개체) 확산으로 곤충이 관여한다. 벡터 확산은 벡터 외부에서 일어날 수 있다. 예를 들어 파리가 대변 위를 기어가듯이 곤충의 외부가 미생물로 오염되고, 뒤따라 음식이 오염되고, 이 음식을 섭취함으로써 확산이 일어난다. 벡터 내부 확산은 *Yersinia pestis*를 섭취한 쥐벼룩처럼, 곤충이 미생물을 섭취하고 새로운 숙주의 피부 위에 이 미생물을 옮겨놓음으로써 일어난다. 벼룩은 새로운 숙주를 물면서 자주, 배변하거나 먹은 것을 게워내며, 숙주는 물린 곳을 긁음으로써 이 오염된 물질을 피부 안으로 비벼 넣게 된다.

세균병의 발병기전(pathogenesis)

모든 병원체들은 기생체이건 아니건, 일련의 발병과정 단계를 거친다. 이 단계들을 발병기전이라고 부르며, 그림 4.2에 요약되어 있다. 대다수의 병원체들은 서로 협력하는 몇 가지 서로 다른 병원성 기전을 보유하며, 이 전 과정을 다인성(multifactorial) 과정이라고 부른다. 세균병에 단 한 가지 병원성 인자만 관여되는 것은 아주 예외적이며, *Clostridium botulinum*이 식품 안에 생산해 놓은 강력한 독소를 사람이 섭취함으로써 치명적인 중독이 초래되는 보툴리눔독소증(botulism)이 바로 그 예외적인 예에 해당한다.

발병력(virulence)

중요한 용어로서 발병기전과 연결지어 사용된다. 발병력은 병원체가 숙주를 얼마나 해롭게 하는지에 대한 척도이다. 세균

세균 발병기전의 단계		
단계	기전	설명
침입(Entry)	음식, 물, 에어로졸 또는 직접 접촉(성접촉 포함)을 경유; 자연 구멍(orifices)을 통해서; 상처나 물림(bite; 절지동물 [arthropod] 또는 고등동물)을 통해서; 주사(injection)로; 태반경유(transplacental)	선천숙주방어계통(innate host defence system)이 손상되지 않은 온전한 표면을 통한 침입을 방지
부착(Attachment)	가는털(fimbriae/pili), 집락 요인, 표면/외막 단백질, 피막 점액(slime) 혹은 다당류를 경유한 부착	숙주 체액, 섬모(cilia) 및 꿈틀운동(연동[peristalsis])의 세정(flushing) 작용 회피
증가와 공고화 (Multiplication and consolidation)	영양소, 예를 들어 철(iron) 획득 기전 발현. 미세집락(microcolony) 형성과 균막(biofilm) 생산	세균이 단일 종이나 여러 종의 공동체(consortium)로 존재한다.
숙주방어 회피 (Evasion of host defences)	항-도움체(complementary), 항-포식(phagocytosis), 위장(camouflage), IgA 단백분해효소 생산, 세포내 서식, 집락저항성(colonization resistance) 극복	선천 및 획득면역방어를 모두 회피할 수 있음
손상을 입힘 (Cause damage)	외독소(exotoxins), 내독소(endotoxins), 세포/조직 침범(invasion), 대사 최종산물(endproducts), 면역병리(immunopathology)	단일 기전인 경우는 매우 드물고 대개 다인성으로, 염증과 면역복합체(immune complex)에 의한 손상을 포함
방출과 확산 (Release and spread)	대개 침입 기전의 역순이며, 에어로졸, 기침과 재채기, 설사, 대변-입, 체액 교환, 직접접촉, 동물벡터(인수공통감염) 등을 포함	참 기생생물의 생활주기(life cycle)를 완성하는데 필수적. 모든 병원체에서 일어나지는 않는다.

그림 4.2 세균 발병기전의 단계. 기생생물은 정의에 따라 이 모든 단계를 거치지만, 모든 병원체에게 다 필요한 것은 아니다.

에 숙주를 해롭게 하는 능력을 부여하는 결정요소들을 발병인자(virulence factors)라고 부른다. 발병인자는 세포에 결합되어 있거나(주로 세포 표면), 외독소처럼 세포 밖으로 생산될 수도 있다. 발병인자는 병의 진행에 도움을 줄 뿐 아니라, 부착, 침범, 영양소 획득, 면역기전의 회피 등 발병기전의 여러 단계 중 한 단계 이상에 관여한다. 많은 발병인자들은 세균 생리 또는 구조에서 일차적인 역할을 갖고 있으며, 발병력과 관련된 역할은 순전히 우연한 결과일 수 있다.

발병인자

표면-관련 발병인자

이 발병인자들은 그림 4.3에 요약되어 있다. 이들의 구조 및 생리학적 기능에 대한 설명은 제2장에서 다루었다. 이들 표면 구조물 다수는 세균으로 하여금 다음 3가지 기전으로 면역반응을 회피하게 한다(아래 언급되는 숙주 방어기전의 자세한 사항에 대해서는 제8장 참조).

- 지질다당질(lipopolysaccharide, LPS; endotoxin)의 긴 O-다당류 사슬 또는 피막 다당류는 세균 세포막으로부터 떨어진 곳에서 도움체를 활성화시켜 도움체-막공격복합체(membrane attack complex)의 삽입을 방지함으로써, 도움체-유발 용해로부터 보호해 준다.
- 피막(capsule)이 있는 세균은 대개 포식작용에 대한 저항성이 있다. 이 피막은 대개 세균을 둘러싸고 있는 커다란 수화된 겔(hydrated gel)로서 친수성이다. 증식하는 동안 피막 세균들은 서로 들러붙어 미세집락을 형성하는 일이 잦으며, 이 미세집락은 종종 균막(biofilm)을 이루어 기층(substratum)에 부착되어 있다. 미세집락이나 균막은 단순히 그 큰 크기로 포식세포에 저항성을 갖는다. 폐렴사슬알균(*Streptococcus pneumoniae*)의 피막은 이러한 유형의 회피 기전의 전형적인 예이다.
- 어떤 세균은 그 외부 표면을 숙주(자기[self]) 물질을 모방하는 물질로 덮어서, 면역계통으로부터 '숨는다'. 이를 항원모방(mimicry) 또는 위장(camouflage)이라고 한다. 이러한 현상은 몇 가지 잘 알려진 예가 있지만, 가장 인상적인 것은 *Neisseria meningitidis* 그룹 B 유형의 피막(capsule)으로, 이

표면과 연결된 발병인자	
발병인자(Virulence factor)	발병력에 기여하는 점
가는털(fimbriae/pili), 원섬유(fibrillae), 집락형성인자(colonization factors)	부착(adhesion), 항-포식(antiphagocytic)
피막(capsule/slime), 외다당류(exopolysaccharide), 당질층(glycocalyx)	부착, 포식(phagocytosis)과 보체(complement)로부터 보호, 면역계통에 대한 위장(camouflage)
펩티도글리칸(peptidoglycan), muramyl peptides	면역제어(Immunomodulation), 염증매개물질 유도(induction)
지질다당질(lipopolysaccharide)/LPS/LOS/내독소(endotoxin) (활성성분: Lipid A)	보체로부터 보호, 염증 cytokines 유도: 내독소 쇼크 / 전신염증반응증후군(SIRS)
테이코산(teichoic acid), lipoteichoic acid, 2차 세포벽(지질) 다당류	부착, 이가 양이온 격리(sequestration), 염증매개물질 유도
편모(flagella), 축 미세섬유(axial filaments)	화학쏠림성(화학주성 chemotaxis]), 점액 투과(penetration of mucus)
외막(outer membrane) 단백질	부착, 철(iron) 격리, 침입(Invasion), 세포내 생존(Intracellular survival)
표면 단백질	부착, 면역글로불린 Fc 영역 결합

그림 4.3 표면과 연결된 세균 발병인자. LPS, 지질다당질(lipopolysaccharide); LOS, 지질-올리고당류(lipo-oligosaccharide)

유형의 수막세균(meningococcus)은 세계적으로 온대지역에서 일어나는 대다수 세균 수막염(meningitis)의 원인이다. 이 그룹 B 피막 다당류는 포유류 세포 표면에서 공통적으로 발견되는 기질인 sialic acid(poly-*N*-acetyl neuraminic acid)로 이루어져 있다. 그 구조는 배아 신경세포 피막(coat)의 구조와 동일하다. 숙주(자기)항원으로 위장하여 면역계통으로부터 세균을 숨기는 것과는 별도로 이 피막은 비-면역원성이며, 따라서 백신 제조에서도 아무런 소용에 닿지 않는다.

지질다당질(Lipopolysaccharide), 그리고 좀 낮은 정도로 펩티도글리칸(peptidoglycan), 테이코산(teichoic acids) 및 몇몇 세포 표면 다당류들은 면역계통의 강력한 자극제로서, 발병기전으로 작용한다. 그 결과로 나타나는 반응—인터루킨(IL)-1, IL-6, 종양괴사인자(TNF) 등 cytokine의 방출에 따른 염증, 백혈구 동원, 도움체와 응고 연속단계의 유발—은 적정 수준으로 일어나면 유익하다. 그렇지만 과도하면, 지나친 자극으로 인해 심한 면역병리현상이 초래된다(제18장). 내독소 쇼크(endotoxic shock), 패혈 쇼크(septic shock), 심한 패혈증(sepsis), 전신염증반응증후군(SIRS) 등은 이러한 상태를 표현하는 용어들이다. 이들은 중한 질병을 앓는 환자들의 주요 사망 원인이다.

세균 외독소(exotoxins)

그람음성 세균이 정상적으로 자라는 동안 세포와 결합되어 있고 열에 안정한 내독소(LPS)와는 대조적으로, 외독소(exotoxin)는 세포외 산물이다. 외독소는 그람양성 및 그람음성 세균이 모두 생산한다. 외독소는 단백질이며, 대개 효소로서 분자량이 높고 열에 불안정하다. 외독소는 세포와 조직에 손상을 일으키거나 몸 전체에 영향을 미칠 수 있다.

외독소의 분류에는 몇 가지 서로 다른 방법이 있다. 단순한 방법은 신체 내 작용 부위에 따라 외독소를 분류하는 것이다. 이를테면 신경독소(neurotoxins)는 신경에 작용하고, 장독소(enterotoxins)는 위창자길에 작용하며, 세포독소(cytotoxins)는 세포에 작용한다. 또 하나의 방법은 외독소를 생화학적 작용 방식으로, 예를 들어 단백분해효소(proteases), phospholipases, 아교질분해효소(collagenases), ADP-ribosylating(ADP-ribose는 NAD$^+$로부터 전달된다), 양분(bipartite, 두 부분: A-활성부, B-결합부) 등으로 기술하는 것이다. ADP-ribosyating 및 양분, 이 두 가지 성질은 몇몇 유형의 외독소에 공통적이다. 또 다른 분류 방법은 세포 수준의 작용으로 나누는 것이다(그림 4.4).

외독소가 병원체에 부여하는 주된 이점에는 체내 병원체 확산(조직 파괴), 포식세포 죽이기(디프테리아 독소 및 포도알균 독소들 중 일부), 감염전파(설사, 기침) 등이 포함된다. 파상풍(tetanus)이나 보툴리눔 독소 같은 신경독소들은 병원체를 위해 아무런 유익한 역할을 갖지 않는 것으로 보인다.

세균 대사산물들 중에는 발병인자로 작용, 병 발생에 어떤 역할을 하는 것들이 있다. 여기에는 치아우식(dental caries)의 주요 인자인 산이 포함된다.

발병인자의 유전학적 조절

세균 발병기전은 대개 다인성(multifactorial)으로 몇 가지 발병인자가 함께 병을 일으킨다. 세균들 중에는 모든 증식 조건 하에서 항상(기본구성적으로[constitutively]) 그들의 모든 발병인자를 생산하는 것들도 있다. 그렇지만 다수의 세균들, 특히 병원성을 나타내지 않아도 되는 환경에서 살 수 있는 세균들이 병원성 시기에만 필요한 발병인자들을 생산하는 것은 불필요하다(에너지 낭비가 많다). 이런 많은 세균들은 발병인자의 발현을 조절하는 유전학적 체계를 진화 발전시켰다. 이 체계의 발현은 종종 환경적인 자극을 받아 조절되며, 하나의 자극으로 두 개 혹은 그 이상의 발병인자가 함께 발현되도록 일원적으로(coordinated manner) 제어된다. 그 예는 *Vibrio cholerae*의 *toxR* 유전자이다. 감지 및 활성효소(kinase) 활성을 함께 갖고 있는 이 단일 단백질은 온도, pH, 아미노산 이용가능성, 오스몰농도(osmolarity) 등의 변화에 따른 자극을 받은 후, 콜레라 독소 및 'toxin co-regulated pilus(부착에 이용됨)' 의 발현을 함께 일원적으로 조절한다.

병원성 섬(pathogenicity islands)으로 불리는 세균 염색체의 특정 부위에는 발병력에 관한 유전 정보를 지정하는 많은 유전자들이 실려 있다. 병원성 섬은 몇몇 발병인자들의 유전정보를 지정하며, 섬 그 자체는 수평유전자전달(horizontal gene

세균 외독소의 분류	
세포 수준 작용 부위	**작용 방식의 예**
결합조직(connective tissue)에 대한 세포외 작용(extracellular action)	아교질분해효소(collagenases), 히알루론산분해효소(hyaluronidases), 단백분해효소(proteases)
막 위 혹은 막 내부에 작용—아마도 세포 내로 들어가지는 않고 내부로 신호를 전달(transmit signals)	창자독소생성(enterotoxigenic) *Escherichia coli*의 안정독소(stable toxin [ST])
숙주 막을 횡단(traverse)하여 세포를 죽임	세포독소(cytotoxin). 디프테리아 독소(diphtheria toxin; ADP ribosylating bipartite toxin)
숙주 막을 횡단하여 세포기능을 철폐(deregulate)	콜레라 독소(cholera toxin; an ADP ribosylating bipartite toxin)
구멍형성(pore-forming) thiol-활성화 세포용해(thiol-activated cytolitic)	포도알균(staphylococcal) alpha, gamma 및 theta 독소 Pneumolysin. 막 콜레스테롤(cholesterol)과 상호작용하여 구멍을 만든다. 면역계통 세포를 손상시킴
막 손상(damage membranes)	Phospholipases (*Clostridium perfringens*의 alpha 독소) 표면활성물질(surfactant; 포도알균 delta 독소)
초항원(superantigens)	포도알균 독소충격증후군(toxic shock syndrome)독소 및 포도알균 창자독소(enterotoxin). MHC class II 분자에 결합 T-세포 증식과 강력한 cytokine 방출 (좀 더 자세한 사항은 제7장 참조)

그림 4.4 세포수준의 작용에 따른 세균 외독소 분류

transfer)에 의해 다른 세균으로부터 획득된 것으로 보인다. 이 부위는 염색체의 나머지 모든 다른 부위와 GCTA 염기 비율이 달라, '이질적(foreign)' 인 것으로 확인되었다. *E. coli* O157이 병원성 섬을 갖고 있는 세균의 좋은 예이다. 이 세균은 장세포 말소 병원성 섬(enterocyte effacement [LEE] pathogenicity island) 유전자자리(locus)를 갖고 있으며, 이 유전자자리는 이 세균이 창자 벽에 밀접하게 부착하여 병원성을 나타내는데 관여하는 장치의 유전정보를 지정한다. 그 외 다른 발병력 유전자들은 세균 내 플라스미드나 용원성 세균파지(lysogenic bacteriophage ; prophage)에 실려있기 때문에 수평전달된 것이 좀 더 확실하다. 만일 세균이 플라스미드나 prophage를 잃으면 비병원성이 된다. 발병력 플라스미드를 갖고 있는 세균의 예로는 창자독소생성(enteroto-xigenic) *E. coli*(설사를 일으키는 *E. coli*)가 있으며, 이 세균은 집락형성 인자(가는털[fimbriae])와 창자독소 유전자의 유전정보를 지정하는 플라스미드 유전자들을 모두 함께 갖고 있다. 디프테리아 독소, *E. coli* shiga toxins, 일부 보툴리눔 독소들은 용원성 세균파지가 유전정보를 지정한다(제5장).

분자 발병기전

이 새로운 용어는 최근 주로 유전학적 방법을 이용하여 행해지는 병원성기전 연구를 지칭하여 만들어진 것이다. 감염체 및 이들의 숙주 유전체가 밝혀짐에 따라, 발병인자와 숙주방어(제8장)의 주요 유전자들을 못쓰게 만들고(knock out) 그 효과를 관찰하는 것이 가능해졌다. 이 분야는 아직도 초기단계에 있지만 대단한 가능성을 보여주고 있다.

제1장에서 언급한 바와 같이, 감염병의 원인 연구는 전통적으로 Koch' s postulates(코흐의 조건)의 입증을 통하여 이루어져 왔다. 그렇지만 여러 가지 이유, 적잖이 윤리적인 이유로 인한 미생물 배양의 어려움과 내부 미생물무리로부터 생기는 기회감염의 우세로 말미암아 이 조건들을 만족시키는 것이 불가능해졌다. 그 결과 그림 4.5에 있는 분자 Koch의 조건이 창안되기에 이르렀다.

역학(Epidemiology)

역학은 병의 발생, 확산 및 방지를 연구하는 학문이다. 역학은 집단을 침범한 병을 자세히 기록한 통계정보의 수집에 의존하며, 감염병의 경우 그 원인과 전파 방식을 알아내는데 도움을 줄 수 있다. 역학은 미래 감염의 가능성을 예측하거나, 위험요소(인자)를 확인할 수도 있고, 화학요법 및 예방접종을 포함한 방지대책을 세우는데 도움을 줄 수 있다.

어떻게 감염병이 일어나는지 이해하기 위해서는 특정 결정인자들 뿐 아니라, 이 인자들이 어떻게 상호작용하는 지에 대해서도 고려해야 한다. 세 가지 기본 결정인자는 다음과 같다.

1. 체내로 들어오는 미생물의 수(*용량[dose]*)
2. 미생물이 병을 일으키는 능력(*발병력[virulence]*)
3. 몸이 특정 미생물에 대하여 스스로를 방어하는 능력(*저항성[resistance]*)

병이 발생될지 또는 건강을 유지할 수 있을지는 이 세 가지 요인의 상호작용으로 결정된다. 높은 용량, 높은 발병력, 낮은 저항성은 병이 발전할 최대 가능성으로 귀결된다. 따라서, 질

MOLECULAR KOCH' S POSTULATES (KOCH의 조건: 분자수준)
특정 병을 일으키는 모든 세균들과 결부되어 있고 비병원성 균주(avirulent strains) 내에는 없는, 발병력 결정인자(virulence determinant) 지정 유전자(coding gene)를 식별한다.
이 발병인자(virulence factor)를 지정하는 유전자를 불활성화시키면 병원성(pathogenicity)이 실제로 충분히 감소해야 한다.
돌연변이시킨 유전자를 정상 야생-유형(wild-type) 유전자로 대치하면 병원성이 완전히 회복되어야 한다.
감염 및 병의 진행과정에서 유전자가 발현되어야 한다.
그 유전자 산물(gene product)에 대해 보호(protective) 면역반응이 일어나거나 일으킬 수 있어야 한다.

그림 4.5 Koch의 조건을 분자수준에서 만족시킴으로써 한 세균이 병의 원인임을 입증하고 발병요인을 식별한다.

병의 예방은 우리 몸을 오염시키는 미생물의 용량을 낮추고(예를 들어 치과치료의자 곁에서 장갑, 마스크, 눈을 보호하는 기구, 가운의 착용 등) 예방접종으로 신체 저항성을 증가시키는 데 중점을 둔다.

임상적으로 명백한 감염이 일어나려면, 단지 병원성 미생물에 노출되는 것 이상으로 많은 요건들이 충족되어야 함을 잊지 말아야 한다. 이를테면, 감염병 발전에는 미생물의 근원에서 시작하여 새로운 숙주가 해로운 감염을 받기에 이르기까지 여러 단계가 있다. 여기에 대해서는 이 장의 앞부분에서 설명하였다.

병의 발생

감염은 이따금씩 불규칙한 간격으로 발생하거나(산발적[sporadic] 발생), 적은 수가 일정한 간격으로 발생하거나(풍토병성[endemic] 발생), 많은 수가 갑자기 발생할 수 있다(유행성[epidemic] 발생). 범유행(세계적 유행[pandemic])은 대륙간으로 확산되는 유행이다.

병의 유병률(prevalence)은 감염된 인구의 비율이나, 특정 시각의 활성사례의 수를 말한다. 유병률은 병발생수(incidence)와는 다르다. 병발생수는 일정 기간, 특정 모집단(population) 내 사례의 수를 가리키는 비율(rate)이다.

역학 연구

역학 연구에는 2 가지 주요 역학적 분석방법이 있다. Case-control study는 임상 결과의 관찰로부터 시작되며, 이 결과의 원인을 확인하려는 시도가 이루어진다. 이 연구방법은 후향 연구(뒷방향 연구 ; retrospective study)라고도 부른다 — 시간을 거슬러 올라가 무엇이 특정 결과를 야기했는지를 규명한다. 전향 연구(계획연구, 앞방향 연구[prospective study])로도 불리는 cohort study에서는 추정되는 원인에 노출된 모집단에서 언제 병이 일어나는지, 그 결과가 어떤 것인지를 주시한다.

추가로 단면조사연구(cross-sectional study) 방법이 있으며, 이 방법은 위에서 언급한 대로 유병률 관계를 설명하기 위해 특정 시각에 인구 조사를 한다.

미생물의 동정과 유형화는 대다수의 역학적 연구에서 결정적인 중요성을 가지며, 제3장과 제5장에 설명되어 있다. 감염체를 동정하고 유형화하는 분자 기술의 등장으로 역학은 실로 빠르게 발전하고 있다.

결론

세균 병원성은 빠르게 성장하는 미생물학 분야이다. 이 분야는 현대 분자기술, 발병인자의 클로닝 및 그 유전자 DNA 순서의 결정 기술 등을 적용하기에 아주 적합한 연구 분야이며, 이에 따라 발병기전에 있어서 발병인자의 역할 및 그 제어에 대한 더 큰 식견을 제공해 주게 될 것이다.

세균의 발병기전은 병원체(그 발병력)와 숙주(면역계통)의 두 측면에서 바라보아야 한다. 숙주-병원체 관계는 평형 상태에 있으며, 병원성은 때때로 숙주-병원체 등식의 관점에서 언급된다. 숙주-병원체 만남이 결과적으로 숙주에 이로울지, 병원체에 이로울지는 임상적인 개입에 의해 큰 영향을 받는다. 따라서 병원성의 이해는 세균 병의 예방과 치료에 이용되는 많은 전략의 기본이 된다. 세균 유전학, 면역계통 및 개입전략들은 다음 장에서 좀더 충분히 설명될 것이다.

Further reading

Coggan D, Rose G and Barker DJP (1997). *Epidemiology for the Uninitiated*, 4th edn. BMJ Publishing Groups, London.

Mims C, Nash A and Stephen J (2001). *Mim's Pathogenesis of Infectious Disease*, 5th edn. Academic Press, London.

Mims C, Dockrell HM, Goering RV, Roitt I, Wakelin D and Zuckerman M (2004). Pathologic consequences of infection. In *Medical Microbiology*, 3rd edn, Chapter 17 Mosby/Elsevier : London.

Salyers, AA and Whitt, DD (2001). *Bacterial Pathogenesis : A Molecular Approach*, 2nd edn. American Society for Microbiology, Washington DC.

Ala' Aldeen D (2002). Bacterial pathogenicity. In Greenwood D, Slack RCB, Peutherer Jf (eds) *Medical Microbiology*, 16th edn, Chapter 8. Churchill Livingstone, Edinburgh.

요 점

- 세균 병원성은 세균(병원체)이 숙주에게 해를 입히거나 또는 병을 일으키는 과정이다. 이 과정은 대개 다인성(multifactorial)이다.
- 세균과 숙주 사이에는 세 가지 자연적인 만남이 있다 : 공생(symbiosis 또는 mutualism[상호부조])—양쪽 모두 이익을 얻는다 ; 편리공생(commensalism)—세균은 이익을 얻고, 숙주는 해를 입지 않는다 ; 기생생활—세균은 이익을 얻고, 숙주는 해를 입는다.
- 병원체는 일차/절대 병원체이거나 기회감염체이다.
- 발병기전에는 침입(entry) 또는 부착(attachment), 면역계통의 회피(evasion), 해를 입힘, 방출(release) 및 확산(spread) 등 몇 단계가 있다.
- 발병력(virulence)은 세균이 가진 해를 끼치는 능력의 척도이다. 발병인자는 세균 세포면에 결합되어 있거나, 세포외 외독소이다.
- 해를 입게 되는 과정은 다인성이고, 세균 요소와 숙주반응이 모두 관여된다.
- 많은 발병인자들의 발현이 환경 및 유전학적 조절을 받는다. 어떤 발병유전자들은 수평전달되며, 병원성 섬(pathogenicity islands), 플라스미드 또는 prophage에 실려 있다.
- Molecular Koch's Postulates을 비롯한 많은 분자 발병기전은 전에 알려지지 않았던 병원성 기전들을 분명하게 설명해 주었다.
- 숙주-병원체 관계는 임상 개입으로 달라질 수 있는 평형상태이다.
- 역학은 병의 발생, 확산, 방지에 관한 학문이다.
- 감염병 초래 여부를 결정하는 3가지 인자는 병원체의 용량(dose)과 발병력(virulence), 그리고 숙주의 저항성(resistance)이다.
- 대다수 사람 병원체들은 사람으로부터 옮지만, 동물로부터 오거나(인수공통감염증[zoonoses]), 환경으로부터 오는 것도 있다.
- 병은 산발성(sporadic, 불규칙한 간격으로 이따금씩 발생), 풍토병성(endemic, 적은 수가 일정한 간격으로 발생) 또는 유행성(epidemic, 많은 수가 갑자기 발생)으로 발생한다.
- 유병률(prevalence)은 감염된 인구의 비율이나, 특정 시각의 활성사례의 수를 말한다. 병발생수(incidence)는 일정 기간, 특정 모집단(population) 내 사례의 수를 가리키는 비율(rate)이다.

5 세균의 유전학과 분자 생물학 (Bacterial genetics and molecular biology)

- **유전자와 DNA**
  - DNA의 구조
  - DNA 복제
  - 돌연변이
  - 유전부호와 단백질 합성
  - 유전자 재조합
- **세균의 유전자 전달 기전**
  - 형질전환(Transformation)
  - 형질도입(Transduction)
  - 접합(Conjugation)
  - 내성(resistance) 전달
  - 전위유전단위(Transposons)와 삽입서열(Insertion sequences)
- **DNA 조작과 DNA 재조합 기술**
  - DNA 변성; 용해(denaturation; melting)
  - 제한 핵산내부가수분해효소(restriction endonucleases)
  - 유전자 클로닝(유전자 복제[gene cloning])
  - 유전자 탐색자(gene probes)
  - 중합효소연쇄반응(polynerase chain reaction, PCR)
  - 실시간 PCR
- **미생물의 분자형결정 기술**
  - 제한효소 분석
  - 제한절편길이다형성 분석 (Restriction fragment lenght polymorphism analysis, RFLP)
  - PCR-RFLP
  - Pulsed-field gel electrophoresis
- **분자생물학의 임상적 적용**
- **요점**

유전자와 DNA

유전자는 생명의 모든 필수 성분 및 반응에 필요한 정보를 담고 있는 세포의 유전물질을 이루는 요소이다. 유전자는 세포가 분열할 때 복제되며, 각 딸세포는 복제된 유전자를 한 벌씩 물려 받는다. Deoxyribonucleic acid(DNA)가 유전자를 구성하는 물질이라는 사실은 1950년대에 이르러서야 알려지게 되었다. 그 후 지난 반세기 동안 분자생물학이라는 주제는 주요 학문분야로 발전하여, 생물학 및 의학의 다른 많은 분야들의 초석이 되고 있다. 분자생물학은 세균학에 그 기원을 두며, 계속되는 이 분야의 많은 진전들은 여전히 세균 연구에 의지하여 일어나고 있다. 분자생물학은 광대하면서도 빠르게 발전하는 분야이며, 그 내용의 대부분은 이 책의 범위를 벗어난다. 이 장은 이 분야의 기초에 대해 간단히 소개한 후, 세균 분자유전학

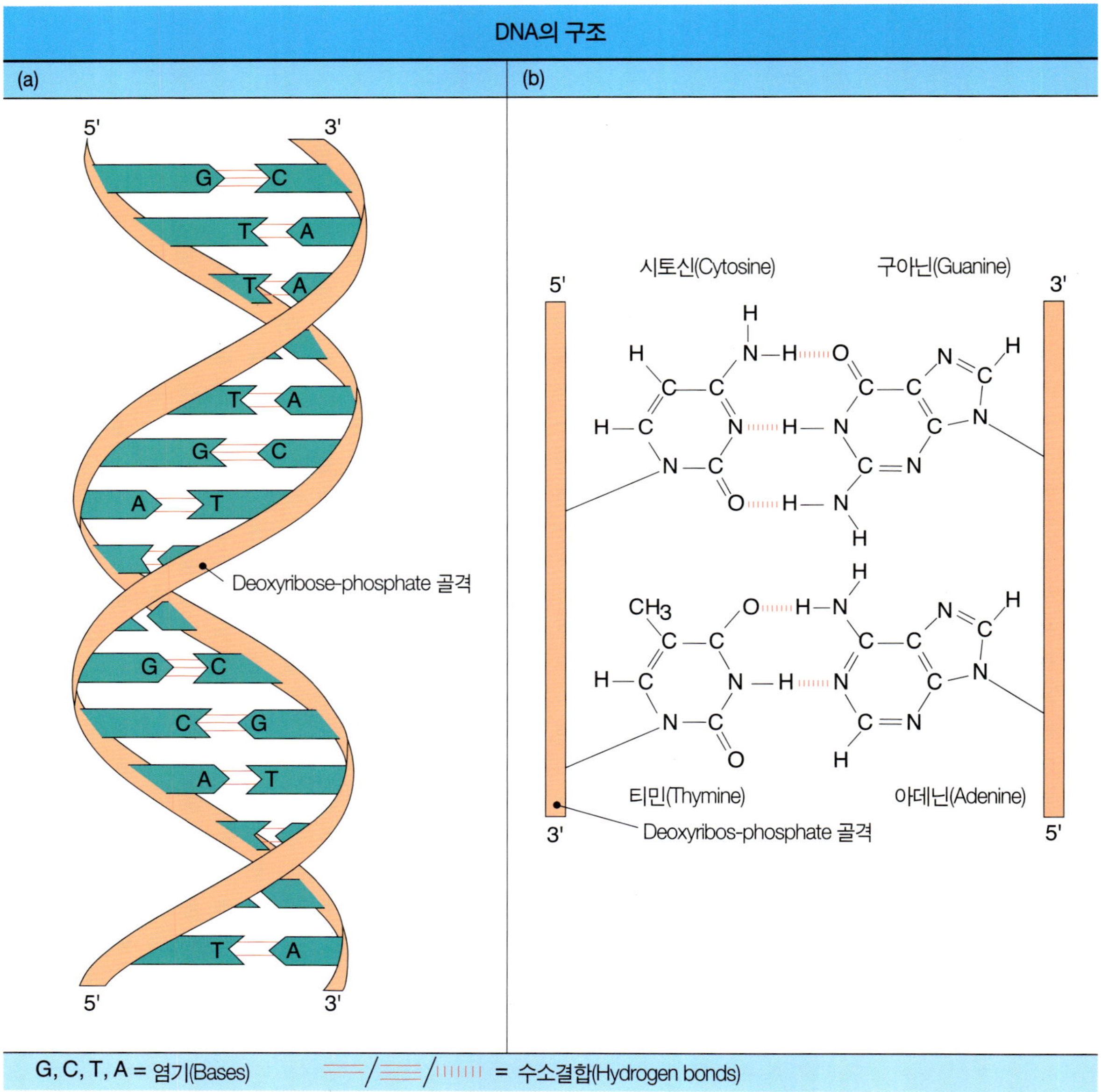

그림 5.1 DNA 구조. (a) 이중나선: 디옥시리보스 뉴클레오티드(deoxyribose nucleotides)가 두 역평행 가닥(anti-parallel strands)을 따라 phosphodiester 결합으로 이어지고, 상보(complementary) 염기 사이의 수소결합을 통해 교차결합 되어있다. (b) 염기짝짓기(base pairing)를 보여주는 상세 도해

의 중요한 점 몇 가지를 설명하고, 분자생물학 기술이 실제 적용되는 몇 가지 분야를 소개한다.

DNA의 구조

DNA는 그 유명한 '이중 나선(double helix)' 즉, 퓨린(purine)과 피리미딘(pyrimidine) 염기(base)로 치환된 당-인산 골격의 두 역평행(antiparallel; 3′ 에서 5′ 으로, 그리고 5′ 에서 3′ 으로) 가닥으로 이루어진다. 구아닌(guanine, G)은 시토신(cytosine, C)과, 아데닌(adenine, A)은 티민(thymine, T)과 짝을 이룬 상보 염기쌍들은 수소결합으로 교차결합된다(그림 5.1). 네 개의 염기는 네 글자로 이루어진 알파벳의 각 글자가 되며, 이 알파벳은 일렬로, 세 글자씩 한 '단어' 로 읽힌다.

DNA 복제

세포가 증식하는 동안 DNA는 반보전적복제(semi-conservative replication)로 알려진 과정으로 복제된다(그림 5.2 a). 복제 과정은 복제시작부(replication fork)에서 일어난다. 서로 분리된 DNA의 각 나선은 이곳에서 새로운 딸 가닥의 복제를 위한 주형(templates)이 된다. 디옥시리보뉴클레오티드(deoxyribonucleotide)들은 순차적으로 더해져, 구아닌이 시토신과, 아데닌이 티민과, 수소결합을 통해 짝을 짓는 동안 deoxyribose들 사이에 phosphodiester bond가 형성된다. 그렇지만, DNA polymerase(중합효소)는 자라나는 가닥의 3′ end(말단)에만 염기를 더할 수 있고, 두 모 가닥(parent strands)은 서로 역평행이기 때문에, 복제시작부에서 일어나는 복제과정은 비대칭적이다(그림 5.2 b). 복제시작부의 개시 및 이후 DNA 복제는 DNA 중합효소 및 일원화된 일련의 효소들에 의해 수행된다. 여기에는 나선 감김 및 엉킴 문제를 해소하는 topoisomerase(DNA gyrase), 새로 합성된 [DNA] 조각을 이어주는 DNA ligase, 특정 DNA 순서(sequence)에 결합하여 복제시작부를 개시하는 initiator proteins 등이 포함된다.

돌연변이

DNA 복제 과정이 매우 능률적이고, 고유(built-in) 복구기전이 있어서 정확하지만, 실수는 있다. 예를 들어, 하나 이상의 뉴클레오티드가 빠지거나, 여분의 뉴클레오티드가 삽입되거나,

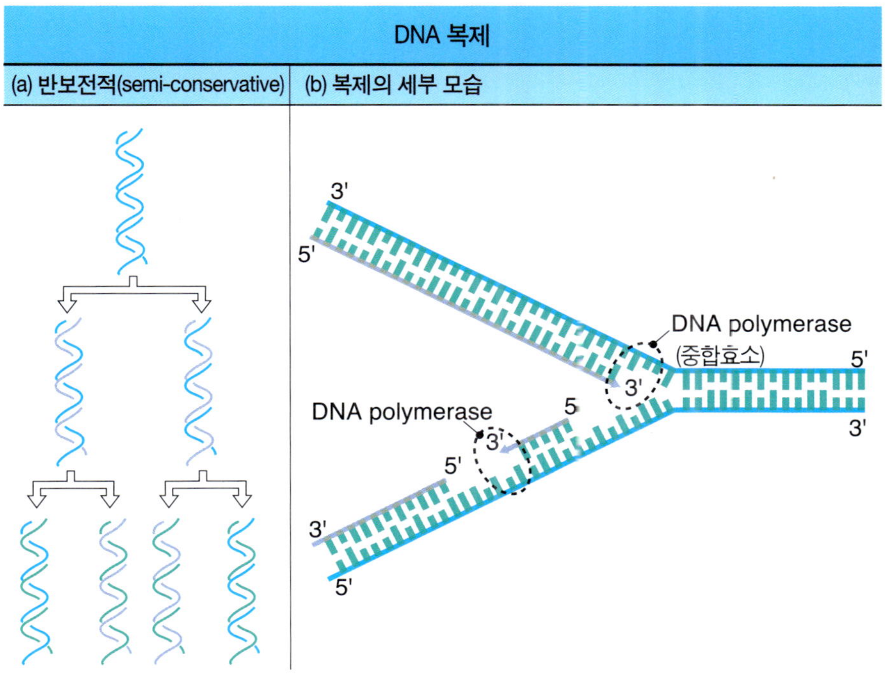

그림 5.2 DNA 복제. (a) 반보전적복제(semi-conservative replication): 복제가 이루어지면서 각 딸세포는 원래 가닥 하나와 새로이 합성된 가닥 하나를 받는다. (b) 복제시작부(replication fork)에서 일어나는 DNA의 비대칭적 합성을 나타내는 세부 도해. 양쪽 가닥 모두 DNA 중합효소에 의해 5′ 에서 3′ 방향으로 합성된다. 아래쪽 사슬은 짧은 구간으로 복제된 후 이어진다.

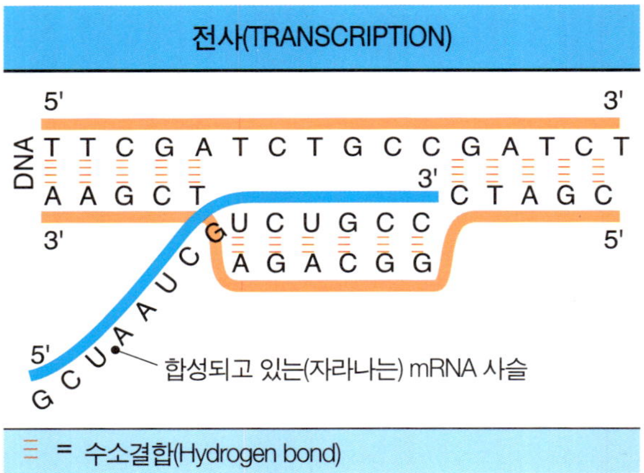

그림 5.3 전사(Transcription). DNA 주형(template)으로부터 mRNA가 전사되어 주형으로 사용된 DNA 가닥의 상보적인 복사가 만들어진다.

A 대신 G, C 대신 T가 들어갈 수도 있다. 이러한 실수는 뉴클레오티드 10^9개가 더해질 때마다 1개 이하 꼴로 일어난다. 이런 잘못된 짝짓기로 인해 돌연변이가 일어난다. 돌연변이가 일어나는 다른 방법으로는 방사선이나 화학물질에 의한 DNA의 직접손상 같은 것이 있다. DNA 내 이런 오류들은 다음 세대로 대물림된다.

돌연변이의 결과는 돌연변이의 부위 및 정도에 따라 다양하다. 돌연변이 유전자의 전사(transcription) 및 그 다음 유전암호해독(translation)으로(다음 부분) 단백질 아미노산 순서의 변이가 생기며, 이 변이로 인해 단백질이 너무 다른 성질을 갖게 되면 기능을 잘 하지 않거나 불활성 단백질이 되어 세포 죽음에 이를 수 있다. DNA 전사 오류들 중에는 그 결과로 만들어지는 단백질의 변화가 사소하기 때문에 조용하게 있는(silent) 오류도 있다. 어떤 돌연변이 유전자는 원래보다 더 나은 것들도 있다—이것은 '자연선택(natural selection)'의 근본으로 생물의 더 나은 생존을 위해 유익한 돌연변이가 선택되는 경우이다.

유전부호와 단백질 합성

DNA 염기 순서(sequence)가 단백질로 전환되는 과정을 전사(transcription; 그림 5.3)와 유전암호해독(translation; 그림 5.4)이라고 한다. 먼저 DNA 순서가 상보(complementary) 전령 리보핵산(messenger ribonucleic acid; mRNA)으로 전사된 다음, mRNA가 세 글자 부호—유전 부호—로 읽히게 된다. RNA 중합효소는 DNA 한 가닥의 5′ 끝에서 3′ 끝까지 상보

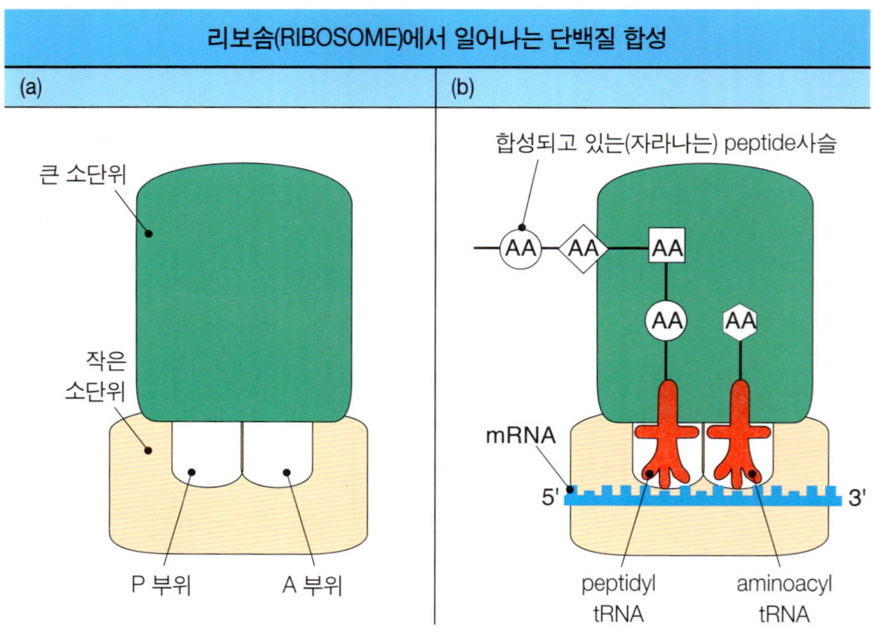

그림 5.4 리보솜에서 일어나는 mRNA의 유전암호해독(translation)—단백질 합성. (a) 전달(transfer) RNAs가 결합할 부위를 보여주고 있는 '비어 있는' 리보솜. (b) 대응유전자부호(anti-codon)가 mRNA의 세 개 염기 코돈(codon)과 맞는 tRNA가 아미노산을 싣고 A-부위로 들어온다. 펩티드 결합이 형성되면 리보솜이 mRNA를 따라 움직이고, 이에 따라 aminoacyl tRNA가 P-부위로 이동하여 그곳에서 peptidyl tRNA가 된다.

RNA 복사물을 만든다. 세균에는 1 가지 종류의 RNA 중합효소 밖에 없지만, 진핵세포생물에는 세 종류가 있다. mRNA가 DNA의 티민(T) 대신 우리딘(uridine; U)을 갖고 있음에 주목하라. RNA 중합효소는 촉진자(promoter)로 불리는 DNA의 시작점에 결합한다. 특정 단백질 하나 길이의 mRNA가 전사된 후, 중합효소가 정지 혹은 종료 신호에 도달하면 전사가 정지된다. 세균(*E. coli*)에서 정지 혹은 종료 신호는 전사되는 DNA 상의 일련의 상보적인 A에 대해 일련의 U들이 더해질 때 주어진다.

세포 내에서 각 아미노산들은 각자의 전달 RNA(transfer RNA; tRNA) 분자를 갖고 있으며, 이 tRNA는 짧고 접혀진, 특정 RNA 사슬이다. tRNA의 한쪽 끝은 아미노산과 결합하고, 다른 끝은 염기 세 개로 된 인식 순서(anticodon, 대응유전자부호)를 갖고 있어서, mRNA 내 상보적인 세 개 염기 순서—코돈(codon)—와 결합한다. 유전 부호는 일련의 코돈(세 개 염기 순서)으로, 단백질 일차구조 내 아미노산 순서를 결정한다. 단백질 합성은 리보솜(ribosome)이 mRNA 사슬을 따라 한걸음씩 움직이면서 일어난다(그림 5.4). 각 리보솜은 두 개의 결합 부위를 갖고 있는데, 그 하나는 P 부위로 자라나는 펩티드에 부착된 tRNA를 잡고, 다른 하나는 A 부위로 아미노산이 부착된 들어오는 tRNA를 잡는다. 펩티드 결합은 A 부위에서 일어난다. 펩티드의 시작과 끝은 특별한 코돈이 지정한다. 세균에서는 AUG 순서가 지정하는 formyl methionine이 개시 tRNA로서, 항상 펩티드 사슬의 처음에 온다.

유전자 재조합

유전자 재조합(genetic recombination)은 유전학적 변이를 일으키는 기전으로 생존과 진화에서 중요한 현상이다. 간단히 말해 재조합은 두 개의 상동(homologous) DNA 이중나선이 끊어지고 다시 이어지는 일이 벌어지는 DNA의 재배열 과정으로, 상보 가락들 사이의 염기-짝짓기 상호작용이 그 길잡이를 한다. 그림 5.5에 간단하게 설명되어 있다.

지금까지 기초적인 핵산 및 단백질 합성에 대해 설명하였다. 이 설명은 이 장의 나머지 부분의 주제인 유전자 전달(genetic transfer) 기전 및 유전학적 기술을 이해하는데 필요한 대체적인 기본 지식이다.

세균의 유전자 전달 기전

세균 유전학의 초창기부터 세균이 쉽게 한 세균에서 다른 세균으로 유전자를 전달할 수 있다는 사실은 잘 알려져 있었다. 그렇지만 가장 인상적이었던 경우는 항생제 내성이 한 세균에서 다른 세균으로 쉽사리 전달된다는 것을 깨닫게 된 때였다.

세균에는 세 가지 일반적인 유전자 전달 방법이 있다: 즉, 형질전환(transformation), 형질도입(transduction), 접합(conjugation)이다. 각 방법의 요점을 아래에 요약하였으며, 나중 두 가지 방법은 그림 5.6과 5.7에 도식화하였다. 한 세균으로부터 다른 세균으로의 유전자 전달은 종종 수평 유전자 전달(horizontal gene transfer)이라고 부른다.

형질전환(Transformation)

- 세균이 용해되어 DNA가 방출된다.
- DNA는 'naked' 이다(벌거벗었다)—즉, DNA 분해효소

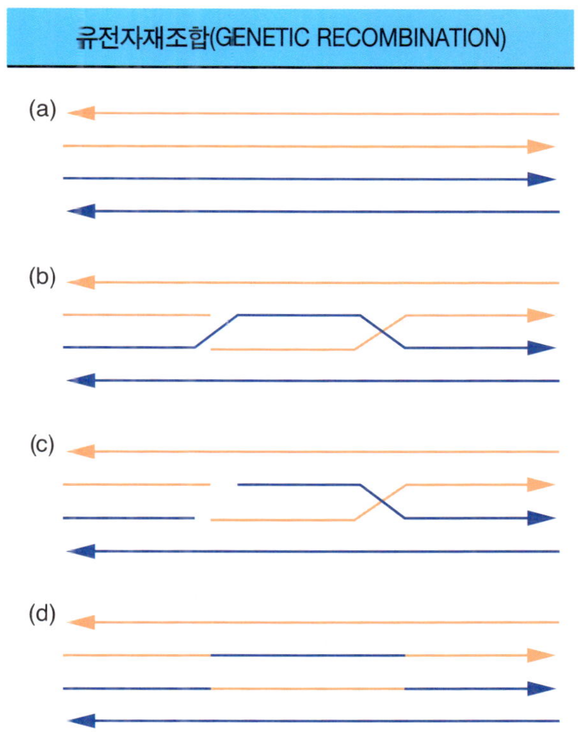

그림 5.5 유전자재조합(genetic recombination) (a) 일정 길이의 상동(homologous) DNA 사이의 짝짓기 (b) 위쪽 가닥에 흠(nick)이 생겨 가닥의 부분적인 교환이 이루어진다. (c) 아래 가닥에 흠이 생긴다. (d) 흠과 이어짐이 더 일어나 재조합 분자들이 결정된다.

(DNase)의 작용에 민감하다.

- 전달받는(recipient) 세균은 적합해야(competent) 한다.
- 전달된 유전자는 재조합(recombination)에 의해 전달받은 세포의 유전체(genome)에 삽입된다(그림 5.5).

형질도입(Transduction; 그림 5.6)

- 세균 바이러스(박테리오파지[bacteriophage])가 정상적인 용해주기(lytic cycle) 단계에서, 길이가 짧은 세균 염색체 DNA 한 조각을 바이러스 '껍질' 안에 꾸려 넣는다.
- 박테리오파지에 의해 전달받는(recipient) 세균으로 DNA가 전달된다.

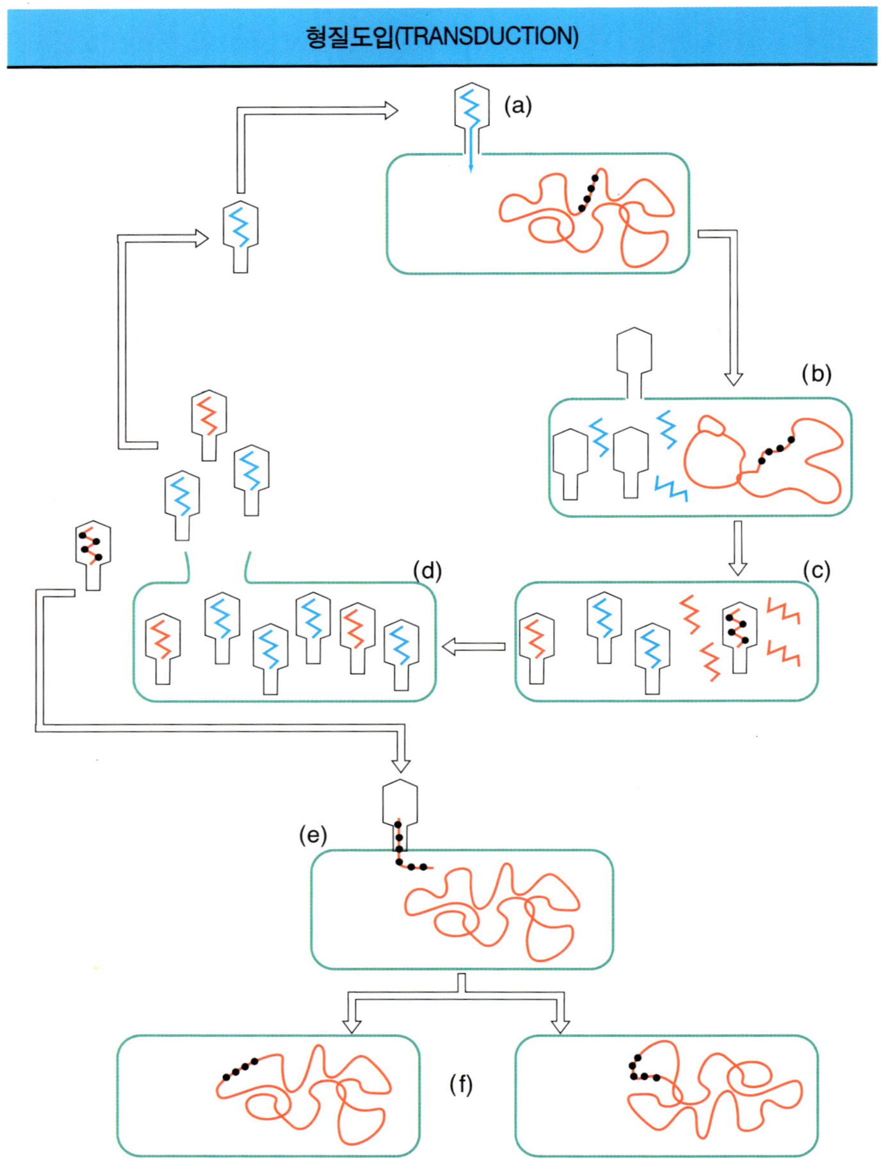

그림 5.6 형질도입(Transduction) (a) 용균(lytic) 박테리오파지가 한 취약한 세균에 부착하고, 그 DNA를 주입한다. (b) 이 박테리오파지 DNA는 새로운 박테리오파지 껍질 및 DNA의 생성을 지정한다(code) (c) 세균 DNA가 붕괴되고 그 일부가, 새로운 박테리오파지 입자가 조립될 때, 박테리오파지 껍질 안으로 들어가 꾸려진다. (d) 세균이 용해되어 정상적인 박테리오파지와 세균 DNA 일부를 담고 있는 박테리오파지가 모두 방출된다. (e) 세균 DNA를 담고 있는 박테리오파지는 새로운 세균을 감염시키고 그 안으로, donor 세균으로부터 가져온 유전자를 갖고 들어간다. (f) 이 세균 DNA는 재조합에 의해 recipient 세균의 염색체 안으로 통합되어, 세포분열시 딸세포에게 전달될 수 있다. 통합된 박테리오파지 유전체는 프로파지(prophage)라고 한다.

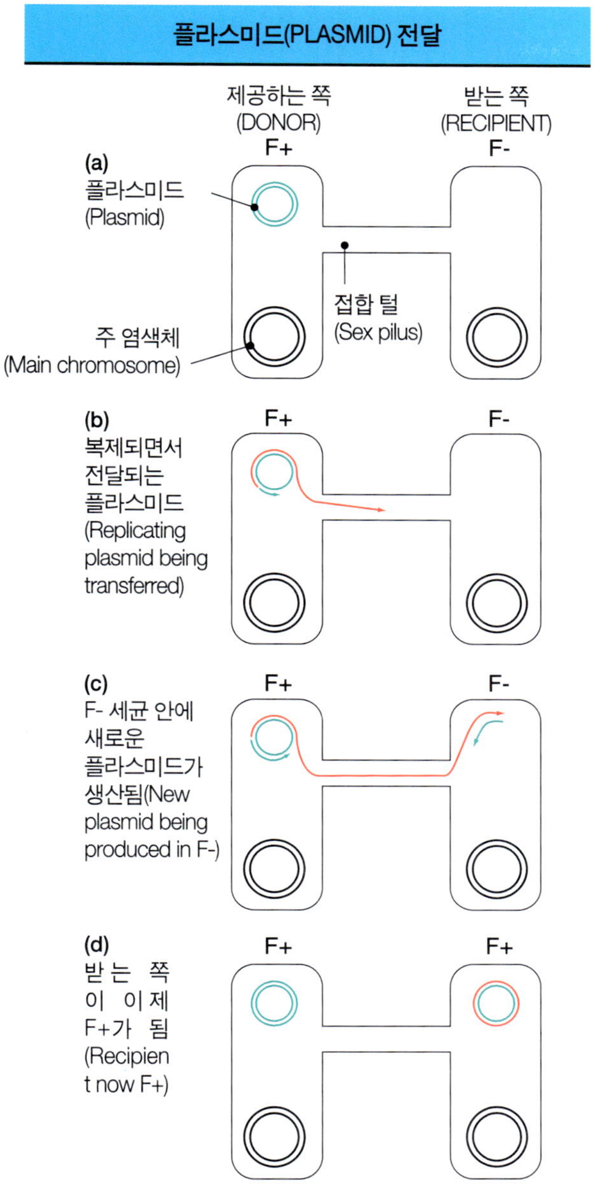

그림 5.7 세균 접합. 플라스미드 전달의 실례 (a) 제공하는 쪽(donor; F+) 세포는 이동(motility; 혹은 F) 인자(factor)를 갖고 있는 플라스미드를 담고 있다. 이 플라스미드는 또한 F 혹은 접합 털(sex pilus)로 불리는 특수 털(pilus)을 지정하며, 이 접합 털은 세포를 받는 쪽(recipient; F-) 세포와 연결하는데 이용된다. (b) 이 플라스미드는 복제하면서, 접합 털(sex pilus)을 통해 DNA 한 가닥을 받는 쪽 세포로 이동시킨다. (c) 들어오는 DNA는 받는 쪽 세포 내에서 복사되어 새로운 쌍가닥 DNA 플라스미드가 형성된다. (d) 받는 쪽 세포는 이제 F 인자를 가진 플라스미드를 담고 있으므로 F+ 세포가 된다.

- 각 바이러스 입자는 길이가 짧은 DNA(유전자 몇 개)만 담아 전달할 수 있다.
- [세균 유전체와] 통합된(integrated) 박테리오파지 유전체를 프로파지(prophage)라고 한다.

접합(Conjugation; 그림 5.7)

- 접합은 아주 가까운 종끼리만 가능하다.
- 그람음성 세균에서는 sex pilus(털)가 접합하는 세포 사이의 다리가 된다(그람양성 세균에서는 접합하는 세포들이 눈에 보이는 연결 털(pilus)이 없이, 아주 가까이 놓인다).
- 길이가 긴 DNA들이 전달될 수 있다.
- 가장 빈번하게 전달되는 것은 접합 플라스미드(plasmid)이다.
- 염색체 안에 F 플라스미드가 통합되어(integrated) 있다면 (Hfr donor[제공자]: 고빈도재조합[high-frequency recombination]), F 플라스미드를 포함하는 염색체 전체가 전달될 수 있다.
- 접합이 시작된 후 여러 번, 일정한 시간에 접합을 중단시키고 (interrupted mating), 그 시각까지 전달된 유전자들을 관찰함으로써 유전자의 염색체 상의 위치를 알아낼 수 있다(분[minutes] 단위 map).

내성(resistance) 전달

이 용어는 한 세균에서 다른 세균으로 항생제내성(antibiotic-resistance) 유전자가 전달되는 현상에 주어진 용어이다. 내성 유전자는 R-plasmids로 알려져 있는 플라스미드에 실려 있으며, 접합에 의해 다른 세균, 대체로 아주 가까운 세균에 전달된다. *E. coli*의 R-plasmids는 *Salmonella*, *Shigella*, *Proteus*, *Haemophilus* 같은 세균 종으로 전달될 수 있다. 대개 R-plasmids는 서로 다른 항생제에 대한 내성을 지정하는 여러 유전자들을 담고 있다.

전위유전단위(transposons)와 삽입서열(insertion sequences)

동일한 R-plasmid가 여러 서로 다른 내성 유전자들을 실어 나를 수 있음은 여러 해에 걸쳐 확인된 사실이다. 그렇지만, 왜 이런 일이 그렇게 널리, 일반적으로 일어나는지 그 이유는 이동성 유전 인자(mobile genetic elements)가 발견되기 전에는 이해되지 않았다. 전위유전단위(transposons)는 2,000—20,000 염기쌍 크기의 이동성 DNA의 한 유형이다. 전위유전단위는 독립적으로는 존재하지 않고, 염색체 한 부위에서 다른 염색체 부위나 플라스미드로, 한 플라스미드에서 다른 플라스미드로, 다시 염색체로, 이렇게 뛰어 넘어다니는 특성이 있다. 만일 전위유전단위가 플라스미드에 위치해 있다면, 쉽게 한 세균에서 다른 세균으로 옮겨 다닐 수 있다. 특징적으로, 전위유전단위는 여러 가지 서로 다른 항생제내성 유전자를 담고 있다. 전위유전단위의 양쪽 끝 부분에는 앞뒤역순상동(palindromic) 염기순서(inverted repeats)가 있기 때문에 확인이 가능하다(그림 5.8). 짧은 길이를 가진 이동성 DNA를 삽입서열(insertion sequences)이라고 하며, 이것은 이리 저리 이동하여 다님으로써 유전학적 변이를 만들어 내고 또한 여러 세포 작용들을 지배하는 것으로 여겨지고 있다.

DNA 조작과 DNA 재조합 기술

DNA 변성; 용해(denaturation; melting)

DNA를 가열하면 가닥이 풀어진다. 이를 식히면, DNA 가닥들은 상보적인 염기쌍을 이루면서 원형재현(renature)된다. 식는 속도가 느릴수록 원형재현 과정은 더 정확하다(그림 5.9 a). 용해(melting) 온도는 DNA 표본의 G/C와 A/T의 비율을 나타내는 지표이다.

제한 핵산내부가수분해효소(restriction endonucleases)

이 효소들은(보통, 간단하게 제한효소[restriction enzyme]라고 부름) 자연에서 만들어지며 DNA를 특정 부위에서 자른다. 제한효소는 짧은, 대개 4~6개의 염기쌍(bp) 순서를 인식하며, 그 부위를 자른다. 이 효소는 앞뒤역순상동(palindromic) 염기순서를 인식한 후, 똑바로 또는 어긋나게 잘라, 각각 무디거나(blunt) 점착성의(sticky) 끝을 만들어낸다(그림 5.9 b). 점착성 끝을 만드는 제한효소가 아마도 더 흔한 것으로 보이며, 또한 DNA 기술에서 동일한 제한효소로 자른 다른 DNA 조각들을 접붙이는데 이용될 수 있으므로, 좀 더 유용하다. 점착성 끝을 가진 DNA 조각들은 쉽사리 둥글게 되는데(circularize), 플라스미드의 기원에 대한 설명이 되는 자연현상일 수 있다.

유전자 클로닝(유전자 복제[gene cloning])

유전자 클로닝은 간단하게, 한 곳(source)에서 얻은 한 유전자나 일련의 유전자를 인공적으로 다른 숙주세포 안으로 도입시켜, 그 유전자가 유전학적 재조합으로 세포의 유전체 안으로 편입되도록 하는 것을 말한다. 편입된 유전체 안에서 이 유전자는 발현이 가능하고, 세포분열시 딸세포로 전해져 동일한 산물을 생산하는 수 많은 세포로 불어날 수 있게 된다. 여러 배수의 유전자 복사가 가능하고 이를 세포 내로 전달하여, 유전자 산물의 초생산(hyperproduction)을 가능케 할 수 있다. 이제 많은 생명기술 공정, 예를 들어 유전공학과 유전자치료의 예정된 혁명이 유전자 클로닝에 의존하고 있다. 이를테면, 현재 당뇨병이 있는 사람을 치료하는 인슐린 제제가 사람 인슐린 유전자로 클로닝한 세균에 의해 생산되고 있다. 또한 B형 간염바이러스(hepatitis B virus) 백신이 이 바이러스 막(coat)의 일부를 지정하는 유전자로 클로닝한 효모(yeast)에서 생산되고 있다.

DNA 클로닝의 개괄적인 체계를 그림 5.10에 나타내었다. 클로닝 할 DNA는 대개 세포로부터 추출, 정제된다. 다음, 제한효

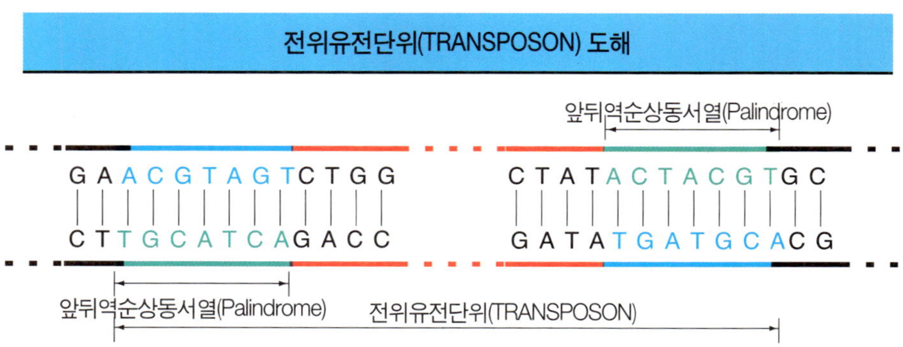

그림 5.8 전위유전단위(transposon)의 도해. 삽입서열(insertion sequences) 및 그 외 이동성 유전요소(mobile genetic elements)의 특징인 앞뒤역순상동서열(palindromic sequences)의 염기쌍 순서(반전 반복[inverted repeats])를 보여준다.

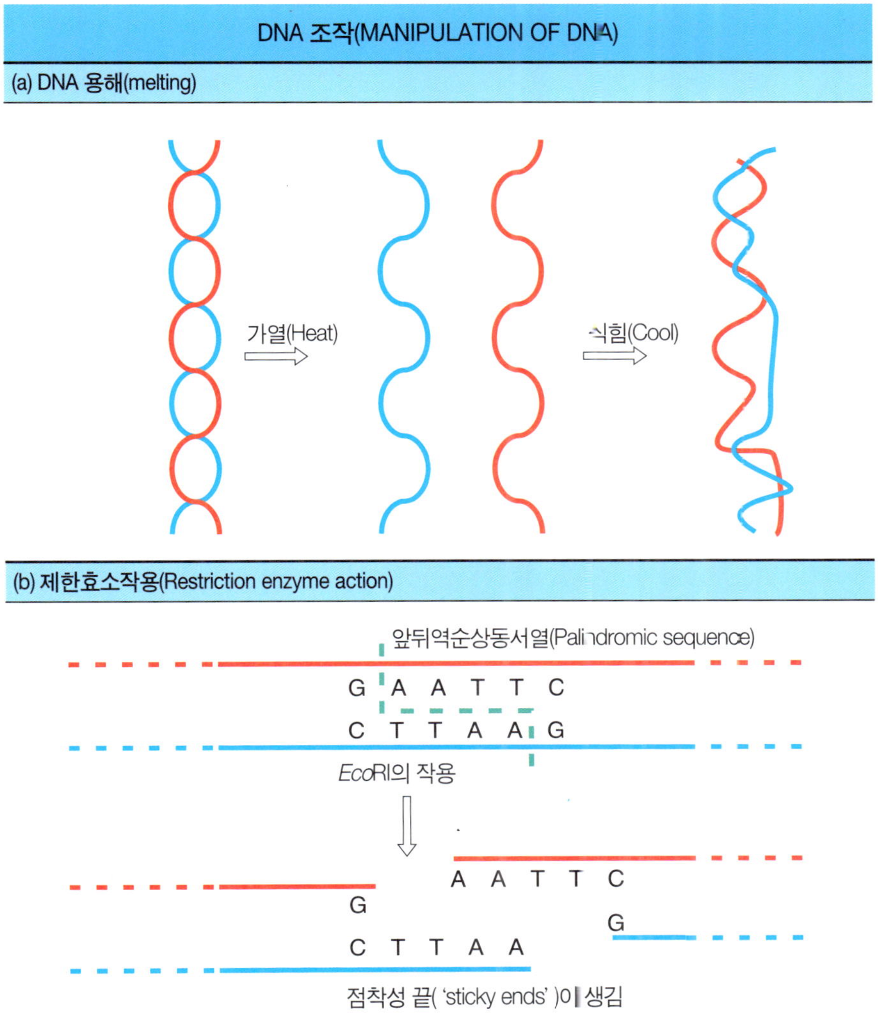

그림 5.9 DNA 다루기 (a) DNA의 용해(melting)와 원형재현(renaturation) (b) *Eco*RI의 작용. *Eco*RI은 제한핵산내부가수분해효소(restriction endonuclease)로서 점착성 끝(sticky ends)을 만든다.

소를 이용하여 이 DNA를 짧은 조각으로 자른다—점착성 끝(sticky ends)이 남음. 이제 벡터 DNA(vector DNA) 안에 이 조각들을 삽입시킬 수 있다. 먼저 벡터를 동일한 제한효소로 자르고, [DNA 조각과 벡터의] 상보적인 점착성 끝이 짝을 이루게 한 후, 마지막으로 DNA ligase로 처리하여 [DNA 골격의] 잘린 부분을 잇는다.

특정 유전자들은 polymerase chain reaction(중합효소연쇄반응, PCR)을 이용하여 미소량의 DNA로부터 증폭시킬 수 있다(이 장의 뒷 부분 참조). RNA 역시 역전사(reverse transcription)를 이용하면 특정 유전자의 원천으로 이용될 수 있다: RNA 주형(template)을 역전사효소(reverse transcriptase) 및 DNA 염기와 함께 배양하면, RNA 주형(template)으로부터 상보 DNA(complementary DNA, cDNA)가 생산된다.

유전자전달에 이용되는 벡터는 주로 플라스미드나 바이러스이다. 유전자가 플라스미드 안에 있을 때는, 세포가 분열할 때 플라스미드가 스스로 복제하기 때문에, 숙주 유전체 내로 통합되지 않아도 된다. 만일 R-plasmid가 이용된다면, 세균 안으로 들어간 후, 항생제 내성에 의해 선택될 수 있다. 바이러스 벡터는 플라스미드 벡터보다 더 많은 유전자들을 실어 나를 수 있으며, 대개 용원성(lysogenic) 박테리오파지—정상적인 생활주

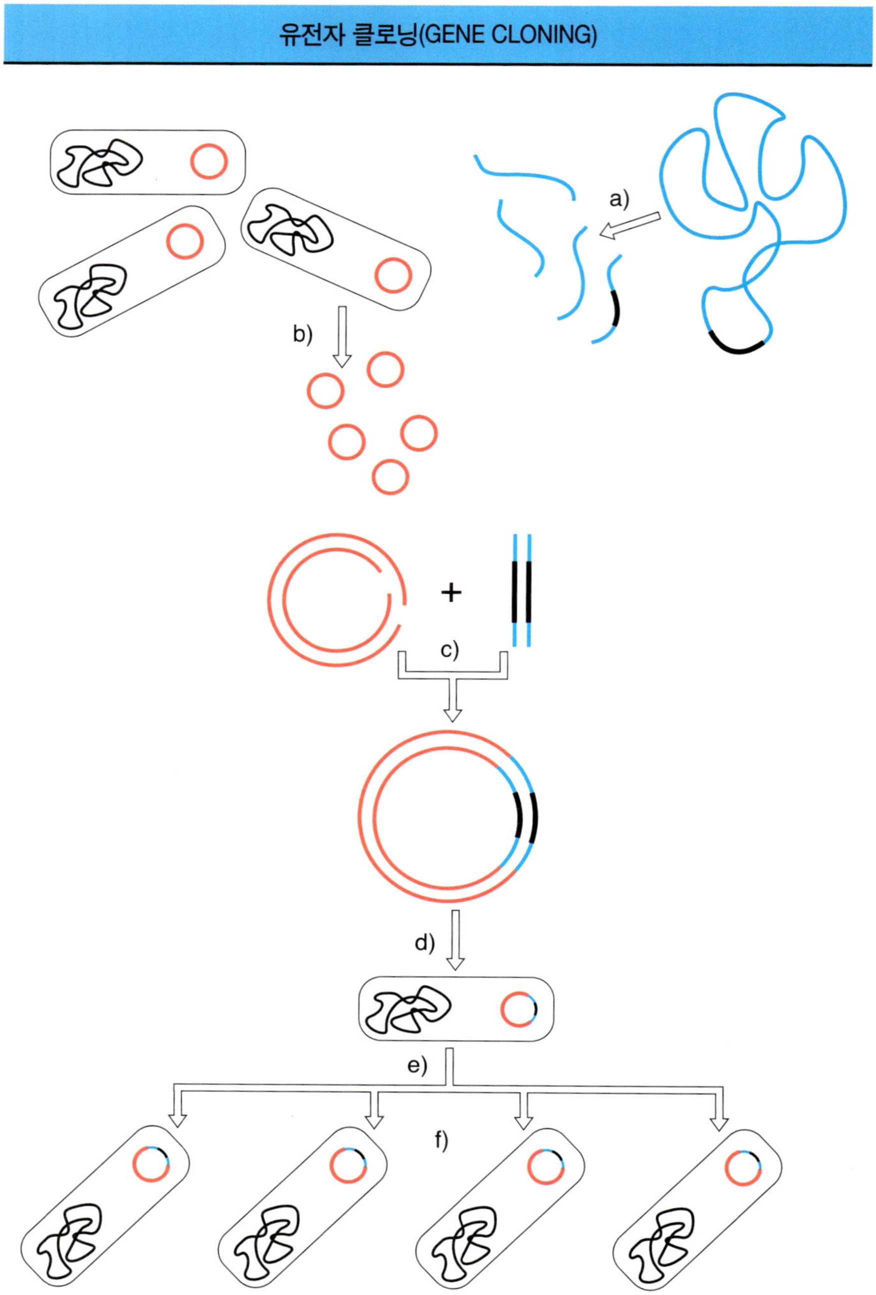

그림 5.10 유전자 클로닝(gene cloning) (a) 원하는 유전자를 갖고 있는 세포로부터 DNA를 추출하고(이 유전자는 PCR로 증폭할 수도 있다), 제한핵산내부가수분해효소(restriction endonuclease)로 잘라 조각(절편[fragments])을 얻는다. (b) 적합한 벡터를 준비한다. 이 경우에는 플라스미드(plasmid)이다. (c) 플라스미드 DNA를 클로닝 할 유전자를 담고 있는 DNA를 자른 것과 동일한 제한효소로 자르고, 준비된 두 가지 DNA를 섞은 후 DNA ligase로 처리하여 재조합 DNA 분자를 만든다. 이 단계에서 많은, 서로 다른 재조합 플라스미드가 만들어질 것이며, 그 대부분은 클로닝하고자 하는 특정 DNA를 포함하고 있지 않거나, 어떤 외부 DNA도 포함하지 않은 정상 플라스미드일 것이다. (d) 이 재조합 DNA를 recipient 세균 집단에 삽입하면, 이제 세균들이 서로 다른 길이를 가진 서로 다른 많은 DNA들을 담고 있게 될 것이다. (e) 이제 특정 유전자를 발현하는 세균을 선별해야 한다(책 내용을 참조). (f) 선별되면, 이 클로닝된 세균의 모든 자손들은 이 선택된 유전자를 발현하게 될 것이다.

기의 일부로서 숙주 염색체 안으로 통합되는 성질이 있다.—가 이용된다. 예를 들어, *E. coli*를 클로닝 할 때는 박테리오파지 lambda(λ)가 자주 이용된다.

DNA를 포함한 벡터는 아래 몇 가지 수단 중 하나를 이용하여 세포 안으로 집어 넣어야 한다

- *형질전환(transformation)*—만일 세포를 적합하게(competent) 만들 수 있다면 가장 쉬운 방법이지만, *E. coli*를 묽은 calcium chloride 용액으로 처리하듯이, 어떤 처리를 해야 할 필요가 있을 수 있다.
- *Electroporation*—세포 막에 구멍을 만들기 위해 전류를 이용한다.
- *유전자 총(gene gun)* —미세한 텅스텐 혹은 금 입자에 삽입할 DNA를 입히고, 압축 헬륨을 터뜨려 세포 내로 사격한다.
- *미세주입(Microinjection)*—유리 micropipette을 이용하여 동물 세포 안으로 벡터를 직접 주입할 수 있다.

모든 유전학적 실험에서처럼, 원하는 유전자를 가진 클론을 선별하는 일이 마지막 결정적인 단계이다. 항생제 내성은 주요 선별 수단 중 하나이다. 예를 들어, 플라스미드 벡터가 두 종류 항생제에 내성이 있는 유전자 A와 B를 갖고 있다고 하자. 외래 DNA가 삽입될 제한효소 부위는 항생제 B에 대한 내성 유전자의 중간 부분에 있다. 따라서 외래 DNA가 삽입된 플라스미드를 가진 세균은 B에 대한 내성 유전자가 DNA 삽입으로 불활성화 될 것이므로, A에 대해서는 내성이 있지만 B에 대해서는 민감할 것이다. 이로써 클로닝된 외래 DNA를 가진 세균을 선별할 수 있게 된다—이렇게 얻은 외래 DNA-함유 세균 무리를 유전자 도서관(gene library)이라고 한다.

다음으로, 이 도서관으로부터 특정 유전자를 생산하는 클론을 선별해야 한다. 이 과제는 특이 유전자 탐색자(probes)가 있다면 이를 이용하고, 혹은 특이 항체를 이용하여 Western blotting과 비슷한 방법으로 그 유전자 산물(단백질)을 찾아냄으로써 수행할 수 있다(그림 8.20).

유전자 탐색자(gene probes)

유전자(혹은 DNA) 탐색자(probes)는 단순하게는, 미지의 단일 가닥(melted/denatured) DNA와 섞기 위한, 출처를 알고 있는 표지 된 단일 가닥의 DNA 또는 RNA를 말한다. [탐색자가 미지의 단일 가닥에서] 상보 염기 순서를 찾으면, 탐색자는 [이 순서와] 부합(hybridize)할 것이며, 따라서 미지의 DNA는 표지

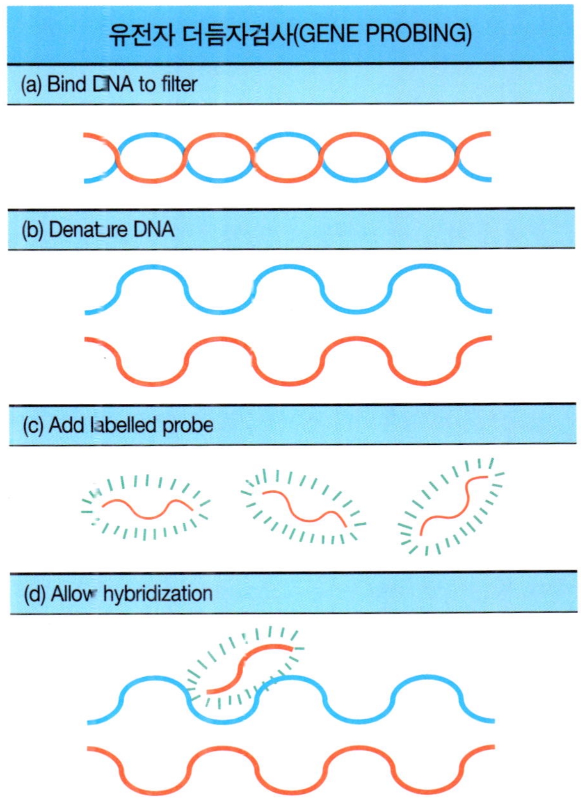

그림 5.11 유전자 더듬자검사(Gene probing) (a) DNA를 nitrocellulose 혹은 nylon 막 필터(membrane filter)에 붙인다. (b) DNA를 변성시킨다(denatured [melted]). (c) 표지된 더듬자(탐색자[labelled probe])를 가한다. (d) 더듬자와 상보 염기순서의 부화화(hybridization)가 일어나도록 반응 혼합물을 ∼한다. 부합화되지 않고 남은 더듬자를 제거하고, 방사능(radioactivity) 또는 형광(fluorescence)을 측정한다.

될 것이다 표지는 방사능이나 형광을 이용한다. 이 기술은 그림 5.11에 요약되어 있다. DNA 탐색자는 고도로 민감하며, 강력한 진단미생물학 방법이다. 탐색자는 전체 유전체 DNA로 만들거나 좀더 특이하게 클로닝, 직접 화학적 합성(만일 염기순서가 알려져 있다면), 또는 중합효소연쇄반응(polymerase chain reaction, PCR)으로 만들 수 있다. 이 방법은 세포로부터 정제된 전체 DNA를 시험관 안에서 탐색하거나, nitrocellulose 혹은 nylon 받침(support)에 직접 묻힌 DNA를 탐색하거나(dot blotting), 겔(gel) 안에서 전기영동(electrophoresis)으로 분리된 DNA 제한 조각을 탐색하는데 (Southern blotting) 이용할 수 있다. Nitrocellulose 막에 직접, 세균 집락들을 'blot' 하기도 하며, [막 위의] 세균을 용해시키고 DNA를 변성시킨 후(denaturation), 이 blot을 탐색하여 식별할 수 있다.

중합효소연쇄반응(polymerase chain reaction, PCR)

최근 이 대단히 강력한 기술은 많은 핵산-기반 과정에서 대변혁을 일으켰다. 간단히 말해 이 기술은, DNA 변성(denaturation), 짧은 시동체(primer; 증폭할 부분 양쪽의 짧은, 특정 DNA 순서—각 가닥마다 한 개) 붙이기(annealing), 뒤이은 DNA 합성, 그리고 이 과정들의 주기를 반복하는 것으로, 2~3 시간 내에 DNA 순서를 백만 배 이상으로 증폭시키는 것이 가능하다. 이 기술은 그림 5.12에 요약되어 있다. 이 기술을 가능하게 해 준 중대한 발견은 열에 안정된 DNA 중합효소의 분리였으며, 가장 널리 사용되는 중합효소는 뜨거운 온천에서 분리된 세균인 *Thermus aquaticus*로부터 분리된 *Taq* polymerase이다. 이 중합효소는 반복되는 DNA 변성 온도에서(92~94℃) 안정되며, 따라서 효소와 뉴클레오티드들을 처음에 한 번만 반응 혼합물에 넣어주면 된다. 이론적으로 표적 DNA 분자 한 개를 30주기에 걸쳐(대개 2~3 시간) 증폭시킨다면, 2^{30} 즉 10^9배로 증폭된다. 그렇지만 실제 이 과정은 100% 효율적이지는 않으며, 대체로 10^6~10^7배 증폭을 얻게 된다. Thermal cycler로 알려진 특별히 고안된 장치를 이용하며, 이 장치는 바라는 온도와 시간에 맞춰 전체 주기를 돌릴 수 있도록 프로그램 할 수 있다. PCR 산물은 정제우무(agarose) 겔(gel)에서 전기영동하고 ethidium bromide로 염색하여 자외선 불빛으로 보거나 Southern blotting 하여 찾는다. 또는 전기영동과정 없이 dot-blot hybridization으로 보통 DNA 탐색자를 이용하여 찾을 수도 있다.

지금 설명한 표준 PCR 방법은 특이성을 높이고 그 용도를 넓히기 위해 끊임없이 수정되고 정교해지고 있다. 예를 들어, RNA 바이러스의 RNA를 검출하거나 특정 유전자의 전사, 즉 유전자 활동을 나타내는 mRNA를 찾기 위해, 이제 역전사(RT)-PCR을 이용할 수 있다.

PCR의 극한적인 민감함은 그 중대한 단점이기도 하다. 오염 DNA의 증폭을 막기 위해 모든 PCR 장비와 시약들, PCR이 행해지는 환경은 외부로부터의 어떤 DNA와도 접촉하지 않게 해야 한다. 만일 검사물에서 미생물을 검출하기 위하여 PCR을 이용하는 실험실에서 바로 그 미생물에 대한 일을 하고 있다면 이 주의사항은 결정적인 중요성을 갖는다.

실시간 PCR

비록 엄청나게 민감하기는 하지만 전통적인 PCR 기법들은 정량적이 아니며, 비록 빠르기는 하지만 결과를 얻는데 걸리는 시간은 얼마나 신속하게 PCR 산물을 겔에 걸어 분석할 수 있는가에 달려 있었다. 그렇지만 최근 실시간 PCR의 도래로 이 두 가지 문제 모두, 동시에 극복할 수 있게 되었다. 실시간 PCR의 원리는 만들어지는 PCR 산물의 양에 정비례하여 증가하는 형광 신호(fluorescent reporter signal)의 양을 재는 것이다. 흥미가 있는 독자들은 이 장 말미의 관련 참고문헌을 찾아보기 바란다.

미생물의 분자형결정 기술

이 기술은 주로 미생물학의 분류(taxonomic), 진단(diagnostic), 역학(epidemiological) 목적에 이용된다. 몇몇 기본 원리는 이 장의 초반에서 설명되었지만, 분류학에서의 몇 가지 용도는 제3장에 기술되어 있다.

제한효소 분석

이 분석은 단순히, 제한효소를 이용하여 DNA를 작은 조각으로 자르는 것이다(그림 5.9 b). 이 조각들을 정제우무 전기영동 겔에 걸고, ethidium bromide 염색 후 자외선 조명 아래서 DNA 조각들을 관찰한다. DNA 조각(띠[band])들이 만들어내는 띠 모양(band pattern; 'fingerprints')이 극히 복잡하기는 하지만—엄청나게 큰 barcode 같아 보임—균주들 사이의 유사점 및 차이를 알아 볼 수 있다.

제한절편길이다형성 분석(Restriction fragment length polymorphism analysis, RFLP)

이 기술은 제한효소 분석과 매우 유사하다; 실제로 그 첫 단계는 동일하다. 그렇지만 [이 분석에서는], 정제우무 겔에서 분리된 제한 DNA를 nitrocellulose 혹은 nylon 막 위로 탁본(blotting)하고, 특정 DNA 순서와 반응하는 DNA 탐색자로 탐색한다(Southern blotting). 제한절편길이다형성은 흔히 일어나는 DNA 내 짧은 결손(deletions)이나 삽입(insertions)이며, 서로 다른 개체들 사이에서는 제한절편의 크기에 변화를 가져오게 되지만, 같은 개체에서 유래한 클론이나 같은 개체의 서로 다른 조직에서는 동일할 것이다. 이 분석은 법의학에서 사용하는 DNA 지문술(fingerprinting)의 기본이 된다. 흔히 사용되는 탐색자 중 하나는 리보솜 RNA를 지정하는 유전자에 대한 것이

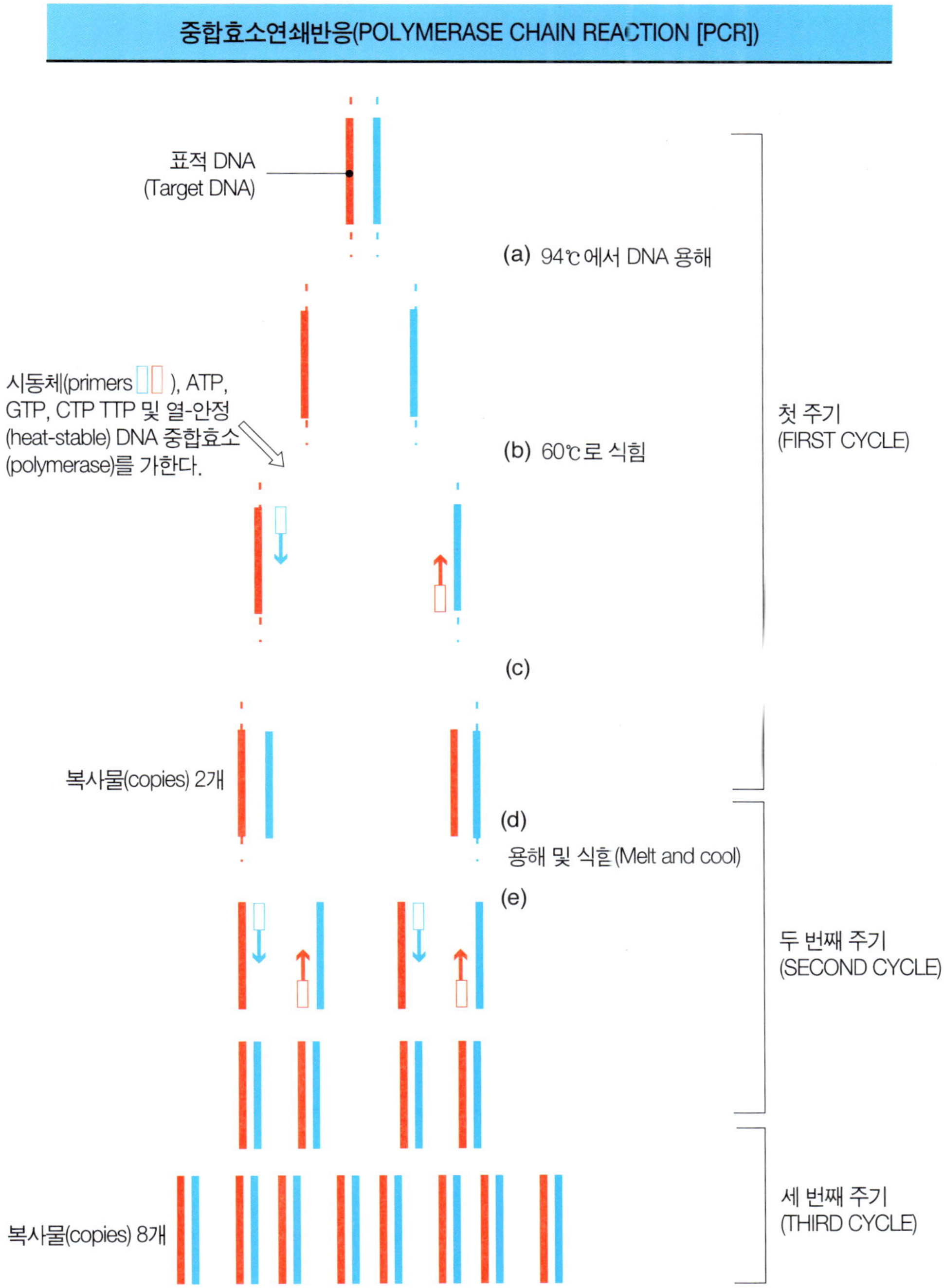

그림 5.12 중합효소연쇄반응(polymerase chain reaction) (a) 표적 염기순서를 담고 있는, 증폭시킬 DNA를 94℃까지 가열하여 DNA를 녹인다. (b) 이것을 60℃까지 식힌 후 반응 혼합물을 가한다. 반응 혼합물에는 열-안정 DNA 중합효소(heat-stable DNA polymerase), 네 가지 염기인 ATP, GTP, CTP 및 TTP, 그리고 표적 DNA의 두 가닥 반대쪽 끝 염기순서에 상보적인 한 쌍의 짧은 시동체(primer) 염기순서가 들어 있다. (d) 반응에 의해 두 개의 표적 염기순서 복사물이 만들어진다. (e) 온도를 수 분 동안 94℃로 올리고 다시 60℃까지 식히는 온드 주기를 30~40회 반복함으로써, 2~3시간 내에 백만 개가 넘는 표적 DNA의 복사물을 만들어낼 수 있다.

다. 이 유전자들은 매우 잘 보존되어 있으며, *E. coli* rRNA 유전자에 대해 만들어진 탐색자를 이용하여 세균에서 쉽사리 그 순서를 찾을 수 있다. 이 기술은 ribotyping으로 알려져 있다.

분자생물학의 임상적용 몇 가지	
검출/진단	• 배양이 어렵고, 느리거나, 혹은 아예 불가능한 많은 세균과 바이러스들. 예를 들어 B 및 C형간염, HIV (그림 3.8 및 3장의 관련 내용을 볼 것) • 미생물 유전자형결정, RFLP, ribotyping • 항생제내성 유전자 식별
재조합 치료제 생산	• B형간염바이러스(hepatitis B virus)백신 • 인슐린(insulin) • Factor VIII • 단클론항체(monoclonal antibodies; chimaeric and class switching) • 다양한 cytokine들. 예 TNF, interleukins, interferons

그림 5.13 분자생물학의 임상적용의 예

PCR-RFLP

탐색해야 할 DNA의 근원이 지극히 적은 양으로 존재하거나, (예: 감염된 사람의 조직 내 바이러스 DNA), 범죄 현장에서 수집된 적은 양의 조직이나 체액이라면, 위에서 설명한 종류의 지문술을 시행하기에는 불충분할 것이다. 이러한 상황에서는 DNA를 PCR로 증폭한 후, 위의 방법으로 분석할 수 있을 것이다.

Pulsed-field gel electrophoresis

이 기술은 제한효소 분석과 유사하다. 그렇지만, 사용되는 제한효소는 염색체 DNA를 큰 조각으로 자를 수 있는 것을 선택한다. [그런데] 이 조각들은 보통 행해지고 있는 정제우무 겔 전기영동에 적용하기에는 너무 커서, 겔 내에서 분리되지 않는다. 큰 분자들은 잡아당겨지고 펴져서, 겔 내를 뱀처럼 구불 구불 어렵게 통과하기 때문에 잘 분리되지 않는다. 그렇지만, 전류의 극성이 규칙적으로 바뀌는 특별한 전기영동 전원장치의 출현으로, 이 큰 조각들이 적당히 비틀리게 되어, 전기영동으로 분리할 수 있게 되었다.

분자생물학의 임상적 적용

재조합 DNA 기술의 임상적인 적용은 비교적 간단한 감염미생물의 검출과 동정으로부터—특히, 배양할 수 없는 미생물, 예: 간염 바이러스—유전자요법(결함이 있는 돌연변이 유전자를 복구하는 유전학적 기술을 이용)이나 동물클로닝 같이, 공상과학이나 진배없는 기술에까지 이른다. 이러한 적용의 대다수는 아직 초기단계에 있고, 많은 것은 아직도 실험실 연구 단계에 머물러 있다. 그렇지만 이 분야는 극히 빠르게 발전하는 분야이고, 분자생물학에 기반한 다양한 적용들이 점점 더 많이 이용가능해지고 있다. 21세기 진단 실험실에서 사용될 수 있는, 전적으로 분자적인 세균 동정의 방법이 제3장 그림 3.8에 요약되어 있다. 임상적인 문제에 적용되는 몇 가지 분자생물학의 이용방법은 그림 5.13에 요약되어 있다.

Further reading

Alberts, B, Johnson A, Lewis J, Raff M, Roberts K and Walter P (2002). *The Molecular Biology of the Cell*, 4th edn. Garland, New York.

Fredricks DN and Relman DA (1996). Sequence-based identification of microbial pathogens: a reconsideration of Koch's Postulates. *Clinical Microbiology Reviews* 9, 18-23.

Mackay, IM (2004). Real-time PCR in the microbiolcgy laboratory. *Clinical Microbiology and Infection*, 10,190-212.

요점

- DNA는 퓨린(purine)과 피리미딘(pyrimidine) 염기(base)들를 통해 교차결합된, 두 개의 역평행(antiparallel) 디옥시리보스 인산염(deoxyribose phosphates) 가닥으로 이루어진다.
- DNA의 염기는 구아닌(guanine, G), 시토신(cytosine, C), 아데닌(adenine, A), 티민(thymine, T)이다. G는 C와, A는 T와 짝을 이룬다.
- DNA는 반보전적복제(semi-conservative replication)로 알려진 과정으로 복제된다. 복제시작부(replication fork)에서 비대칭적으로, 새로운 염기들이 더해진다.
- 돌연변이는, DNA 복제 오류나, 방사선이나 화학물질에 의한 손상의 결과로 나타나는 DNA의 결함이다. 그 결말은 세포 작용 기능의 장애,

죽음의 초래, 혹은 때때로 유익한 변화일 수도 있다. 돌연변이는 다음 세대로 대물림되며, '자연선택' ('natural selection')의 근본이다.

- DNA는 전령 리보핵산(messenger RNA)으로 전사되고, mRNA는 단백질로 유전암호해독(translation)된다. 단백질 내 아미노산 순서는 mRNA 상에 일렬로 배치된 세 개의 염기 부호—유전 부호—에 의해 결정된다. 전달 RNA(transfer RNA)는 아미노산을 실어 나르고, 단백질 합성이 일어나는 부위인 리보솜(ribosome)에서, 대응유전자부호(anti-codon)로 불리는 그 구조의 일부로, 특정 세 염기 순서—코돈(codon)—를 인식한다.
- 세균에서 유전자 전달은 다음 세 가지 방법 중 하나로 일어난다: 형질전환(transformation; naked DNA), 형질도입(transduction; 박테리오파지를 경유), 접합(conjugation; 한 세균에서 다른 세균으로 직접 전달—플라스미드[plasmid]나, 염색체 일부 혹은 전체를 전달)
- 내성(resistance) 전달은 플라스미드에 의해 항생제 내성이 전달되는 것.
- 전위유전단위(transposons)와 삽입서열(insertion sequences)은, 염색체나 플라스미드 내 한 부위에서 다른 부위로 뛰어 넘어다닐 수 있는, 다양한 길이의 이동성 DNA이다. 이들은 양쪽 끝 부분에 앞뒤역순상동(palindromic) 염기순서(inverted repeats)를 갖고 있는 특성이 있다. 전위유전단위는 일반적으로 여러 가지 서로 다른 항생제 내성 유전자를 담고 있다.
- DNA를 가열하면 가닥이 풀어지고—DNA 용해(melting)—식히면 재조립한다.
- 제한 핵산나부가수분해효소(restriction endonucleases)는 특정 부위에서 이중가닥 DNA를 잘라 무디거나(blunt) 점착성의(sticky) 끝을 남긴다.
- 외래 DNA를 다른 세포 안으로 도입하여, 그곳에서 복제하고 발현될 수 있게 하는 유전자 클로닝은 생명기술의 기본이 되었다.
- 유전자 탐식자(gene probes), 혹은 DNA 탐색자는 특정 DNA 순서를 찾는데 이용되는 표지된, DNA의 작은 조각으로, 표적 DNA가 용해되어 단일 가닥이 된 후 [표적 DNA 내] 상보적인 염기들과 짝을 이룬다.
- 중합효소연쇄반응(polymerase chain reaction, PCR)은 변성(denaturation), 시동체(primer) 붙이기(annealing) 및 DNA 합성의 주기를 반복함으로써, 수 시간 내에 DNA 순서의 복사물 수를 백만 배 이상 증폭시키는 방식이다. PCR은 변성 단계의 고온에서 안정된, 열-안정 DNA 중합효소의 발견으로, 가능해졌다.
- 제한효소 분석은 생물의 '지문' 을 채취하는데 이용될 수 있다. Southern blotting 및 부합법(hybridization)과 함께 사용하면 분석이 쉬워진다.
- 재조합 DNA 기술의 임상적인 적용은 아직 초기단계에 있지만, 빠르게 발전하고 있다.

6 바이러스 (Viruses)

- 바이러스의 특성
- 바이러스의 대칭성
- 바이러스의 분류
- 바이러스의 검출
- 바이러스의 복제
- 바이러스의 숙주세포에 대한 효과
- 바이러스 감염의 경로
- 바이러스 감염의 형태
- 바이러스 감염에 대한 숙주반응
- 요점

바이러스는 사람의 병의 한 중요한 원인이다. 바이러스는 구강 및 입주위에 직접(예: herpes simplex virus[단순헤르페스바이러스]), 혹은 간접적으로(예: HIV) 병을 일으킬 수 있기 때문에 치과의사들과 관계 있다. 나아가 치과 치료 중 바이러스에 의한 교차감염을 예방하는 일은(제30장) 안전한 치과 진료의 중요한 요소이다.

바이러스의 특성

- 작은 크기 (Small size; 20~300 nm)
- 단순한 화학 조성 (Simple chemical composition)
- 소단위 구성 (Sub-unit construction)
- 엄정한 기하학적 구조 (Strict geometric structure)
- DNA 또는 RNA로 된 유전 정보 (Genetic information as DNA or RNA)
- 절대 세포내 복제 (Replication strictly intracellular)
- 세포내 소기관이 없음 (No intracellular organelles)
- 단단한 세포벽이 없음 (No rigid cell wall)
- 인터페론에 민감 (Sensitive to interferon)

그림 6.1 바이러스의 중요한 생물학 특성 요약

바이러스의 특성

바이러스는 세균 같은 다른 미생물 그룹과는 여러 중요한 점에서 다르다. 그림 6.1에는 바이러스의 중요한 특성들이 요약되어 있다. 바이러스는 아주 작은 인자로서, 바이러스 유전체와 피각(capsid)로 알려진 바깥쪽 단백질 층으로 이루어진 단순한 화학적 조성으로 되어 있다. 피각은 캡소미어(capsomere)로 알려진 여러 building block으로 이루어지며, 각 바이러스 입자는 엄정한 기하학적 구조를 갖는다. 바이러스의 유전체는 DNA 아니면 RNA로, 두가지를 경우는 없고, 단일 가닥이거나 쌍가닥, 선형이거나 원형이다.

바이러스는 그 유전체에 들어 있는 유전정보만으로는 단백질을 합성하지 못한다: 바이러스는 리보솜이나 사립체(mitochondria) 같은 소기관이 없다. 이 때문에 바이러스는 절대 세포내기생체이며 살아있는 숙주세포를 감염시켜야 복제가 가능하다. 바이러스는 세균 및 진균 감염을 치료하는데 사용되는 항균제에는 내성이 있으나, 인터페론에는 아주 예민하다.

어떤 바이러스는 핵산과 단백질 피각 외에, 바깥쪽에 외피(envelope)로 알려진 막을 갖고 있다. 외피는 구조적으로 지질단백이며 감염을 받은 세포의 원형질 막이나 핵막에서 유래한다. 일반적으로 외피가 없는 바이러스들은 외피가 있는 바이러

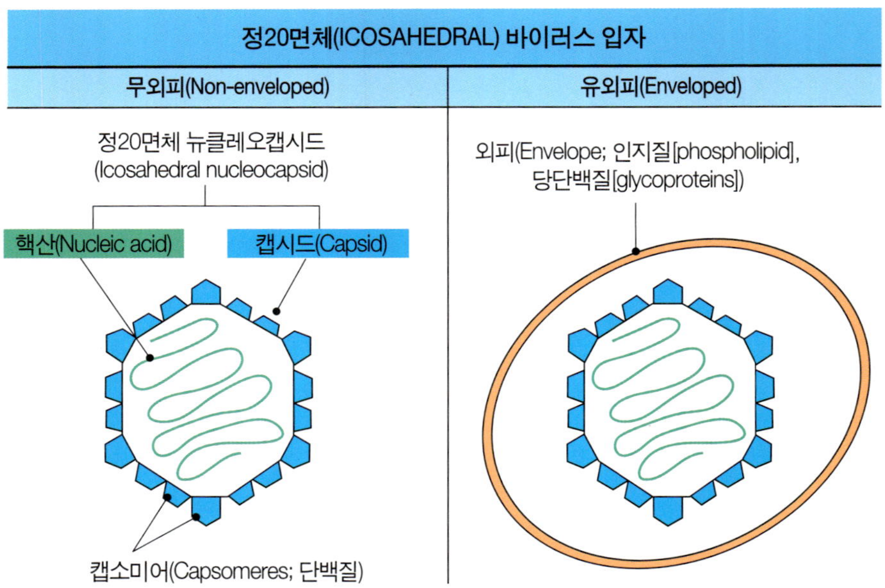

그림 6.2 정20면체 바이러스 입자의 일반적인 구조 도해. Taussig MJ, 1984로부터 다시 그린 것; Blackwell Scientific Publications의 허락을 받음

스들에 비해 건조, 산성 위액, 담즙 같은 환경 요인에 더 큰 저항성이 있다.

바이러스의 대칭성

캡시드와 핵산의 완전한 단위를 뉴클레오캡시드(nucleocapsid)라고 부른다. 바이러스의 뉴클레오캡시드는 엄정한 기하학적 구조를 가지며, 두 가지 주요 대칭형으로 나뉘어진다. 입방(cubic) 혹은 정이십면체(icosahedral) 바이러스, 예를 들어 헤르페스바이러스는, 핵산을 수용하는 정이십면체 외부 단백질 껍질로 이루어진다(그림 6.2). 다른 바이러스, 예를 들어 인플루엔자바이러스는 나선대칭을 가지며, 이 대칭에서는 캡소미어가 핵산이 이루는 나선 주위를 밀접하게 따라가면서 배열된다(그림 6.3). 대다수의 나선 바이러스는 외피를 갖고 있다. 소수의 폭스바이러스(poxvirus) 같은 바이러스들은 정이십면체 대칭도 나선대칭도 갖지 않으며, 복잡(complex)하다고 한다.

바이러스의 분류

바이러스는 대칭성, 외피의 유무, 유전체 핵산의 유형, 핵산 사슬의 수와 그 극성 등, 몇 가지 특징에 근거하여 과(families)로 분류된다. 그러나 이들 중 어느 것도 이상적인 분류 방법을 제공해주지는 못하기 때문에, Baltimore 분류로 알려진 유용한 바이러스 'supergrouping' 방법이 제안되었다(그림 6.4). 이 분류는 유전체의 유형, 그 극성, 그리고 감염된 세포 안에서 messenger RNA가 어떻게 생산되는지 그 경로에 근거를 둔다.

바이러스의 검출

실험실에서 바이러스를 찾아내는 일은 진단을 위해서나 연구목적을 위해서 모두 중요하다. 그림 6.5에 현재 사용되는 방법들이 요약되어 있다. 좀 더 광범위하고 상세한 방법들은 제 12 장에서 기술된다.

바이러스 입자는 전자현미경으로 찾을 수도 있으며(그림 6.6), 이 방법은 임상 검사물에서 바이러스를 바로 검출할 수 있게 하므로 신속하다.

바이러스는 절대 세포내기생체이기 때문에 실험실에서 배양하기 위해서는 반드시 살아있는 세포가 제공되어야 한다. 현재 대부분의 바이러스 배양에는 조직배양이 이용된다(그림 6.7). 하지만 B형 간염(hepatitis B)처럼 실험실 배양을 가능하게 하

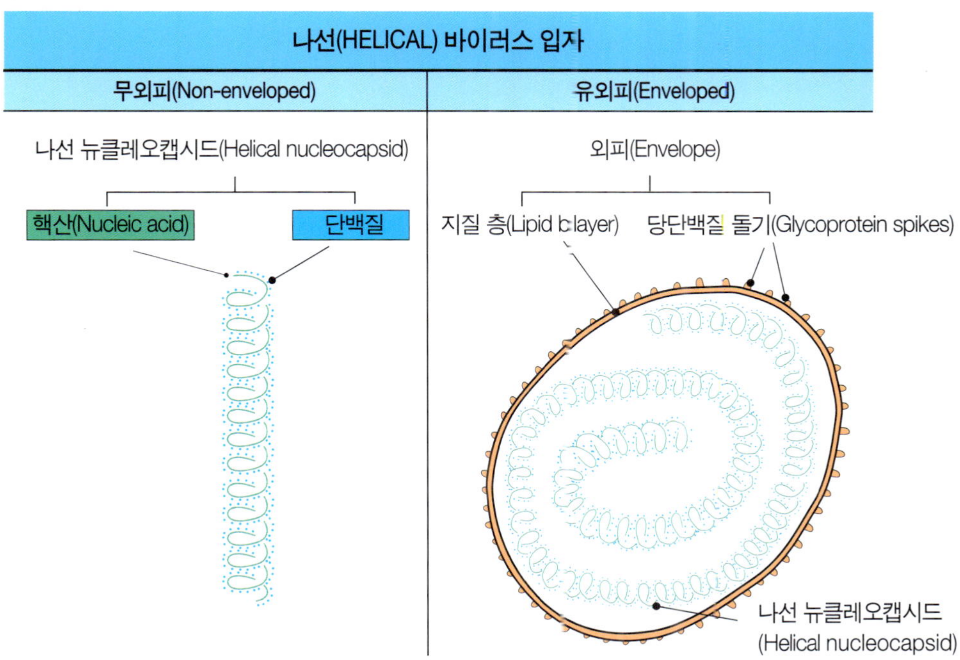

그림 6.3 나선 바이러스 입자의 일반적인 구조 도해. Taussig MJ, 1984로부터 다시 그린 것; Blackwell Scientific Publications의 허락을 받음

는 세포 종류가 없는 바이러스도 있다. 검사물은 바이러스 운반 배지 안에 수집하여 세포배양 관이나 플라스크에 접종한 다음, 세포를 배양하면서 세포병변효과(cytopathic effect)의 발달을 관찰한다. 어떤 바이러스는 48시간 이내에 세포병변효과가 나타나지만, 14일까지 걸릴 수도 있다. 세포병변효과를 만들어 내는 세포 형태의 변화들은 각 바이러스마다 특징적일 수 있다. 어떤 바이러스는 세포병변효과를 일으키지 않으므로 다른

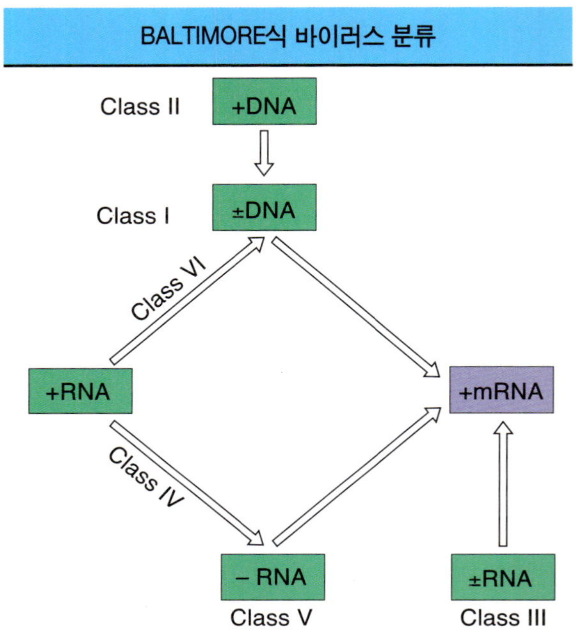

그림 6.4 바이러스의 Baltimore classification(분류). 전령(messenger[m]) RNA 및 mRNA와 같은 polarity를 갖는 가닥들(strands)은 '+'로 나타낸다. mRNA에 상보적인(complementary) 바이러스 DNA 및 RNA 가닥은 '-'로 나타낸다. 쌍가닥 핵산은 '±' 나타낸다. 화살표는 mRNA에 도달하는 경로를 가리킨다. Taussig MJ, 1984로부터 다시 그린 것; Blackwell Scientific Publications의 허락을 받음

바이러스 검출 방법

- 전자현미경(Electron microscopy)
- 살아 있는 세포에 배양(Culture in living cells)
- 항원 검출(Antigen detection)
- 혈청학(Serology)
- 분자 방법(Molecular methods), 예: PCR

그림 6.5 바이러스 감염진단에 이용되는 방법 요약

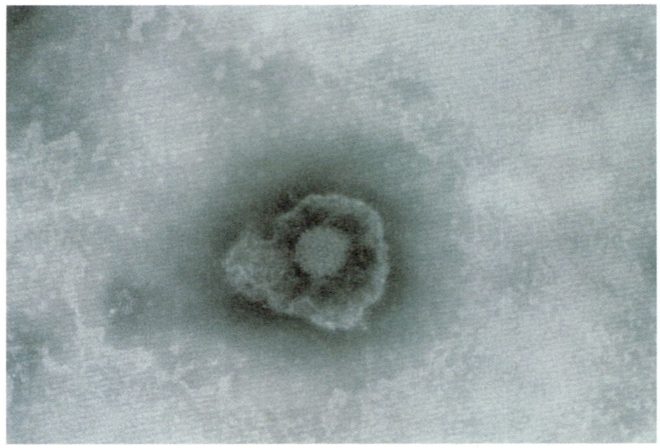

그림 6.6 Phosphotungstic acid로 역으로(negatively) 염색된 단순헤르페스바이러스(herpes simplex virus) 입자의 현미경사진. 외피(envelope)가 분명하게 보인다. Ian Miller의 호의로 게재됨.

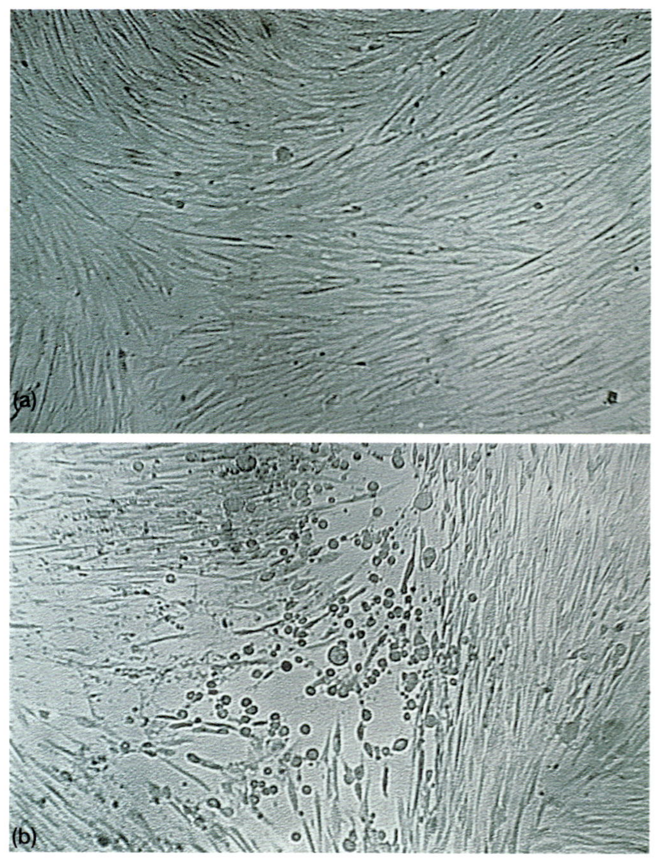

그림 6.7 단순헤르페스바이러스(herpes simplex virus)의 세포병변효과(cytopathic effect). 현미경사진은 (a) 감염 받지 않은 섬유모세포(fibroblasts)의 형태; (b) 섬유모세포에 대한 바이러스의 세포병변효과를 보여준다. 세포는 둥글게 되면서('round up') 죽는다. Ian Miller의 호의로 게재됨

방법으로 찾아야 한다.

항바이러스 항체의 검출(혈청학)은 진단에 유용하지만, 일반적인 바이러스 감염의 경우 상승하는 IgG 항체가를 찾아내려면 10~14일 간격으로 두 개의 혈액 표본을 수집해야 한다. 풍진(rubella) 같은 바이러스 감염의 경우, 단일 검사물로부터 IgM계 특이 항체를 찾아내는 것으로써 좀 더 신속한 진단을 내릴 수 있다. HIV, B형간염, C형간염 같은 바이러스 감염에서는 혈청학(serology)이 가장 중요한 진단 수단이다.

Aciclovir 같은 특효성 항바이러스 약물의 도래와 함께, 바이러스 감염을 신속하게 진단해야 할 필요가 생겼다. 임상 표본에서 직접 항원을 검출하는 방법, 예를 들어 라텍스응집(latex agglutination) 검사(그림 8.21)나 면역형광(immunofluorescence) 측정 같은 방법을 사용하는 것이 보편화되었다. 이런 신속한 항원검출 기술은 고도로 특이한 단클론항체 (monoclonal antibodies; 그림 8.13)의 이용이 가능해 짐으로써 크게 개선되었다.

DNA 부합(hybridization)법이나 중합효소연쇄반응(polymerase chain reaction, PCR; 제5장) 같이 실제 진단에 사용될 수 있는 분자생물학적 기술에 의한 바이러스 감염 진단 방법들이 계속 개발되고 있다. 이런 검사들은 매우 예민하며, 바이러스의 생육가능성 여부에 의존하지 않는다. PCR은 현재 거대세포바이러스(cytomegalovirus), C형간염 바이러스, 단순헤르페스바이러스(herpes simplex virus), HIV를 포함한 많은 바이러스의 검출에 이용되고 있다.

바이러스의 복제

그림 6.8에 바이러스 복제에 관여되는 과정들이 요약되어 있다. 그 첫 단계인 흡착(adsorption)에는 바이러스와 숙주세포의 결합이 관여한다. 이는 바이러스의 결합 단백질과 숙주세포막 수용기 사이의 특이 상호작용이다. 이 과정에 대해서는 haemagglutinin으로 알려진 바이러스 단백질이 숙주 세포 수용기인 *N*-acetyl neuraminic acid와 상호작용하는 인플루엔자 바이러스에서 깊은 연구가 이루어졌다.

결합 후 바이러스는 숙주세포를 침투한다. 외피가 있는 바이러스는 일반적으로 지질 막과 외피가 융합하여 세포 내로 들어

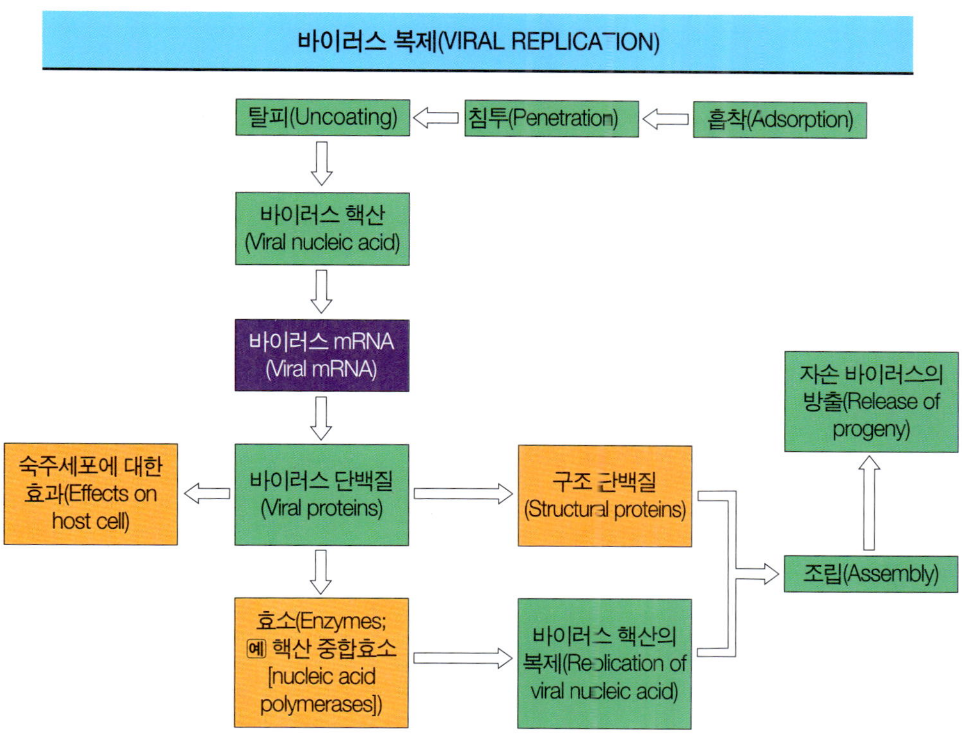

그림 6.8 바이러스 복제의 중요 단계의 흐름 도표

가는 반면, 외피가 없는 바이러스는 포식작용과 유사한, viropexis로 알려진 과정으로 세포 내로 들어간다.

일단 숙주세포 내로 들어가면 껍질 벗는 과정(uncoating)이 일어나며, 캡시드 단백질이 제거되어 껍질 벗은 바이러스 핵산이 숙주 세포 내로 방출된다. 이후 바이러스 messenger RNA (mRNA) 생산의 중요한 과정이, 각 바이러스 유전체의 특성에 따라, 여러 가지 방법으로 일어나게 된다. 이 경로들은 Baltimore 분류 내에 정의되어 있다(그림 6.4). DNA를 갖는 바이러스들은 숙주세포의 RNA 중합효소를 이용하여 바이러스 DNA로부터 직접 mRNA를 전사한다(Baltimore Class I과 Class II).

RNA 바이러스는, 숙주세포 중합효소가 RNA 분자와는 일하지 않으므로, 직접 전사가 불가능하다. 만일 전사가 필요하다면 바이러스는, 뉴클레오캡시드 안에 중합효소를 지니고 있던가 감염 후 자기 유전정보를 바탕으로 합성함으로써, 반드시 스스로 중합효소를 준비해야 한다. RNA 바이러스는 몇 가지 서로 다른 경로를 통하여 mRNA를 생산한다. 쌍가닥 RNA 바이러스들에서는(Baltimore Class III) 먼저 한 가닥이 바이러스 중합효소에 의해 mRNA로 전사된다. 한가닥 RNA 바이러스들에서는 세 가지 mRNA 형성 경로가 있다. 그 가닥이 양성(positive sense) 형태이면(Baltimore Class IV) 바르 mRNA로 이용될 수 있다. 만일 음성(negative sense) 형태라면(Baltimore Class V) 바이러스 중합효소를 이용하여 먼저 양성 가닥으로 전사하고, 다음 이 양성 가닥이 mRNA로 작용할 수 있다. 마지

바이러스의 숙주세포에 대한 효과

- 세포파괴 감염(Cytocidal [lytic] infection)
- 지속(항정상태) 감염(Persistent [steady state] infection)
- 잠복(통합) 감염(Latent [integrated] infection)
- 형질전환 감염(Transforming infection)
- 불발 감염(Abortive infection)

그림 6.10 숙주세포가 바이러스에 감염됨으로써 일어날 수 있는 결과들의 요약

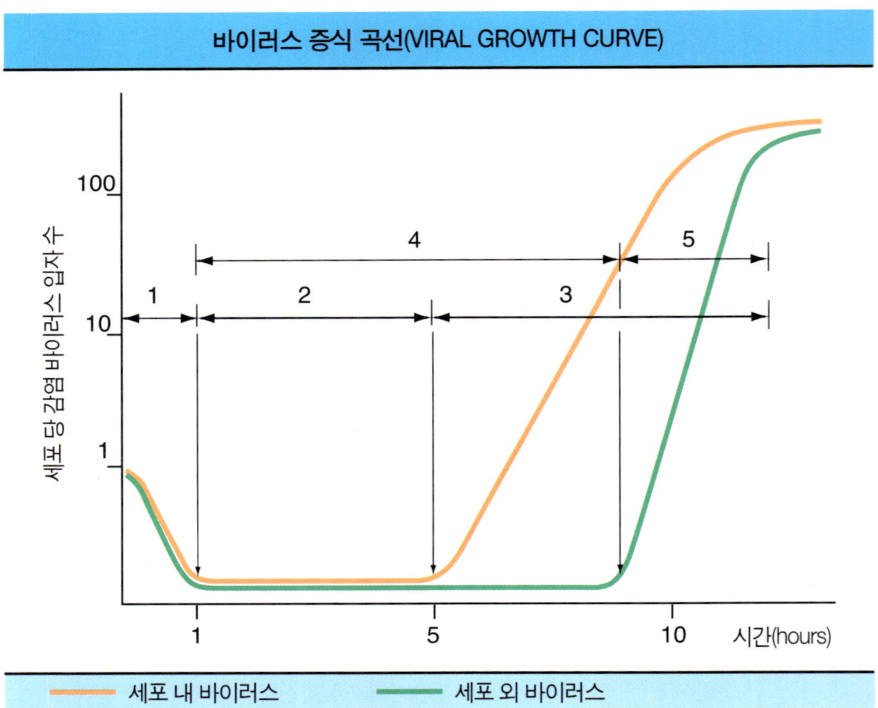

그림 6.9 세포 안에서 성숙하여 세포 용해(lysis)로 방출되는 동물 바이러스의 증식 곡선. 1 = 흡착(adsorption)과 침투(penetration); 2 = 쇠퇴기(eclipse period); 3 = 성숙(maturation); 4 = 잠재기(latent period); 5 = 용해 방출(lytic release). Taussig MJ, 1984로부터 다시 그린 것; Blackwell Scientific Publications의 허락을 받음

막으로, 레트로바이러스(retrovirus)들은 (Baltimore Class VI) 역전사효소(reverse transcriptase)의 작용으로 그들의 양성 RNA를 음성 한 가닥 DNA로 전환시킨다. 다음으로 쌍가닥 DNA가 형성되고 나면, 이 쌍가닥 DNA는 숙주세포 핵으로 들어가 숙주 유전체와 통합된다. 통합된 바이러스 DNA는 숙주세포 중합효소에 의해 mRNA로 전사된다(제20장).

바이러스의 messenger RNA가 생산된 후, 숙주세포는 바이러스 단백질을 생산한다. 이 단백질들 중 어떤 것은 숙주세포에 직접 영향을 주지만, 나머지 단백질들은 두 가지 주요 유형에 속한다. 한 유형은 효소로서, 주로 핵산 중합효소들이며, 더 많은 바이러스 핵산의 복제가 가능하게 된다. 또 한 그룹은 구조 단백질들로서, 바이러스의 캡시드를 형성한다. 이 별개의 구성분자들이 숙주세포 안에서 조립되어 새로운 자손 바이러스 입자를 형성한다.

바이러스 입자는 세포가 죽어 용해됨으로써 방출되거나, 뉴클레오캡시드가 숙주세포막의 일부와 결합하여 바이러스 외피(envelope)를 형성하는 발아 과정에 의해 방출된다.

이러한 과정들은 그림 6.9에 도해되어 있는 바이러스 복제의 동역학(kinetics)을 이룬다. 첫 단계는 바이러스의 흡착(adsorption)과 침투(penetration)를 나타낸다. 연이어 일어나는 쇠퇴기(eclipse period)는 바이러스가 껍질을 벗고 새로운 바이러스 핵산 및 구조 단백질들이 생산되는 시기이므로, 어떤 바이러스 입자도 찾아볼 수 없다.

세 번째 시기인 성숙 단계는 새로운 바이러스 입자가 세포 내에서 조립되는 시기이고, 마지막 단계인 용해 방출은 새로 포장된 자손 바이러스들이 주변 환경으로 방출되는 것을 나타낸다.

바이러스의 숙주세포에 대한 효과

그림 6.10에는 개별 숙주세포 수준에서 바이러스 감염이 초

바이러스 감염의 경로	
경로(Route)	예
피부(Skin)	
기계적 손상(Mechanical trauma) 주사(Injection) 물림(Bite)	우두 바이러스(Cowpox virus) B형간염 바이러스(Hepatitis B virus); 사람면역결핍바이러스(HIV) Rabies virus
기도(Respiratory tract)	
비말감염(Droplet infection) 국소호흡기감염 (Localized respiratory infections) 전신감염(Generalized infections)	 일반 감기 바이러스(Common cold virus); 인플루엔자 바이러스(influenza virus) 수두 바이러스(Chickenpox virus)
소화관/입인두(Alimentary tract/oropharynx)	
대변-입(Faecal-oral) 침(Saliva)	A형간염 바이러스(Hepatitis A virus) 볼거리(유행귀밑샘염[Mumps virus]) 단순헤르페스 바이러스(Herpes simplex virus) Epstein-Barr virus
생식관(Genital tract)	
성교(Sexual intercourse) 태반경유(Transplacental)	HIV; B형간염 바이러스 풍진 바이러스(Rubella virus) 거대세포바이러스(Cytomegalovirus)

그림 6.11 바이러스 감염의 중요 경로 요약

래하는 결과가 요약되어 있다. 바이러스가 숙주세포에 미치는 가장 일반적인 결과는 숙주세포가 죽어서 자손 비리온(virion, 바이러스입자)이 방출되는 세포파괴(cytocidal) 혹은 용해(lytic) 감염(infection)이다.

지속적(persistent) 혹은 항정상태(steady state) 감염에서는 숙주세포가 증식하면서 몇 대 동안 계속 바이러스를 생산할 수 있다. 이러한 감염의 예로는 볼거리(mumps) 바이러스 같은 파라믹소바이러스(paramyxovirus)들과 종양세포에 의한 종양바이러스의 지속적인 생산 및 방출을 들 수 있다.

세 번째 가능성은 바이러스 핵산이 세포 내에 계속 잔류하지만, 성숙한 바이러스 입자는 검출되지 않는, 잠복(latent) 혹은 통합(integrated) 감염이다.

바이러스는 취약한(susceptible) 세포를 형질전환시킬 수도 있다. 이 형질전환된 세포는 세포분열에 대한 정상적인 제약을 받지 않고 증식하여 종양을 형성하게 된다. 종양 바이러스들은 그들의 유전체를 숙주세포 DNA에 통합시킨다.

마지막으로 바이러스와 숙주세포 간의 상호작용 중에는, 불발감염(abortive infection)으로 알려진, 끝을 맺지 못하는 상호작용도 있음을 알아야 한다. 이는 일례로, 숙주세포 내에 필요한 효소가 없기 때문일 수 있다.

바이러스 감염의 경로

바이러스 감염이 일어날 수 있는 경로는 다른 미생물들의 경우와 유사하며 그림 6.11에 요약되어 있다.

손상되지 않은 피부는 바이러스 감염에 대한 훌륭한 방벽이

바이러스의 감염 형태	
형태(Pattern)	예
급성 감염(acute Infections)	
여러 열병(febrile diseases) 짧은 잠복기(incubation period) 숙주가 2~3주 내 회복되거나 죽음(recovery or death) 대다수는 무증상임(asymptomatic or subclinical)	인플루엔자(Influenza)
지속 감염(Persistent Infections)	
바이러스가 수 개월 혹은 수 년 동안 지속됨 **네 가지 부류(categories)**	
1. **잠복(Latent)** 급성 감염 후 외견상 회복(apparent recovery) 소량의 바이러스가 격리되어 존재(sequestered) 후에 급성 증상이 재발(recurrence)	헤르페스잇몸입안염(치은구내염[herpetic gingivostomatitis]) 입술헤르페스(입술물집염[Herpes labialis])
2. **만성(Chronic)** 많은 양의 바이러스가 장기간 지속; 바이러스가 계속 검출됨	B형간염(Hepatitis B)
3. **느린시작(지발[Slow])** 드물지만, 흔히 중추신경계통을 침범; 장기간의 잠복기; 죽음을 향한 점진적이고, 가차없는 진행 (gradual, inexorable progression)	아급성경화범뇌염(subacute sclerosing panencephalitis; 홍역[measles]에 속발[secondary])
4. **종양발생(Oncogenic)** 숙주세포 염색체 내로 바이러스의 유전자 정보가 통합됨(integration); 종양(tumour)이 발생한다.	Burkitt' s lymphoma (림프종; Epstein-Barr virus)

그림 6.12 사람 숙주를 감염시키는 바이러스의 주 감염 양식

며, 피부의 손상 혹은 천공(perforation)은 바이러스 감염을 허용할 수 있다. 이는 바늘에 찔리거나 예리한 기구에 의한 손상을 겪고 있는 의료종사자들에게 있어서, 혈액매개 바이러스 감염과 특별한 관련성이 있는 문제이다.

기도(respiratory tract)는 바이러스 감염의 주요 경로이다. 여기에는 감기 같은 국소 기도감염과 수두(chickenpox) 같은 전신 감염도 포함된다. 감염은 감염된 비말(droplets)을 흡입한 후에 일어난다.

어떤 바이러스는 소화관(alimentary tract)을 통해 감염되고 또 어떤 바이러스들은 입인두(oropharynx)를 통해 침(saliva)으로 확산된다. 헤르페스 무리의 바이러스 중에는 이것이 중요한 [감염] 경로인 바이러스가 있으며, 치과 진료실에서의 교차감염(cross-infection) 위험과 관련이 있다.

마지막으로, 생식관(genital tract)에서도 바이러스의 전파가 일어날 수 있다. HIV처럼 성적 접촉을 통해 일어나거나, 거대세포바이러스(cytomegalovirus)처럼 태반을 통과해서 확산될 수도 있다.

바이러스 감염 형태

숙주 수준에서 볼 수 있는 다양한 형태의 바이러스 감염들이 그림 6.12에 요약되어 있다. 다수는 인플루엔자나 감기 같은 단기간 급성 감염이다. 그렇지만 바이러스는 지속 감염(persistent infections)을 확립시키는 것으로 잘 알려져 있으며, 여기에는 네 가지 유형이 있다(그림 6.12). 헤르페스 바이러스는 구강병과 중요한 관련이 있으며 잠복감염(latent infection)의 중요한 원인이다. B형간염(hepatitis B) 바이러스 보균(carriage) 같은 만성 감염은 치과진료에서 교차감염 방지와 관련이 있다. 종양발생에 있어서 바이러스의 역할(종양발생 감염[oncogenic infection]) 역시 구강외과의사들에게는 관심거리이다. 어떤 입안의 양성 종양은 편평유두종(squamous papilloma)처럼 바이러스가 원인이며, Epstein-Barr 바이러스는 버킷림프종(Burkitt's lymphoma 제19장)의 발병기전에서 역할이 있다.

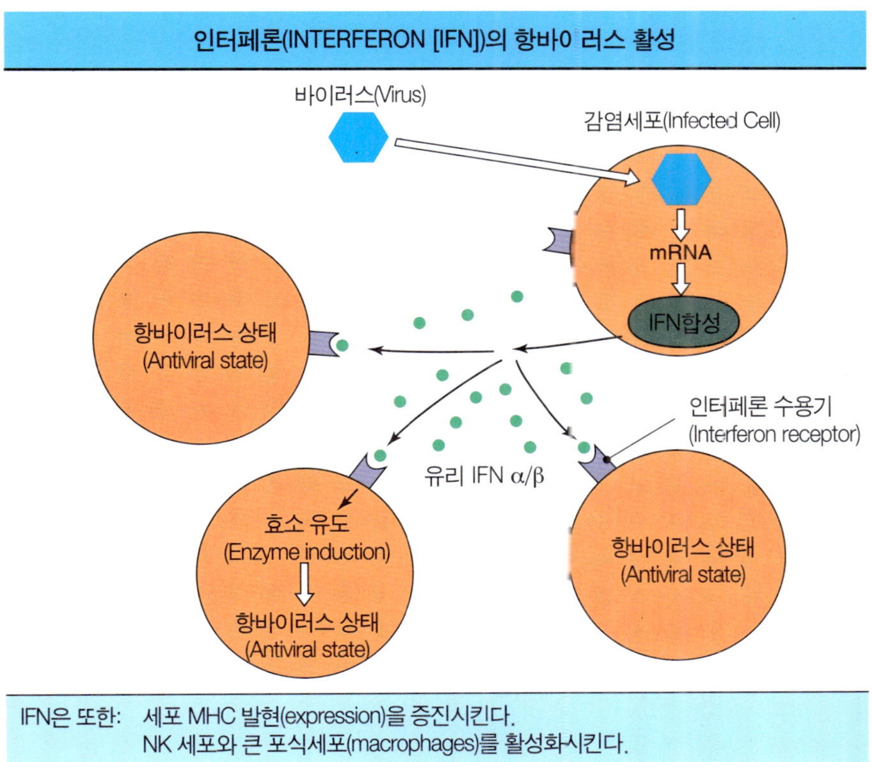

그림 6.13 인터페론의 항바이러스 활성 도해

바이러스 감염에 대한 특이 면역반응
체액(항체)반응
체액에서 바이러스의 중화(neutralize; neutralization)
부착소 (adhesin)와 반응
점막 표면에서 중요한 IgA를 생산
바이러스 입자의 포식작용 증진
주된 역할은 **재감염 예방**에 있다.
세포매개 면역반응
일차감염에서 회복되는데 필요
림포카인 생산
큰포식세포의 동원 및 활성화
바이러스에 감염된 세포를 T세포가 찾아내어 파괴
보호면역으로서의 역할

그림 6.14 바이러스 감염에 대한 숙주의 체액 및 세포매개 면역반응의 역할

바이러스 감염에 대한 숙주반응

바이러스 감염에 대한 숙주의 반응은 비특이 및 특이 반응으로 나뉜다.

비특이 방어기전에는(제8장) 온전한 피부와 점액, 하기도를 보호하는 섬모(cilia)가 포함된다. 위장관은 위의 산성, 담즙에 의한 외피를 가진 바이러스의 용해, 창자연관림프조직(gut-associated lymphoid tissue)의 바이러스 수용(uptake) 작용 등에 의해 보호된다. 요도와 결막은 체액에 의한 물리적인 수세식 세정에 의해 보호받는다. 포식작용은 항체에 의해 증강되지만, 중요한 비특이 방어기전이기도 하다. 뿐만 아니라, 자연세포독성세포(natural killer cells, NK cells)는 큰 과립림프구(large granular lymphocytes; LGLs)로서, 바이러스에 감염된 세포 표면의 구조물에 부착한 후 정상세포와 구별해 내고, 마침내 죽인다.

인터페론(interferons)은 중요한 항바이러스 역할을 갖고 있다. 이 단백질분자 가족은 알파(alpha), 베타(beta), 감마(gamma) 세 가지 유형을 포함한다. 첫 두 가지 유형의 인터페론은 주로 바이러스에 감염된 세포들이 생산하며, 숙주-특이하지만, 넓은 항바이러스 범위를 갖고 있다. 인터페론의 항바이러스 활성을 그림 6.13에 요약하였다. 인터페론은 세포표면 수용기와 결합하여 세포 내 효소들을 유도한다. 이 효소들이 바이러스 복제를 억제하고, 인터페론에 노출된 세프를 바이러스 감염에 대해 저항하도록 만든다.

바이러스 감염에 대한 특이 면역반응과(제8장) 관련하여, 체액 및 세포매개 면역의 역할들을 그림 6.14에 요약하였다. 체액면역반응은 전에 만났던(감염되었던) 바이러스에 의한 재감염을 예방하는데 중요하지만, 항체가 세포내 바이러스 입자와는 상호작용하지 못하고, 또한 항체발달 과정이 너무 오래 걸리기 때문에, 일차 감염에서 회복될 때는 중요한 역할을 하지 않는다. 그렇지만 세포매개 면역반응은 세포내 기생체를 갖고 있는 숙주세포를 인지하고 공격할 수 있기 때문에, 일차 바이러스 감염으로부터의 회복에서 불가결한 역할을 한다.

Further reading

Collier L and Oxford J (2000). Human Virology, 2nd edn. Oxford University Press, Oxford.

Mims C, Dockrell HM, Goering RV, Roitt I, Wakelin D and Zuckerman M (2004). The viruses. In Medical Microbiology. 3rd edn, Chapter 3. Elsevier Limited, London.

Norval M (2002). Virus-cell interactions. In Greenwcod D, Slack RCB, Peutherer JF (eds) Medical Microbiology, 16th edn, Chapter 9. Churchill Livingstone, Edinburgh.

요점

- 바이러스는 절대 세포 내 기생체이며 살아있는 세포 안에서만 복제가 가능하다.
- 바이러스는 엄정한 기하학적 구조를 갖고 있으며, 이 구조는 정이십면체이거나 나선형이다.
- 유전체는 단백질 껍질(캡시드, capsid)로 보호되고, 어떤 바이러스는 지질 외피도 갖고 있다.
- 유전체는 DNA이거나 RNA 중 하나이며, 두 가지 다인 경우는 결코 없다.
- 바이러스 감염은 전자현미경검사, 살아있는 세포 내 배양, 혈청학, 직접적인 항원 검출 또는 핵산 검출로 진단할 수 있다.
- 바이러스는 피부 및 점막을 통하거나 위장관, 기도, 요도를 통해서 숙주 내로 들어온다.
- 세포의 바이러스 감염 단계는 흡착(adsorption), 침투(penetration), 탈피(uncoating), mRNA를 만들기 위한 유전체 전사(genome transcription), 바이러스 단백질을 만들기 위한 mRNA 유전암호해독(translation), 유전체 복제(replication), 조립(assembly) 및 방출(release)이다.
- 숙주세포의 감염은 세포파괴(cytocidal), 지속(persistent), 잠복(latent), 형질전환(transforming), 또는 불발(abortive) 감염을 초래할 수 있다.
- 비특이 및 특이 면역 방어 모두 바이러스 감염에 대한 보호를 제공한다.
- 인터페론(interferons)은 바이러스복제 억제를 도우며, 특히 감염의 초기 단계에 작용한다.
- 일반적으로 항체는 바이러스 재감염에 대한 보호에서, 반면 세포매개 면역은 일차 감염으로부터의 회복에서 주된 역할을 한다.

7 진균 (Fungi)

- 구조
- 대사와 생식
- 효모(Yeasts)와 곰팡이(moulds)
  —두형태성(Dimorphism)
- 분류
- 진단
- 발병기전과 면역
- 요점

진균은 환경 내 분해자(decomposer)로서 도처에 존재하며, 제빵, 양조 및 제약 산업에서 상업적으로 큰 중요성을 지닌 독특한 미생물이다. 진균의 종류는 약 이십만 종으로 추정되지만, 단지 200 종 정도만이 사람의 병을 일으킨다. 진균이 일으키는 병인 진균증(곰팡이병, mycosis)은 아급성(sub-acute)이거나 만성인 경향이 있으며 주로, 방어기전, 특히 특이면역계통이 약화된 사람에서 나타난다. 치과의사가 진단하고 치료하는 진균 감염 중 가장 일반적인 것들은 효모인 *Candida albicans*에 의한 감염들이므로, 이 장에서는 특히, 이 진균의 특성들이 강조될 것이다.

구조

진균세포는 핵, 사립체, 골지 장치(Golgi apparatus), 세포막 바깥쪽의 단단한 세포벽 등, 전형적인 진핵세포의 특징을 갖고 있다(그림 1.4). 진균 *Candida albicans*의 구조가 그림 7.1에 나타나있다. 진균세포벽의 화학적 구조는 mannan, 글루칸(glucan), 키틴(chitin) 같은 다당류들을 포함하고 있고, 이 다당류들끼리, 그리고 이들 다당류와 구조 단백질들이 서로 밀접하게 연결되어 있어, 세균의 세포벽과는 현저한 차이를 보인다(그림 2.3과 2.4). 표면 manno-단백질들은 혈청학적 특이성을 결정하는 주된 요소이며, 아마도 진균세포가 숙주세포 표면에 부착하는데 역할을 할 것이다.

대사와 생식

진균은 대단히 넓은 대사 다양성을 갖고 있지만, 그 중 다수는 오로지 유기 탄소원, 그리고 질소원으로서 암모늄 또는 질산염(nitrate)만으로도 자랄 수 있다. 진균 대다수는 절대 산소성균이며, 어떤 것들은 혐기적으로 자랄 수 있기는 하지만, 절대 무산소성균은 없다.

진균은 유성생식과 무성생식 수단을 다 가지고 있으며, 홀씨(포자, spore)와 분생홀씨(conidium)가 각 생식에 관련된 생식요소들이다. 그렇지만 의학적으로 중요한 진균 대다수는 유성생식을 하지 않는다.

효모와 곰팡이

진균 종들은 증식 특성에 따라 효모 혹은 곰팡이로 분류할 수 있다; 두 가지 형태 모두 사람의 병과 관련이 있다. 효모는 싹을 틔워 증식하며, 싹은 길게 자란 후 떨어져 나와 새 세포를 만든다. 배양 접시 위에서 효모는 주로, 세균 집락과 유사한 특징을 보이는 집락을 형성한다.

곰팡이는 팡이실(균사, hypha[e])을 발달시켜 자란다. 팡이실은 벽이 두텁고, 튜브모양으로 뻗어나간 세포의 일부로, 진균 세포질과 소기관들을 갖고 있으며, 균사체(mycelium[-lia])로 불리는, 서로 꼬여 짜여진 집합체를 형성한다. 곰팡이의 생식 분

Candida albicans의 구조와 세포벽 성분

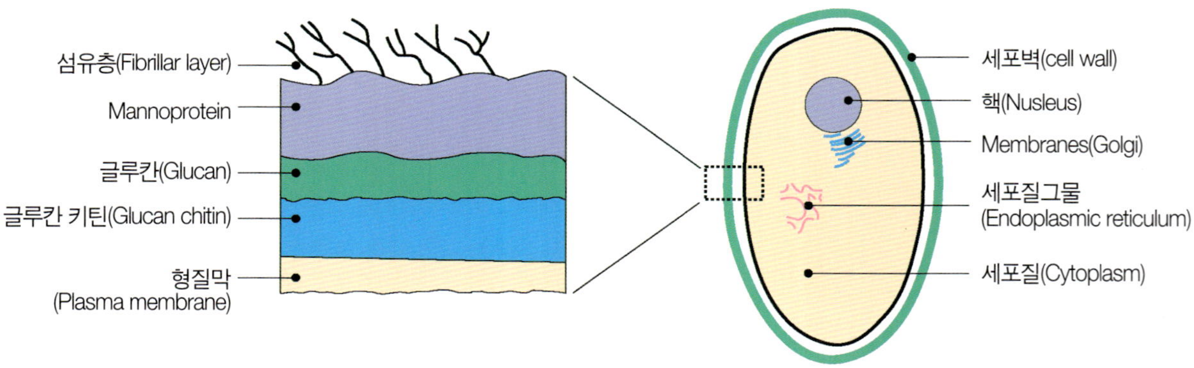

그림 7.1 *Candida albicans*의 구조 성분

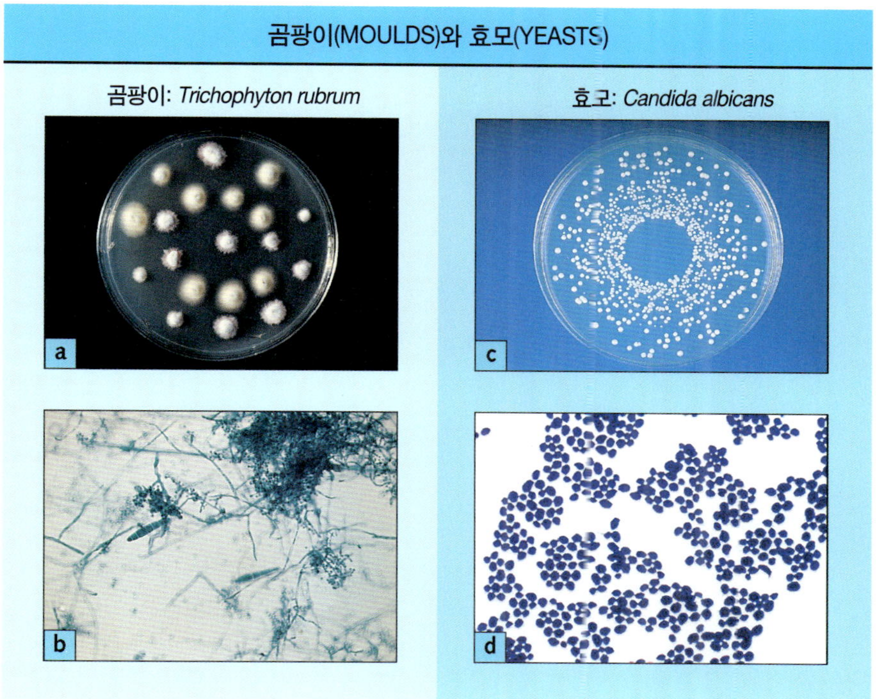

그림 7.2 진균 증식의 곰팡이 형태와 효모 형태의 비교. 곰팡이 *Trichophyton rubrum*은 배양(a)과 현미경검사(lactophenol cotton blue)(b) 및 효모 *Candida albicans*의 배양(c)과 현미경검사(Gram film)(d). 그림 7.2 (a)와 (b)는 Dr M. Richardson의 호의로 게재

생홀씨 및 홀씨는 그 크기, 모양, 모체 팡이실과의 관계에 있어서 큰 다양성을 보인다. 홀씨와 분생홀씨의 발달 양상은 실험실 진단에 유용하다. 배양 시 곰팡이는 크고 색채가 다양한, 부착성의 솜털로 뒤덮인 폭신폭신한 집락을 형성하는 경향을 보인다. 그림 7.2에서 곰팡이와 효모를 비교해 볼 수 있다.

두형태성(Dimorphism)

어떤 진균들은 효모 또는 곰팡이 상(phase), 양쪽으로 증식할 수 있으며 두형태성(dimorphic) 진균으로 불린다. 몇몇 사람 병원체들, 예를 들어 *Candida* 종들과 *Histoplasma* 종들이 두형태성이다. 두형태성 진균은 기온이 맞는 자연환경에서는 곰팡이로 자라는 경향이 있지만 감염을 일으킨 사람 조직 내에서는 효모나 그 외 다른 형상으로 바뀐다.

두형태성 진균인 *Candida* 종들은 몇 가지 다른 형태를 갖는다(그림 7.3). 효모세포는 종종 blastospore 혹은 blasto-conidia로 불리지만, 효모세포는 홀씨(spore)나 분생홀씨(conidia) 중 어느 것의 특성도 갖고 있지 않으므로, 두 유의어 모두 잘못된 호칭이다. 거짓균사(pseudohyphae)는 기다란 효모세포들이 끝과 끝이 서로 연결되어 있는 형태를 말하는데, 길이를 따라 좁아진 부분들이 있다. 모든 칸디다 종들이 효모세포와 거짓균사를 만들지만, *C. albicans*와 *C. dubliniensis*만이 진짜 균사(팡이실)를 만들 수 있다. 좁아진 곳이 없이 뻗어나간 이 부분을 흔히 '발아관(germ tube)' 이라고 부르며, 이 발아관은 두 칸디다 종의 효모세포를 37℃에서, 혈청이 함유된 배지에 한 시간 가량 배양하면 형성된다(그림 12.11).

분류

진균들은 유성생식 홀씨 및 균사 분할의 특성에 따라 대분류된다.

- 피부진균(dermatophytes)은 백선증(도장부스럼, ring worm, tinea)과 발백선증(발피부곰팡이증, 무좀, athletes foot) 같은 얕은(표재성) 피부감염을 일으킨다.
- 기회감염곰팡이는 환경에 존재하거나 사람의 정상 미생물무리 안에 있으면서, 특히 약화된 숙주에서 병을 일으킨다. 그 예는 *Candida* 종들과 *Aspergillus* 종들이다.

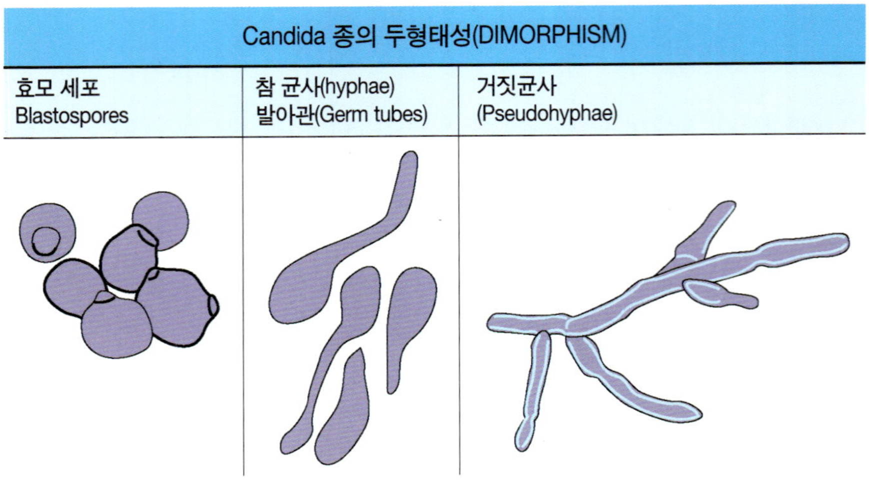

그림 7.3 *Candida* 종의 두형태성(Dimorphism)

- 전신 병원체는 병독성이 가장 크고, 건강한 숙주에서도 전신병을 일으킨다. 그 예는 *Blastomyces* 종들과 *Cryptococcus* 종들이다

대다수의 사람 진균 감염은 환경 내 저장소나 환자 자신의 균무리에 기인한다. 그렇지만 두피 백선증(scalp ringworm)이 감염된 사람이 사용한 빗을 통하여 옮듯이, 가끔씩 사람으로부터 전파되기도 한다.

진단

특정 진균 감염의 진단에 대해서는 이 책의 다른 적합한 장에 기술되어 있다(제12, 16, 27장). 일반적으로 가장 널리 사용되는 감염 진단 기술은 염색하거나(그람 염색 또는 lactophenol cotton blue 염색) 염색되지 않은 사람 분비물 혹은 조직의 광학현미경검사와 더불어, 이 표본들을 실험실에서 진균학적 배지에 배양하는 것이다. 예를 들어, Sabouraud's agar(우무배지)는 진균의 증식은 북돋지만 세균은 억제한다. 배양 후에는 진균 집락 및 현미경 형태학적 특징, 생화학 검사, 최근에는 DNA probe를 이용하여 식별한다.

발병기전과 면역

진균 감염과 연관된 병원성 기전, 발병인자, 면역반응들은 세균이나 바이러스 감염에 비해 덜 알려져 있다. 그렇지만 그 일반 원리는 제4장과 제8장의 세균 감염에 대해 기술된 것과 유사하다.

정상적인 면역계통을 갖고 있는 사람들은 대다수의 진균 감염에 대해 높은 자연 저항성을 갖는다. 여기에는 여러 선천면역 기전과 더불어, 두 가지 중요한 면역학적 기전이 관여하는 것으로 보이며, 이는 탐식 항체(opsonizing antibodies)의 도움을 받거나 받지 않는 호중구 포식작용, 그리고 세포매개 면역의 발전이다. 이 기전들은 사람 미생물무리 내 진균이 비병원성인 상태로 머물러 있게 하고, 외부의 근원으로부터 체내로 들어온 진균도 결국 제거되도록 한다. 그렇지만 어떤 진균들은 숙주 방어기전의 일부를 피하는 전략을 발달시켜 왔으며, 뿐만 아니라 선천, 체액 혹은 세포매개 면역반응에 영향을 주어 숙주가 쉽게 감염되게 만드는 몇 가지 병과 약물 등, 몇몇 비-진균성 요인들이 있다(제8장).

진균이 조직 혹은 면역계통이 약화된 숙주를 만났을 때 일어날 수 있는 복합적 상호작용의 결과들을 그림 7.4에 도식적으로 나타내었다. 진균은 주변환경에 변화가 있을 때, 예를 들어 진균이 폐로 흡입되거나, 입 안의 침의 양이 심하게 감소되는 등 내인성 진균이 처한 숙주의 미세환경에 변화가 있을 때, 이를 감지하는 능력이 있는 것으로 보인다. 진균은 이러한 변화에 대해 여러 가지 다른 방법으로 반응하지만, 그 최종적인 효과는 진균의 형태와 대사를 변화시켜 세포증식과 숙주조직 침

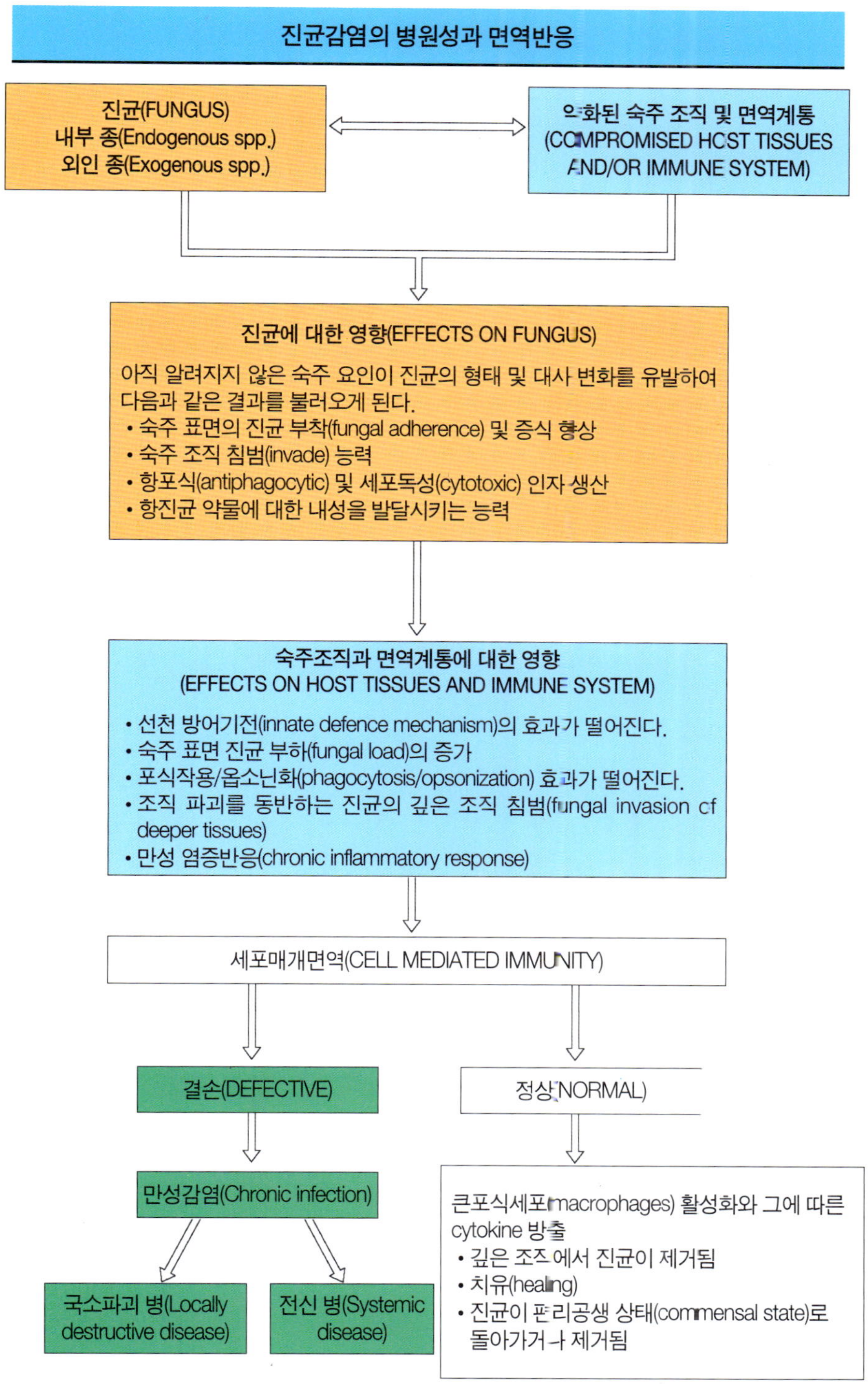

그림 7.4 진균 감염의 병원성과 면역반응

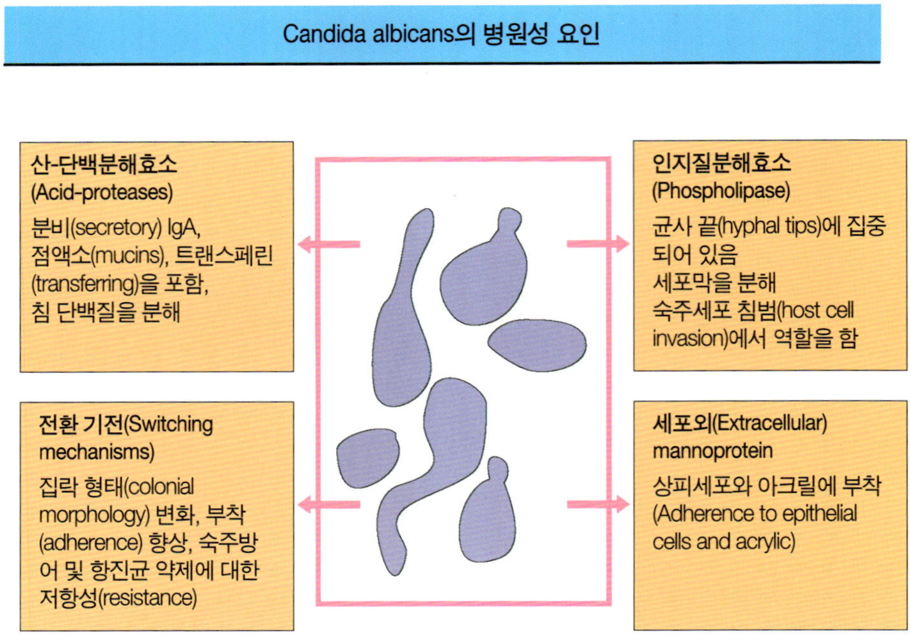

그림 7.5 *Candida albicans*의 병원성 요인

범을 촉진시키는 것이다.

구강, 질, 위장관 미생물무리 안에서 일반적으로 발견되는 *Candida albicans*는 이들 부위에서 병을 일으키기도 한다. 숙주 생리의 변화에 대한 반응으로 이 효모는 증식하고, 조직을 침범하고, 감염을 일으킬 수 있다. 이는 아마도 표현형 전환 기전(phenotypic switching mechanisms)의 도움으로 병원성이 더 높은 세포로 발달하기 때문일 것이다. *C. albicans*의 이러한 속성은 이 진균 세포가 숙주 내 변화에 빠르게 적응할 수 있게 해준다. 즉, 면역계통의 요소들을 피하고, 항진균 약물에 대한 내성을 발전시키며, 숙주 상피 표면의 집락형성 및 침범을 극대화시킨다. *C. albicans*의 구강병원성에 관여하는 것으로 여겨지는 주 요인들이 그림 7.5에 있다. 칸디다 감염이 성공적으로 치료되면, 숙주 표면의 효모 집단은 완전히 말살되거나, 감소하여 병원성 형태로부터 편리공생 양식으로 바뀐다. 그렇지만, 후에 환경적 혹은 면역 상태가 다시 변하여, 이 주기가 반복되고 감염이 다시 발생하는 일은 드문 일이 아니다.

많은 진균 감염에서 숙주 조직 혹은 면역계통의 일부가 대개 약화되어 있기 때문에, 병이 확산되는 것을 막거나 중지시킬 수 없어 만성으로 진행한다. 세포매개 면역반응이 정상이면 감염은 억제되고, 조직 내 진균이 죽어서 치유될 수 있다. 세포매개 반응이 불완전하면 장기간의, 만성의, 국소조직파괴성 감염이 초래되고, 전신 확산의 가능성이 수반된다.

Further reading

Calderone RA (ed.) (2002). *Candida and Candidiasis*. American Society for Microbiology Press, Washington.

Denning DW (2003). Fungal infections. In Finch RG, Greenwood D, Norby SR, Whitley RJ *Antibiotic and Chemotherapy. Anti-infectives and their use in therapy*, 8th edn, Chapter 62. Churchill Livingstone, Edinburgh.

Richardson MD and Warnock DW (2003). *Fungal infection — Diagnosis and Management*, 3rd edn. Blackwell Science, Oxford.

Samaranayake LP and MacFarlane TW (eds) (1990). *Oral Candidosis*. Wright, London.

요점

- 진균은 진핵세포생물이며 뚜렷한 핵과 그 외 다른 세포 함유물들을 갖고 있다.
- 진균은 다당류(mannan, 글루칸[glucan], 키틴[chitin])로 이루어지며 단백질이 복합된 단단한 세포벽을 갖고 있다.
- 진균은 산소성균이며 그 대다수는 증식을 위해 유기 탄소와 단순한 질소원을 필요로 한다.
- 무성생식을 하는 진균은 분생홀씨(conidium[-ia])를 만든다.
- 진균은 효모나 곰팡이로 자란다; 효모는 싹 틔움(budding)으로 타원형의 효모세포를 생산한다; 곰팡이는 균사(hypha[e])와 분생홀씨(conidia) 혹은 홀씨(spore)를 만든다.
- 두형태성(dimorphic) 진균은(예, *Candida albicans*) 효모 또는 곰팡이로 자란다.
- 진균 감염은 표재성(superficial), 기회감염성(opportunistic), 또는 전신성(systemic)으로 분류된다.
- 대다수의 진균 감염은 환경이나 숙주의 내인성 미생물무리에 기인한다.
- 실험실 진단은 현미경검사, 배양, 생화학 검사 및 DNA probe에 근거한다.
- 포식작용과 세포매개 면역은 진균 감염으로부터의 회복에 필수적이다.
- 만성 진행성 진균 감염은 주로, 약화된 조직 및 면역계통을 갖고 있는 환자에서 일어난다.

8 숙주 방어 (Host defences)

- **서론**
- **선천면역(innate immunity)**
  - —포식작용과 세포내 죽이기
  - —도움체(보체[complement])
  - —인터페론(interferons)
  - —염증(inflammation)
- **후천면역**
  - —항원(antigens)
  - —면역계통의 세포
  - —항원 제시(전달[antigen presentation])
  - —체액면역(humoral immunity)
  - —세포매개 면역
  - —림프절(lymph nodes)과 림프계통(lymphatic system)
  - —점막 표면의 보호와 MALT(점막연관림프조직)
  - —과민(hypersensitivity)
- **면역계통의 결핍**
  - —자가면역(Autoimmunity)
  - —면역억제(Immunosuppression)
- **면역학적 기법**
  - —ELISA
  - —면역탁본법(Immunoblotting; Western blotting)
  - —라텍스 응집반응(latex agglutination)
- **요점**

서론

이물질 또는 감염체에 대한 숙주 자연 방어를 연구하는 것을 '면역학' 이라고 한다. 면역학은 복잡함이 더해만 가는 거대한 주제이지만, 면역학의 원리에 대한 충분한 지식을 갖추는 것은 미생물이 어떻게 병을 일으키는지(발병기전[pathogenesis])를 공부하는데 결정적으로 중요하다. 이 장의 목적은 면역계통의 개관을 제공하고, 병원성미생물과 숙주방어체계 사이에 존재

선천면역계통(THE INNATE IMMUNE SYSTEM)		
일반적인 구분	요소(Component)	설명
장벽(Barrier)	피부(Skin)	신체의 가장 큰 장기(organ), 방수(waterproof), 미생물침투(penetration)에 고도의 저항성. 화학적 항미생물 특성
	점막(Mucous membranes)	대개 미생물이 집락을 형성하지만 점액(mucus)이 효과적인 장벽이 됨 점액은 끊임없이 움직이며, 삼켜지거나 배출됨
	결합조직(Connective tissue)	조직을 통한 확산을 방지
세정작용(Flushing action)	꿈틀운동(연동[Peristalsis])	위창자길(gastrointestinal tract)을 통한 흐름의 속도가 중요 흐름의 속도가 클수록 집락형성의 기회는 줄어듦
	섬모(Cilia)	점액의 흐름을 도움
	체액 흐름(Flow of body fluids)	요로감염(urinary tract infections) 방지에 매우 중요함.
	침(Saliva)	입안과 치아 주변 세정 인자로서 중요 화학물질(완충제[buffers]와 효소)과 면역글로불린(immunoglobulins)의 운반체로서 중요
	기침/재채기반사 (Cough/sneeze reflex)	미생물과 오염 분비물들을 몰아낸다.
생화학적([Bio]chemical)	효소(Enzymes)	단백질분해효소(proteases), 지질분해효소(lipases), 다당류분해효소(polysaccharidases), 핵산분해효소(nucleases), 리소자임(lysozyme): 병원체에 손상을 준다.
	위산(Gastric acid)	낮은 pH는 대다수 미생물에 파괴적임
	쓸개즙(담즙[Bile])	세정작용(detergent action)으로 막을 붕괴시킨다.
	땀(발한[Sweat])	높은 오스몰농도(osmolarity)
	지방산(Fatty acids)	항세균(antibacterial) 작용
생물학적(Biological)	염증(Inflammation)	면역계통의 세포와 그 산물들을 감염부위에 모이게 함(localization)
	도움체(Complement)	포식세포(phagocytes) 활성화, 염증제어 및 몇몇 그람음성 세균을 포함, 세포의 용해에 관여하는 혈청 단백질 무리
	포식작용(Phagocytosis)	주로 큰포식세포(macrophages)/단핵구(monocytes) 및 호중구(neutrophils)에 의한 이물질 포식(ingestion)
	자연세포독성세포 (Natural killer[NK] cells)	본질적으로 바이러스에 감염된 세포와 어떤 종양(tumour) 세포를 죽일 수 있는 림프구(lymphocyte)의 한 유형
	급성기반응 (Acute phase response)	염증 과정에서 특정 혈청 단백질을 생산
	Cytokines	예를 들어 염증이 있을 때, 세포 간 상호작용을 매개하는 수용성 분자
	정상균무리와의 경쟁 (Competition with normal flora)	집락형성저항(colonization resistance). 병원체가 집락이 형성된 부위를 점유하는 것을 방지

그림 8.1 선천면역계통의 주요 요소들의 요약

하는 모든 상호관계에서 작용하는 다양한 면역학적 기전을 가능한 명확하게 설명하는 것이다. 면역계통의 주기능은 숙주를 보호하는 것이지만, 이에 관여되는 복잡한 변화는 드물지 않게, 숙주에 갖은 정도의 손상을 입히게 된다. 따라서 이 질문이 종종 제기된다: 면역계통은 친구인가 적인가?

모든 면역반응은 반드시, 숙주가 병원성미생물 또는 그 외 이물질(외래인자)을 인지하는 것으로부터 시작된다. 신체의 방어체계는 선천(innate; 자연[natural])면역과 후천(acquired; 적응[adaptive])면역으로 나뉘어진다. 선천면역은 비특이적이며, 감염에 대해 타고난 기계적, 화학적, 생물학적 방어벽들을 보유하며, 이 방어벽들은 특이성이나 기억력이 전혀 없다. 후천면역은 외래인자 각각에 대해 특이하지만, 숙주가 동일한 외래인자에 재노출되었을 때 반응이 크고 강력하게 증가한다는 이점이 있다. 면역계통을 공부하게 되면 면역계통의 모든 구성요소들 간에는 수많은 상호작용 및 신호전달이 일어난다는 것과 이들 중 다수는 하나 이상의 경로에 공통으로 작용한다는 것을 곧 알게 된다. 선천 및 후천면역의 두 주된 구획 사이에도 몇 가지 공통적인 특징이 있다.

선천면역(innate immunity)

그림 8.1에 선천면역이 요약되어 있다. 선천면역은 폭넓게 네 개의 구획으로 나뉘어지지만, 여느 분류계통과 마찬가지로 구획들 사이에는 기능의 중복이 있다. 선천면역과 관계 있는 중

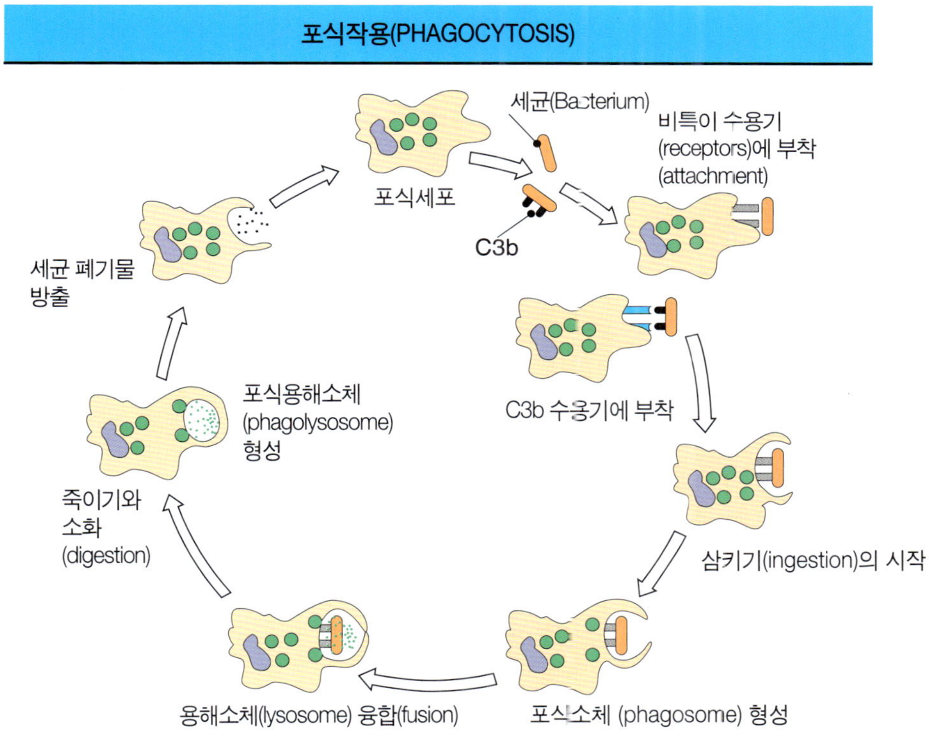

세균 같은 이물질 입자가 먼저 포식세포(phagocytic cell)에 누착한다(adheres). 이 부착(attachment)은 비특이 수용기(non-specific receptor)나 입자 표면에 붙은 옵소닌(opsonin)—예를 들어 C3b 도움체(complement) 성분 또는 항체(antibody)—에 대한 수용기를 통하여 일어날 수 있다. 위족(헛다리[pseudopodia])을 뻗어 입자를 삼켜 포식소체(phagosome) 내에 가둔다. 용해소체(lysosomes)가 포식소체와 융합(fuse)하여 포식용해소체(phagorysosome)가 되고, 이 안에서 세균은 용해소체 효소 및 반응성 산소 중간물(산소 반응중간물질[reactive oxygen intermediates])에 의해 죽임을 당하고 소화된다.

그림 8.2 포식작용의 필수 단계들을 나타낸 흐름 도표

요한 생물학적 과정 몇 가지를 좀더 자세하게 기술하기로 한다.

포식작용과 세포내 죽이기

많은 세포들이 미생물을 삼킬 수 있는 능력이 있으나, 우리 몸의 주 포식세포는 소위 '전문 포식세포(professional phagocytes)' 로 불리는 세포들이다. 이들은 호중구(호중성백혈구[neutrophils]; 다형핵백혈구[polymorphonuclear leucocytes]), 혈액 단핵구(단핵세포[monocytes]), 조직 큰포식세포(대식세포[macrophages])들이다.

포식한 미생물들의 세포내 죽이기는 산화(oxidative) 또는 비산화, 두 가지 방법으로 일어난다. 전자에는 포식세포에 의한 과산화 이온(superoxide ions), 과산화수소(hydrogen peroxide) 및 자유 수산기(free hydroxyl radicals) 같은 반응성 산소 중간물(reactive oxygen intermediates)의 생산이 관여하며, 이 모든 물질은 미생물에 대해 독성이 있다. 비산화 기전에는 포식세포 과립(granule) 산물들이 관여하며, 이 산물들은 포식용해소체(phagolysosome)로 전달된다. 여기에는 리소자임(lysozyme), 골수세포형과산화효소(myeloperoxidase) 및 산성 가수분해효소(acid hydrolases)들을 비롯한 많은 단백질들이 포함되어 있다.

도움체(보체[complement])

도움체는(그림 8.3, 8.4) 일련의 혈장 단백질들 무리로서 선천 및 후천 면역반응에서 여러 가지 기능을 갖는다. 선천면역에서의 기능은 다음과 같다:

- 그람음성 세균의 용해
- 이물질 입자의 포식작용 증진(opsonization)
- 림프계세포의 화학주성(chemotaxis) 촉진을 비롯한 염증반응의 몇 가지 측면에 기여

다수의 도움체 단백질들은 효소전구체로 생산되며, 활성화되려면 단백분해적으로 절단되어야 한다. 건강할 때는 대부분의 도움체 성분들이 혈장 내에 비활성형으로 존재한다. 일단 활성화되면 한 반응의 산물이 다음 반응을 유발하며, 따라서 전체 과정은 계단폭포(cascade)와 같은 연속단계로 생각할 수 있다(그림 8.4). 이 연속단계는 미생물, 면역글로불린, 다양한 다당류들에 의해 활성화될 수 있다. 초기 활성화는 두 가지 방법을 경유하여 일어날 수 있다—전형적경로(classical pathway) 또는 대체경로(alternative pathway) (그림 8.3). 전형적경로 및

도움체활성화(COMPLEMENT ACTIVATION)	
도움체전형적경로의 활성제(Activators of classical pathway)	
면역글로불린(Immunoglobulins)	IgG1, IgG2 또는 IgG3를 함유한 복합체(complexes)
세균(Bacteria)	없음(그러나 아래, LPS 유래 lipid A를 볼 것)
바이러스(Viruses)	몇몇 바이러스, 예를 들어 생쥐 레트로바이러스(murine retroviruses)
그 외 미생물	Mycoplasmas
거대분자(Macromolecules)	Polyanions
	DNA, Lipid A, cardiolipin(모두 PO_4^{3-}를 포함)
	Dextran sulphate, chondroitin sulphate, heparin(모두 SO_4^{2-})
	Mannan 단백질
도움체대체경로의 활성제(Activators of alternative pathway)	
면역글로불린(Immunoglobulins)	IgG, IgA 또는 IgE를 함유한 복합체(도움체전형적경로에 비해 덜 효율적)
세균(Bacteria)	많은 그람양성 및 그람음성 세균
바이러스(Viruses)	몇몇 바이러스, 예를 들어 EpsteinBarr 바이러스에 감염된 세포
그 외 미생물	많은 진균, *Leishmania* spp., trypanosomes
거대분자(Macromolecules)	Dextran sulphate, 이종유래(heterologous) 적혈구
	탄수화물(carbohydrates), 예를 들어 순수우무(agarose)

그림 8.3 도움체전형적경로 및 도움체대체경로의 활성제

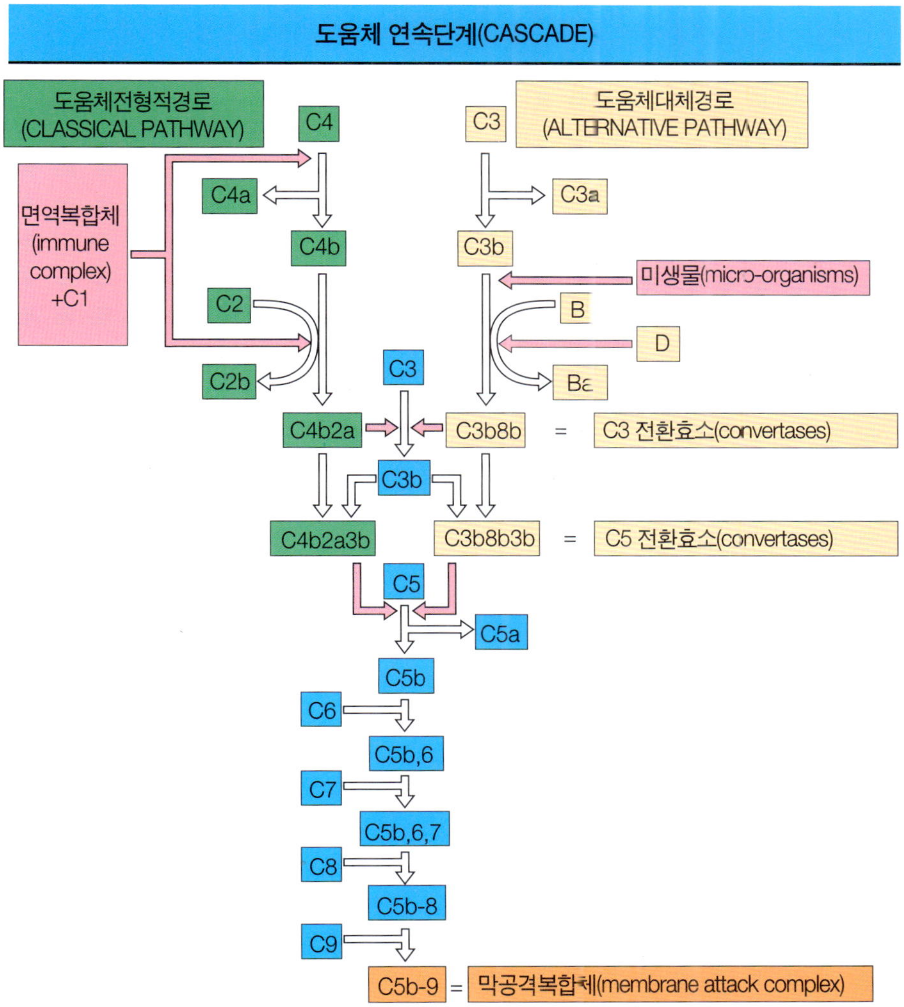

도움체전형적경로 및 도움체대체경로는 C3 전환효소(convertases)에 의해 C3가 C3b로 전환되는 단계에서 만난다. 그 다음에 조립되는 두 가지 C5 전환효소 중 하나가 C5에 작용하여 C5b(및 C5a)를 만들게 되고, 여기에 C6부터 C9이 더해져 막공격복합체(membrane attack complex)가 형성된다.

그림 8.4 도움체 연속단계(도움체연쇄증폭반응[complement cascade])의 흐름 도표

막공격복합체(membrane-attack complex) 성분들은 C1—9로 명명되는 반면, 대체경로의 성분들은 Factor B, Factor D 또는 종종 단순하게, 'B', 'D', … 와 같이 부른다. 도움체의 전체적인 체계는 그림 8.4에 요약되어 있으며, 도움체활성화의 결과는 그림 8.5에 설명되어 있다.

도움체는 자기(self)와 비자기(non-self) 식별에 중요한 역할을 한다. 인식 과정의 주요 단계는 C3b가 세포 표면 혹은 면역복합체에 결합하는 것이다. 자기(self)에게 속하는 세포 및 조직 표면은 C3b 침착(deposition)을 제한하는 분자들을 갖고 있다. 이는 많은 C3b 분자들의 신속한 침착을 허용하는 비자기(non-self) 표면과 대비되는데, 실제로 비자기 표면은 C3 전환효소(convertase)의 생성을 통하여 C3b 생산을 증폭시킨다.

인터페론

인테페론(interferons, IFN)은 면역반응의 아주 초기에 생산되는 cytokine의 한 무리이며(cytokine은 후에 설명), 종종 급성기(acute-phase) 단백질로 불린다. Alpha-interferon(IFN-α)과 beta-interferon(IFN-β)은 바이러스 감염에 대한 반응에서 매우

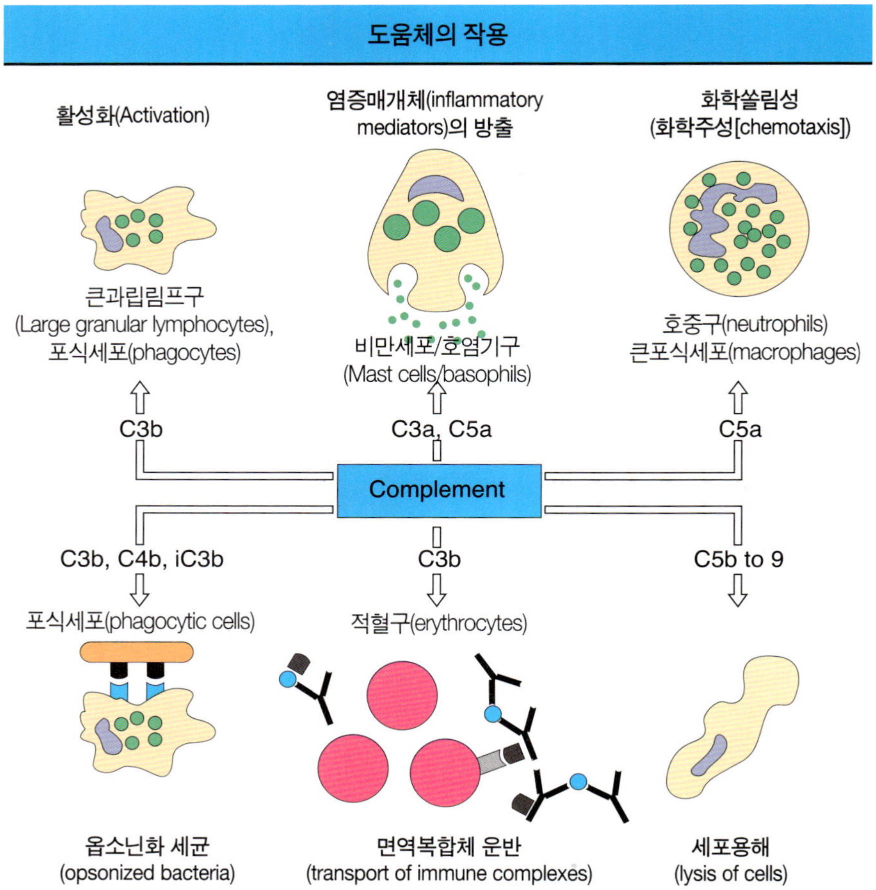

생물학적 활성이 있는 주된 도움체 성분들을 요약하였다. C3은 중심이 되는 요소로서 C3a와 C3b로 잘라진다. C5는 C3 전환효소(convertase)와 C3b가 작용하여 C5a와 C5b가 된다. C3b는 몇 가지 서로 다른 활성을 갖고 있으며, 주된 활성은 옵소닌(opsonin) 활성이다. C3a와 C5a는 아나필락시스독소(anaphylatoxins)로서 비만세포의 염증매개체 방출을 유발한다. C5a는 화학주성(화학쏠림[chemotactic])인자로서 염증이 있는 부위로 전문 포식세포를 불러 모은다. C5b에서 C9까지의 성분들은 상호작용하여 막공격복합체(membrane attack complex[MAC])를 이루며, 막으로 삽입되어 세포 용해를 일으킨다.

그림 8.5 도움체계통의 주 생물학적 활성

중요하다. 이 인터페론들은 바이러스에 감염된 세포에서 생산되며, 다른 세포에 작용하여 바이러스 감염에 저항하도록 만든다(제6장). Gamma-interferon(IFN-γ)은 T 림프구 한 유형(TH1 세포)이 항원에 의해 활성화(나중에 설명) 된 후 생산한다. 이 인터페론은 큰포식세포의 활성화에 관여하며, 항바이러스 활성은 IFN-α와 IFN-β에 비해 훨씬 떨어진다.

염증(inflammation)

면역계통의 세포와 그 활성화 산물들이 감염부위에 집중되는 과정을 염증(inflammation)이라고 부른다. 염증반응의 주 목적은 감염을 박멸시키고 손상조직의 복구를 돕는 것이다. 세 가지 중요한 일이 일어난다:

- 감염부위의 혈액공급이 증가한다.
- 모세혈관의 투과성이 증가하여 면역계통의 수용성 매개체들이 감염부위에 도달한다.
- 백혈구들이 모세혈관으로부터 감염을 받은 조직 안으로 이동한다.

제일 먼저 도착하는 세포는 호중구이고, 다음으로 단핵구/큰

CYTOKINE과 염증			
Cytokine	근원(Source)	표적세포(Target cell[s])	주 작용(Main action)
IFN-γ	T 세포, NK 세포	림프구, 단핵구, 조직 세포	면역조절(ilmmunoregulation), B 세포 분화(differentiation)
IL-1	단핵구(Monocytes), 가지세포 (dendritic 세포), 섬유모세포(fibroblasts), 상피(epithelium)와 내피(endothelium), 별아교세포(astrocytes), 큰포식세포(macrophages)	가슴샘세포(thymocytes), 호중구(neutrophils), T 및 B 세포, 조직 세포	면역조절, 염증(inflammation), 열(fever)
IL-2	T 세포, NK 세포	T 및 B 세포, 단핵구	증식(proliferation), 활성화(activation)
IL-4	T 세포	T 및 B 세포	분열(division) 및 분화(differentiation)
IL-6	큰포식세포, T 세포, 섬유모세포, 몇몇 B 세포	T 및 B 세포, 가슴샘세포, 간세포(hepatocytes)	분화, 급성기 단백질(acute-phase protein) 합성(synthesis)
IL-8	큰포식세포, 피부 세포	과립백혈구(granulocytes), T 세포	화학주성(화학쏠림성[chemotaxis])
TNF	큰포식세포, 림프구(lymphocytes)	섬유모세포, 내피	염증, 악액질(종말증[cachexia]), 섬유증(섬유화[fibrosis]), 그 외 cytokines (IL-1, IL-6, GM-CSF, 부착분자 [adhesion molecules]) 생산

그림 8.6 염증에 관여하는 가장 중요한 cytokine들 요약

포식세포와 림프구가 뒤따른다. 염증반응은 몇 가지 요인들에 의해 조절된다. 그 첫 번째는 cytokine이다. Cytokine은 수용성 단백질로 대개는 당단백질이며, 분자량이 8 kilodaltons(kDa)에서 50 kDa 사이이고, 세포간 상호작용을 매개한다. 비만세포(mast cells), 호염기구(basophils), 혈소판(platelets)에서 방출되는 혈관활성 매개체들과 함께, 혈장 효소계통의 부산물들도 관여한다. 초기 염증은 빠르게 작용하는 혈관활성 아민(amines)인 히스타민(histamine)과 5-hydroxytryptamine(5-HT; 세로토닌[serotonin]), 그리고 브라디키닌(bradykinin) 같은 키닌(kinin)계통 산물들의 [작용]결과이다. 다음으로 lipooxygenase 경로에 의해 생산되는 류코트리엔(leukotrienes)과 모여든 백혈구가 방출하는 매개체들이 작용한다.

염증부위로 향한 백혈구의 이동은 일차적으로, 백혈구들이 부착 분자를 통해 염증이 생긴 내피에 부착함으로써 시작된다. 다음으로 화학주성 펩티드의 경사를 따라 이동이 일어난다. 가장 중요한 화학주성 펩티드는 C5a이다. 그 외 다른 중요한 화학주성 분자로는, 세균의 유전자암호해독(translation) 과정 개시물질(initiator)인 f-Met-Leu-Phe; 활성화 단핵세포가 생산하는 작은 cytokine으로 호중구와 호염기구 화학주성을 유도하는 인터루킨(interleukin)인 IL-8; 활성화 큰포식세포가 생산하는, 아라키돈산(arachidonic acid) 대사산물인 류코트리엔(leukotriene) B4가 있다. 모여든 백혈구들은 염증반응을 증강시키는 다른 cytokine들을 방출한다. 이들 IL-1, IL-4, IL-6, 종양괴사인자(tumour necrosis factor, TNF), gamma-interferon (IFN-γ) 같은 염증촉진(pro-inflammatory) cytokine은 국소 상피에 대한 작용을 통해 세포 이동을 더욱 증강시킨다. 그림 8.6은 염증에 관여하는 가장 중요한 cytokine들을 요약하였다.

다른 염증매개체로는 혈소판활성인자(platelet-activating factor; 혈관 투과성과 호중구 활성화를 증가시킴), C3a(비만세포의 탈과립[degranulation]), 섬유소(fibrin) 분해산물(혈관 투과성과 호중구 및 큰포식세포 화학주성을 증가시킴), 프로스타글란딘(prostaglandin) E2(혈관확장[vasodilation], 히스타민과 브라디키닌이 일으킨 혈관 투과성의 효력을 높임) 등이 있다.

면역계통의 세포들

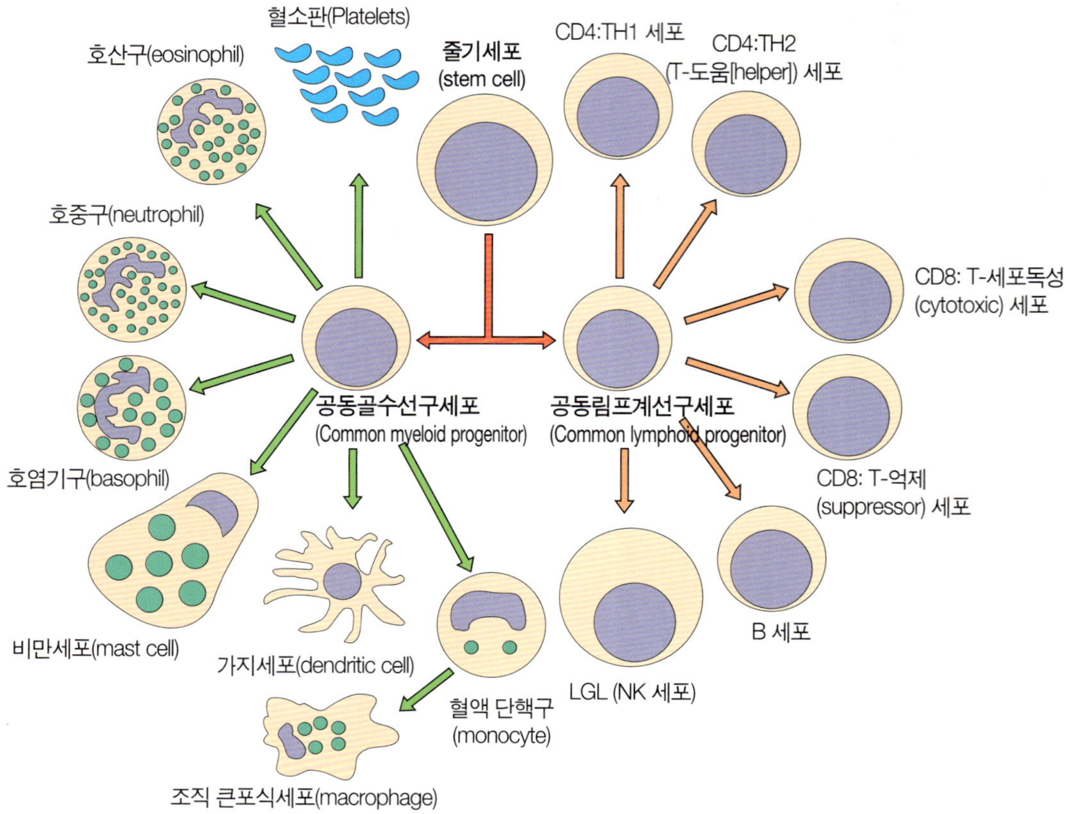

그림 8.7 주된 면역계통 세포들의 기원

후천면역

후천면역은 다음 두 가지 중요한 점에서 선천면역과 다르다. 첫째, 후천면역반응은 매 개별항원에 대해 특이하며, 둘째, 후천면역반응에서는 면역학적 기억이 생긴다. 이는 다음에 동일한 항원에 노출되면 빠르고 더 강렬한 반응이 일어나게 된다는 것을 의미한다. 후천면역에 관여하는 가장 중요한 세포는 림프구이며, 반응은 체액—항체매개 면역으로도 알려짐—및 세포매개 반응으로 나뉘어진다. 후천면역계통의 다양한 여러 요소들에 대해 이제 논의해보도록 하자.

항원(antigens)

항원(antigen)의 엄격한 정의는 '항체 생산을 유도하는 물질' 이다. 항원은 숙주에 대해 이물(foreign)인 거대 분자(〉10 kDa)로, 항체와 결합한다. 항원은 대개 단백질 또는 탄수화물, 혹은 양쪽 모두이며, '자기가 아닌(not self)' 것으로 인식된다. 한 항원에 대한 반응으로 생산된 항체는 항원(분자) 위의 항원결정기(antigenic determinant, epitope)로 불리는, 아주 작은 한 부위에만 결합할 수 있다. 항원결정기의 형태는 아미노산 또는 당 성분의 삼차원적 배열에 의해 정해진다. 면역원성(immunogenicity)이라는 말은 항체 반응을 이끌어낸다는 것을 의미한다. 그러므로, 항원은 정의상 면역원이다.

많은 작은 분자들이 항체와 반응할 수는 있지만, 항체 반응을 이끌어내기에는 너무 작다. 이러한 작은 분자들을 합텐(hapten; 불완전항원)이라고 부르며, 이 분자를 큰 운반체(carrier) 분자, 주로 단백질에 화학적으로 접합시켜, 면역원성으로 만들 수 있다.

골수세포(MYELOID CELLS)의 기능		
골수세포(Myeloid cell)	주 작용부위(Main sites of action)	특성(Properties)
큰포식세포(Macrophage)	조직(간[liver]의 Kuppfer 세포)	포식; 항원제시(전달[antigen presentation]); 활성화되면 염증촉진(proinflammatory) cytokines을 생산
단핵구(Monocyte)	혈액	혈액 내에 잠깐 머문 후 조직으로 이동. 큰포식세포(macrophage)가 된다.
가지세포(Dendritic cell)	림프절(Lymph nodes), 지라(비장[spleen]) 및 혈액 내 낮은 수준(Langerhans 세포는 피부의 가지세포임)	항원제시(전달)
호중구(Neutrophil) (다형핵백혈구 [polymorphonuclear leucocyte])	혈액에 있고 조직으로 이동(migrates)	전문포식세포 중 가장 숫자가 많음; 면역글로불린(immunoglobulins)의 Fc 부위에 대한 수용기가 있음
비만세포(Mast cell)와 호염기구(basophil)	점막 표면	표면에 IgE를 갖고 있으며, IgE가 항원과 결합하면 탈과립(degranulation)되어 국소염증(local inflammation)을 일으킴 알레르기(allergic[type I]) 반응에 중요
호산구(Eosinophil)	혈액	기생충이 IgG나 IgE로 덮였을 때의 기생충감염(parasitic infections) 제어 및 유형 I 과민(hypersensitivity [알레르기]) 반응에 중요. 염증반응을 조절(modulate)하는 것으로 보임

그림 8.8 골수세포의 주 그룹과 그 기능

면역계통의 세포

두 가지 주요 세포 종류인 림프구(lymphocytes)와 골수세포(myeloid cells)는 공통 조혈전구 줄기세포(조혈모세포)에서 생긴다(그림 8.7). 이 중 일부 세포들, 특히 전문 포식세포와 자연세포독성세포(natural killer [NK] cells)는 선천면역에도 참여한다. 골수세포는 포식작용, 항원제시, 약리작용이 있는 인자의 생산 등의 역할을 갖는다.

림프구(lymphocytes)

림프구는 후천면역에 관여하는 주 세포이다. 림프구는 몸 전체에 걸쳐, 조직, 혈액, 림프, 특수 조직화된 림프계조직 내에서 발견된다. 림프구는 항원을 인식하고 항원과 반응한다. 림프구에는 다음 세 가지 주된 유형이 있다: B 림프구(B 세포), T 림프구(T 세포), 큰과립림프구(large granular lymphocytes, LGL) 또는 자연세포독성세포.

림프구는 골수(뼈속질, bone marrow)의 줄기세포에서 생기며, 줄기세포는 태아발달 시기에 간으로부터 이동해 온다. 줄기세포로부터 성숙 B 또는 T 세포로 발달하게 되는 경로는 특정 cytokine에 의한 자극과 세포가 가슴샘(thymus) 내에서 처리되는지 여부에 달려 있다.

T 세포

T 세포가 될 세포들은 골수를 떠나 혈류를 따라 가슴샘으로 이동한다. 가슴샘에서 T 세포는 자기, 비자기 항원을 식별할 수 있게 된다. 이 과정에서 주조직적합복합체(major histocompatibility complex, MHC) 분자로 불리는 세포 표면 자기 분자가 미성숙 T 세포에 제시되는데, MHC 분자에는 class I과 class II, 두 가지 유형이 있다.

가슴샘 안에서 자기 MHC 분자와 매우 강하게 혹은 매우 약하게 반응하는 T 세포들은 세포자멸사(apoptosis)로 불리는 과정에 의해 파괴된다. 남은 T 세포들은 성숙하여, MHC 분자 및 MHC 분자에 결합한 이물 항원을 함께 인식할 수 있게 된다. 또한 가슴샘 안에서는 자기 항원의 조각들이 MHC 분자와 함께 미성숙 T 세포에 제시되며, 이에 반응하는 세포들 역시 파괴되어 자기와 반응하는 어떤 T 세포의 생성도 방지된다.

T 세포는 T 세포항원수용기(T-cell receptor, TCR)로 불리는

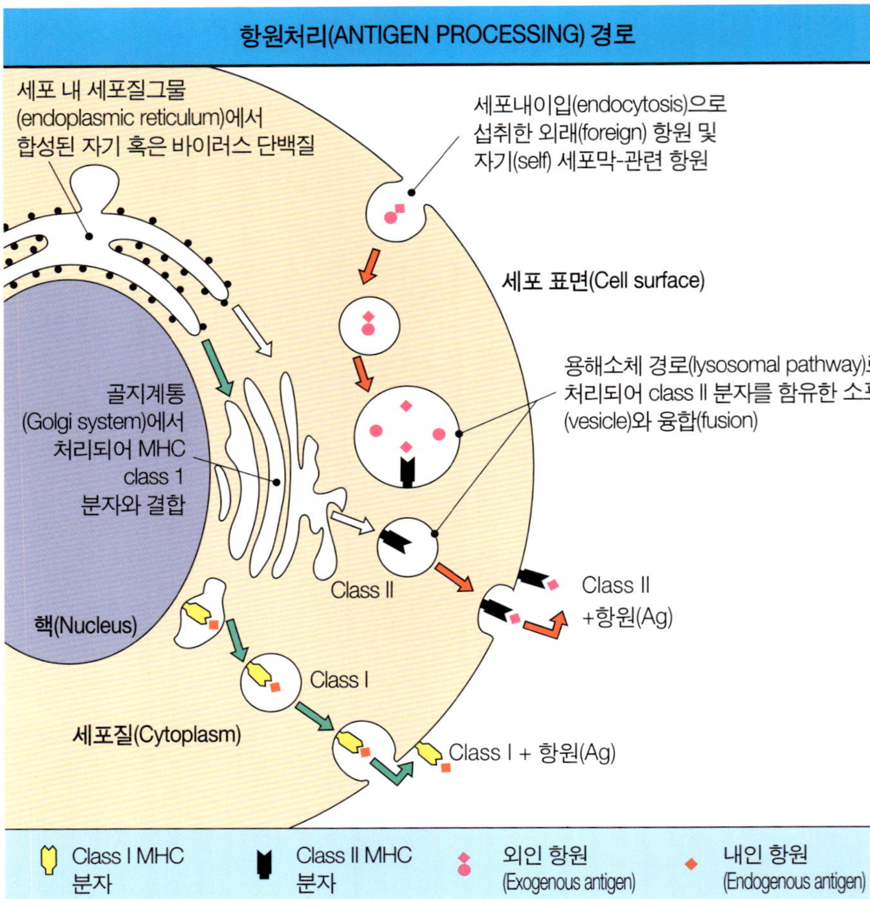

그림 8.9 항원 제시(전달[antigen presentation])를 요약한 도해. 처리된 항원이 MHC class I 및 II 분자로 전달되는 것을 나타내고 있다.

표면 분자를 통해 항원을 인식한다(그림 8.14). 각 T 세포는 서로 다른 TCR을 갖고 있으므로, 각기 서로 다른 항원을 인식하게 된다. 가슴샘을 떠난 후 T 세포는 림프절과 비장(지라) 내에 머문다.

B 세포

B 세포는 가슴샘을 거치지 않은 미성숙 림프구에서 유래한다. 이 세포들은 골수에서 성숙한 후 직접 림프절과 비장으로 가지만, T 세포만큼 고도로 선택되지는 않는다. 이 세포는 표면에 항체분자를 발현하여 항원을 인식하며, 각 B 세포는 각기 서로 다른 항원과 반응할 수 있다. B 세포 위에 발현되는 항체 분자와 T 세포 위에 발현되는 TCR 분자는 모두 항원을 인식하고, 두 분자가 몇몇 공통적인 구조적 특징을 지녔지만, TCR 분자는 항체가 아니다.

골수세포(myeloid cells)

주 골수세포에는 조직 내로 이동하여 큰포식세포가 되는 혈액 내 단핵구(monocyte), 항원제시에 관여하는(뒷 부분을 볼 것) 가지세포(dendritic cells), 그리고 호중구(neutrophils), 호염기구(basophils), 호산구(eosinophils)가 있다. 이 세포의 주요 기능들이 그림 8.8에 요약되어 있다.

항원 제시(전달[antigen presentation])

항원이 B 및 T 세포를 활성화시키려면, 림프구들에게 제시되기에 앞서 먼저 처리과정을 거치지 않으면 안 된다. 이 과정은 항원제시세포(antigen-presenting cells, APC)에 의해 수행된다; APC는 주로 가지세포(dendritic cells)와 큰포식세포(macrophages)이며, 활성화(activated) B 세포도 이 기능을 수행한다. 항원처리과정은 그림 8.9에 도식으로 요약되어 있다. 항원은 효소에 의해 작은 펩티드로 분해되어 MHC class I 또는 II 분자에 고정된다. 8~9개의 아미노산으로 이루어진 펩티드는 class I 분자와 결합하고, 12개 이상으로 이루어진 것은 class II 분자와 결합한다. APCs가 세포내이입(endocytosis)이나 포식작용(phagocytosis)으로 거둬들인 항원은 용해소체(lysosome) 소포(vesicle) 안에서 분해되며, 세포 표면에서 제시되기 전 class II 분자와 결합한다. Class I과 결합하는 항원들은 세포 내부에서 합성된 것이며(즉, 자기 혹은 바이러스 항원), 세포 표면으로 운반되기 전에 골지체(Golgi body) 안에서 class I과 결합한다.

B 및 T 림프구의 활성화 부분은 나중에 기술되겠지만, 지금

면역글로불린의 종류(CLASSES)		
종류(Class)	기본구조(Basic structure)	주 기능(Principal functions)
IgG	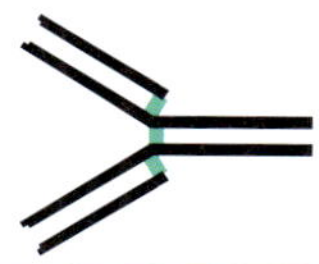	미생물과 그 독소로부터 혈관외 구획(extravascular compartment)을 보호
IgM	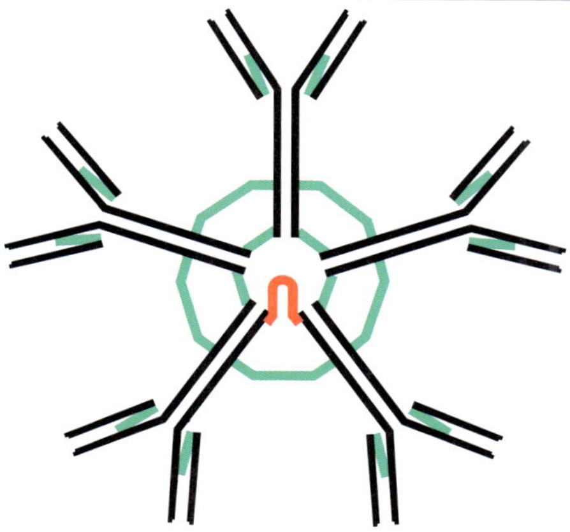	오합체(pentameric): 혈액흐름(bloodstream) 내에서 미생물에 대한 효과적인 제1선 방어(first line of defence). 일차반응에서 생산된다.
IgA	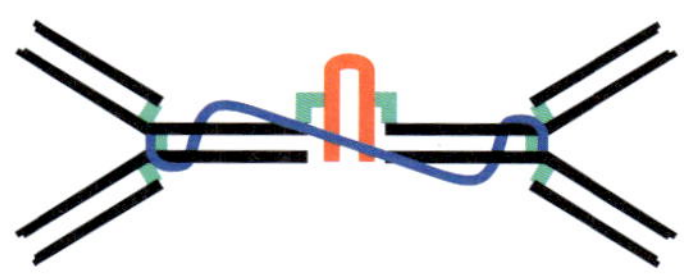	이합체(dimeric): 점막표면을 보호
IgD	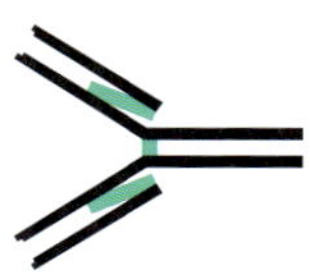	림프구 기능에 영향을 준다.
IgE	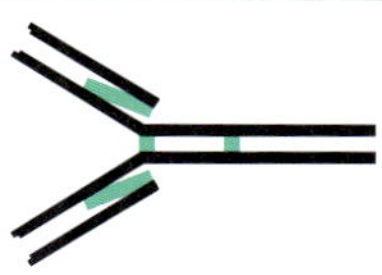	창자 기생충(parasites)에 대한 보호 여러 알레르기(allergy) 증상을 일으킨다.

분비성분(Secretory component) J 사슬(J chain) Disulphide bridge

그림 8.10 면역글로불린(immunoglobulin) 다섯 종류

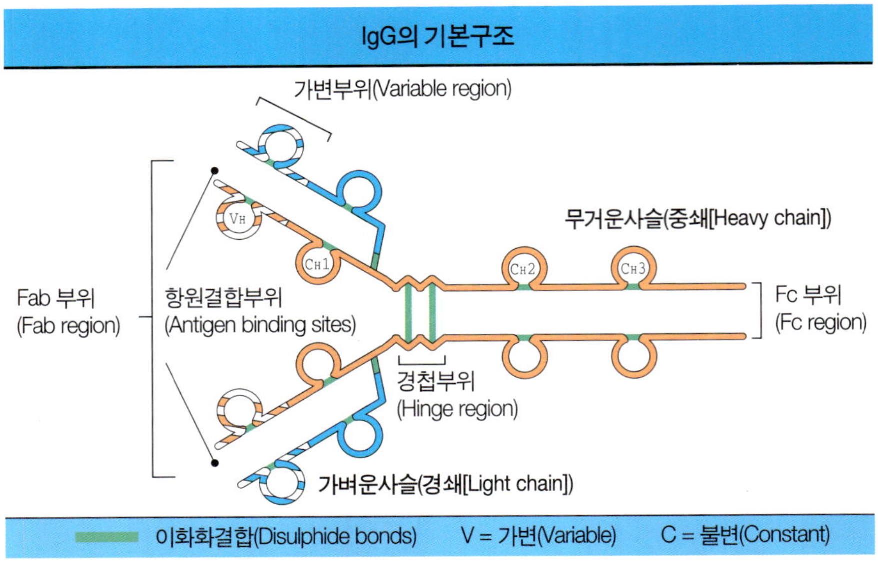

그림 8.11 면역글로불린(immunoglobulin) G의 구조

은 class II 경로가 CD4⁺ T 세포(TH2(도움세포[helper])와 TH1)를 활성화시키는 반면, class I 경로는 CD8⁺(세포독성[cytotoxic]) T 세포를 활성화시킨다는 것을 알아야 한다. 이 과정은 정확한 T 세포가 올바른 장소에서, 적합한 시각에, 올바른 항원에 대해 활성화 될 수 있게 한다.

체액면역(humoral immunity)

항체(antibodies)

항체(antibody)와 면역글로불린(immunoglobulin)은 동의어이다. 면역글로불린에는 다섯 가지 종류(class)가 있다. 다섯 가지 모두 활성화 B 세포(형질세포[plasma cell])가 생산하며, 항원과 특이적으로 반응한다. 구조적으로, 항체는 네 개의 폴리펩티드로 이루어져 있는 기본 구조(monomer: 두 개의 동일한 무거운사슬[중쇄; H chain]과 두 개의 동일한 가벼운사슬[경쇄; L chain]을 포함), 한 단위 이상으로 이루어진다. 네 개의 폴리펩티드 사슬들은 서로 연결되어 Y 모양의 분자를 만든다. IgM은 다섯 기본 구조(오합체[pentamer]), IgA는 보통 두 기본구조(이합체[dimer]), IgG, IgD, IgE는 한 기본 구조(단량체[monomer])로 이루어진다(그림 8.10). 분자의 두 '팔'은 면역글로불린의 Fab 부분을 이룬다. 두 '팔'의 끝 부분은, 항원을 인식하는 가변(variable) 구조(V 부위[region])를 갖고 있다. 항체 V 부위의 다양성(diversity)은 B 세포에서 유전자가 다양한 방식으로 재조합되는 현상뿐 아니라, 항원 인지 후 과정에서 일어나는 정교한 변화를 거치면서 이루어진다. B 세포 DNA의 유전자 마디(분절; segment)들은 무작위로 재조합되어 막대한 수의, 서로 다른 V 부위를 만들어낸다. Fc 부분은 항체 분자의 '꼬리'이며 일정(불변) 부위로서, 항체의 작동(effector) 기능과 관련이 있다(그림 8.11).

B 세포의 활성화: 항체 생산

B 세포가 일단 항원을 인식하고 나면, 클론성 확장이 일어나게 되고, 항체를 분비하는 형질세포가 생산된다(그림 8.12). 항원에 처음 노출되었을 때는 B 세포가 자라서 형질세포로 분화되어야 하기 때문에 항체 생산이 느리다. 항체 수준은 최대치에 도달한 후에, [수명이 한정된] 형질세포들이 죽는데 따라 감소하게 된다. 이러한 항체 분비 양상이 일차 반응이다. 항원-활성화된 B 세포들 중에는 형질세포가 되지 않는 세포들이 있으며, [따라서] 죽지 않고 기억세포(memory cells)로 살아 남는다. 동일한 항원에 재차 노출되었을 때는, 기억세포의 클론확장으로 인해 항체의 분비가 빠르고, 훨씬 더 맹렬하며, 길게 지속된다.

일차 반응은 B 세포가 IgM 항체를 현저하게 많이 생산하는 것이 특징이다. IgM 항체는 pentamer(오합체) 면역글로불린으로서, 혈액 내에서 세균과 결합하는데 매우 효과적이다. B 세

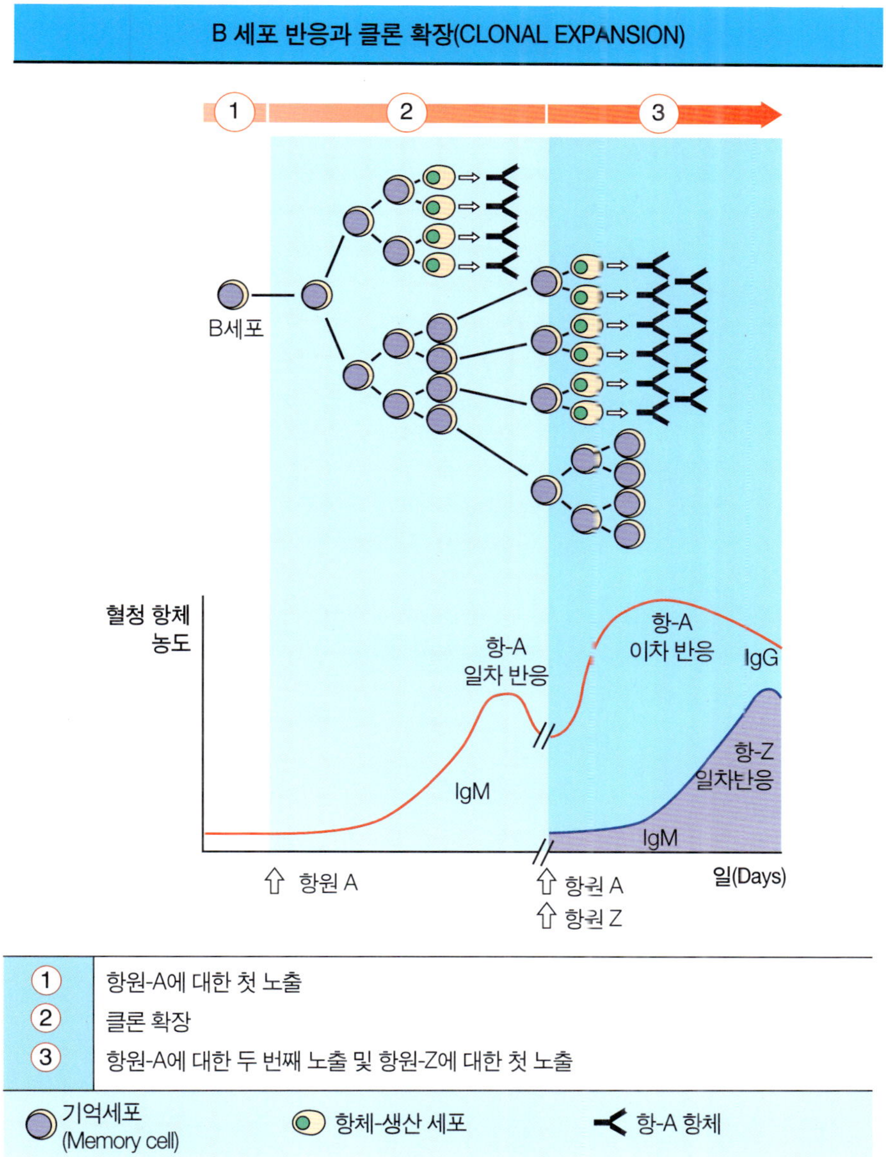

그림 8.12 일차 및 이차 항체 반응과 B세포의 클론 확장(clonal expansion)

포 자극이 되풀이되면서 항체의 종류가 바뀌게 되며(class switching), 혈액과 조직에서 작용하는 IgG와 점막표면에서 작용하는 IgA가 생산된다(그림 8.12).

항체-항원 반응

Fab 부위는 특정 항원결정기 혹은 에피토프(epitope)와 결합하여 항체-항원 복합체(면역복합체[immune complex])를 만든다. 항체 분자마다 적어도 두 개의 Fab 부위가 있기 때문에 (이가[divalent]), 항체는 항원 분자 두 개와 결합할 수 있고, 큰 면역복합체 혹은 침전물이 형성된다.

항체는 다양한 방법으로 기능한다. 단순히 항원과 결합하는 것만으로 그 항원의 특성을 차단할 수 있다. 이를테면, 독소가 중화되고 조직분해 효소가 불활성화되며, 세균 표면-부착 부위가 막히고, 세균의 영양소 섭취가 감소된다. 바이러스 혹은

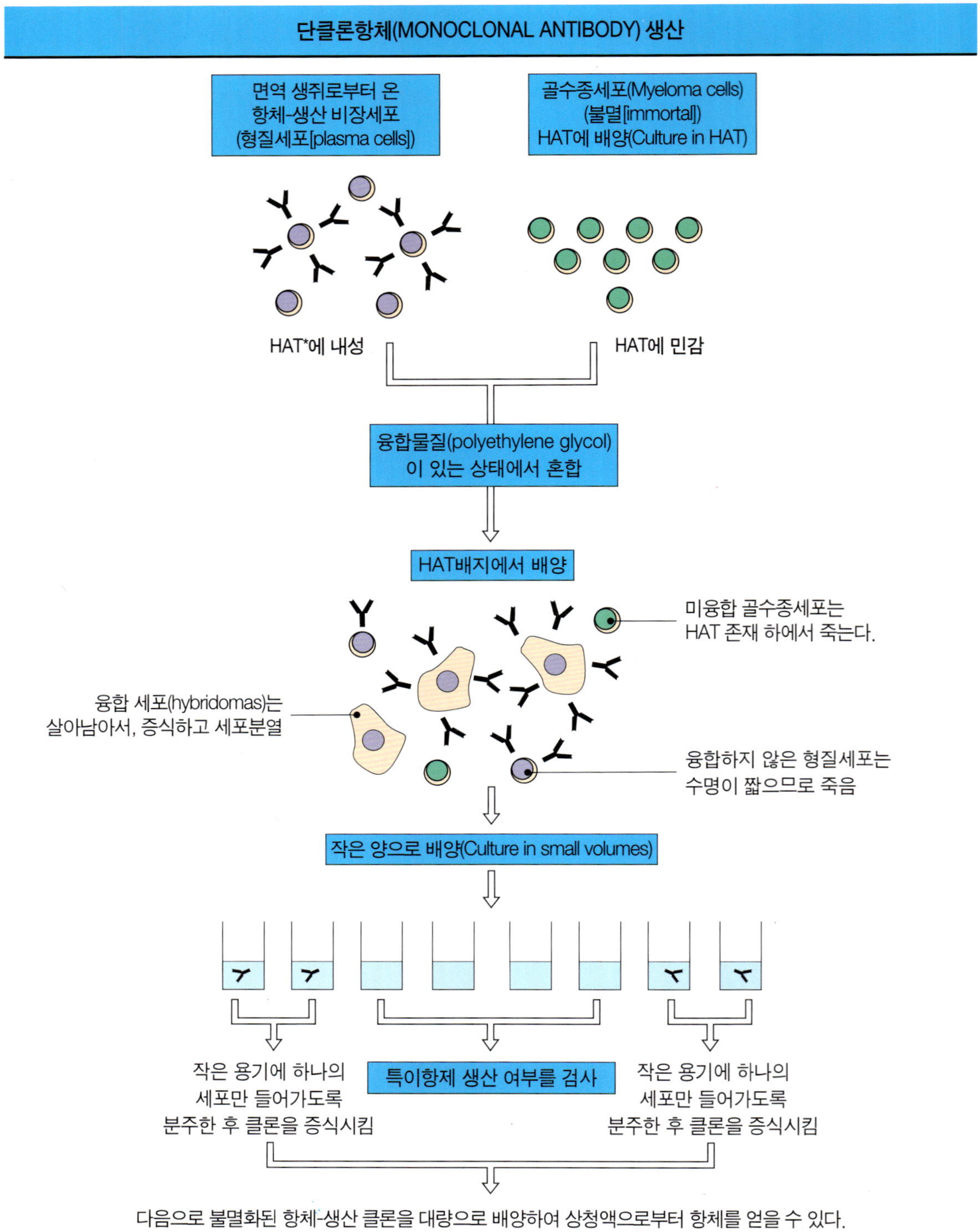

*HAT = Hypoxanthine aminopterin 및 thymidine

그림 8.13 단클론항체를 생산하는데 관여되는 단계를 나타낸 흐름 도표

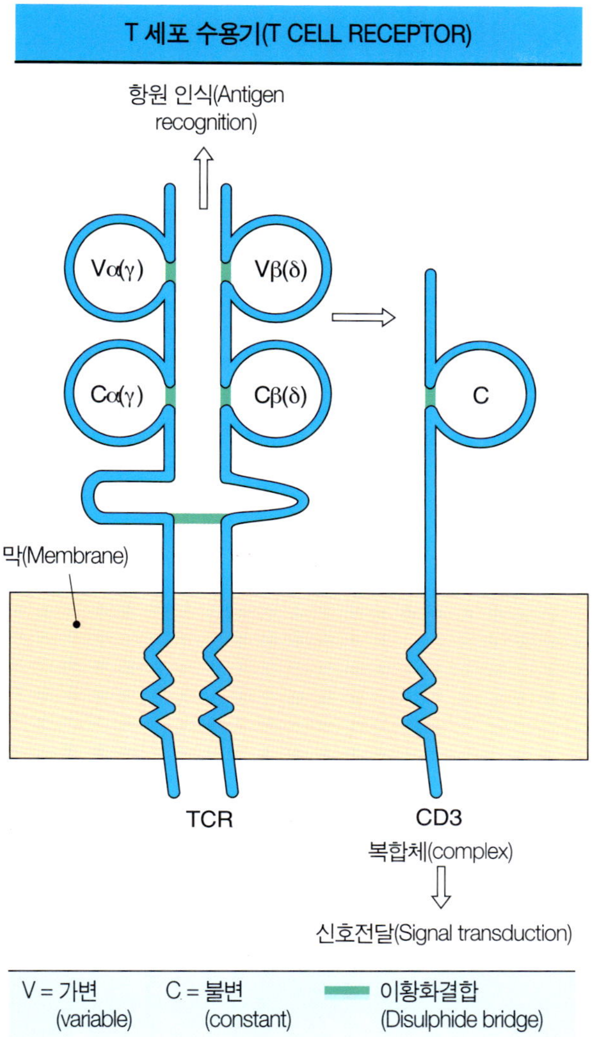

그림 8.14 T-세포 수용기

세균 세포들이 응집되어 포식작용이 수월해지고, 바이러스가 그 수용기와 결합하는 것을 막을 수 있다. 항체의 결합으로 항원이 직접 손상을 받지는 않는다. 항체의 Fc 부분은 작동(effector) 부위다. 여러 가지 세포가 Fc 수용기를 갖고 있으며, 아마도 이 중 가장 중요한 세포는 포식세포일 것이다. 이 세포들은 항체로 도포된 미생물 혹은 면역복합체를 훨씬 더 능률적으로 포식할 수 있다. 비만세포(mast cells)와 호염기구(basophils)는 [항체를 매개로] 그들의 Fc 수용기를 통하여 항원과 결합함으로써 활성화된다.

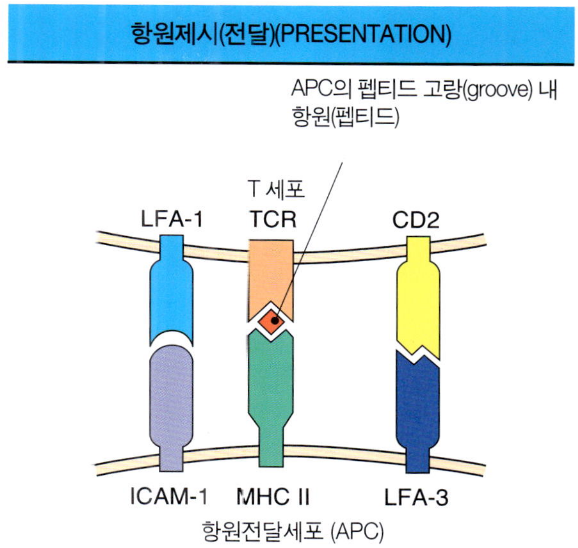

그림 8.15 MHC class II 분자에 의해 T 세포에 항원이 제시(전달)되는 것을 나타내는 단순 도해. 몇몇 보조 부착 분자가 표시되어 있다.

단클론항체(monoclonal antibodies)

단클론항체는 항체를 분비하는 형질세포를 골수종세포(myeloma cell)와 융합하여 만든 불멸화(immortalization)된 hybridoma 클론이 분비하는 것으로, 이 방법은 Koehler와 Milstein에 의해 개발되어 노벨상을 수상하였다. 그림 8.13에 이 방법을 요약하였다. 단클론항체(mAb)는 그 정의대로 규격화된 항체로서, 아주 넓은 범위의 면역분석(immunoassay)에서 셀 수 없이 많은 용도를 갖고 있다. 단클론항체는 거의 더 이상 동물에서 진단 및 연구에 사용할 표준 항체를 생산할 필요가 없게 해주었다.

세포매개 면역

T 세포의 활성화

B 세포와는 대조적으로, T 세포는 항체를 만들거나 특별한 형태의 항원수용기 분자를 분비하지 않는다. T 세포는 다음과 같은 활성화 단계를 통해 항원과 반응한다: 증식(growing), 분화(differentiating), 다른 림프구의 기능을 조절하는 일정 범위의 cytokine 분비. T 세포는 서로 다른 기능을 갖는 몇 가지 subset으로 구분된다:

- T 도움세포 혹은 TH2 세포는 CD4 분자를 표면에 발현하며, B 세포의 증식과 분화를 자극하여 항체를 만들도록 촉진하

는 cytokine(IL-4, IL-5, IL-6, and IL-10)을 분비하는 기능을 수행한다.

- T 억제세포(TS)는 면역반응을 억제하는 cytokine을 생산하여 TH2의 작용을 통제하는 것으로 여겨지고 있다.
- CD8+ T 세포는 세포독성(cytotoxic) T 세포(TC)로 기능을 수행하며, 다른 세포, 주로 바이러스에 감염된 세포들을 죽일 수 있다.
- TH2 세포와는 다른 cytokine(IL-2, IFN-γ)을 생산하는 어떤 CD4+ T 세포들은 과민(hypersensitivity) 반응에 관여하며(나중에 설명), TH1(이전에는 TDTH: delayed-type hypersensitivity[지연과민]) 세포로 알려져 있다.

MHC 복합체에 의해 T 세포 수용기(TCR)에 항원이 제시됨에 따라, T 세포는 항원에 의해 활성화되어 cytokine을 생산한다. TCR은 두 가지 막 펩티드 사슬로 된, T 세포 표면의 이종이합체(heterodimer)이다(그림 8.14). TCR은 막 분자인 CD3와 항상 연합되어 있으며, CD3는 TCR이 항원과 결합하면 cytokine 생산 신호를 전달한다. T 세포 대부분은 α와 β사슬로 이루어진 이종이합체를 갖고 있으며, 이 이종이합체의 먼쪽(distal) 끝에는 면역글로불린을 연상시키는 가변(V) 부위가 있고, 이 V 부위는 MHC 분자의 결합고랑(groove) 안에 있는 항원을 인식한다(그림 8.14). 항원제시세포(APCs)와 TCR의 결합에는 T 세포의 lymphocyte functional antigen-1 (LFA-1)과 결합하는 APCs의 intercellular adhesion molecule-1 (ICAM-1), T 세포의 CD2와 결합하는 APCs의 LFA-3 분자 등, 다른 세포-부착 분자들도 관여한다. 항원이 어떻게 T 세포에 제시되는지를 단순화한 도식을 그림 8.15에 나타냈다.

초항원(superantigens)

세균항원 중에는 포도알균의 장독소(enterotoxins) 및 Toxic Shock Syndrome Toxin(TSST-1) 같이, 보통 항원들에게 필요한 처리나 제시과정 없이 직접 T 세포로부터 cytokine 생산을 자극할 수 있는 것들이 있다. 이러한 항원들을 초항원(superantigens)이라고 부른다. 이들은 MHC class II 분자에 직접 결합하여 뚜렷이 구별되는 Vβ-발현 T 세포 한 무리를 활성화시킨다(그림 8.16).

활성화 큰포식세포, cytokines, 전신염증/쇼크

T 세포나 항원과는 무관한 또 다른 하나의 중요한 cytokine 배출원으로서, 미생물 성분, 특히 그람음성 세균의 지질다당류(lipopolysaccharide, LPS; 내독소[endotoxin])로 활성화된 큰포식세포가 있다. LPS는 병원체-관련 분자양식(pathogen-associated molecular pattern; PAMP)의 한 예로, 단핵구 및 큰포식세포 같은 숙주 작동(effector)세포의 병원체인식수용기(pathogen recognition receptors; PRRs)에 의해 인지된다. 최근, 아마도 가장 중요한 PRR일 수도 있는, Toll-like receptors (TLRs) 가족이 알려지게 되었다. TLRs은 바이러스 및 세균 단

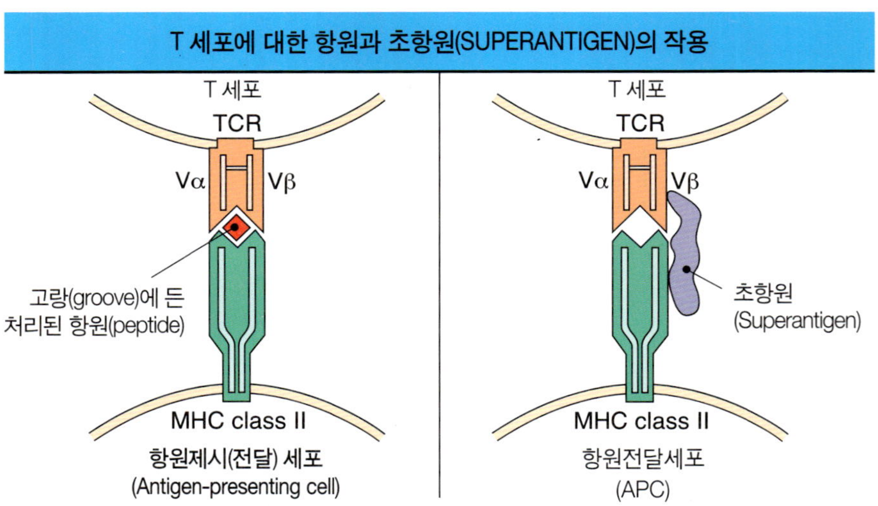

그림 8.16 보통 행해지는 대로 처리된 항원과 초항원에 의한 T 세포 활성화의 차이

백질, LPS, 세균 DNA 등, 많은 서로 다른 미생물 PAMPs를 인지한다. 인지 후에는 TLRs이 세포 내 전사 활성제인 NFκB에 신호를 보내 염증촉진(pro-inflammatory) cytokines의 생산을 유도한다.

이 경로로 생산되는 가장 중요한 cytokine은 종양괴사인자(tumour necrosis factor alpha, TNF-α)로, TNF-α는 혈관 내피에 대한 큰포식세포와 호중구의 항미생물 활성을 증강시킨다. TNF-α는 포식세포의 부착을 증가시켜 포식세포가 염증부위로 더 많이 들어가게 하고, 포식세포에 의한 다른 cytokine의 생산, 특히 IL-1, IL-6의 생산을 유도한다. 비록 정상적으로는 유익한 숙주 내 활성이지만, 큰포식세포가 과도한 양의 내독소로 지나친 자극을 받으면 내독소쇼크(혹은 SIRS: systemic inflammatory response syndrome)라는 극적인 증상을 초래하게 되며, 이 증상은 중한 병을 앓고 있는 환자들의 주요 사망원인이다(제18장). LPS에 의한 응고(coagulation) 및 도움체 연속단계(complement cascades)의 지나친 활성화는, 포식세포가 생산하는 cytokine과 함께 전형적인 SIRS의 특징적인 증상인 열(fever), 저혈압(hypotension), 파종혈관내응고(disseminated intravascular coagulation) 및 여러 장기의 기능상실(multi-organ failure)을 초래한다. 전신 그람음성 패혈증은 이러한 증상을 불러오는 LPS의 근원이 될 수 있으며 수막알균 병(meningococcal disease)이나 장티푸스(typhoid fever)가 그 전형이다. 그렇지만 좀더 일반적으로는 LPS가 위장관의 정상 세균무리로부터 올 수 있으며, 큰 외상(trauma)이나 수술, 심한 화상 뒤 체액 손실의 결과로 위장관의 정상 세균무리가 허혈(ischaemic) 상태인 창자의 벽을 넘어 문맥순환(portal circulation)으로 들어올 수 있다.

림프절(lymph nodes)과 림프계통(lymphatic system)

신체 림프계통(lymphatic system)은 주 림프 기관(비장[지라, spleen], 가슴샘[thymus], 골수[뼈속질, bone marrow])과 함께, 림프절(lymph node)로 불리는 좀더 작은 림프조직 집합체들의 망(network)으로 이루어진다. 림프절은 림프관의 가지 부위에서 발견되며, 목, 샅고랑부위, 겨드랑, 세로칸(mediastinum), 복강에 무리 지어 있다. 전형적으로 림프절은 다음 주된 세 부위로 이루어진다. ─ 겉질(피질[cortex], B 세포 영역), 속겉질(paracortex, T 세포 영역), 속질(수질[medulla], 형질세포가 풍부한 T 및 B 세포 영역, 림프조직의 끈(다발[cords])을 포함)). 림프절은 림프관에서 온 항원을 걸러내고, 이를 림프세포에 전달하는 기능을 한다.

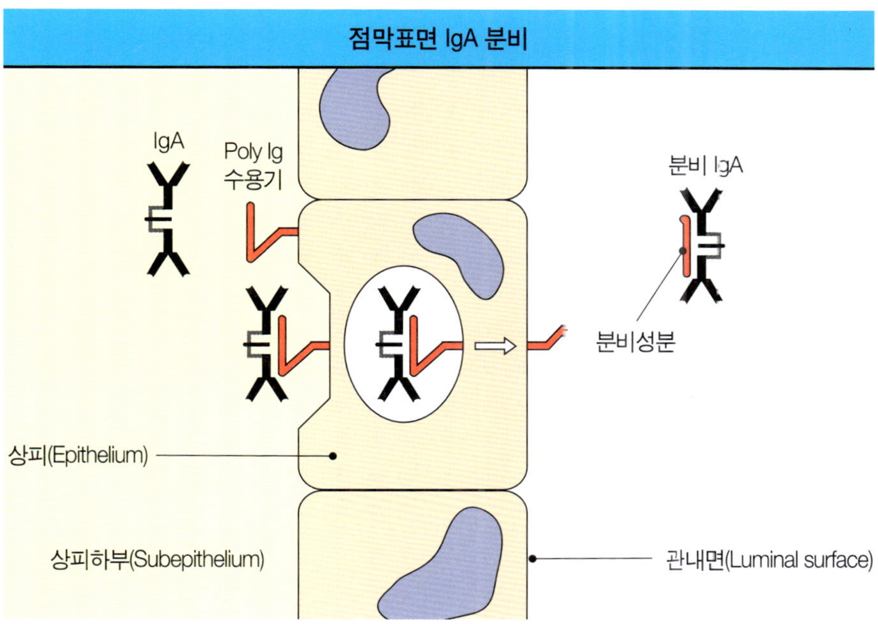

그림 8.17 IgA가 점막표면을 횡단하는 기전을 나타낸 도해

점막표면 보호와 MALT(점막연관림프조직)

신체의 점막표면은 분비성이며, 그들만의 면역계통인 점막연관림프조직(mucosa-associated lymphoid tissue, MALT)을 갖고 있다. 주 점막표면은 위장관(gastrointestinal tract, 구강점막과 타액선을 포함), 비뇨생식관(genitourinary tract), 기도(respiratory tract)이다. 젖샘(mammary glands)의 분비물(colostrums) 역시 MALT의 일부이다. 이 부문의 면역계통은 창자의 상피세포 바로 아래 고유판(lamina propria) 안에 뚜렷이 구별되는 영역으로 조직되어 있는, Peyer' s patches로 알려진 MALT를 통해 자극받는다. 항원은 특수한 상피(M cells)를 통과하여 상피밑 림프조직으로 이동한다. 이 부위에서 생산되는 주된 항체는 분비(secretory) IgA로, 상피를 통과하여 운반되는 동안 분비 성분(secretory component)을 얻게 되는, 이합체(dimeric) 면역글로불린이다(그림 8.17).

과민(Hypersensitivity)

자고로 과민(hypersensitivity)은 정상적인 후천면역반응이 지나치게 과대하거나, 혹은 부적절하여, 숙주에 손상을 입히는 알레르기 반응으로 여겨져 왔다. 과민 반응은 네 가지 유형으로 나뉜다. Type I—III은 현저한 항체매개 유형인 반면, type IV는 T 세포와 큰포식세포를 통해 매개되며, 항체의 영향을 받지 않는다.

Type I 과민: 아토피(atopy)와 아나필락시스(anaphylaxis)

이 반응은 천식(asthma), 고초열(hay fever), 습진(eczema) 같은 아토피 알레르기를 포함한다. 이 반응은 꽃가루(pollen)와 먼지(dust) 같은 환경 알레르기항원(allergens)에 노출되어 일어나며, 이 항원들은 비만세포와 호염기구 표면에 있는 특이 IgE 항체와 반응한다. 비만세포와 호염기구는 이 장의 초반에 설명한 바와 같이, 탈과립(degranulation)을 일으키고, 염증 매개체들을 방출한다. 이들 세포들은 기도, 눈, 코, 목의 피부 및 점막 아래 조직에서 많이 발견되므로, 이 부위들이 특히 영향을 받는다.

아나필락시스는 혈관확장 및 평활근육 수축이 일어나는 급성의 즉각적이고 격렬한 유형의 type I 반응이다. 신체는 쇼크에 빠지게 되며, 반응은 치명적일 수 있다. 아나필락시스는 음식 알레르기(예; 땅콩)와 약물 알레르기(예; 페니실린)에 의해, 또는 말벌 혹은 벌에 쏘였을 때 일어날 수 있다.

Type II 과민: 세포독성 과민(cytotoxic hypersensitivity)

Type II 과민은 IgG 또는 IgM 항체가 숙주 세포나 수혈 받은 적혈구 등의 외래 항원에 대항하여, 침범해오는 미생물을 파괴하는 것과 똑같이, 세포를 파괴하게 됨으로써 일어난다. 이 세포독성 과민은 포식작용(항체가 opsonin으로서 포식작용을 촉진)을 통하거나, 도움체-의존 용해, 세포독성세포(killer [K] 세포)의 반응 등에 의해 일어날 수 있다. 부적합혈액(incompatible blood) 수혈 후 일어나는 혈액세포의 용해는 type II 과민의 일례이다.

Type III 과민: 면역복합체병(immune-complex disease)

면역복합체(항원—항체 복합체)는 보통 큰포식세포/단핵구들이 제거한다. 그렇지만 때때로, 복합체가 조직 내에 침착되면 도움체 활성화와 호중구결집을 통해 조직손상을 일으키는 염증반응이 일어난다. 이 반응은 때로는 Arthus Reaction이라고 부른다. 항원은 미생물이나 동물 또는 식물성이며, 콩팥의 사구체(토리)가 영향을 가장 많이 받는 조직이다. 일례로 사슬알균 감염 뒤에 나타나는 사구체신염(토리콩팥염, glomerulonephritis)이 있다. 면역복합체병은 자가면역병의 흔한 합병증이며, 콩팥, 관절, 동맥, 피부의 손상이 일어난다. 곰팡이나 동식물의 물질을 반복해서 흡입하면 허파에서 type III 반응이 일어날 수 있다. Farmers' lung과 Pigeon-fanciers' lung이 그 예이다.

Type IV 과민: 지연과민(delayed-type hypersensitivity, DTH)

특정 항원에 두 번째로 노출되면, 항원-민감(antigen-sensitized) T 세포(TH1 CD4+ cells)가 큰포식세포를 활성화시키고 염증반응을 유도하는 lymphokine들을 방출한다. 이 반응은 몇 일, 때로는 몇 주 동안에 걸쳐 느리게 일어난다. 지연과민(DTH)의 세 가지 주 유형은:

- *알레르기 접촉피부염(allergic contact dermatitis)* 혹은 습진(eczema). 어떤 화학물질, 예를 들어 니켈, 크롬산염(chromate), 혹은 poison ivy(북미산 덩굴옻나무의 일종)와 접촉한 지 48~72 시간 이내 피부에 나타난다.
- *투베르쿨린(Tuberculin)-유형의 반응.* 역시 48~72 시간 내에 일어난다. 전형적으로, *Mycobacterium tuberculosis*에 면역이 있거나 감염된 사람의 피부 내로 수용성 미코박테륨 항원을 주사한 후에 일어난다.

면역결핍(IMMUNODEFICIENCIES)	
결핍(Deficiency)	원인/결과(Cause/consequence)
B 세포 결핍	
X-연관(linked) 무감마글로불린혈증(agammaglobulinaemia)	이 병에 있는 남자는 B 세포, IgA, M, D, E가 없으며, IgG는 없거나 아주 적은 양을 갖고 있다. 6~12개월은 모체항체(maternal antibody)의 보호를 받지만, 이후 심한 화농감염(pyogenic infections)이 발생한다. 대량의 감마글로불린(gammaglobulin)으로 치료할 수 있다.
IgG subclass 결핍을 수반한 IgA 결핍	면역복합체병(immune-complex disease)이 잘 일으키는 경향이 있다. IgG2 및 4까지 없는 사람은 화농감염도 잘 발생한다.
T 세포 결핍 심한 복합면역결핍(Severe combined immunodeficiency [SCID])	젖먹이들(infants)은 지속되는 설사병(prolonged diarrhoeal disease [바이러스 및 세균]), AIDS 환자가 앓는 것 같은 폐렴(pneumonia)(아래를 볼 것), 칸디다 감염(candidal infections)을 일으킨다. 골수이식(bone marrow transplant)으로 구하지 못하면 치명적인 병이다.
MHC class II 결핍	항원제시(전달)세포(antigen-presenting cells)에 MHC II가 발현되지 않는다. 병에 있는 젖먹이는 재발감염(recurrent infections), 특히 위창자길(gastrointestinal tract) 감염을 앓는다.
후천면역결핍증후군(Acquired immune deficiency syndrome [에이즈(AIDS)])	HIV 감염. CD4+ T 세포, 단핵구/큰포식세포(monocyte/macrophages), 가지세포(dendritic cells) 및 중추신경계통의 미세아교세포(소교세포[microglia])가 침범을 받는다. CD4+ T 세포수가 감소하여 *Pneumocystis jiroveci* 폐렴(pneumonia), mycobacterial 감염, toxoplasmosis, cryptosporidiosis, 심한 칸디다(candidal) 및 헤르페스(herpes) 감염 같은 기회감염(opportunistic infections)이 발생한다. Kaposi's sarcoma(육종)과 Burkitt's lymphoma(림프종)는 잘 일어나는 악성 종양이다.
도움체계통의 결함(Defects in the complement system)	C1, C4 혹은 C2의 결함은 면역복합체 병을 일으킨다. C3, Factor H 혹은 I의 결함은 옵소닌화(opsonization)의 부실과 화농감염에 대한 취약성(susceptibility) 증가를 초래한다. C5-C8, Factor D 및 도움체대체경로(alternative pathway)의 결함은 neisseria 감염에 대한 취약성 증가를 불러오게 되는데, 이는 이 세균을 용해시킬 수 없기 때문이다.
포식작용의 결함(Defects in phagocytosis) 만성육아종병(Chronic granulomatous disease [CGD])	포식세포 내에 산소 radicals (O_2^-)과 과산화수소(hydrogen peroxide)를 형성하지 못하는 환자들은 포식한 세균을 죽이지 못한다. 세균이 세포 내에 살아 남아 육아종(granulomas)이 형성되며, 이에 대한 세포매개 반응(cell-mediated response)이 일어난다. CGD가 있는 어린이는 폐렴, 림프절(lymph nodes) 감염, 그리고 피부, 간 및 그 외 내장(viscera)에 고름집(abscesses)이 형성된다.
호중성백혈구감소증(Neutropenia)	면역억제요법(immunosuppressive therapy), 예를 들어 암 화학요법(cancer chemotherapy)과 방사선치료(radiotherapy)에 의해 초래되는 호중구의 일반적인 결함. 세균감염에 대한 큰 취약성(susceptibility)

그림 8.18 주 면역결핍 유형들의 요약

- *육아종(granulomatous) 과민.* 결핵(tuberculosis)이나 나병(leprosy)이 있을 때 나타나며 [포식한] 세균을 파괴하지 못하는 큰포식세포 안에 세균이 지속적으로 남아있음으로써 생긴다. 육아종은 큰포식세포, 상피모양(epithelioid)세포, 거대(giant)세포들로 이루어진 중앙구역이 있다. 중앙구역에는 때때로 괴사(necrosis) 부위가 나타난다. 이 모든 것의 주위를 림프구가 에워싸고 있으며, 대개 상당한 섬유화를 수반한다.

이러한 면역병리학은 대체로, 침범한 미생물 혹은 외래 항원에 대한 지나치게 과도한 면역반응의 결과이며, 과민 상태 역시 위에서 기술한 바와 같이 숙주 손상에 기여한다. 그렇지만 면역계통이 자기(self) 조직에 대해 반응하거나(자가면역[autoimmunity]), 면역계통의 구성요소들이 부족하거나(면역결핍[immunodeficiency]) 병, 혹은 요법(therapy)의 결과로 억제되었을 때에도 손상이 일어날 수 있다.

면역계통의 결핍

숙주가 미생물과 그 외 다른 외래 인자들에 의한 끊임없는 공격에서 살아남으려면, 반드시 면역계통이 정상적으로 작용해야 한다. 면역계통의 결함이 병을 초래하는 것은 놀라운 일이 아니지만, 어떤 병은 그 자체가 면역결핍의 원인이기도 하다. 일반적인 면역결핍 상태 및 그 원인들이 그림 8.18에 요약되어 있다.

자가면역(Autoimmunity)

정상적으로, 면역계통은 자기 조직을 '자기' 것으로 '볼' 수 있으며, 자기 조직에 대해 반응하지 않는다. 그렇지만, 드물게, 이러한 인식이 깨지고 면역계통이 자기 자신의 조직을 파괴하는 자가면역(autoimmunity)으로 불리는 현상이 일어난다. B, T 세포 모두 특이성 repertoire의 발현이 무작위적이기 때문에, 항-자기 특이성이 나타나는 것이 놀랄 일은 아닐지도 모른다. 앞에서 설명하였듯이 이러한 자기-반응 세포들을 죽이는 기전이 존재하지만, 이 중에는 감시를 벗어나는 세포들도 있다. 많은 자가면역병들이 그 원인을 아직 잘 모른다. 그렇지만, 어떤 자가면역병들은 자기 성분을 모방하거나 교차반응하는 미생물 항원에 의해 유발된다. 이 중에서, *Streptococcus pyogenes* 세포벽의 탄수화물항원이 심장 횡문근형질막(sarcolemma)의 항원과 교차반응함으로써 T 세포의 자기관용성(self-tolerance)이 깨져서 발생하는 류마티스 열(rheumatic fever)이 가장 잘 알려진 예이다(제16장).

그 외 알려진 자가면역병으로는 악성빈혈(pernicious anaemia), 인슐린의존당뇨병(insulin-dependent diabetes mellitus), 류마티스관절염(rheumatoid arthritis)이 있다. 원인이 알려지지 않은 병들 중에는 다발경화증(multiple sclerosis)처럼 자가면역 원인을 갖고 있는 것으로 의심되는 병들도 있다.

면역억제(immunosuppression)

장기이식술에서는 거부를 막기 위해 이식 받는 환자들을 면역억제하는 것이 필수적이다. 핵산합성을 막는 퓨린 유사체(purine analogues), corticosteroids, cyclosporin 등, 여러 면역억제 약물들이 있다. Cyclosporin은 진균 펩티드로, 분열하는 T 세포에 우선 작용하여 cytokine 생산을 억제한다.

여러 진핵세포기생체에 의한 감염 중에 면역억제가 나타난다. 그 대부분은 기생체가 막대한 양의 수용성 항원을 생산하고, 그 결과 큰포식세포의 과부하가 일어남으로써 생기는 것으로 여겨진다. 말라리아(학질, malaria)에서는 *Plasmodium falciparum*이 수용성 항원을 생산함으로써 혈중항체(circulating antibody)를 모두 소진시키는 것으로 여겨지고 있다. 이 작용은 면역산란(immune distraction)으로 알려져 있다.

면역억제는 어떤 치료법의 결과로 나타날 수 있다. 종양치료에서는 빠르게 자라는 암세포를 죽이기 위하여 화학 및 방사선요법이 이용된다. 그 부작용으로, 빠르게 분열하는 숙주의 백혈구가 함께 죽음으로써 면역억제가 일어난다.

면역약화 숙주(immunocompromised host)의 개념

면역약화 숙주는 내재하는(underlying) 결함이나 질병의 결과로 완벽한 면역계통을 갖추지 못하게 됨으로써 감염에 잘 걸리는 사람을 뜻한다. 결함은 면역계통의 선천 또는 후천부문 모두에서 나타날 수 있으며, 면역반응의 거의 모든 면이 관여된다. 장기이식을 받거나 암 치료를 받는 사람, 혈액암(haematological malignancies)이 있는 환자, 화상 환자, 특정 면역결핍이 있는 사람, 영양결핍인 사람 등이 면역약화 숙주들이다. 앞으로 이런 환자들이 점점 더 중요해지고, 그 수 또한 계속 증가할 것이다. 이러한 환자들을 감염시키는 미성물들은 일반적으로 숙주의 정상세균무리의 일원으로, 종종 기회병원체로 일컬어진다.

면역학적 기법

이 장의 마지막 부분은 가장 일반적으로 사용되는 면역학적 기법에 대한 간략한 설명이 될 것이다. 지난 수 십 년 동안 면역구성 성분들, 특히 항체를 이용한 여러 가지 기법들이 병의 발병기전(pathogenesis), 역학(epidemiology) 및 진단과 관련이 있는 생물학적 반응의 연구를 위해 개발되어 왔다. 특정 감염의 간접적인 진단을 위해 특이 항체를 측정하는 혈청학(serology)은 임상 미생물학에서 여전히 주요 역할을 담당한다. 가장 일반적으로 사용되는 기법들 중에는 형광색소(fluorescent dye), 효소 또는 방사성동위원소(radioactive isotope)로 표지된(labeled[tagged]) 항체를 사용하는 기법들이 있다. 가장 일반적으로 사용되는 두 가지 기법은 효소면역측정법(enzyme-linked immunosorbent assay [ELISA])과 면역탁본법

(immunoblotting; Western blotting)이다. 이 양 기법은 궁극적으로 항체-항원 복합체를 검출하는 것이며, 복합체 내 항원 혹은 항체를 분석한다. 세 번째 기법은 라텍스응집(latex agglutination; 변형법은 공동응집[coagglutination])으로, 임상 검사물 내 항원이나 독소를 아주 빨리 검출하기 위해 사용하는 방법이다. 이 방법은 진료실이나 보조 공간에서 반숙련 술자(semi-skilled operators)들에 의해 수행될 수 있는 기술로서 인기가 높아지고 있지만, 이를 우려하는 사람들도 있다.

ELISA

그림 8.19에 이 기법의 가장 간단한 유형이 요약되어 있다. 이 기법은 혈청이나 다른 체액 내 항체의 검출에 이용될 수 있다. 이 기법에서는 항체가 고체상(solid phase; polystyrene, multi-well microtitre plate의 well)에 입혀진(coated) 항원과 결합한다. 다음으로, 결합된 항체(일차 항체)는 이 항체를 항원으로 인식하는 표지된 이차 항체를 첨가하여 검출한다. 예를 들어, 사람 특이 IgG를 검출하는데 이 분석법을 사용한다면, 이차 항체는 사람 IgG에 대해 특이한 항체(사람 IgG로 다른 동물[대개 염소(goat)]을 면역하여 생산한다)가 될 것이다. 이 이차 항체는 효소를 공유결합시켜 표지된다(항체-효소 접합체[conjugate]). 항원, 일차 항체 및 이차 항체-효소 접합체로 이루어진 복합체는 효소의 발색 기질(chromogenic substrate)을 첨가하여 검출한다. 즉, 효소 산물이 색깔을 띠거나, 기질과는 다른 색깔을 갖는다. 생산된 색깔의 진하기는 항원에 부착된 항체의 양에 비례하며, 특별히 고안된 microplate spectro-photometer에서 정량적으로 판독된다.

반대로, 항원을 검출하고 정량하는 분석은 포획(capture; 혹은 sandwich) ELISA로 수행하며, 고체상(plastic)에는 포획 항체(capture antibody)가 입혀진다. 항원을 포획한 후, 효소-표지된 [같은] 항체를 이용하여(직접적으로) 항원을 검출하거나, 혹은 다른 [동물]종을 면역하여 얻은, 포획 항체와는 다른 이차 항체를 이용하여(간접적으로) 검출한다. 이 이차 항체는 위에서, 기술된 바와 같이 항체-검출 ELISA에서 검출할 수 있다.

진단과정에서 ELISA는 이제 방대한 범위의 미생물 병원체에 대한 항체를 검출하는데 사용되는, 특히 바이러스 혈청학에 있어서는 표준 분석방법의 하나가 되었다. 항원검출 방법은 덜 자주 이용되지만, 뇌척수액(cerebrospinal fluid) 내 수막염(meningitis) 원인 미생물항원 같이, 정상적으로 무균상태인 부위에서 미생물이나 독소를 신속하게 검출하는데 그 역할이 있다.

효소면역측정법(ENZYME-LINKED IMMUNOSORBENT ASSAY [ELISA])

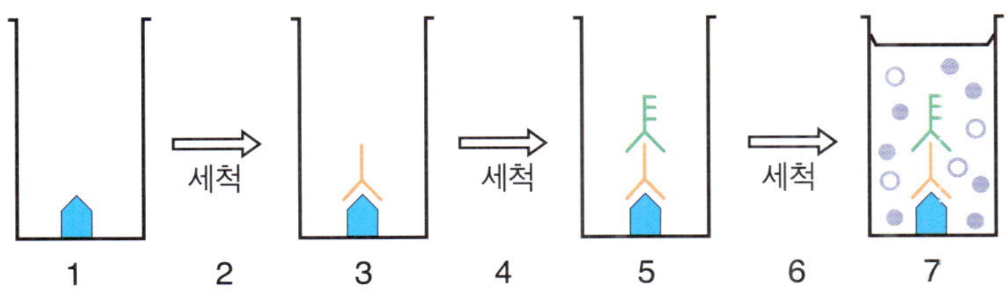

단계: (1) 플라스틱 well에 항원을 입힌다, (2) 씻는다, (3) 검사할 항체를 가한다(예: 희석한 혈청), (4) 씻는다, (5) 효소 접합체(conjugate; 일차 항체에 대한 항체에 효소를 접합시킨 것)를 가한다, (6) 씻는다, (7) 효소의 발색 기질(chromogenic substrate)을 가하고 색깔의 변화를 읽는다.

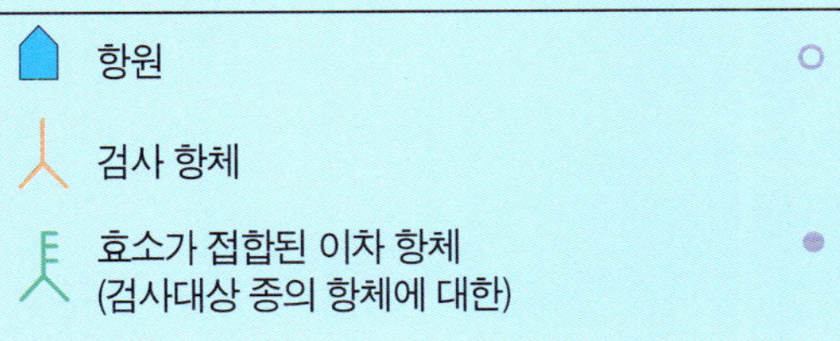

그림 8.19 항체를 검출하는 간단한 ELISA 기술을 나타내는 도해

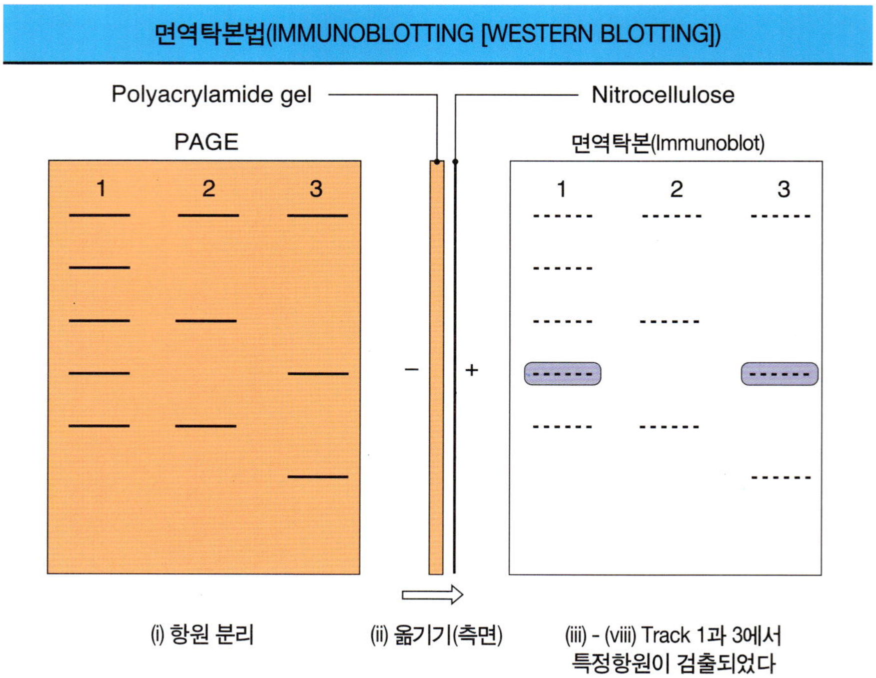

단계: (i) 항원(antigens)을 polyacrylamide gels에서 분리한다(separate); (ii) nitrocellulose 막에 전기영동으로 옮긴다(electrophoretically transfer); (iii) 항원을 포함, 단백질이 붙지 않은 부위는 관계없는 단백질(예: 젤라틴[gelatin]이나 혈청알부민[serum albumin])으로 [항체가 붙지 못하게] 막는다(block); (iv) 특이(일차) 항체(antibody)를 가한다; (v) 씻는다; (vi) 효소나 방사능표지된 이차(항-일차 항체) 항체를 가한다; (vii) 씻는다; (viii) 색소원 기질(chromogenic substrate)을 넣거나 자가방사선술(자가방사기록법[autoradiography])로 항체-항원 반응을 검출한다.

그림 8.20 특이 항원을 검출하는 면역탁본법(immunoblotting technique)의 도해

면역탁본법(Immunoblotting; Western blotting)

이 방법은 때로는 복합적인 항원 혼합물 내 항체-항원 반응을 관찰하는데 이용되는 면역분석법이다(그림 8.20). 먼저 항원을 polyacrylamide 겔 전기영동법(polyacrylamide gel electrophoresis [PAGE])으로 분리한다. 이 분리된 항원들을 전기영동적으로 nitrocellulose 막으로 옮겨(탁본하여[blotted]), 막과 결합시킨다. 탁본(blot)을 항체로 처리한 후, ELISA에서 사용되는 효소-표지된 이차 항체나 방사능 표지된 이차 항체로 항원-항체 복합체를 검출한다. 효소의 위치는 발색 기질로 찾는다. 단, 탁본법에서는 효소 산물이 색깔을 띨 뿐 아니라 불용성이어야 하므로, ELISA에서 사용되는 것과는 다른 발색 기질이 이용된다. 방사능은 nitrocellulose 막을 X-ray 필름에 노출시켜 찾는다(자가방사선술[자가방사기록법]; autoradiography).

라텍스 응집반응(latex agglutination)

이 방법은 특이 항체를 입힌(coated) 아주 미세한(microscopic) 라텍스(latex; 실제로는 polystyrene) 구슬(beads)을 이용한다. 이 구슬들을 특이 항원을 포함하는 액체와 섞으면, 구슬들이 항원과 결합, 응집하여, 눈에 보이는 침전물을 만들게 된다(그림 8.21).

Further reading

Iwasaki A and Medzhitov R (2004). Toll-like receptor control of the adaptive immune responses. *Nature Immunology*, 5, 987-95.

Janeway CA, Travers P, Walport M and Shlomchik MJ (2004). *Immunobiology*. Garland Science: New York and London.

Mims C, Dockrell HM, Goering RV, Roitt I, Wakelin D and Zuckerman M (2004). *Medical Microbiology*, 3rd edn, Mosby/Elsevier: London.

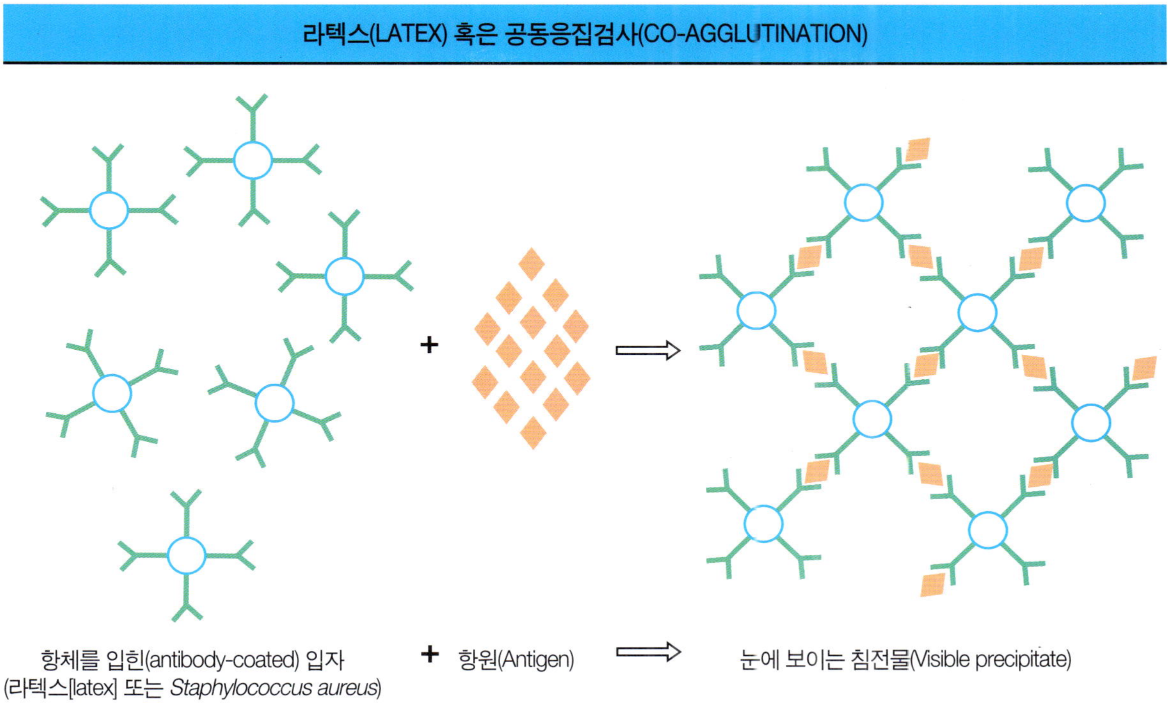

항체를 입힌(antibody-coated) 입자를 특이 항원(specific antigen)이 들어 있을지 모르는 액체와 섞는다. 만일 반응이 일어나면 눈에 보이는 침전물(visible precipitate)이 생성된다.

그림 8.21 특이 항원 검출을 위한 라텍스 혹은 공동응집검사

Roitt I, Brostoff J and Male D (2001). *Immunology*, 6th edn. Mosby, London.

요점

- 숙주 방어, 혹은 면역반응은 선천(혹은 자연)면역과 후천(혹은 적응)면역으로 이루어진다. 후자는 개별 항원에 대해 특이하며, 그 항원에 다시 노출되면 면역학적 기억 때문에 증가된 반응을 나타낸다.
- 면역계통의 모든 부문들 사이에는 주로 cytokine들에 의한, 대단히 많은 상호작용과 신호전달이 일어난다.
- 큰포식세포와 단핵구 같은 세포들은 Toll-like receptors 같은, 일련의 병원체인식수용기(pathogen recognition receptors; PRRs)를 이용하여 병원체-관련 분자양식(pathogen-associated molecular pattern; PAMP)을 인식하며, Toll-like receptors는 염증촉진(pro-inflammatory) cytokine 생산 신호를 보낸다.
- 선천 방어기전: 포식작용(phagocytosis)과 세포내 죽이기, 도움체(complement)계통, 인터페론(interferons) 및 염증(inflammation).
- 후천면역: 중요한 세포는 B와 T 세포. 체액(humoral; 항체매개[antibody-mediated]) 및 세포대개 면역으로 구분.
- 항체는 활성화 B 세포가 생산한다. 항체 혹은 면역글로불린(immunoglobulins; Ig)은 Y-모양의 단량체(monomeric) 구조를 가지며, Y의 양쪽 팔에 항원결합부위가 있고, 또 항체 분자의 작동기능을 수행하는 Fc 꼬리부분을 갖고 있다. IgM은 오합체(pentameric), IgA는 주로 이합체(dimeric), 그리고 IgG, IgD, IgE는 단량체(monomeric)이다.
- B 세포 활성화: 항체 분자는 B 세포에서 무작위적으로 발현된다. B 세포가 항원을 인식, 결합하면, 클론성으로 증식하여 항체-분비 형질세포를 만든다. 일차반응에서는 주로 IgM이 생산되고, B 세포 중에는 기억세포로서 살아남는 세포들이 있다. 이차반응은 훨씬 더 뚜렷하며, 이는 현저한 IgG 항체의 생산을 동반하는 기억세포의 클론확장(clonal expansion) 때문이다.
- 단클론항체(monoclonal antibodies)는 인공적으로, 항체를 분비하는 형질세포(plasma cell)를 골수종세포(myeloma cell)와 융합하여, 한 종류의 특이 항체를 분비하는 불멸화된(immortalized) 클론을 만들어, 생산한다.
- T 세포, 혹은 세포매개 면역은 주로 T 세포가 증식, 분화하여 다른 림

프구의 기능을 조절하는 cytokine을 생산하는 것이다.

- T 세포는 T 세포 수용기에 대한, MHC 복합체에 의한 항원제시(presentation of antigen)가 있은 후, 활성화되어 cytokine을 생산한다.
- T 세포: B 세포 항체 생산을 촉진하는 CD4 분자-발현 T 도움(helper) 혹은 TH2 세포; T 억제(suppressor) 세포; 세포독성(cytotoxic) CD8+ 세포; CD4+이나 TH2와는 다른 cytokine을 생산하는 TH1 세포.
- 초항원은 항원 처리(antigen processing) 및 제시과정(presentation) 없이 직접 MHC class II 분자에 결합, T 세포를 자극하여, cytokine을 생산하게 한다.
- 전신염증 혹은 쇼크는 세균 내독소(endotoxin, LPS)에 대한 반응으로, 큰포식세포가 종양괴사인자(tumour necrosis factor, TNF)와 인터루킨(Interleukin[IL])-1이나 IL-6 같은 cytokine을 과도하게 생산하여, 쇼크의 증상을 초래하게 되는 반응이다.
- 몸의 주 림프 기관은 비장(지라[spleen]), 가슴샘(thymus), 골수(뼈속질[bone marrow])와, 림프계통(lymphatic system)의 가지 부위에 있는 림프절(lymph node)이다.
- 점막은 그들만의 면역계통을 갖고 있으며, 본질적으로 분비형이고, 이합체(dimeric)인 분비(secretory) IgA가 주 면역글로불린이다.
- 과민(hypersensitivity)은 알레르기, 혹은 지나치게 과대하거나 부적절한 면역반응이며, 네 유형으로 구분된다: I, 아토피(atopy)와 아나필락시스(anaphylaxis); II, 세포독성(cytotoxic); III, 면역복합체병(immune complex disease); IV, 지연과민(delayed-type hypersensitivity).
- 그 외 다른 면역계통의 결핍으로는 자가면역(autoimmunity)과 면역억제(immunosuppression)가 있다.

9 면역화(Immunization; 예방접종)

- **서론**
- **면역화(immunization)의 유형**
  - —수동면역화(passive immunization)
  - —백신(vaccine)에 의한 능동면역화(active immunization)
- **백신의 안전성**
- **미래의 백신**
- **현재 실천되고 있는 백신사업**
  - —역학(epidemiology)
  - —합병증(complications)
  - —금기사항(contraindications)
  - —면역화 프로그램
  - —여행
  - —의료종사자(healthcare workers)
  - —미래 백신
- **요점**

서론

감염병에 대한 immunization(면역화)의 도입은 의학의 가장 성공적인 발전의 하나이다. 면역화는 18세기 말 마마(천연두, smallpox)의 예방을 위해, Edward Jenner에 의해 처음으로 개척되었으며, 20세기 후반 전세계적인 예방접종(vaccination) 사업의 놀라운 성공으로 마마는 지구상에서 완전히 박멸되었다.

면역화의 목적은 병원성 미생물에 의한 자연 임상감염으로부터 인위적이며, 안전한 범위 내의 모든 절차에 의하여, 인구집단을 보호하는 것이다. 면역화는 감염병을 억제하는 데 이용되는 가용한 수단들 중의 하나일 뿐이며, 그 효능과 비용은 반드시 안전한 물 공급과 하수 처리, 높은 음식 위생 기준, 만족할 만한 사회경제적 삶의 상태 등 다른 형태의 보호뿐만 아니라, 조기 발견, 신속 치료 및 예방법을 겸비한 조직화된 감염병 감시와도 비교 평가되어야 할 것이다. 면역화에 의해 여러 감염병의 사망률(mortality)과 이환율(morbidity)이 극적으로 감소한 반면, [여전히] 많은 감염병들은 이를 억제할 [수단인] 특이 백신이 아직 없다.

연구 결과들은 치아우식, 그리고 미래에는 아마도 어떤 유형의 치주병들까지 백신으로 방지하고 치료하는 것이 가능함을 보여주었으나, 현재까지 백신은 치과의사들이 구강 및 치과감염 방지 및 치료에 이용하는 도구 안에 포함되어 있지 않다. 그렇지만 치과진료 인력, 때로는 환자들까지, 몇 가지 일반적인 감염에 대해 예방접종하는 것은 치과치료 중 교차감염을 예방하는데 중요하다.

면역화(immunization)의 유형

현재 가용한 여러 면역화 유형이 그림 9.1에 요약되어 있다. 능동면역화(active immunization)는 항체 생산, 때로는 세포매개면역의 발전과 관련이 있는 반면, 수동면역화(passive immunization)는 숙주 외부로부터의 항체 공급에 의존한다.

수동면역화(passive immunization)

수동면역화에 이용되는 면역글로불린(immunoglobulin)은 일반적으로 사람혈청으로부터 유래된다. 인위적인 수동면역화가 적절한 경우를 그림 9.2에 나열하였으며, 석 달 기간 동안의 면역글로불린의 감퇴를 나타내는 그래프는 수동면역화의 단기적인 성격을 설명하고 있다(그림 9.2). 일반적으로 특이적 수동면역화는 점점 덜 이용되고 있지만, 정황에 따라서는 여전히 사람의 목숨을 살릴 수도 있다. 감염병에 이용되는 수동면역요법의 일반적인 몇 가지 예를 그림 9.3에 기술하였다. 최근 몇 년 IFN-α같은 cytokine이 어떤 만성 바이러스 감염, 예를 들어 B형간염 및 C형간염의 치료를 돕는다는 것이 분명해졌다(그림 9.4).

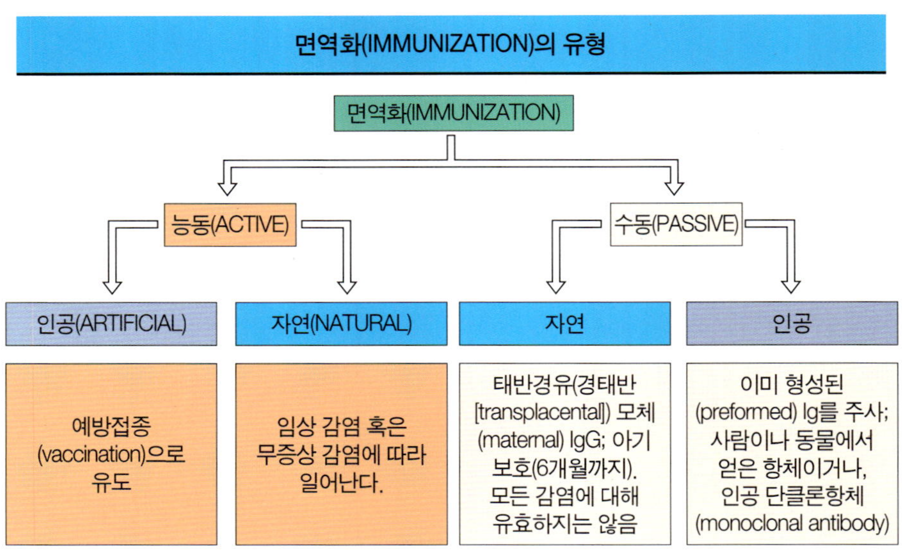

그림 9.1 여러 면역화 유형들의 요약

인공적 수동면역화의 필요성(INDICATIONS FOR ARTIFICIAL PASSIVE IMMUNIZATION)

필요성(INDICATIONS)

1. 취약한 사람(susceptible individual)이 감염병(infectious disease)에 노출되었거나 접촉(contact)하게 될 가능성이 있을 때, 그리고 능동 면역화(active immunization)에 요하는 시간이 없을 때. 예를 들어, B형간염, 광견병
2. 심각한 병에 걸릴 위험이 매우 큰, 취약한 사람이 감염병과 접했을 때. 예를 들어, 면역약화(immunocompromised)된 사람이나 임신한 여성이 홍역(measles)이나 수두(varicella)를 접했을 때

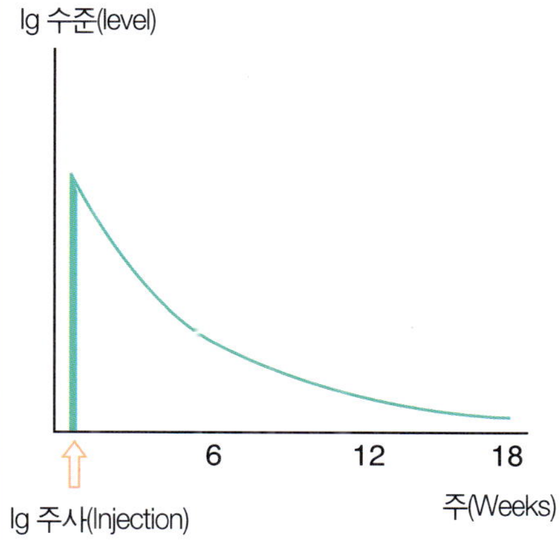

그림 9.2 인공적 수동면역화의 필요성과 면역화 후 시간경과에 따른 면역글로불린 수준

항체를 이용한 특이 수동면역요법(PASSIVE IMMUNOTHERAPY)

감염	항체의 근원	필요성
파상풍(Tetanus)	사람	예방(prophylaxis); 치료(treatment)
수두대상포진 (Varicella zoster)	사람	취약한(susceptible) 면역약화(immunocompromised)된 사람, 신생아(neonates) 및 임신 여성들의 노출-후 (post-exposure) 접종 능동 예방접종이 부적절한 경우의 노출 후 예방
B형간염(Hepatitis B)	사람	손상(injury)을 받은 후 (post-exposure) HBsAg +ve인 모체에서 태어난 아기
A형간염(Hepatitis A)	혼주(pooled) 사람 면역글로불린	돌발(outbreaks)이 있을 때 가족간 접촉 (household contacts)
홍역(Measles)	혼주 사람 면역글로불린	면역약화된 사람의 노출-후, 9 개월 미만의 젖먹이, 임신 중

그림 9.3 항체를 이용하는 특별한 형태의 수동면역요법

백신(vaccine)에 의한 능동면역화(active immunization)

능동면역화는 숙주의 면역계통에 의존하며, 개인이 해당 감염원에 대한 충분한 보호를 얻게 될 때까지는 몇 달이 걸릴 수 있다. 그렇지만 어떤 백신은 시행 후 훨씬 빨리, 어느 정도의 보호를 제공해 줄 수 있으며, 심지어는 감염원에 노출된 후에도 효과가 있는 백신이 있다. 이상적으로는 면역화의 결과로 생기는 면역이 오래, 여러 해 지속되어, 차후에도 자연 감염이 있을 시 여전히 가속화된 항체 반응이 일어날 수 있어야 할 것이다. 그렇지만, 아주 유용하고 널리 사용되는 몇몇 백신들, 예를 들어 인플루엔자 백신은 보호 지속시간이 짧다. 이상적인 백신의 속성들이 그림 9.5에 열거되어 있지만, 이 모든 요구조건을 만족시키는 백신은 거의 없다. 백신 선택의 세부사항, 경로, 용량, 위험도는 병마다 개별적으로 고려되어야 한다. 현재 통용되는 백신으로, 일상적으로 사용되는 백신들은 안전에 관해 좋은 이

치료에 이용될 수 있는 CYTOKINE들		
인터페론(Interferons)	감염체	일반적인 부작용
IFN-α(백혈구) IFN-β(섬유모세포 [fibroblast])	B형간염(Hepatitis B; 만성) C형간염(Hepatitis C) 대상포진(Herpes zoster) 유두종바이러스(Papilloma virus)	열(Fever), 권태감(malaise), 근육통증(muscle pains), 콩팥(kidney), 간(liver) 및 골수(bone marrow)에 대한 독성(toxicity)

그림 9.4 만성 바이러스 감염 치료에 이용될 수 있는 cytokine들

이상적인 백신의 성질
● 효과적인 면역을 촉진(Promotes effective immunity)
● 일생 동안 보호를 제공(Provides lifelong protection)
● 안전(Safe[부작용이 없음(no side effects)])
● 안정(Stable)
● 저렴(Inexpensive)
● 대중이 좋고 유효한 것으로 호감을 가질 것(Seen by the public to be good and effective)

그림 9.5 가상의 이상적인 백신의 성질

력을 갖고 있지만, 좀더 효과적이고 비용이 저렴한 백신이 만들어질 수 있는 개선의 여지가 있다.

세균 및 바이러스의 범주 내에서는 주로 세 가지 유형의 백신이 있다(그림 9.6). 생백신(live vaccine)은 독성이 약화된(attenuated) [살아있는] 미생물로 만들며, 이 독성이 약화된 미생물은 항체 생산은 일으키지만 증상이 나타나지 않는 정도로 체내에서 증식하면서 자연 감염을 흉내 낸다; 반응이 자연 병에서보다 가볍고, 훨씬 덜 심하게 또는 적게 일어난다. 단일 용량으로 오래 지속되는 면역을 얻게 되며, 후에 추가용량으로 강화할 수 있다.

사멸백신(killed vaccine)에 대한 반응은 자연 병의 반응을 닮지 않으며, 여러 사멸백신들, 예를 들어 DTaP는 오래 지속되는 면역을 얻으려면 세 번의 용량이 요구된다. 추가 용량이 필요한 것은 체내에서 감염체의 증식이 일어나지 않기 때문이다. 그렇지만 어린아이에게 사용하는 Hib와 MenC는 단일 용량만이 요구되며, 이는 이 백신이 복합백신이기 때문이다. 유사한 이유로, 인플루엔자와 *Streptococcus pneumoniae* 백신은 노인들에게 이전에 있었을 노출을 감안하여 단일 용량으로 주어진다.

변성독소(toxoid)로 백신을 만드는 것은 단일 외독소(exotoxin)에 의한 감염(예; 파상풍[tetanus])에서만 가능하다. 변성독소는 독소를 화학적인 방법으로(대개 formaldehyde로 처리) 무해하게 만든 것이다. 그렇지만 항원성(antigenicity)은 유지된다.

생백신과 사멸백신은 각자의 장점과 단점이 있다(그림 9.7). 일반적으로 생백신은 널리 알려져 있는 유년의 바이러스 감염처럼, 자연 감염에서 회복된 후 장기간의 면역이 생기는 감염을 예방하는데 가장 효과적이다. 왜냐하면 생백신은 자연 감염의 많은 특징, 특히 바이러스 증식과 세포매개 면역반응을 감염 그대로 연출하기 때문이다. 자연 감염 뒤에 견실한 면역이 생기지 않는 것들도 많다. 특히, 병원체가 두드러진 항원성(antigenicity)을 갖고 있거나 자신을 보호하는 반응을 불러일으키는 경우이다. 이러한 감염에서는 약독화 생백신을 만들어야 하는 논리적인 근거가 비교적 약하며, 미생물의 특이 약점을 집중 공격할, 강한 면역을 불러일으키는 비생활(non-viable) 세포성분이 더 효과적일 수 있다. 비생활(non-viable) 세포성분은 집단 내에 존재하는 서로 다른 항원 유형들을 함께 섞어 만들 수 있을 것이다. 약독화 생백신 및 사멸백신에 의한 능동면역화에 따른 항체반응 양상을 그림 9.8에서 비교하였다. 이 그림은 사멸백신으로 만족스러운 반응을 얻으려면, 왜 대개, 여러 번의 용량을 요하는지를 분명히 보여주고 있다.

백신의 안전성

안전성은 백신의 주요 고려사항 중 하나이며, 안전성과 효능

현재 사용 중인 백신		
	세균백신(Bacterial vaccines)	바이러스백신(Viral vaccines)
생백신(Live)	BCG (tuberculosis)[a] 장티푸스(Typhoid)	홍역(Measles), 볼거리(mumps), 풍진(rubella) (combined MMR vaccine) 수두(Varicella [chickenpox]) 황열병(Yellow fever)
사멸백신(Killed)/ 아단위백신(sub-unit)/ 접합백신(conjugate)	백일해(Pertussis) *Haemophilus influenzae* b *Streptococcus pneumoniae* Meningococcal A+C 콜레라(Cholera)	인플루엔자(Influenza) 회색질척수염(Poliomyelitis)(IPV) A형간염(Hepatitis A) B형간염(Hepatitis B) 미친개병(광견병[Rabies])
변성독소(Toxoids)	디프테리아(Diphtheria) 파상풍(Tetanus)	

그림 9.6 현재 사용 중인 백신들의 요약. [a]BCG는 미국에서 일상적인 백신이 아님. IPV, inactivated polio vaccine

생백신과 사멸백신		
	생백신(Live)	사멸백신(Killed)
제제(Preparation)	약화(Attenuation) (항상 가능한 것은 아님)	불활성화(inactivation) 또는 아단위(sub-unit)나 접합(conjugate) 백신 생산
투여(Administration)	자연 경로(natural route [예: 경구(oral)]) 또는 주사(injection) 단일용량(single dose) 가능	주사(Injection) 대개 여러 회 용량
항원보강제(Adjuvant)	필요하지 않음	대개 요구됨
안전도(Safety)	다시 발병력을 갖게 될 수 있음	주사 시 통증
비용(Cost)	낮다	높다
면역 지속시간 (Duration of immunity)	대개 수 년	길거나 짧을 수도 있음
면역반응(Immune response)	IgG, IgA, 세포매개(cell-mediated)	주로 IgG; 세포매개 면역은 아주 작거나 없음

그림 9.7 생백신과 사멸백신의 장점과 단점

을 지키기 위해 각 뱃치(batch)는 엄격한 법적 통제를 받는다. 실상, 어마어마한 백신 투여 횟수를 고려하면(미국에서만 2천만 회), 안전도 기록은 극히 훌륭한 것이다. 백신의 안전성과 관련하여 일어날 수 있는 문제들을 그림 9.9에 열거하였다. 이 중 여러 문제는 이제 의미 있는 임상적인 관심사이기 보다는, 단지 이론적인 것이다.

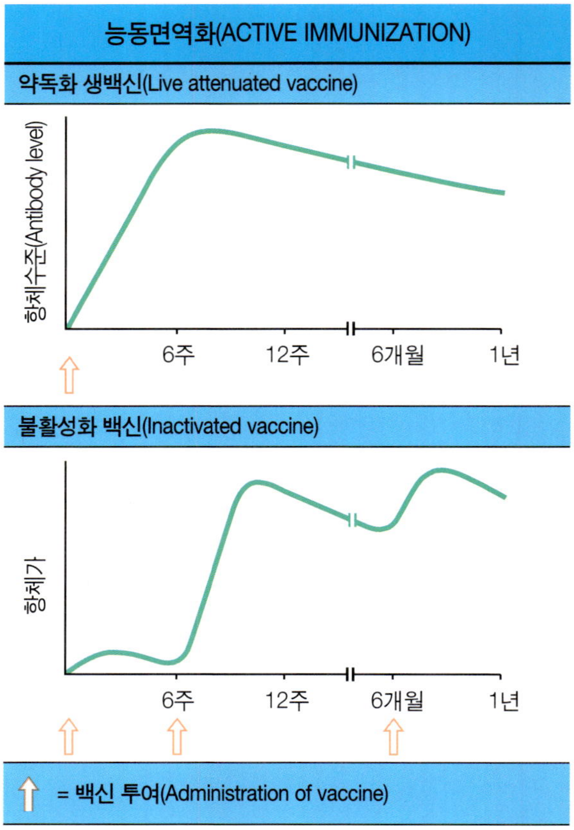

그림 9.8 약독화 생백신 및 불활성화 백신에 의한 면역화에 대한 항체 반응

백신 안전성 문제	
약독화 생백신	불충분한 약독화 야생 유형으로 복귀 면역약화 환자에 투여 지속감염 다른 바이러스로 오염 태아 손상
비-생활 백신	살아있는 미생물로 오염 독소로 오염 알레르기 반응 자가면역
유전공학 백신	?종양유전자 함유

그림 9.9 백신 안전성에 대해 일어날 수 있는 문제

미래의 백신

최근 몇 년, 유전공학(genetic engineering)으로 얻은 정제된 세균 혹은 바이러스 단백질로 만든 여러 새로운 백신이 나왔다. 예를 들어 B형간염(hepatitis B) 백신은 유전자 클로닝(gene cloning)과 효모(yeast)에 의한 펩티드 합성을 통해 생산된다. 또 하나의 독창적인 발전으로는, 한 종류 이상의 미생물로부터 온 항원-지정(coding) 유전자들을 운반체(carrier) 바이러스 혹은 세균에 삽입하는 것이다. 이 백신을 맞은 환자의 몸 안에서 운반체 미생물은 면역을 일으킬 수 있을 만한 양의 외래 단백질을 배출하기에 충분할 정도로, 그러나 병은 유발하지 않으면서 증식하게 될 것이다. 운반체 바이러스나 세균은 약독화되고, 숙주 몸 안에서 자랄 수 있어야 하므로, BCG와 *Salmonella typhi*가 후보로 제시되고 있다. 이 기술은 미래에는 '여러 항원을 포함하는 한 방(one-shot) 백신이 생산될 수 있다'는 가설로 발전하였다(그림 9.10).

현재 실천되고 있는 백신사업

역학(epidemiologr)

사람에서 사람으로 전파되는 감염에 대해서는 면역화(immunization)로 군집면역(집단면역, 무리면역[herd immunity])의 상태에 도달하도록 하는 것이 중요하다. 만약 지역사회 구성원의 90%가 감염체에 면역이 있다면, 소수의 비면역인 사람이 감염될 공산은 비교적 작다. 그렇지만 지역사회의 50%만이 감염체에 면역이 있다면, 병에 걸릴 수 있는(susceptible) 사람이 감염될 공산은 훨씬 크고, 유행병이 될(epidemic) 가능성이 높아진다. 분명히 백신은 감염의 위험성이 가장 높은 연령 그룹을 겨냥해야 할 것이다. 백신으로 예방할 수 있는 대다수의 병은 어린 나이에 만나게 되므로, 대다수의 백신은 어린아이들에게 주어진다. 이상적으로는 출산 직후 예방접종을 시작해야 한다. 그렇지만, 신생아의 면역계통이 아직 완전히 발달하지 않았고, 태반으로부터 온 모체항체가 생바이러스백신에 대한 반응을 불활성화시켜 사멸백신에 대한 반응 정도로 감소시킬 수 있기 때문에, 예방접종은 대개 두 달쯤 미루어진다. 가능한 한, 한번에 한 가지 이상의 백신을 주는 것이 일반적인 실천 방안인데, 이는 주사횟수를 줄일 뿐 아니라 복합백신(combined vaccines)이 항체 생산을 더욱 증강시킬 수 있기 때문이다.

합병증(complications)

백신은 아주 많은 사람들에게 주어지기 때문에 사람들 중에

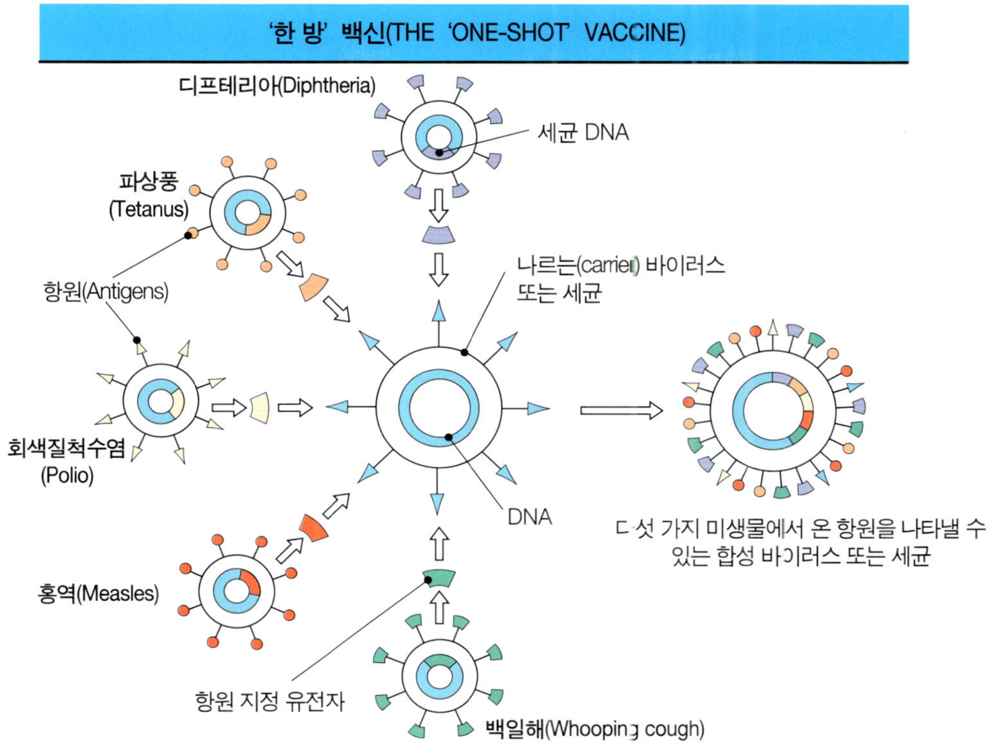

그림 9.10 미래에는 필요한 모든 백신의 유전자를 담고 있는 단일 바이러스 혹은 세균 벡터로 백신이 이루어질 수 있을 것이다.

는 부작용을 경험하는 사람이 있고(예를 들어, 주사 부위의 통증과 발적[redness]), 소수의 사람들이 심각한 합병증을 앓게 됨은 아마도 놀라운 일은 아닐 것이다. 심각한 합병증으로는 아나필락시스(anaphylaxis), 기관지연축(bronch[i]ospasm) 또는 후두 부종(laryngeal oedema), 열 경련(febrile convulsions), 뇌염(encephalitis) 등이 있다. 공중보건(public health) 상 중요한 이익, 특히 사망률(mortality) 및 이환율(morbidity)의 감소와 아주 작은 수의 백신접종자에서 발생하는 매우 작지만 심각한 합병증의 위험을 비교평가하여, 균형을 잡는 일이 필요하다. 부모들이 면역화 후 몇 일 또는 몇 주 동안, 아이들에게 생기는 모든 건강 문제를 아이들이 맞은 백신과 연관시키는 것은 자연스러운 일이다. 비록 이러한 연관의 대부분은 우연한 것이며 예방접종과는 직접적인 관련이 없지만, 무관함을 증명하는 것은 어렵다. 이 문제의 감정적인 성향으로 인해, 백신 안전성 문제는 전국 언론의 주목을 받는 논쟁거리가 될 수 있다. 최근에 있었던 예는 1998년에 제기된 자폐증(autism), 염증창자병(inflammatory bowel disease) 및 MMR 사이에 연관성이 있다는 주장이다. 이후 이 주장은 반증되었지만, 영국에서는 공공불안으로 인해 MMR 접종이 감소되기에 이르렀고, 일부 지방에서는 심각한 이환율을 나타낸 홍역(measles) 돌발(outbreak)이 초래되었다.

금기사항(contraindications)

백신에는 금기사항이 될 수 있는 것이 몇 가지 있다. 생백신은 면역약화(immunocompromised) 환자에서 심한 전신 감염을 일으킬 위험이 있기 때문에, 절대로 이 환자들에게 생백신을 주어서는 안 된다. 임신 여성이 생백신을 받으면 태반을 경유하여 태아에게까지 확산이 일어나(transplacental spread), 유산(abortion)을 일으킬 위험이 있다. 만일 이전에, 백신에 대한 심한 국소 혹은 전신 반응력(history)이 있거나 그 일부 성분에 대한 과민력이 있다면, 예방접종은 금기되어야 할 것이다. 그렇지만 일상적인 어린아이 백신에 대한 단 한 가지, 절대 금기사항 그 이전에 그 백신이나 백신 성분에 대한 아나필락시스가 있었던 경우 뿐이다.

투여 계획(ADMINISTRATION SCHEDULE)		
백신	**UK**	**USA**
DTaP/IPV/Hib(D & d-diphtheria; T-tetanus; aP-acellular pertussis; IPV-inactivated polio; Hib-*Haemophilus influenzae* serotype b)	**일차**: 2, 3, 4개월에 접종 **추가접종-dTaP/IPV** 3년 4개월과 5년 사이에 모든 어린 아이에게 접종 Td/IPV 13세와 18세 사이의 모든 사람에게 접종	
Triple(DTaP) vaccine(D & d-diphtheria; T-tetanus; aP-acellular pertussis) IPV(inactivated polio) Hib-*Haemophilus influenzae* serotype b)		**일차**: DTaP and IPV given to all at 2, 4 and 6 months. Hib given at 2~6 months **추가접종**: DTaP and IPV given to all at 12~15 months and 4~6 years Td given at 10 year intervals Hib given at 12~15 months
MMR(홍역[measles], 볼거리[mumps], 풍진[rubella])	**Primary:** Given to all at about 13 months **Booster:** Second dose before school entry	**Primary:** Given to all at about 13 months **Booster:** Second dose at 4~6 years (11~12 years if missed at 4~6 years)
BCG(결핵[tuberculosis])	Given to all at 10~14 years Given at birth for high-risk groups	High-risk groups only
B형간염(Hepatitis B)	High-risk groups only (e.g. health care workers)	Given to all infants and unvaccinated 11~12 year olds
A형간염(Hepatitis A)	Travellers to endemic areas (e.g. Africa, India, Far East)	Travellers to endemic areas (e.g. Africa, India, Far East). Recommended for children and adolescents in selected states and regions
Streptococcus pneumoniae	Aged and high-risk groups (e.g. severe asthma or immunosuppression)	Pneumococcal conjugate vaccine recommended for all children aged 2~23 months Aged
Influenza A 및 B	Aged and high-risk individuals of all ages	Aged and high-risk individuals of all ages
Varicella	Recommended for susceptible health care workers and contacts of immunocompromised patients	Recommended for all children at 12~24 months. Two doses at 11~12 years if not previously vaccinated and have no history of disease
Meningococcal serogroup C conjugate(MenC)	Given to all at 2, 3 and 4 months by intramuscular injection	
Meningococcal A+C polysaccharide	Travellers to areas where diseases are endemic	Travellers to areas where diseases are endemic

그림 9.11 영국과 미국에서 권장되는 백신투여 계획. 독자는 읽기 추가에 열거된 web site에서 이 계획에 대한 최신 정보를 얻을 것을 권한다.

면역화 프로그램

지역사회에 능동면역화 프로그램을 제공할 때는 필요(need), 효능(efficacy), 안전도(safety) 및 투여의 용이성(ease of administration)을 고려하여야 한다. 상황과 우선순위는 나라마다 크게 다르다. 현재 영국과 미국 내에서 권장되는 백신투여 계획이 그림 9.11에 요약되어 있다. 그렇지만, 이 계획은 지식의 진보에 따라 변할 수 있으며, 독자는 이 장의 말미에 주어진 관련 web sites를 조회하여, 예방접종계획의 최신 세부사항을 확인해야 할 것이다.

영국에서는 모든 사람들로 하여금 다음 백신을 접종받도록 하는 것이 정부 정책이다: DTaP/IPV/Hib(디프테리아[diphtheria], 파상풍[tetanus], 무세포[acellular] 백일해[pertussis],

불활성화[inactivated] 회백질척수염[polio], *Haemophilus influenzae* type b), MMR(볼거리[mumps], 홍역[measles], 풍진[rubella]), BCG(결핵[tuberculosis]) 및 MenC(수막알균병[meningococcal disease]: 수막염[meningitis]과 패혈증[septicaemia])(그림 9.11). 폐렴알균 병(pneumococcal disease)과 인플루엔자(influenza)에 대한 백신은 이제 65세 이상인 사람에게 권장되며, 다른 그룹에서도 두 가지 모두 효과가 있다는 분명한 증거가 있다. 영국에서는 만성 호흡기 및 심장 병을 앓고 있는 사람에게도 인플루엔자 백신이 권장된다. 미국에서는 모든 사람들이 3가(trivalent) 'flu' 예방주사를 맞을 수 있지만, 노인층과 호흡기 방어가 약화된 사람들에게는 분명하게 권장되고 있다. 인플루엔자 바이러스는 그 항원 형에 변위(shifts)와 소폭변위(drifts)가 나타나기 때문에(제16장), 백신은 반드시 자주 갱신되어야 한다. 따라서, 이러한 권장은 탈 없고 차질 없는 생산 계획으로 뒷받침 되어야 한다.

여행

여행자들은 종종, 국가 프로그램에 포함되어 있지 않는 감염병에 대한 예방접종을 받거나, 이전에 받았던 백신의 추가접종을 충고 받거나 요구 받는다. 그 예로는 A형간염(hepatitis A), 콜레라(cholera), 장티푸스(typhoid), 수막알균(meningococcal) A 및 C가 있다. 이 장의 말미, 읽기 추가 목록에 주어져 있는 것과 같은 몇몇 web site에서 여행자를 위한 최신 권고를 구할 수 있다.

의료종사자(healthcare workers)

모든 의료종사자들은 B형간염 감염에 대해 면역화되어야 한다. 영국 보건성은 최근 수두 대상포진 바이러스(varicella zoster virus)에 걸릴 수 있는 모든 종사자들이 이 바이러스에 대한 예방접종을 받을 것과, 전체 종사자들이 해마다 인플루엔자 예방접종을 받을 것을 권고하였다.

미래 백신

바람직하지만 아직 백신이 없는, 중요한 감염병들이 여전히 긴 목록으로 남아 있다(그림 9.12). 이 중에는 조만간 성공적인 백신이 나올 것으로 보이는 것도 있지만, 백신 조달을 매우 어렵게 만드는 근본적인 문제가 있어 보이는 것들도 있다. 예를 들어, 헤르페스(herpes) 그룹의 생바이러스백신과 관련된 문제에는 신경계통(nervous system) 내 바이러스 잠복(latency)과 그에 따른 재활성화(reactivation) 및 임상적인 병이 나타날 위험이 포함되어 있다. 그렇지만 이러한 근본적인 문제들 중에서도 극복된 것이 있다. 이를테면, 생수두백신은 이제 널리 사용되고 있으며, 면역화되지 않은 사람과 비교하였을 때, 백신을 받은 사람들 중에 대상포진이 증가했다는 증거는 없다. 단순헤르페스바이러스(herpes simplex virus) 백신도 후기 3상 시험에 들어가 있다. 매독의 경우에는 자연감염 후에도 확실한 면역이 생기지 않는다는 것이 의욕을 저하시키는 점이다. 지금 HIV를 향해서는 아마도 가장 결연한 노력이 기울여지고 있는 것으로 보인다.

만족스러운 백신이 아직 없는 중요한 감염병

미생물	병
HIV	AIDS
Cytomegalovirus	Foetal damage
Epstein-Barr virus	Glandular fever
Rhinoviruses	Common cold
Neisseria gonorrhoeae	Gonorrhoea
Treponema pallidum	Syphilis
Chlamydia trachomatis	Urethritis

그림 9.12 만족스러운 백신이 아직 없는 중요한 감염병

Further reading

Janeway CA Jr, Travers P, Walport M and Shlomchick MJ (2001). Manipulating the immune response to fight infection. In *Immunobiology*, 5th edn, Chapter 13. Churchill Livingstone, Garland Publishing Inc., London.

Mims C, Dockrell WM, Goering RV, Roitt I, Wakelin D and Zuckerman M (2004). Vaccination. In *Medical Microbiology*, 3rd edn, Chapter 34. Mosby, London.

Plotkin SA (ed.) (2004). *Vaccines*, 4th edn. WB Saunders, Philadelphia.

Salisbury DM and Begg NT (1996). *Immunization Against Infectious Disease*. HMSO, London. Note that chapter updates are available at http://www.dh.gov.uk/Home/fs/en

Timbury MC, McCartney AC, Thakker B and Ward KN (2002). Immunization. In *Notes on Medical Microbiology*, Chapter 39. Churchill Livingstone, Edinburgh.

Web sites

UK recommendations: http://www.immunisation.nhs.uk

USA recommendations: http://www.cdc.gov-inip/acip

Travel sites

http://www.dh.gov.uk/PolicyAndGuidance/HealthAdviceForTravellers/fs/en

http://www.fitfortravel.scot.nhs.uk/

http://www.travax.scot.nhs.uk/

http://www.nathnac.org/

요점

- 성공적인 면역화(immunization) 프로그램은 자연 미생물 감염에 대해 군집면역(집단면역, 무리면역[herd immunity])이 생기게 하는 것이다.
- 모든 미생물 감염이 백신으로 통제되는 것은 아니다.
- 인공적인 수동면역화(passive immunization)는 혈청을 접종(inoculation)한 후 즉시 효과가 있으며, 일시적이다 (3 개월).
- 인공적인 능동면역화(active immunization)에는 주된 세 가지 유형이 있다: 생(live), 사멸(killed), 변성독소(toxoid).
- 성공적인 인공적 능동면역화는 특정 자연 감염에 대해 장기간에 걸친 보호를 제공하게 된다(1년에서 일생에 이르기까지).
- 백신은 일반적으로 안전하지만, 부단한 경계가 요구된다. 백신의 사용을 금기해야 하는 것으로 알려진, 몇 안 되는 특정한 그룹의 사람들이 있다(진정한 금기사항이 있는 사람의 수는 아주 작다).
- 한 번에 세 가지 이상의 서로 다른 백신을 줄 수 있다.
- 영국의 현 백신 실천 방안은, 회색질척수염(poliomyelitis), 디프테리아(diphtheria), 백일해(whooping cough), 파상풍(tetanus), 홍역(measles), 볼거리(mumps), 풍진(rubella), 결핵(tuberculosis), Hib(*Haemophilus influenzae* type b), 수막알균(meningococcal) 그룹 C에 대한 보호를 제공하는 것이다.
- 이상적인 백신은 효과적이고(effective), 일생동안의 면역(lifelong immunity)을 제공하며, 부작용(side-effects)이 없고, 안정성이 있고(stable), 값이 저렴해야 한다.
- 현재 유전학과 분자 기술이 새로운 백신을 만드는 데 사용되고 있으며, 이는 많은 감염병을 한 번에 공략하는 한 방(one-shot) 백신의 개발로 이어질 수도 있다.

10 항미생물 제제 (Antimicrobial agents)

- **이상적인 항미생물 제제**
- **항세균 약제**
  - 분류
  - 항세균 약제의 부류
- **항진균 약제**
  - Polyenes
  - Azoles
- **항바이러스제**
  - Aciclovir
  - 항-레트로바이러스 약물
  - 인터페론
- **항미생물 약물 약역학(pharmacodynamics)**
  - 항미생물 활성의 측정
- **항미생물 약제에 대한 내성**
  - 내성 기전
  - 내성의 유전학적 측면
- **항미생물 약물치료의 실험실 관리**
  - 항생제 감수성 검사
- **책임있는 항미생물 제제의 처방**
- **요점**

감염 치료는 임상치의학의 중요한 요소이며, 머리와 목 부위의 화농(purulent) 감염 및 점막감염의 치료에서 항미생물 약물이 자주 역할을 발휘한다. 항미생물 제제는 예방적으로도 사용될 수 있다. 예를 들어, 치과치료를 받는 감염심내막염(infective endocarditis)-위험 환자에서, 이 병을 예방하기 위하여 항미생물 제제를 사용한다. 그러므로, 치과 의사들은 항미생물 화학요법(chemotherapy)의 원리를 필수적으로 이해해야 한다. 임상치의학에서 항생제를 처방하는데 관한 좀 더 자세한 정보는 29장에서 주어진다.

이상적인 항미생물 제제

항미생물 화학요법의 기본적인 개념은 Paul Ehrlich가 처음으로 제안했으며, '선택적독성(selective toxicity)' 으로 알려져 있다. 이는 항미생물 약물이 숙주는 해치지 않으면서 미생물에는 손상을 입힐 수 있다는 뜻을 내포하며, 숙주에는 없지만 미생물에는 있는 표적 부위에 작용하는 약제의 사용으로 성취될 수 있다. 이 장의 전체에 걸쳐 논의되는 각 항미생물 약물마다 선택적독성의 여러 가지 기전들이 설명될 것이다.

이상적인 항미생물 약제
• 미생물 표적에 대한 선택적독성 • 숙주에 대한 최소한의 독성 • 살(殺) 활성 (미생물을 죽임) • 긴 혈장내 반감기 • 우수한 조직분포 • 혈장단백질과의 낮은 결합 • 경구 및 비경구 제제 • 다른 약물과 나쁜 상호작용이 없음

그림 10.1 가상의, 이상적인 항미생물 약제의 특성 요약

그림 10.1에는 이상적인 항미생물 제제의 성질들이 요약되어 있다. 현재 가용한 어떤 항미생물 약물도 이 모든 기준을 다 만족시키지는 않는다. 그러므로 임상의들은 그들이 처방하는 항미생물 제제의 약동학(pharmacokinetics), 약역학(pharmacodynamics) 및 모든 가능한 부작용(side-effects)에 친숙해야 한다.

엄밀히 말하면, 항생제(antibiotics)는 다른 미생물을 죽이거나 혹은 그 증식을 억제하는 세균 및 진균의 자연 산물이다. 그렇지만, 현재 사용되는 대다수 항미생물 약물들은 성질을 개선하기 위한 화학적인 변화를 거친 것들이며, 어떤 것들은 완전히 합성된 것이다. 따라서, 권위자들 중에는 [좁은 의미의] 항생제보다는 항미생물 제제라는 폭넓은 용어를 선호하는 사람도 있다.

항세균 약제

분류

항세균 약제는 그림 10.2에 요약되어 있듯이 몇 가지 방법으로 분류된다. 표적부위에 근거한 분류는 편리한 분류 체계이며, 선택적독성을 비롯한 항세균작용의 분자적 근거에 대한 이해를 돕는다. 그러므로 이 장의 다음 항목들에서는 이 분류체계가 이용된다.

항미생물 약제의 분류	
살균(bactericidal) 혹은 정균(bacteriostatic)	살균 약제는 세균을 죽인다(KILL bacteria) 정균 약제는 세균 증식을 억제한다(INHIBIT GROWTH).
화학 구조(Chemical structure)	다양하며 실용성이 떨어진다.
표적부위(Target site)	세포벽 합성(Cell wall synthesis) 단백질 합성(Protein synthesis) 핵산 합성(Nucleic acid synthesis) 세포 막 기능(Cell membrane function)

그림 10.2 항미생물 약제의 분류를 위한 기준 요약

항세균 약제의 부류

세포벽 합성 억제제

펩티도글리칸(peptidoglycan)은 세균 세포벽의 불가결한 성분이지만(제2장), 진핵세포생물인 숙주의 세포에는 없다. 따라서 펩티도글리칸은 선택적독성의 이상적인 표적이 된다. beta-lactams과 glycopeptides는 치과의료에서 중요한 항세균제 그룹이다.

BETA-LACTAMS

이 그룹은 페니실린(penicillins)과 세팔로스포린(cephalosporins)을 포함하는 큰 화합물 집단이다. 구조적으로 이들 제제는 모두 beta-lactam 고리(ring)를 함유하고 있다(그림 10.3). 그림 10.4에서 보듯이, beta-lactam 고리는 '페니실린 결합 단백질(penicillin binding proteins)' 로 알려진 효소와 결합함으로써 세포벽 합성을 막는다. 이 효소는 세균 증식 및 분열 시, 세균 세포벽 구조물 교차결합의 마지막 단계를 맡고 있다. 그 결과, 세포벽 단위 전구물질이 누적되고, 이로 인해 세포의 자가용해 계통이 활성화된다.

BETA-LACTAM 고리(RING)

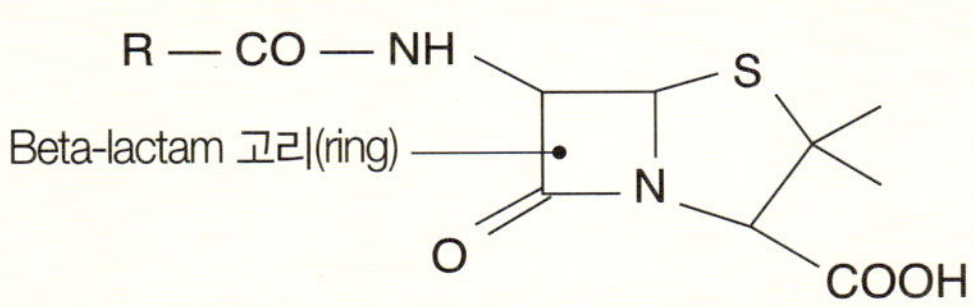

beta-lactam 항생제의 예

Benzyl penicillin

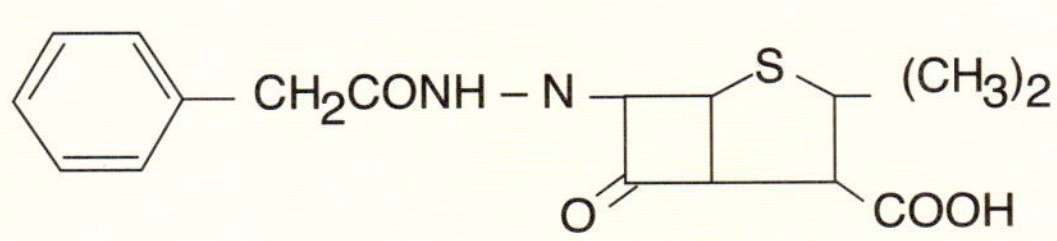

Cephalexin

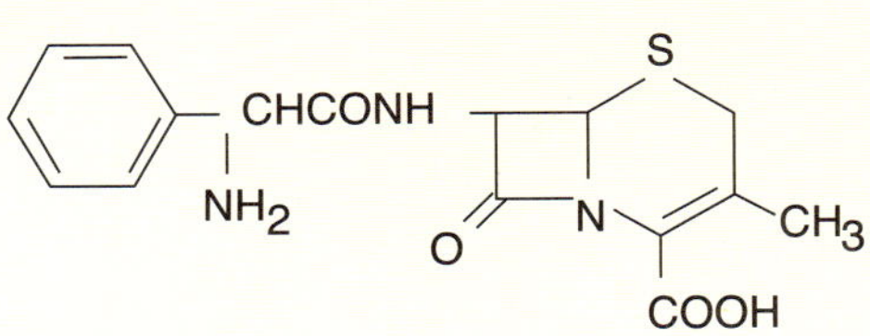

그림 10.3 beta-lactam 고리는 페니실린과 세팔로스포린 구조에 공통적이다.

많은 beta-lactam 항생제가 임상적으로 이용되고 있다. 치과의사들은 대체로 페니실린 계통의 약물을 처방하는데(그림 10.5), 이는 머리와 목의 화농 감염에 관련된 미생물들에 대한 이들 약물의 활성 때문이다. beta-lactam 약물 중에는, amoxicillin 같이 경구로 투약할 수 있는 것도 있지만, 다른 것들은 반드시 근육 혹은 정맥 내로 투여해야 한다. *Pseudomonas aeruginosa* 같은 그람음성 세균은 여러 beta-lactams 약물에 대해 내성이 있으며, 이 때문에 이런 세균들과 싸우기 위해 확장된 항균스펙트럼(범위)을 갖는 beta-lactams 약물이 개발되었다.

어떤 환자들은 페니실린계 항생제에 대해 알레르기가 있으며, 만일 이런 약물이 투여되면 환자는 즉시과민(immediate hypersensitivity)을 겪게 된다. 이러한 정보는 의료력을 청취할 때 반드시 알아내야 한다. 페니실린에 대해 알레르기가 있는 환자의 약 10%는 세팔로스포린에 대해서도 과민하다.

전염단핵구증(infectious mononucleosis)으로 판명된 구강 혹은 인두(pharyngeal) 감염에 대해서는 암피실린(ampicillin)이나 amoxicillin을 처방하지 않는 것 또한 중요하다. 이러한 상태에 있는 환자의 95% 이상에서 알레르기 반응이 아닌 약물에 대한 특이 독성 반응으로, 지속적으로 가려운(itchy) 반상 발진(macular rash)이 나타난다.

세포벽 합성 억제제

Beta-lactams

예: 페니실린(penicillins), 세팔로스포린(cephalosporins)

'페니실린-결합 단백질(penicillin-binding proteins)' 에 결합

⇩

세포벽 교차결합(cross-linking)을 억제

⇩

세포벽 단위의 축적(accumulation)

⇩

세포 용해(Cell lysis)

Glycopeptides

예: vancomycin, teicoplanin

말단(terminal) acyl-D-alanyl-D-alanine 잔기(residues)에 결합

⇩

자라는 펩티도글리칸 내로 소단위(sub-unit)가 편입(incorporation)되는 것을 방해

그림 10.4 beta-lactam 및 glycopeptide 항생제 그룹의 항미생물 활성 기전

페니실린(PENICILLIN)의 유형

Benzylpenicillin 및 지속 비경구(long-acting parenteral) 형태
예: benzylpenicillin

Benzyl penicillin과 유사한 경구 흡수(orally absorbed) 페니실린
예: phenoxymethyl penicillin

포도알균의 β-lactamase에 저항성이 있는 페니실린
예: flucloxacillin

확장 항균역 페니실린
예: ampicillin; amoxicillin

***Pseudomonas aeruginosa*에 활성이 있는 페니실린**
예: azlocillin

그림 10.5 여러 유형의 페니실린의 요약. 치과의사는 여기에 주어진 모든 약물들을 처방할 것으로 본다.단, antipseudomonal 약제는 예외로 한다.

beta-lactam 항생제에 대한 세균의 내성은 대개 beta-lactamases로 불리는, 세균이 생산하는 효소에 기인한다(아래를 보라). 만일 효소에 대한 억제제(inhibitor)가 존재하면, 항생제는 보호받게 되고 계속 효력을 발휘한다. 이러한 억제제의 한 예로서 자연계에서 생산되는 clavulanic acid가 있다. 이 억제제는 amoxicillin과 합쳐져 co-amoxiclav로 판매된다. 감수성 상태가 파악 된다면, 이 약물은 amoxicillin-내성 미생물이 나타났을 때 사용할 수 있도록 남겨 둔다.

세팔로스포린은 일반적으로, 페니실린계 약물에 비하여 그 작용범위가 넓다. 세팔로스포린은 범위가 넓고 다양한 성질을 갖고 있다. Cephalexin과 cephradine은 모두 경구 복용 제제이지만, 화농성 치과 감염 치료를 위한 일차 항생제로 보지는 않는다.

GLYCOPEPTIDES

이 약제는 자라나는 세포벽 구조물의 일부인 pentapeptide 사슬의 끝에 있는 acyl-D-alanyl-D-alanine 잔기와 결합함으로써 세포벽 합성을 방해한다(그림 10.4).

Vancomycin과 teicoplanin은 그람양성 세균에 대해서만 활성이 있고, 두 약제 모두 주사로만 투약할 수 있다. 어느 약제도 임상적으로 구강감염 치료를 위해서 쓰이지는 않지만, vancomycin은 특정 상황에서 특별한 위험이 있는 환자를 감염 심내막염(infective endocarditis)으로부터 예방하기 위해 사용하는 항미생물 제제이다(제18장). Vancomycin은 methicillin-내성 포도알균(MRSA)이 일으킨 감염을 치료하는데 널리 쓰인다.

단백질 합성 억제제

단백질 합성 기전은 원핵세포와 진핵세포 간에 유사하지만, 선택적 독성을 가능케 하는 차이점들이 있다. 일반적인 약물그룹에 대한 표적 부위를 그림 10.6에 요약하였다.

AMINOGLYCOSIDES

Aminoglycoside는 강력한, 광범위(broad-spectrum) 항세균제 가족이다. 작용기전이 아직 완전히 이해된 것은 아니지만, 중요한 원리는 이 약물이 70S 세균 리보솜의 30S 리보솜 소단위(subunit)와 결합한다는 것이다(그림 10.6).

Aminoglycosides는 경구투여 후 흡수되지 않으므로, 반드시 정맥 혹은 근육내 주사한다. 주 임상적용은 *Pseudomonas aeruginosa*에 의한 감염을 비롯, 심한 그람음성 감염의 치료이다. Aminoglycosides는 페니실린과 함께 감염심내막염의 치료에 사용할 수 있다(제18장).

Aminoglycosides는 신독성(콩팥독성[nephrotoxic]) 혹은 내이독성(귀독성[ototoxic])이 있으며, 이로 인해 각각 신장기능상실(renal failure)이나 난청(귀먹음[deafness])이 초래된다. 치료를 받는 환자는 따라서, 혈중 약물 수준을 규칙적으로 살펴야 한다. 항미생물 범위, 투여경로 및 독성 때문에, aminoglycosides는 구강 혹은 치과 감염의 일상적인 치료에는 쓰이지 않는다.

TETRACYCLINES

이 항세균 약물 그룹에는 여러 구성원들이 포함되어 있지만, 이들 간의 차이점은 항세균 범위보다 약리학적인 성질에 있다. Doxycycline과 minocycline이 가장 널리 사용되는 tetracycline계 약물이다. 작용기전은 그룹 구성원들 간에 동일하다. 이 약물은 세균 세포 내로 능동운반되어(actively transported) 30S 리보솜 소단위(subunit)와 결합함으로써, aminoacyl-tRNA가 수용부위(acceptor sites)에 붙지 못하여 [펩티드] 사슬의 연장(chain elongation)이 중단된다(그림 10.6).

Tetracyclines은 대개 경구투여한다. 새로운 약제인 doxycycline과 minocycline은 초기 tetracyclines에 비해 흡수가 좀더 완전하므로 높은 혈청농도를 보이고 위장장애(gastrointestinal

단백질 합성 억제제

Aminoglycosides

예: streptomycin, gentamicin

Formylmethionyl-tRNA가 70S 리보솜에 붙는 것을 방해함으로써, 70S 리보솜 상에 initiation complex가 형성되지 않는다.

Tetracyclines

예: oxytetracycline, doxycycline

30S 리보솜 소단위에 결합
⇩
Aminoacyl-tRNA가 리보솜의 수용부(A site)로 들어오는 것을 방해

Macrolides

예: erythromycin, azithromycin

리보솜의 50S 소단위 내 23S rRNA와 결합
⇩
단백질 합성의 전위(translocation) 단계를 차단

Lincosamides

예: clindamycin

50S 소단위에 결합
⇩
펩티드 결합이 형성되는 것을 억제

Mupirocin

Isoleucyl-tRNA synthetase의 경쟁억제제(competitive inhibitor)
⇩
폴리펩티드 내로 iso-leucine이 합일화 되는 것(incorporation)을 차단

Fusidic acid

EF-G 연장인자 및 GTP와 복합체를 형성
⇩
사슬이 연장되는 것을 차단

그림 10.6 단백질 합성을 억제하는 항생제의 작용기전

upset)가 적다. Tetracyclines은 몇몇 유형의 MRSA를 비롯, 광범위한 세균 종에 대해 활성이 있지만, 광범위하게 퍼져 있는 내성으로 인해 임상적인 효용성은 제한된다. 숙주세포를 침투하는 능력은 chlamydiae 같은 세포 내 세균에 의한 감염 치료에 유용한 것으로 판명되었다.

[Tetracyclines에 의한] 정상 창자 미생물무리의 억제는 위장장애 및 *Candida* spp. 같은 내성 미생물의 과다 증식을 초래한다. Tetracyclines은 발달 중인 뼈와 치아 내에 침착되며, 치아에 보기 흉한 갈색의 변색을 초래할 수 있다. 이 때문에 어린아이와 임신 말기에는 tetracyclines을 사용하지 않는다.

MACROLIDES

Macrolides는 항미생물 제제의 또 한 가족을 이루는 그룹으로, 1952년 에리트로마이신(erythromycin)이 이 중 처음으로 발견되었다. Macrolides는 50S 세균 리보솜과 결합하여 단백질 합성의 첫 전위(translocation) 단계를 차단함으로써 작용한다(그림 10.6). Macrolides는 포도알균과 사슬알균에 대한 활성이 두드러지지만, chlamydia, mycoplasmas, campylobacter와 legionella 종 및 몇몇 항산균(mycobacteria) 등 여러 다른 병원체에 대해서도 유용한 활성을 갖고 있다.

에리트로마이신은 가장 광범위하게 이용되는 macrolide이며, 대개 경구투여한다. 흡수가 불규칙할 수 있지만 대체로 체내에 잘 분포되고, 포유류 세포를 투과한다. 에리트로마이신은 그람양성 알균에 대해 활성이 있다. 비교적 무독한 약물이기는 하지만 경구투여—대개 대용량—한 후 욕지기(nausea), 구토(vomiting), 명치(상복부[epigastric]) 통증이 꽤 잦은 편이다. 발진도 일어날 수 있다. 특정 제형, 특히 에리트로마이신의 에스테르(esters) 형은 간 장애(hepatic disturbance)와 관련이 있다.

새로운 macrolides 몇 가지가 개발되었으며, 이 macrolides는 항세균 활성에 증가되었다기 보다는 약리학적 성질이 개선되었다. 즉, 생체이용률(bioavailability)이 개선되어 위장 부작용을 덜 일으키는 것으로 보인다. 새로운 macrolides의 예로는 azithromycin과 clarithromycin이 있으며, 후자는 페니실린-알레르기 환자의 화농[성] 치과감염의 치료에 amoxicillin의 대체약물로 유용하다.

LINCOSAMIDES

이 그룹의 중요한 약물은 clindamycin이다. 작용기전은 아직 잘 모르지만, lincosamides는 macrolides처럼 50S 리보솜 소단위와 결합한다. 궁극적으로 lincosamides는 펩티드결합을 방해하여 단백질 합성을 억제한다(그림 10.6).

Clindamycin은 대개 경구투여하며, 뼈 안으로 잘 투과해 들어간다. 그람양성 산소성균(aerobes)에 대해 활성이 있으며, 머리와 목 부위의 화농감염에서 잘 분리되는 그람양성 및 그람음성 무산소성균(혐기균[anaerobes])에 대해서도 강한 활성이 있다. Clindamycin은 뼈와 관절의 포도알균 감염의 치료에 특히

가치를 발휘한다. 영국에서는 clindamycin이 페니실린에 알레르기가 있는 환자의 감염심내막염 예방에 사용되는 약물 중 하나이다(제18장).

발진과 설사는 알려져 있는 부작용이다. Clindamycin과 거짓막결장염(거짓막잘록창자염[pseudomembranous colitis]) 사이의 관련성은 이미 널리 알려져 있지만, 이제 다수의 다른 항생제 투여 후에도 이 부작용이 나타날 수 있다는 것은 확실하다.

FUSIDIC ACID

이 스테로이드 유사 화합물은 직접 리보솜에 결합하지 않기 때문에 다른 단백질합성 억제제와는 다르다. 그 대신 이것은 연장인자(elongation factor [EF-G]), guanosine diphosphate(전위 과정에 에너지를 공급) 및 리보솜과 안정된 복합체를 형성한다(그림 10.6).

Fusidic acid는 경구 혹은 정맥내로 투여할 수 있고 잘 흡수되며, 연조직과 뼈는 잘 통과하지만 뇌척수액(cerebrospinal fluid [CSF])에는 침투하지 못한다. 국소제제(topical preparations)도 통용되지만, 이러한 사용은 빠른 내성 출현을 초래한다. 주 용도는 beta-lactams 약물에 내성이 있는 포도알균 감염의 치료나 페니실린-알레르기 환자이다. 이 약물에 대한 빠른 내성 출현을 고려하여, 항상 다른 항-포도알균 약제와 함께 투여해야 한다.

MUPIROCIN

이 약물은 이전에는 pseudomonic acid로 알려져 있었다. Mupirocin 분자의 말단부분은 iso-leucine을 닮았으며, mupirocin은 이 아미노산이 폴리펩티드 안으로 편입되는 것을 차단함으로써 단백질 합성을 억제한다(그림 10.6). 이 약물은 포도알균과 사슬알균에 대해 좋은 활성을 보이지만, 체내에서 불활성화되기 때문에 전신적으로 쓸 수는 없다. 따라서 이 약물은, *S. aureus* 코 보균자의 콧구멍에서 포도알균을 박멸하는 용도와 같은 국소 제제로 사용된다.

핵산 합성 억제제

DNA와 상호작용하는 것으로 알려진 여러 화합물들이 있다. 그렇지만 DNA의 구조는 진핵세포생물과 원핵세포생물이 공유하는 것이기 때문에 DNA와 직접 결합하는 화합물은 일반적으로 포유류 세포에 대한 독성이 매우 높다. 그렇지만, 항세균제로 사용하기에 충분한 선택적독성을 보이는 DNA-관련 효소 작용을 방해하는 몇 가지 화합물이 있다. Sulphonamides는 임상적으로 사용되는 최초의 현대적인 항미생물 제제이며, 모두 para-amino benzoic acid의 구조 유사체(structural analogues)이다. 그렇지만 이제는 sulphonamides을 꼭 사용해야 하는 경우는 거의 없다.

TRIMETHOPRIM과 CO-TRIMOXAZOLE

Trimethoprim은 pyrimidine을 닮은 구조이며, 엽산(folic acid)분자 일부분의 유사체이다. 작용기전은 그림 10.7에 있다. 대다수의 세균이 tetrahydrofolic acid를 합성하고 외부 근원의 비타민을 이용하지 못한다는 점에서 선택적독성이 발휘된다. 대조적으로, 포유류 세포는 엽산을 외부 근원에 의존한다. Trimethoprim은 tetrahydrofolic acid 합성을 방해하지만, 이는 경로의 나중에 있는 dihydrofolate reductase를 방해함으로써 이루어진다. Trimethoprim은 sulphonamide인 sulphamethoxazole과 함께 cotrimoxazole로서 주어지는데, 이는 두 약제가 어떤 세균에 대해 상승효과를 보이기 때문이다. 그렇지만 이러한 조합의 임상적인 유익의 타당성에 이의가 제기되었으며, 부작용에 대한 몇몇 보고가 있었다. Cotrimoxazole의 사용은 이에 따라 제한되었다. 주로 trimethoprim만 요로 감염의 치료에 사용되지만, 몇몇 MRSA 감염의 치료에 trimethoprim이 처방되기도 한다.

QUINOLONES

이 방대한 합성제제 가족은 DNA gyrase와 topoisomerase IV를 억제하는 활성을 갖고 있어서 세균 염색체의 supercoiling을 방해한다(그림 10.7). 따라서 길이가 1 m가 넘는 세균염색체는 세포 안에 잘 꾸려지지 못하게 된다.

Ciprofloxacin 등 요즘 이용되고 있는 fluoroquinolones은 경구투여 후 대체로 잘 흡수되며, 신체 구획에 두루 잘 분포된다. Fluoroquinolones은 요로감염 치료에 이용되지만, *Pseudomonas aeruginosa*를 포함한 전신 그람음성 세균감염 치료에도 이용된다. 부작용은 위장관에 가장 일반적으로 나타나지만, 신경독성(neurotoxicity)과 광과민(photosensitivity) 반응도 환자의 1~2%에서 나타난다.

핵산합성 억제제

전구물질 합성 억제제:

Trimethoprim

예: sulphamethoxazole과 함께 투여

Pyrimidine 같은 구조

⇩

Dihydrofolate reductase를 억제

⇩

Tetrahydrofolic acid 합성을 억제

DNA 복제 억제제:

Quinolones

예: nalidixic acid, ciprofloxacin

DNA gyrase 억제

⇩

세균 염색체의 supercoiling을 방해

⇩

DNA가 세균 세포 내로 '꾸려지는(packing)' 것을 방해

RNA 중합효소 억제제:

Rifamycins

예: rifampicin

RNA 중합효소에 결합

⇩

messenger RNA 합성을 차단

DNA 가닥 파괴:

5-nitroimidazoles

예: metronidazole

무산소 상태에서 높은 반응성을 갖는 중간물로 환원

⇩

반응성이 있는 중간물이 DNA 가닥을 파괴

그림 10.7 핵산합성을 억제하는 항생제의 작용기전

RIFAMYCINS

이 그룹의 중요한 약물은 rifampicin으로, DNA-의존 RNA 중합효소의 b-소단위와 결합하여 전령(messenger) RNA의 합성을 방해한다. 이 약물은 같은 사람효소에는 친화력(affinity)이 거의 없다. Rifampicin은 경구투여 후 잘 흡수되며, 혈액뇌장벽(blood—brain barrier)을 통과하고 침 속에서 높은 농도에 도달한다.

Rifampicin의 주 사용처는 항산균(mycobacterial) 병인 결핵(tuberculosis)과 나병(leprosy)의 치료에 있다. 그렇지만 rifampicin은 포도알균과 legionellae 등, 다른 미생물들에 대해서도 강력한 살균(bactericidal) 활성을 보이며, 수막알균(meningococcal) 및 헤모필루스(haemophilus) 수막염(meningitis)과 긴밀한 접촉을 해야 하는 사람들의 예방(prophylaxis)를 위한 일차선택약(drug of choice)이다. Rifampicin은 일반적으로 독성이 낮지만, 황달(jaundice)과 발진(rashes)이 생길 수도 있다.

METRONIDAZOLE

Metronidazole은 nitroimidazoles 계열의 일원이며, 무산소성 세균에 대한 활성 때문에 치과의사들이 많이 사용한다. 숙주세포 안으로 들어가면 약물은 환원(reduction)에 의해 활성화된다. 오로지 절대 무산소성 세균만이 활성화에 필요한 낮은 산화환원전위(Eh)를 만들 수 있기 때문에, 이 약물은 통성(facultative) 구산소성균이나 절대 산소성균에 대해서는 활성이 없다. 아미도 이 활성화 중간산물(active intermediates)이 세균 DNA에 작용하여 DNA를 깨는 것으로 보인다.

Metronidazole은 경구투여 후 잘 흡수되고 조직 내 널리 분포된다. Metronidazole은 특정 기생충 감염의 치료 및 *Helicobacter pylori*의 박멸(다른 제제와 병용하여)에 이용되며, 무산소성 세균감염의 치료에 아주 유용하다. 내성 발달은 거의 알려지지 않았다. 심각한 부작용은 드물지만, 욕지기(nausea), 금속맛(metallic taste), 털혀(furred tongue)는 꽤 일반적이다. Metronidazole을 복용하는 사람은 disulfiram을 복용할 때처럼, 홍조(flushing) 및 저혈압(hypotension) 방지를 위해 알코올을 삼가야 한다.

항진균 약제

항진균 약제는 선택적독성을 얻기가 어렵기 때문에, 현재 사용 가능한 항진균 약제는 단지 몇 가지에 지나지 않는다. 그렇지만, 치과의사들은 이들 약물을 광범위하게 처방한다. 진균은 진핵세포생물이다. 그러므로 항세균 약제는 진균에 대해 아무런 효과가 없다. 대다수의 항진균 약제는 진균 세포막의 합성이나 기능에 작용한다.

Polyenes

이 그룹에는 nystatin과 암포테리신(amphotericin) B가 포함된다. Polyenes은 진균 세포막의 스테롤(sterols)과 아주 잘 결합하며, 따라서 막에 흠집이 생기게 되고 필수 대사물질이 누출된다(그림 10.8).

암포테리신 B는 넓은 범위의 항진균 활성을 갖고 있다. 경구투여 후 잘 흡수되지 않으므로 전신진균감염의 치료를 위해서는 정맥내로 투여한다. 정맥내 암포테리신 B 주사는 아직도 대다수의 목숨을 위협하는 전신 진균증(mycoses)의 일차선택약(drug of choice)이지만 너무 독성이 강하다. 암포테리신 B의 liposomal 제형(formulation; AmBisome)은 과도한 독성 없이 높은 용량을 쓸 수 있게 해주지만 제제가 매우 고가이다. 이 약물은 경구투여하면 흡수되지 않으므로, 중독작용(toxic effects) 없이 구강 칸디다증(candidosis)을 치료하기 위해 구강세정제(mouthwashes)와 드롭스(lozenges)같은 국소제제가 널리 이용된다(그림 29.3).

Nystatin은 비경구적으로 사용하기에는 너무 독성이 강하며, 일반적으로 암포테리신 B처럼 국소적인 용도로 처방된다.

Azoles

이 방대한 합성 제제 그룹에는 fluconazole, itraconazole, miconazole 등이 포함되어 있다. 이 약물들은 진균 세포막의 주된 스테롤인 에르고스테롤(ergosterol) 생합성에서 라노스테롤(lanosterol)의 14(alpha)-demethylation을 차단하며, 이로써 진균 막 기능을 방해한다.

Imidazoles에는 miconazole, clotrimazole, ketoconazole이 포함된다. 이 약제들은 ketoconazole을 제외하고는 표재(superficial) 진균감염, 특히 질(vaginal) 칸디다증에 국소제제로 사용된다. Ketoconazole은 전신적으로 사용될 수 있으나, 때때로 치명적인 간독성(hepatotoxic)에 결부되기도 하였다; 이제는 대부분 triazoles로 대체되었다.

Fluconazole과 itraconazole은 모두 triazole 항진균제이며, 구강 및 질 칸디다증 치료에 효과적이다. 이 두 약물의 물리화학적 성질은 서로 매우 다르지만, 둘 다 안전한 전신투여가 가능하다. Fluconazole은 구강인두(oropharyngeal) 칸디다증의 치료와 예방 두 가지 목적에 모두, 특히 면역약화 환자에서 널리 사용되어 왔지만, 최근에는 내성 발달에 대한 우려가 있다. Itraconazole 역시 강력한 항-칸디다 활성을 갖고 있다. 전반적으로 itraconazole은 fluconazole에 비해 더 넓은 활성범위를 갖고 있으며, 아스페르길루스증(aspergillosis) 같은 다른 진균감염의 치료에도 유용하다. 새로운 triazole인 voriconazole은 itraconazole과 같은 넓은 항균범위를 갖고 있다.

중요한 항진균 약제

세포막 기능 붕괴:

Polyenes

예: nystatin, amphotericin B

세포막의 sterols 성분과 결합
⇩
장벽 기능의 장애
⇩
세포 성분의 누출과 대사 붕괴
⇩
세포 죽음

세포막 합성 붕괴:

Azoles

예: miconazole, fluconazole, itraconazole

Cytochrome P450과 결합
⇩
Lanosterol C14-demethylase 억제
⇩
Ergosterol 합성 억제

세포벽 glucan 형성 억제:

Echinocandins

예: caspofungin

Disruption of nucleic acid synthesis:

Pyrimidines

예: 5-fluorocytosine

Benzofurans

예: griseofulvin

그림 10.8 현재 가용한 항진균 약물. Polyenes과 azoles은 치과의사들이 널리 처방하는 약물이다.

항바이러스제

가용한 항세균 약물의 방대한 전열에 비교하면 항바이러스 약제의 수는 아주 미미하다. 이는 바이러스가 숙주세포 안에서 증식하기 때문에 이러한 바이러스에 대해서는 선택적독성 기전을 고안해내기가 어렵기 때문이다. 또한 많은 바이러스 감염이 잠복기(incubation periods)가 길고, 또 어떤 바이러스는 잠복감염을 확립시킬 수 있기 때문에 특이한 항바이러스 요법을 찾기가 더더욱 어렵다.

바이러스 복제는 그림 6.8에 요약되어 있다. 그림 10.9는 항바이러스 약물의 표적이 될 수 있는 단계들을 나타내었으며, 그림 10.10은 레트로바이러스(retroviruses) 외 바이러스들에 활성이 있는 주요 항바이러스 약물들의 목록이다. 그 다수는 뉴클레오시드 유사체(nucleoside analogues)이다.

Aciclovir

이 약물은 구강-얼굴 단순헤르페스(herpes simplex) 감염의 치료에 유용하며, 치과의사들이 흔히 처방하는 약물이다(제28, 제29장). 그림 10.11에 aciclovir의 작용기전을 설명하였다. Aciclovir는 구아노신(guanosine)의 유사체이며, 단순헤르페스나 띠헤르페스(대상포진[herpes zoster]) 바이러스로 감염된 숙주세포 안에서, 바이러스의 티미딘 활성효소(thymidine kinase)에 의해 아주 잘 인산화된다(phosphorylated). 이 인산화 단계는 약물이 감염세포 안에만 머물도록 가두어 두게 되며, 바로 선택적독성의 근거가 된다. 다음으로 세포의 활성효소에 의해 인산염(phosphate) 그룹 두 개가 더 첨가된다. 결과로서 생기는 [약물의] triphosphate 형은 강력하고 선택적인, HSV DNA 중합효소의 억제제 및 DNA 사슬 terminator가 된다. Aciclovir는 단순헤르페스에 유효하며, 띠헤르페스에는 덜 유효하며, 다른 허르페스 바이러스에 대해서는 효과가 없다.

Aciclovir는 경구, 정맥내 또는 국소적으로 투여할 수 있다. 부작용은 광범위한 사용에도 불구하고 보고된 것이 거의 없다. Aciclovir는 면역약화 환자의 단순헤르페스 감염 치료에 혁명을

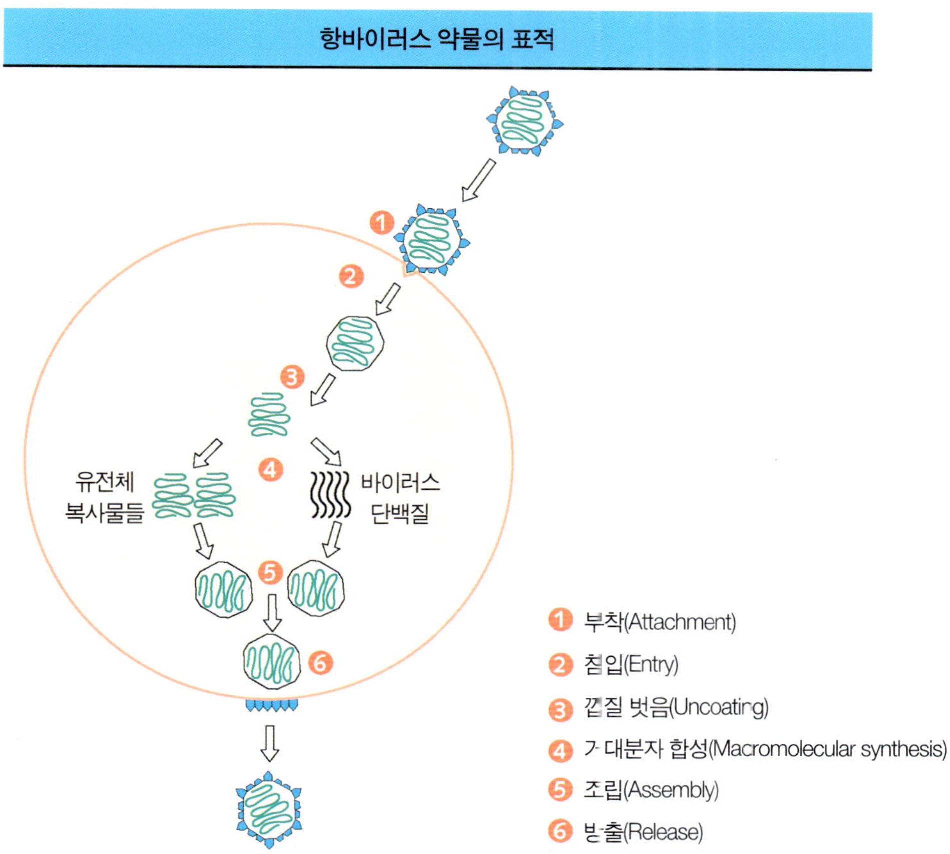

그림 10.9 항바이러스 약제의 표적이 될 수 있는 부위를 나타낸 도해

중요한 항바이러스 약제

약제		적응증
뉴클레오시드 유사체 (Nucleoside analogues)		
DNA/RNA 합성을 간섭		
Aciclovir	—	단순헤르페스(herpes simplex), 수두대상포진(varicella zoster)
Famciclovir	—	단순헤르페스, 수두대상포진
Ganciclovir	—	거대세포바이러스(cytomegalovirus)
Valaciclovir	—	단순헤르페스, 수두대상포진
Lamivudine	—	만성 간염(chronic hepatitis)
Ribavirin	—	호흡기세포융합바이러스(respiratory syncytial virus), 만성 간염
Adamantanes		
세포 내에서 일어나는 바이러스 껍질 벗음을 간섭		
Amantadine	—	influenza A
DNA 중합효소 억제제		
Foscarnet	—	거대세포바이러스
Antisense oligonucleotide		
Formivirsen	—	거대세포바이러스
면역제어(Immunomodulation)		
Interferon-α	—	만성 간염
Neuraminidase 억제제		
Zanamavir	—	influenza

그림 10.10 현재 임상에서 사용하고 있는 항바이러스 약물들의 요약. 항-레트로바이러스 약제는 그림 10.12에 주어져 있다. Lamivudine은 역전사효소(reverse transcriptase) 억제제로도 사용된다.

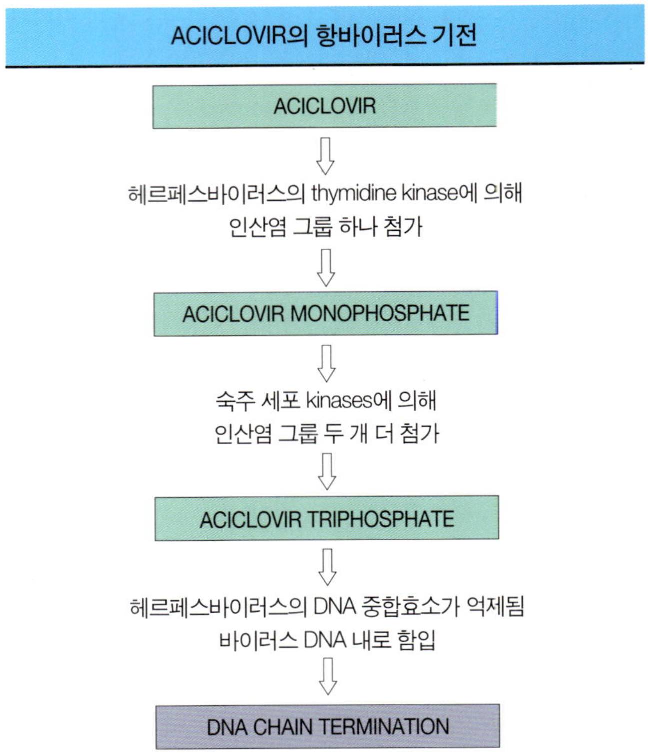

그림 10.11 Aciclovir의 항바이러스 기전. 이 약물은 단순헤르페스(herpes simplex)바이러스에 대해 가장 활성이 크다. 그 이유는 이 바이러스의 thymidine kinase 효소가 aciclovir를 인산화하여 감염세포 내에 가두는데 가장 효율이 높기 때문이다.

불러왔다.

Aciclovir의 구조 유사체들이 개발되고 있다. Valaciclovir는 경구 전구약물(pro-drug)로서, 혈류 내로 aciclovir를 방출한다. Famciclovir는 penciclovir의 전구약물이며, penciclovir는 aciclovir와 항바이러스 활성이 아주 유사하지만 세포 내 반감기(half-life)가 길어 적은 용량으로도 치료 효과를 달성할 수 있다. Ganciclovir는 aciclovir의 유도체(derivative)이며 거대세포바이러스(cytomegalovirus; 제19장)에 대해 유용한 활성을 갖고 있기는 하지만 상당한 독성을 보인다.

항-레트로바이러스 약물

HIV 감염을 앓고 있는 환자를 '완치(cure)' 할 수 있는 치료법은 아직 없지만, 항-레트로바이러스 약제의 극적인 발전으로 HIV 감염자의 이환율(morbidity)과 사망률(mortality)이 크게 줄어들었다. 현재 가용한 약물들은 역전사효소(reverse transcriptase)나 HIV 단백분해효소(protease)를 표적으로 삼고 있다(그림 10.12). 이러한 약물을 복합적으로 장기간 투여하는 highly active anti-retroviral therapy(HAART)는 CD4 수의 증가, 바이러스 부하(viral load)의 감소, 현저하게 향상된 생존율을 가져왔고, 또한 기회감염(opportunistic infections)도 줄어들었다. 그렇지만, 이들 약물 중 다수가 상당한 부작용을 갖고 있고, 필연적인 약물내성 발달도 이미 문제가 되고 있다. 치과의료와 관련이 있는 항-레트로바이러스 약물의 또 다른 사용처는 항상 날카로운 기구에 의한 상해 위험성을 안고 있는 고위험군 의료 종사자들을 위한 노출 후 예방(post-exposure prophylaxis

[PEP])이다(제30장).

인터페론

인터페론은(제6장, 제8장) 강력한 항바이러스 활성을 가진 자연산 단백질이지만, 실제 임상에서의 사용 결과는 실망스러웠다. 그렇지만 현재 B 및 C형간염(hepatitis B 및 C)에 의한 만성 감염에서 대용량 인터페론의 전신 투여가 이용되고 있다. 인터페론을 투여 받은 많은 환자에서 인플루엔자 같은 증상이 나타나며, 백혈구감소증(leucopenia), 저혈소판증(thrombocytopenia), 중추신경계통에 대한 영향이 보고되고 있다.

항미생물 약물 약역학(pharmacodynamics)

항미생물 약물과 다른 치료제들 간의 중요한 차이점은, 항미생물 약물이 숙주세포를 목표로 하지 않고, 숙주 안에 있는 미생물을 표적으로 삼는다는 점이다. 약역학(pharmacodynamics)이라는 용어는 혈청, 조직, 체액의 약물 노출 정도와 약물의 약리학 및 독성학적 효과 간의 관계를 설명하는 데 사용된다. 항미생물 약물의 약역학은 약물 농도와 항미생물 효과 간의 관계에 초점을 둔다. 항미생물 활성의 시간에 따른 추이(time course) 및 경향(pattern)은 최적용량 관리의 중요한 결정인자이며, 그림 10.13에 주요 지표가 정의되어 있다.

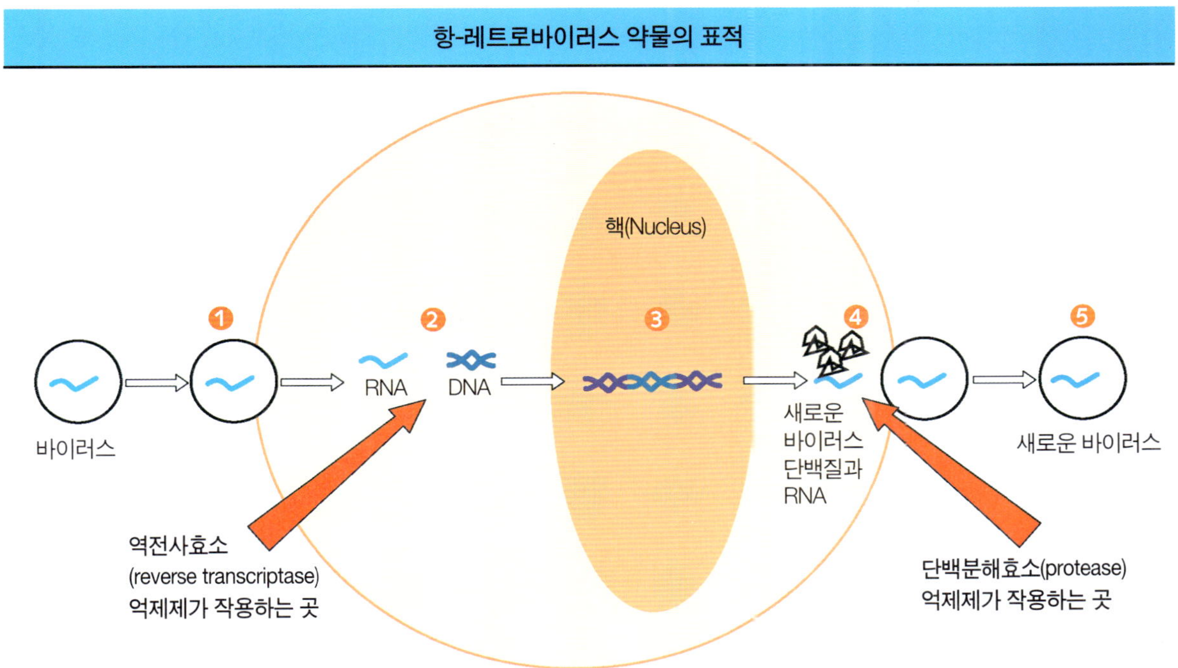

뉴클레오시드 역전사효소 억제제	비-뉴클레오시드 역전사효소 억제제	단백분해효소 억제제
Abacivir	Delaviridine	Amprenavir
Didanosine (ddI)	Efavirenz	Indinavir
Lamivudine (3TC)	Nevirapine	Nelfinavir
Stavudine (d4T)		Ritonavir
Zalcitabine (ddC)		Saquinavir
Ziduvodine (AZT)		

그림 10.12 현재 임상에서 사용되는 항-레트로바이러스 약물의 표적 부위. 1. 레트로바이러스가 세포를 침입; 2. 역전사효소가 바이러스 RNA로부터 쌍가닥 바이러스 DNA를 만든다; 3. 바이러스 DNA가 provirus로서 숙주세포 DNA 내로 함입된다; 4. 새로운 바이러스 단백질이 생산되며, 이 중 일부는 새로운 바이러스 입자가 조립되려면 단백분해효소로 잘려야 한다; 5. 새로운 바이러스가 방출된다.

항미생물 활성의 측정

최저억제농도(minimum inhibitory concentration [MIC])와 최저살균농도(minimum bactericidal concentration [MBC])는(그림 10.17 참조) 여러 해 동안 병원체에 대한 항미생물 약제의 활성을 측정하는데 사용되어 왔다. MIC와 MBC가 감염 미생물에 대한 항미생물제 효능(efficacy)의 유용한 예측치(predictors)이기는 하지만, 시간에 따른 항미생물 활성의 추이(time course)나 항미생물 약물이 어떻게 살균 활성을 발휘하는지에 대해서는 아무런 정보도 제공하지 않는다.

살균활성

항미생물 제제는 두 가지 살균활성 양식이 있다:

- 농도-의존 살균: 넓은 농도 범위에서 일어나며, 약물 농도가 높을수록 살균 속도(rate)가 빨라지고 살균 정도(extent)가 더 커진다(그림 10.14a). 이 현상은 metronidazole과 amphotericin B에서 볼 수 있다. 연구에 의하면 최적 최고농도/MIC 비율(peak concentration/MIC ratio)은 10~12 사이이다. 불운하게도 항미생물 약물 중에는 농도를 이 만큼 증가시키면 원치 않는 부작용이 일어날 가능성이 함께 높아지는 약물도 있다. 그렇지만 이러한 유형의 항미생물 약제를 처방할 때의 목표는 약물 농도를 가능한 한 최대로 높이는 것이다.
- 시간-의존 살균: 항미생물 살균 정도가 본질적으로 노출 지속시간에 의해 결정된다(그림 10.14b). 항미생물 제제는 약물 농도가 일정 시간 MIC 이상으로 유지될 때 가장 효과적으로 세균을 죽인다. 실용적인 측면에서 일단 일정 농도에 도달하면(일반적으로 MIC의 5배) 약물의 농도를 더 높여도 미생물을 더 빨리, 혹은 더 많이 죽이지는 않는다. 이러한 효과는 1940년대 Eagle에 의해서 처음 기술되었으며, Eagle은 총 하루 용량의 약물을 여러 횟수로 나누어 주는 것이 더 큰 용량을 적은 횟수로 나누는 것보다 더 효과적이라는 것에 주목하였다. Beta-lactams(예; amoxicillin), lincosamides(예; clindamycin), macrolides(예; erythromycin)는 이 양식에 들어맞는다. 여기서 항미생물제 처방의 목표는 노출 지속시간을 최대화하는 것이다.

약역학 지표(PHARMACODYNAMIC PARAMETERS)

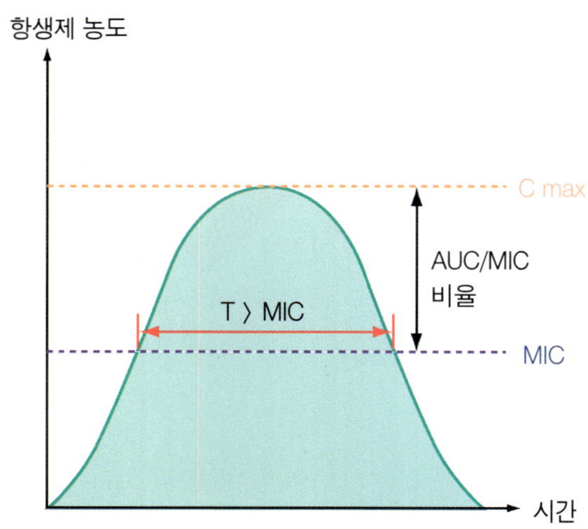

농도곡선 아래의 면적(AUC)

C max = 혈청 내 항생제 최대 농도
MIC = 최저억제농도
T = 시간

그림 10.13 항미생물 약물의 약역학과 관계 있는 중요 지표를 정의한 도표. C max: 도달한 최대 혈청농도; MIC: 최저억제농도

항생제후 효과

항생제후 효과(post-antibiotic effect [PAE])는 항미생물 약물 노출 뒤[에 나타나는] 지속적인 미생물 증식억제로 정의된다. 즉 PAE는 미생물이 항미생물 약물 노출효과로부터 회복하여 정상적인 증식을 재개하기까지 걸리는 시간이다. 이 시간 동안 미생물은 숙주의 항미생물 방어에 특히 민감하며, 어쩌면 다른 항미생물 제제나 동일한 약물의 살균 효과에도 민감할지 모른다. 포도알균이나 사슬알균처럼 감수성이 있는(susceptible) 그람양성 세균을 처치하기 위하여 처방되는 모든 항세균 약물에서, 어느 정도 또는 긴 *in vitro* 항생제후 효과가 관찰된다. 그람음성 막대균에서도 단백질 혹은 핵산 합성을 억제하는 약물에서 *in vitro* PAEs가 관찰된다. 대조적으로, 그람음성 막대균 감염 치료에 사용되는 beta-lactams에서는 PAE가 짧거나, 관찰되지 않는다. 여러 효모에서 암포테리신 노출 후 *in vitro* 항진균제후 효과를 관찰할 수 있었으나, fluconazole 같은 triazoles 약물 노출 후에는 볼 수 없었다.

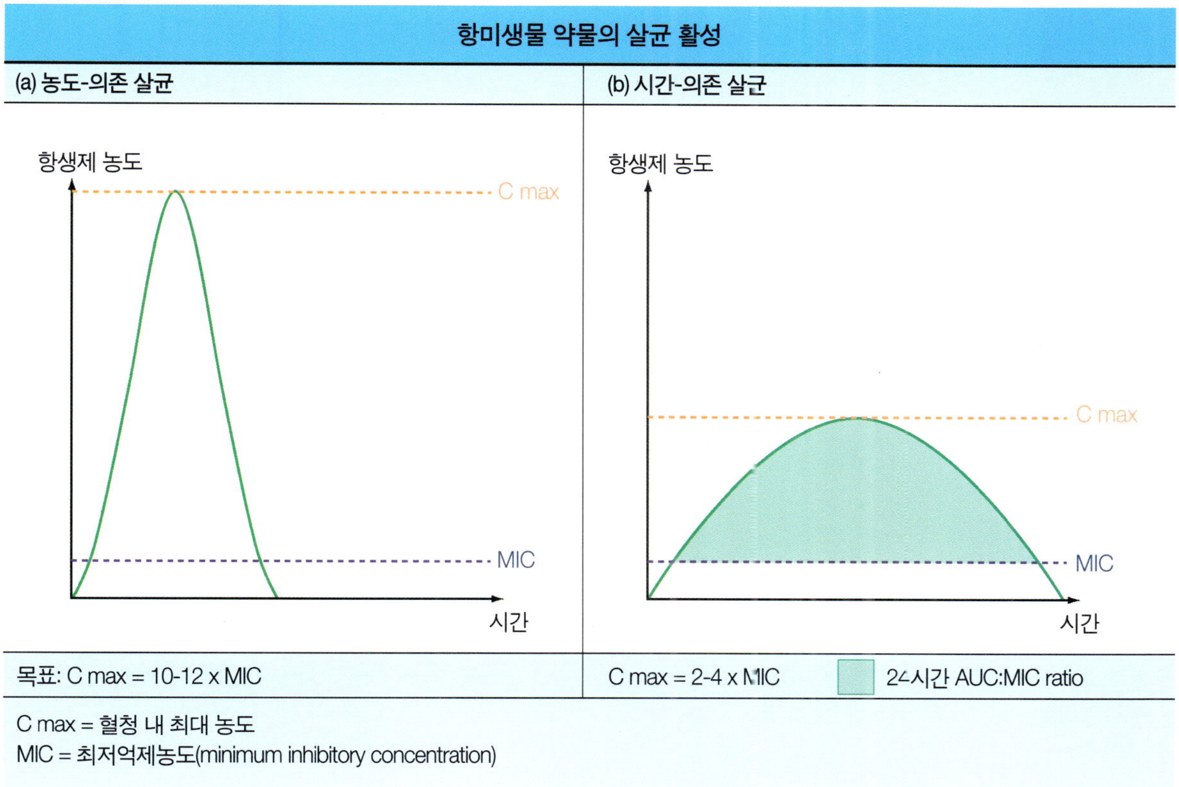

그림 10.14 항미생물 약물의 (a) 농도-의존 살균과 (b) 시간-의존 살균을 설명하는 도해

항미생물 약제에 대한 내성

이 장의 앞 부분에서, 항미생물 약물에 대한 내성 발달에 관하여 여러 차례 언급이 있었다. 세균 종들 중에는 특정 항생제 가족에 대한 고유의 내성을 갖고 있는 종이 있다. 이러한 내성이 나타나는 이유는 이 세균 종에는 감수성 표적이 없거나, 또는 이 약물에 불투과성이기 때문이다. 그렇지만 처음에 감수성이 있었던 세균 균주들이 특정 항생제에 대한 내성을 발전시키거나 획득할 수 있다. 예를 들어, 최근 methicillin-내성 *Staphylococcus aureus* 균주(MRSA)들이 이전보다 훨씬 더 흔해져서, 의학적으로 중요한 이 병원체의 감염 치료에 어려움이 더해가고 있다. 1980년대 중반 이후 vancomycin에 대한 장내알균(enterococci)의 내성문제 역시 증가일로에 있으며, 이 세균의 경우 민감성을 보이는 항생제의 범위가 매우 제한되어 있기 때문에 특히 심각하다.

항미생물 제제 내성획득은 이제 심각한 임상 문제가 되었지만, 임상의사들에 의한 좀더 책임 있는 항미생물 제제 처방과 주도면밀한 고차감염 방지수단의 실행으로 줄일 수 있다. 이 단원은 항세균 약물에 대한 내성에 이를 있지만, 항진균 및 항바이러스 제게에 대한 내성 역시 적당한 사용 조건 하에서, 특히 장기간 예방요법을 통하여 발전할 수 있음을 알아야 한다.

내성 기전

다음과 같은 세 가지 유형의 내성 기전이 있다:

바뀐 표적(표적의 변화[altered target])

표적이 되는 효소는 돌연변이에 등의 방법을 통해 구조적으로 변화되어, 항미생물 약제에 대한 친화력이 낮아질 수 있다. 이에 따라 세균대사 및 증식이 정상화 된다. 또는 약물에 내성이 있는, 더 이상 표적이 안 되는 효소가 추가로 생산될 수도 있다.

표적 부위에 대한 접근 방법의 변화(섭취 변화[altered uptake])

표적에 도달하는 약물의 양이 세포투과성 변화 등의 진입 변경(altering entry), 또는 미생물세포의 능동적인 약물 퍼내기(유출 기전[efflux mechanism])로 인해 감소된다.

약물 불활성화(drug inactivation)

항세균 약제를 불활성화시키는 효소의 생산. 중요한 예로는 beta-lactamases, aminoglycoside-변경 효소, chloramphenicol acetyl transferases 등이 있다.

이미 논의된 항미생물 제제 그룹과 각 내성기전의 관련성은 그림 10.15에 주어졌다.

항세균 약제 내성			
항세균제	내성이 생기는 기전		
	작용부위의 변화	유입경로의 변화	약제의 불활성
Beta-lactams	-	+	++
Glycopeptides	-		
Aminoglycosides	-	+	++
Tetracyclines	-	+	
Macrolides	++		
Lincosamides	++		
Fusidic acid	++		
Trimethoprim	++	-	
Quinolones	-	+	
Rifampicin	++		
Metronidazole		-	

- 드물다(rare), + 일반적이다(common), ++ 매우 흔하다(vey common)

그림 10.15 항세균 약물에 대한 세균 내성의 일반적인 기전

내성의 유전학적 측면

미생물 유전학은 이미 제5장에서 논의되었다. 항생제내성은 한 세균 세포의 단일, 자발적 염색체 돌연변이에 의한 단백질 합성의 변화로 일어날 수 있다. 이 단백질이 예를 들어 특정 항생제의 표적 부위라면, 돌연변이 세포에 대한 이 약물의 항미생물 효과는 크게 약화될 것이다. 이와 동일한 항생제의 존재하에서 이러한 자발적인 돌연변이주는 선택적 우위를 점하게 되어, 감수성 집단보다 더 잘 생존하고 웃자랄 것이다. 이러한 내성 미생물은 그 다음, 체내 다른 부위나 다른 사람에게로 확산될 것이다.

자발적인 돌연변이 외에, 세균은 전파가능한 플라스미드(transmissible plasmids)를 통해 내성 유전자를 획득할 수 있다. 각 플라스미드는 몇 가지 유형의 항생제에 대한 내성을 함께 지정(code)할 수 있기 때문에 세균이 많게는 6가지 서로 다른 약물에 동시에 내성을 나타낼 수 있다.내성 유전자는 '뛰어 넘어다니는 유전자(jumping genes)' 로 알려진 전위유전단위(transposons)에도 있을 수 있으며, 전위유전단위는 염색체나 플라스미드 내로 통합될 수 있다.

마지막으로 내성은 서로 가까운 미생물, 예를 들어 *Strep. mitis*와 *Strep. pneumoniae* 사이에서 형질전환(transformation; naked DNA 섭취)에 의하여 일어날 수 있다.

항미생물 약물치료의 실험실 관리

특정 미생물에 의한 신체특정부위의 감염에 어떤 항미생물 약제를 처방할지를 결정하는데 임상 경험이 도움이 되지만, 실험실에서 수행하는 감수성 검사는 감염의 항성제 치료에 유용한 보조 수단이다. 그렇지만, 이러한 검사가 행해지는 조건은 생체내에서(*in vivo*) 약물이 사용되는 것과 다른 인공적인 상황이다. 검사 결과의 해석은 숙련을 요하며, 약제의 최종 선택에서는 임상적인 배경을 반드시 고려해야 한다.

항생제 감수성 검사

확산검사(diffusion tests)와 희석검사(dilution tests), 두 가지 주 유형이 있다.

확산검사

검사할 미생물을 우무평판(agar plate)에 접종하고, 적절한 항생제를 함유한 종이 필터 원반을 표면에 붙인다. 배양 후, 각 항생제 원반 주위에 억제대(zones of inhibition)가 생겼는지, 평판을 검사한다(그림 10.16a). 표준균주(reference strains)의 억제대 크기와 비교하여, 미생물을 감수성(susceptible), 중간(intermediate; 더 큰 용량에 반응할 수도 있음), 내성(resistant)으로 분류한다.

최근에는, 'E-test' 로 알려진 특별한 우무확산검사 기술을 사용할 수 있게 되었다. 검사할 항생제를 1차원적으로 감소하는

농도로 함유하고 있는 길쭉한 플라스틱 조각을 [미생물이] 접종된 평판 표면에 올려 놓는다. 배양 후 타원형의 억제대가 나타나며, 억제대가 플라스틱 조각을 가로지르는 지점이 항생제의 최저억제농도(minimum inhibitory concentration [MIC])에 해당한다(그림 10.16b). 이 검사는 고가이나, 어떤 진단미생물학 분야에서 유용하다.

희석검사

이 검사는, 특정 미생물에 대한 항생제의 MIC를 측정함으로써 양적인 감수성 평가를 가능하게 해준다(그림 10.17). 이 검사는 최저살균농도(minimal bactericidal concentration [MBC])까지 측정의 폭을 넓힐 수 있다. MBC는 실제로 미생물을 죽이는 항생제 최저 농도이다.

그 외 실험실 검사

여러 항생제 조합, 예를 들어 aminoglycosides와 페니실린 제제의 상승활성(synergistic activity)을 측정하기 위한 특별한 실험실 검사를 실시할 수 있다.

실험실의 또 다른 중요 기능은 성공적인 치료에 요구되는 용량과 가까운 용량에서 독성이 있는, aminoglycosides 같은 항생제로 치료 받고 있는 환자의 혈청 내 약물 수준을 측정하는 것이다. 또한 심내막염 같이 심각한 감염으로 장기간 치료받고 있는 환자의 항생제 혈중 수준이 MBC보다 높게 유지되는지를 확인하기 위한 모니터 조사도 중요하다.

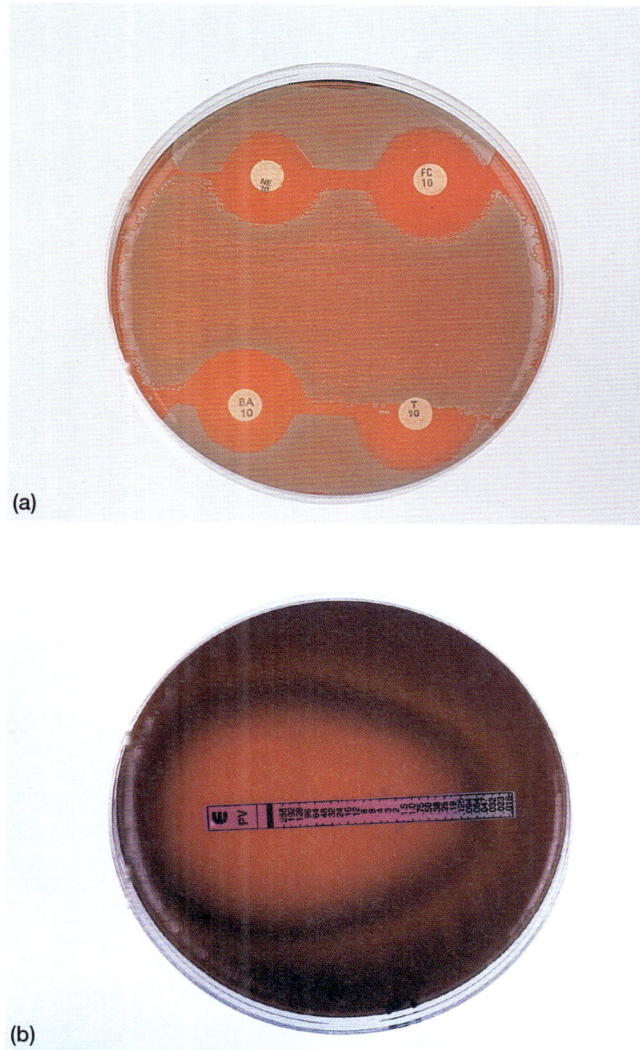

그림 10.16 (a) 항생제 감수성검사. 미생물의 증식이 이 검사균주(S. aureus)가 감수성이 있는 세 종류 항생제(neomycin, fucidin, bacitracin)의 종이필터 원반 주위에서 억제되었다. 그러나 이 세균이 내성이 있는 테트라사이클린(tetracycline) 원반 주위에서는 억제되지 않았다. (b) 페니실린에 대한 사슬알균의 감수성을 측정하는 E-test. 억제대가 플라스틱 조각을 가로지르는 지점이 최저억제농도에 해당한다.

책임있는 항미생물 제제의 처방

비록 항미생물 제제가 감염 치료에 대변혁을 가져오기는 했지만, 투여에 따른 원치 않는 효과가 수반되기도 한다. 임상의는 매 환자마다 부작용 가능성 및 약물 상호작용 등을 고려한 위험편익분석(risk-benefit analysis)을 행해야 할 뿐 아니라, 항미생물 제제의 투여는 내성 미생물의 선택 및 살포의 위험을 함께 지닌다는 것을 반드시 기억해야 한다. 지금 불필요한 사용으로 항미생물 제제의 효용성이 약화되고 있다는 우려가 널리 퍼져있다. 이러한 이유로 항미생물 약제를 적절하게 투여하는 일은 극히 중요하다. 만일 항생제가 필요하면, 추정되는 진단에 따라 신중하게 선택해야 한다. 가능하다면 항생제 투여 전에 임상 검사물을 수집하여 배양 및 감수성 검사를 해야 한다. 항생제 투약 계획은 검사결과에 따라 필요한대로 조정될 수 있다. 대다수의 병원은 분별없는 처방에 대한 안전장치로서 항생제 사용 감독정책을 갖고 있다. 제29장에는 치과의료에서의 책임 있는 처방을 위한 지침이 제공되어 있다.

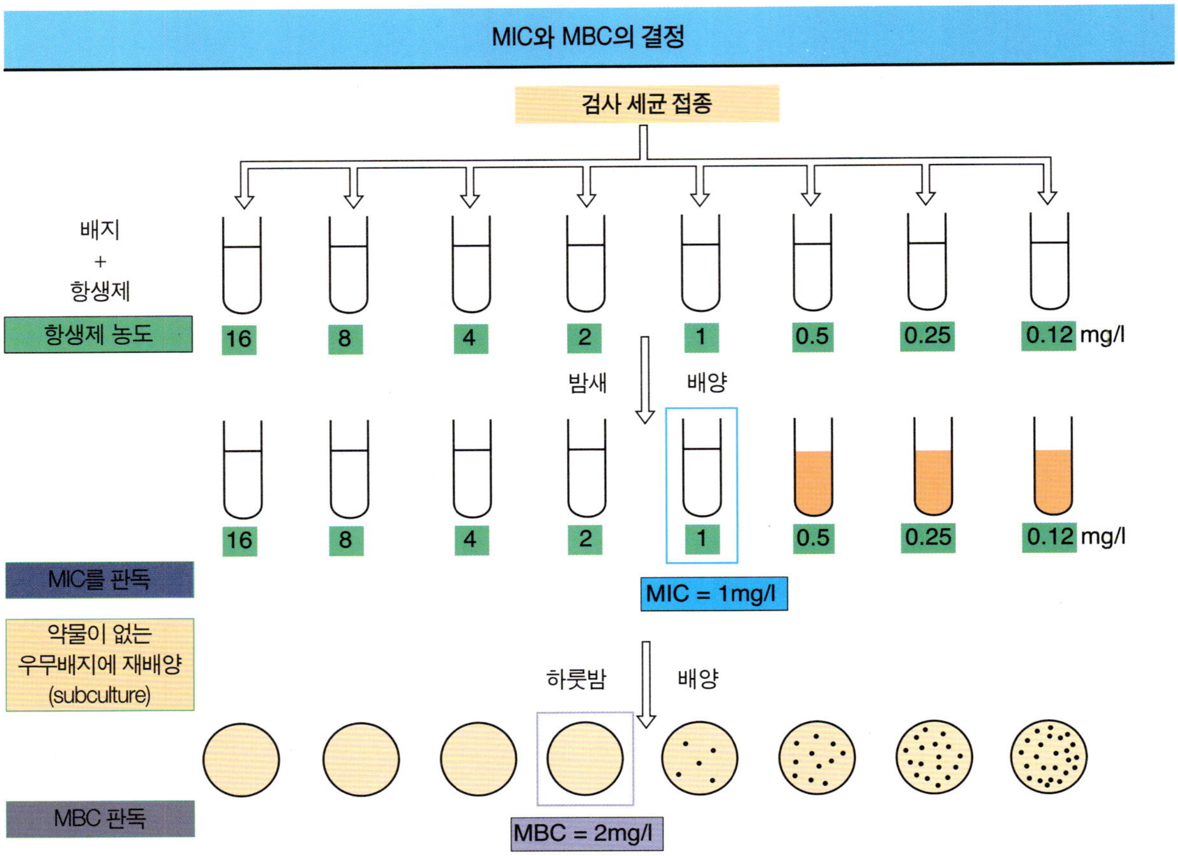

그림 10.17 검사 세균주의 최저억제농도(minimal inhibitory concentration [MIC]) 및 최저살균농도(minimal bactericidal concentration [MBC])의 결정

Further reading

Finch RG, Greenwood D, Norby SR and Whitley RJ (2003). *Antibiotic and Chemotherapy. Anti-infectives and their use in therapy*, 8th edn. Churchill Livingstone, Edinburgh.

Greenwood D (ed.) (2000). *Antimicrobial Chemotherapy*, 4th edn. Oxford University Press, Oxford.

House of Lords, Select Committee on Science and Technology (1998). *Resistance to Antibiotics and Other Antimicrobial Agents*, HL Paper 81-1. The Stationery Office, London.

Levy SB (1992). *The Antibiotic Paradox. How Miracle Drugs are Destroying the Miracle*. Plenum Press, New York.

Mims C, Dockrell HM, Goering RV, Roitt I, Wakelin D and Zuckerman M (2004). Attacking the enemy: antimicrobial agents and chemotherapy. In *Medical Microbiology*, 3rd edn, Chapter 33. Elsevier Limited, London.

Pallasch TJ (2003). Antibiotic resistance. *Dental Clinics of North America*, 47,623-39.

Web sites

WHO (2001). Global strategy for containment of antimicrobial resistance. Geneva. Online. Available at http://who.int/emc/amr.html.

http://www.hpa.org/infections/topics_aziantimicrobial_resistance/menu.htm

http://www.cdc.gov/drugresistance/community/

요 점

- '선택적독성(selective toxicity)' 은 항미생물 약제가 숙주는 해치지 않으면서, 미생물을 손상시키거나 죽일 수 있음을 의미한다.
- 항세균 약물은 세균을 죽이거나(살균[bactericidal]), 또는 그 증식을 억제할 수 있다(정균[bacteriostatic]).
- 항세균 약물의 주 표적 부위는 세포벽 합성, 단백질 합성, 핵산 합성, 세포막 기능이다.
- Beta-lactam 항생제(penicillins and cephalosporins)는 세균 세포벽 합성을 억제한다.
- Aminoglycosides, 테트라사이클린(tetracyclines), macrolides, lincosamides, chloramphenicol 및 fusidic acid는 모두 단백질 합성을 억제한다.
- Sulphonamides, trimethoprim, quinolones 및 rifamycins은 핵산 합성을 억제한다.
- Metronidazole은 무산소성세균에만 강력한 활성을 갖는다.
- 두 가지 항진균 약물, polyenes과 azoles은 세포막 기능을 방해함으로써 작용한다.
- 항바이러스 약물 대다수는 뉴클레오시드 유사체(nucleoside analogues)이다.
- Aciclovir는 구아노신(guanosine)의 구조적 유사체이며, 단순헤르페스(herpes simplex) 바이러스에 대해 매우 활성이 높다.
- 항미생물 제제의 죽이기 활성은 농도-의존성이거나 시간-의존성이다.
- 항세균, 항진균 및 항바이러스 약제에 대한 내성은 중대한 임상 문제이다.
- 항미생물 약제에 대한 내성은 고유한 것일 수도 획득한 것일 수도 있으며, 후자의 경우에는 대개 유전물질의 전달을 통해, 예를 들어, 플라스미드를 경유하여 이루어진다.
- 항미생물 제제의 사용에 대한 지침을 제공하는데 있어서 실험실의 역할이 주도적이다.

11 세척, 소독, 멸균 (Cleaning, disinfection and sterilization)

- **일반적인 문제**
  - —헹굼과 건조
  - —세척 후 검사
- **소독**
  - —소독 처리과정
  - —치과의료에서 사용되는 화학소독제
  - —치과인상체(impressions)와 기공물(appliances)의 소독
- **기구 포장**
- **기구 멸균**
  - —멸균
  - —멸균 기법
  - —멸균보증에 영향을 주는 요소들
  - —실제 업무상의 무균보증, 처리과정감독 및 parametric release
  - —일반 진료에서 치과 장치의 멸균
  - —멸균 감독
  - —치과 기구의 멸균인가, 소독인가?
- **요점**

일반적인 문제

[치과]보건의료기관(healthcare facilities) 내 교차감염 예방의 기본은 환자-치과의료진 간 미생물확산방지 절차를 일상적으로 밟아나가는 것이다. 좀더 구체적으로 말하면 병의 예방은 제4장에서 기술한 감염병 발전에 관여하는 하나 이상의 단계를 차단하는 것이다. 이 장에서는 기구 오염제거(instrument decontamination)와 함께 표면 소독(surface disinfection)에 관한 일반적인 문제들을 논의하고, 치과진료실의 감염방지 절차는 제30장에서 기술한다.

모든 임상 환경에서 세척(cleaning), 소독(disinfection), 멸균(sterilization)은 감염방지의 기본이다. 하지만 그 효과는 문제의 장치(device)나 시설(facility)의 구조와 설계에 따라 달라진다. 예를 들어 장치에 복잡한 부분이 많다면 씻기가 더 어려울 것이다. 이럴 때는 세척하기 어려운 부위를 청소하려면 장치를 분해해야 할지도 모른다. 경우에 따라, 만일 장치를 확실하게 청소, 멸균할 수 없다면, 임상적용에서 그 장치의 수명은 일회용일 수 밖에 없을 것이다(그림 30.12).

유럽에서 의료 기구(치과 기구가 그 예)의 세척, 소독, 멸균을 다루는 법률에는 소비자보호법령(Consumer Protection Act)과 의료기지침(Medical Devices Directive)이 함께 포함된다. 미국에서는 유사한 영역을 연방과 주 법률이 함께 다룬다. 기구를 세척하거나 멸균하는데 어떤 방법을 사용하든지, 사용자가 제작자의 지시(manufacturers' instructions)를 따르는 것이 절대 필요하다. 또한 제작자는 재처리과정에 대한 [제작자의] 지시를 따르는 것이 효과가 있음을 입증해야만 한다. 입증(validation)은 '주어진 처리과정이 [제작자가] 미리 정한 시방서(specifications)의 조건을 일관되게 만족시킨다는 것을 보여줄 수 있는 기초자료들(data)을 얻고, 기록하고, 해석하는데 필요한 증거서류로 된 절차' 로 정의된다. 이에 따라, 사용자는 장치를 구매하기 전에 반드시, 제작자의 지시를 따르는데 필요한 설비(facilities and equipment settings)를 갖추었는지 점검해야 한다. 사용자가 제작자 지시를 따르지 않으면 나쁜 일이 생겼을 때 소송(legal action)을 면할 수 없게 될 것이다.

기구 재처리(reprocessing)의 목적은 기구를 다음 환자에 그 용도에 맞게 사용할 수 있도록 하는 것이다. 이 목적이 뜻하는 바는, 실제로 대부분의 기구들은 반드시 멸균해야 하며, 기구 중에는 외과적 절차에 사용되는 기구처럼 사용시점에 반드시 무균(sterile) 상태이어야 하는 것들이 있다는 것이다. 오염 기구의 재처리 절차에서는 반드시, 치과의료진의 노출위험을 최소로 하여야 한다. 기구 오염제거 단계들을 그림 11.1에 표시하였다.

헹굼과 건조

기구는 세척 후에 반드시 정제된 물(purified water)로 헹궈 세척 처리과정에서 들어온 화합물 찌꺼기를 제거해야 한다. 헹군 후 기구는 반드시, 말려서 검사(inspection)해야 한다. [기구를] 말리는데 쓰고 버리는(disposable) 종이 수건을 이용할 수 있다. 자동화된 세척-소독기(washer disinfector)의 주기(cycle)에는 대개 이 단계가 포함되어 있다.

세척 후 검사

각 기구는 세척 후 반드시 모든 잔류물(debris)이 제거되었는지 확인하기 위해 검사한다. 이를 위해 적합한 조명과 필요에 따라, 작은 기구를 검사하기 위한 확대도구가 필요할 것이다. 오염이 발견된 품목(item)은 멸균 전에 반드시 다시 세척해야 한다. 검사 시에는 기구가 여전히 원활하게 작동하는지 기계적인 사항을 함께 점검한다.

소독

소독(disinfection)은 '유해 미생물의 제거 또는 파괴' 로서, 대개 '세균 포자(spores)[의 제거 또는 파괴]는 정의에 포함되지 않는다' . 소독제(disinfectants)와 항균제(antiseptics)를 분명히 구별하는 것이 중요하다. 후자는 생체적합한(biocompatible) 항미생물 제제로서, 신체 표면이나 노출된 조직에 안전하게 바를 수(apply) 있는 것이다. 항균제는 국소적으로(topically) 적용되며, 전신투여(systemic administration)할 수 있는 것은 아니다.

소독 처리과정

젖은 열(moist heat)에 의한 소독

최선의 방법(method of first choice)이다. 이 방법은 물리적으로 조절(controlled), 감독(monitored), 기록(recorded)될 수 있다. 이 방법은 처리된 기구에 어떤 독성 잔류물도 남기지 않으며, 내성 균주(resistant strains)의 발달을 돕지 않는다. 70~90 ℃의 물로 세척하여 건조시키면 [기구에 존재하는] 대부분의 비포자생성(non-sporing) 미생물을 살균, 즉 소독할 수 있다.

액체 화학물질에 의한 소독

액체 화학물질 소독제의 한계에 대한 인식이 커지고(그림 11.2), 사람 건강과 환경에 대한 나쁜 효과 때문에 소독제는 치과의료를 비롯한 임상진료에서 그 사용이 감소하였다. 대신, 적절한 세척 처리에 대한 진정한 평가가 그 자리를 차지하였다.

기타 소독 처리과정

기타 소독 기법(techniques)에는 자외선 조사(ultraviolet radiation), 여과(거르기[filtration]), 기체(가스[gas]) 등이 있다. 이 기법들은 특별한 교과서에서 언급되고 있으며, 일반 치과의료에서는 거의 사용되지 않고 있다.

치과의료에서 사용되는 화학소독제

치과의료에서 화학소독제는 역할이 적다. 화학소독제는 주로, 인상(dental impressions)이나 다른 기공물품을 치과기공실(dental laboratories)에 보내기 전에 소독하기 위하여 사용된다(아래를 볼 것). 치과의료에서 일반적으로 사용되는 소독제 몇 종류를 그림 11.3에 실었다. [소독제를 사용할 때는] 관련 직업 건강 및 안전 규칙(Health and Safety at Work Regulations)을 만족시키도록 고려해야 한다. 영국에서는 각 화학물질에 대한 COSHH(Control of Substances Hazardous to Health Regulations) 문서를 작성해야 한다. 소독제의 분무(sprays)는 생성된 에어르졸이 치과의료진의 건강과 안전을 해칠 수 있기 때문에 권장되지 않는다. Glutaraldehyde와 formaldehyde 같은 화학물질은 현대 치과시설 내에서는 더 이상 그 역할이 없다. 치과 진료장비(dental unit) 송수관(water lines) 내 균막(biofilms[생성])을 억제하기 위해 화학물질 소독제를 사용하는 것은, 비록 이 제제들 중에 규칙적으로 사용하면 효과가 있다는 것이 증명되기는 했지만, 장비제작자가 치과 진료장비 송수설비(water supply)의 효과적인 설계에 대해 진지하게 생각해 보지 않았음을 인정하는 것이다. 치과의료에서 사용할 수 있는 소독제의 선택을 돕기 위한 체계를 그림 11.4에 제안하였다.

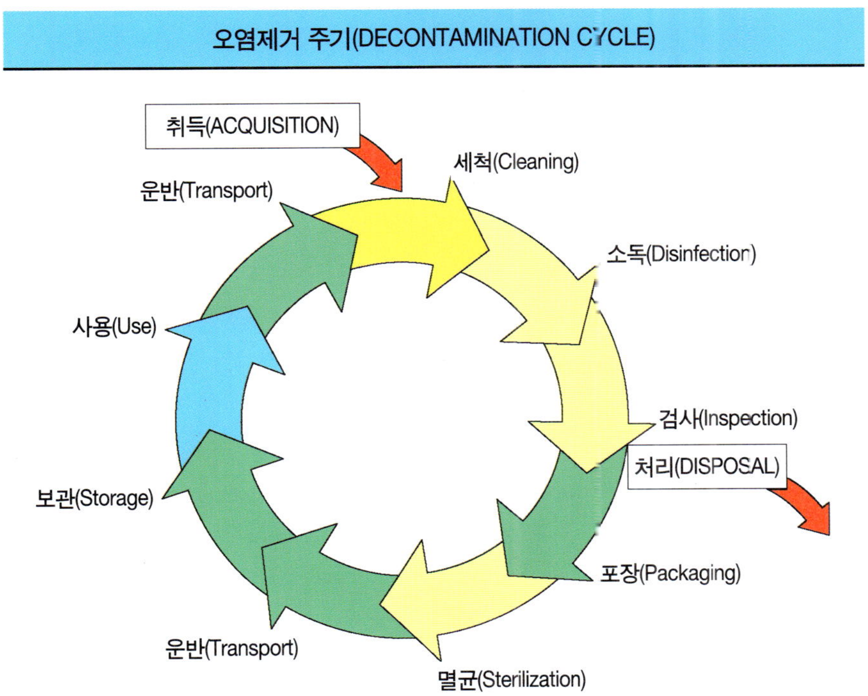

그림 11.1 오염제거 주기의 각 단계를 설명하는 도표

소독제 활성에 영향을 주는 요인	
특성	설명
작용범위(Spectrum)	세균 포자(bacterial spores)는 내성이 매우 높다. Mycobacteria와 진균 포자는 비교적 내성이 있다. 그람음성 세균은 그람양성 세균에 비해 내성이 더 높다. enteroviruses 같은 친수성(hydrophilic) 바이러스는 헤르페스바이러스(herpes viruses) 같은 외피가 있는(enveloped) 바이러스보다 덜 취약하다.
온도(Temperature)	대개 온도가 올라가는데 따라 활성이 높아진다.
침투도(Penetrability)	미생물 세포벽을 침투하는 능력. 예: *Pseudomonas* 종
불활성화(Inactivation)	더러움(혈액, 고름)이 있거나 다른 화학 물질과 부적합(incompatibility) 균막(biofilms)은 활성을 방해한다(adverse effect).
pH	소독 활성이나 미생물 세포벽에 영향을 줄 수 있음
정균/살균 활성 (Static/cidal activity)	미생물 대사에 대한 영향. 살균 활성이 바람직
희석/부피(Dilution/volume)	적합한 농도(concentration)와 접촉 시간에 대해서는 제조자의 지시사항(manufacturers' instructions)에 주의를 기울여야 한다.
접촉시간(Contact time)	포자를 죽이는(sporicidal) 활성을 기대한다면 접촉시간을 늘여야 할지도 모른다. 이는 소독 품목(item)에 해로울 수 있다(deleterious).
안정성(Stability)	소독제 용액은 사용 후 폐기해야 한다. 시작할 때마다(at the start of each session) 새로 용액을 만들어야 하며(fresh solutions), 기존 이미 희석한 소독용액에 첨가해서는 안 된다.
세균 적재량(Bacterial load)	세균이 많이 적재되어 있다면(high bacterial loads) 반드시 효과적인 처리 전 세척과정(pre-treatment cleaning)으로 부담을 줄여야 한다.
내성(Resistance)	*Pseudomonas*와 *Mycobacterium* 종 같은 미생물들은 triclosan 같은 몇 가지 유형의 소독제에 반복적, 지속적으로 노출될 경우 소독제에 대한 취약성이 줄어들 수 있다.

그림 11.2 화학 소독제의 항미생물 활성에 영향을 주는 요인들의 요약

치과인상체(impressions)와 기공물(appliances)의 소독

모든 오염된 품목들은 치과기공실로 보내지기 전에 반드시, 가능한 모든 방법을 동원하여 세척, 소독함으로써 기공실 장비(equipment)와 직원들(personnel)을 오염으로부터 보호해야 한다. 만족스러운 감염방지를 위하여 치과의사와 치과기공실이 각자 어떤 절차를 이용할 것인지를 합의하기 위해 의견교환을 하는 것이 중요하다. 치과기공실 역시 임상환경으로 보철물(인공기구[prosthetic devices])을 되돌려 보내기 전에 반드시 소독해야 한다.

기구 포장

영국 내에서는 현재, 진공 단계(vacuum phase)가 없는 가압증기멸균기(autoclave)가 멸균 봉투(bag 혹은 pouch)에 넣은 기구를 유효하게 멸균할 수 있는지에 대한 논의가 진행되고 있다. 비록 효과적인 멸균을 달성할 수 있는 것으로 제시되고는 있으나, 영국 보건성(UK Department of Health)은 [현재] 많은 치과의사들이 사용하고 있는 비진공 가압증기멸균기로는 멸균할 기구를 포장하는 것이 불충분한 공기 제거 및 [이에 따른] 멸균 실패를 가져올 수 있다는 입장을 견지하고 있다; 따라서 기구 포장은 권장되지 않는다.

진공멸균기(vacuum sterilizer)에 기구를 넣기 전에 포장하는 것은, 기구를 기능적으로 분류하게 해주고, 진료 장소(chair side)에서 [포장을] 열 때까지는 기구가 무균상태(sterility)를 유지하게 해준다. [기구포장에는] 멸균 포장을 위한 소재(EN 868 series)를 사용하는 것이 중요하다. 왜냐하면 많은, 보통 플라스틱이나 종이 소재는 멸균기의 조건을 견디지 못하거나, 멸균제(sterilant; 예, 증기[steam])가 침투하지 못하기 때문이다. 사용하는 동안이나 세척

치과의원에서 일반적으로 사용하는 소독제		
소독제 종류	예	특성
알코올(Alcohol)	Ethyl, iso-propyl	합당한 수준의 소독을 얻으려면 적어도 3분 동안 젖은 접촉(wet contact)이 이루어져야 한다. 포자를 죽이지 못한다(not sporicidal). 휘발성(volatile)이고 인화성(flammable)이다. 유기물질(organic matter)에 의해 불활성화 된다. 효과적인 살균(bactericidal), 살진균(fungicidal), 살바이러스(virucidal) 약제로 사용할 수 있다.
제4(급) 암모늄 화합물(Quaternary ammonium compounds)	Cetylpyridinium chloride	유기물질로 빠르게 불활성화 된다. 음이온 화합물(anionic compounds; 비누[soaps])과 부적합하다(incompatible). 다소간 세제(detergent)로서의 특성을 지닐 수 있다. 환경에 있는 그람음성 세균에 대해서 활성이 떨어진다. 포자를 죽이지 못한다.
할로겐(Halogens)	염소 함유 제제(Chlorine containing agents)	적합한 용액 내에서는 유리 염소(free chlorine)로서 매우 활성이 높다. 살균(bactericidal) 및 살바이러스(virucidal) 활성 금속을 부식시킨다(corrosive to metals). 유기물질로 빠르게 불활성화 된다. 포자를 죽이지 못한다.

그림 11.3 치과의원에서 일반적으로 사용하는 소독제 유형들의 특성

소독제 선택에 대한 KELSEY의 기준(CRITERIA)	
현재 소독제가 사용되는 모든 절차를 나열하고, 그 다음:	
오른쪽 사항에 해당되는 절차를 지운다:	멸균이 요구된다. 열 처리가 가능하다. 세척이 적절하다.
남은 절차를 위해서:	제일 좋은 화학제품을 고른다. COSHH 규정을 지킨다. 올바르게 희석, 분배한다. 직원을 교육하고 사용을 감독한다.

그림 11.4 소독제가 특정 오염제거 절차에 적절한지를 결정하기 위한 KELSEY의 기준

및 멸균 과정에서 치과기구를 담아두는 기구 카세트(cassettes)가 점차 인기를 얻고 있다. 기구 카세트는 플라스틱, 스테인리스스틸, 또는 알루미늄으로 만들며 기구를 놓는 자리의 수가 다양하고, 세척 및 멸균제의 진입이 수월하도록 구멍이 나있다. 카세트는 진료장소에서 사용할 때와 세척, 포장, 멸균 처리의 모든 단계에서 기구를 담아 유지한다. 카세트는 오염된 날카로운 기구를 직접 손으로 다루는 것을 크게 줄여주기 때문에, 기구처리과정에서 직원들의 안전이 향상된다. 기구 카세트 사용자는 제작자에게 반드시 카세트가 오염제거 처리과정의 모든 단계에 적합(compatible)한지를 확인해야 한다: 예를 들어, 어떤 유형의 기구 카세트는 안이 담긴 기구들이 효과적으로 세척되지 않는다.

기구 멸균

멸균

멸균은 대개, '세균 포자를 포함하여, 어떤 미생물도 없는 상

태' 로 정의된다. 그렇지만, 기구 위 존재 가능한 모든 미생물을 검출할 수 있을 정도의 민감도(sensitivity)와 특이성(specificity)을 갖는 검사는 없기 때문에, 이 정의는 제한적이다. 그리고[뿐만 아니라] 무균성 검사를 시작하는 순간, 그 행위로 인해 기구는 바로 비-무균 상태가 될 것이다. 좀더 실용적인 방법을 유럽의 지침 및 표준(European guidance and standards [EN 556])에서 찾아볼 수 있다. 의료기구를 '무균(sterile)' 이라고 표시할 수 있으려면, 이 기구는 입증된 멸균처리과정을 거친 것이라야 하며, 의료기구 위에 생육 가능한 미생물이 존재할 확률이 1 × 10^{-6}(백만 개 중 하나)을 넘어서는 안 된다. 더 단순하게 말하자면, 멸균된 기구 백만 개마다 미생물이 한 개 이상 존재해서는 안 된다는 것이다. 이 정의는 미생물이 악조건 하에서 죽는 것을 관찰한 연구결과에서 비롯된 것이다. 멸균제제에 노출된 후, 죽는 미생물의 수는 시간에 따라 지수적으로(exponentially) 감소한다. 이것이 바로 생존곡선(survivor curve)이며, 이 생존곡선은 산술적으로(arithmetically; 그림 11.5a), 또는 반-지수(semi-log)로(그림 11.5b) 나타낼 수 있다. 멸균 연구에는 대개 반-지수 생존곡선이 사용된다. D값(value)은 멸균과정 동안 일어나는 미생물 사멸을 나타내는 한 유용한 지표(parameter)로서, 주어진 온도에서 생육 가능한 미생물 수를 1로그(log) 줄이는 데 필요한 분 단위 시간으로 정의된다(그림 11.5b). D값이 클수록 열의 영향에 대한 미생물의 저항력이 더 크다. 각 멸균처리과정마다 미생물을 죽이는 효과가 다르며, 미생물 중에서는 껍질보유(외피[enveloped]) 바이러스가 가장 민감하고, 프리온(prion)이 가장 덜 민감하다.

이론적으로는, 멸균제(sterilizing agent)에 무한정 노출시킨 후라야 살아 있는 미생물이 전혀 없음을 확신할 수 있게 될 것이다. 그렇지만 이것은 비현실적이며, 멸균 물품(제품[product])의 무균성 보증, 물품의 기능 유지, 그리고 이 모든 것이 합당한 시간 기준 내에 달성될 수 있는 절충점을 반드시 찾아야 한다. 이에 따라, 멸균 물품의 예기되는 용도(intended use)에 근거한 허용 가능한 최대 위험(maximum acceptable risk)을 나타내는 것으로서, 멸균보증수준(sterility assurance level[SAL])이 도출되었다. 제약 및 의료기구에 대해서는 10^{-6}, 혹은 더 나은 SAL이 목표이다(그림 11.6). 그림에서 보면 12 log 감소가 달성된 것을 알 수 있다(10^{6}~10^{-6}); 이것은 5 log의 감소를 달성해야 하는 소독과 잘 대비된다.

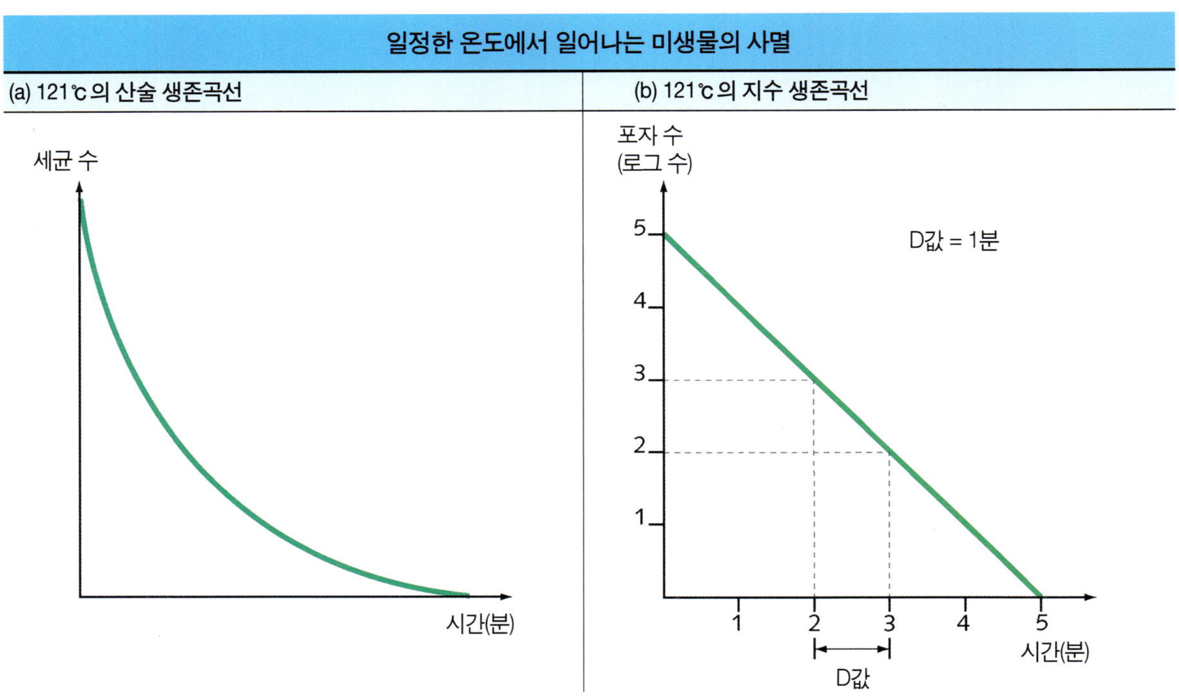

그림 11.5 일정한 온도에서 시간의 경과에 따라 일어나는 미생물의 사멸

멸균 확신 수준(Sterility assutance level)

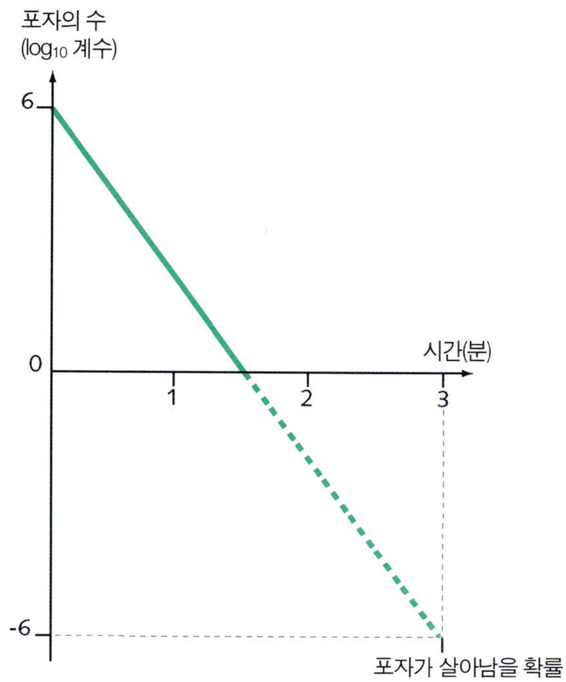

그림 11.6 멸균 확신 수준(sterility assurance level[SAL])의 개념

멸균 기법

멸균은 열(heat; 건열[dry] 또는 젖은열[moist]), 방사선조사(irradiation; 감마선 또는 자외선), 여과(filtration), 액체 또는 가스 형태의 화학물질(chemicals)에 의한다. 치과의료에서 선호되는 기법은 젖은열이며, 이 장의 대부분은 이 방법에 할애되어 있다. 달리 택할 수 있는 의료기구 멸균방법으로는 ethylene oxide 가스(알킬화약물[alkylating agent]의 일종으로 단백질과 핵산에 손상을 입혀서 죽인다)와 방사선 멸균이 있다. 방사선 멸균은 대개 ^{60}cobalt 선원(source; 감마방사선조사)을 기반으로 하며, 산업적으로 주사기, 바늘, 카테터, 장갑 등, 사전포장되는 무균 품목들의 멸균에 이용된다. 미생물의 사멸은 DNA 내 결합(bond)을 끊는 자유라디칼(free radicals)의 생산을 통해 일어난다. 젖은열 이외의 멸균방법에 대한 자세한 사항은 전문 서적을 참고하기 바란다.

멸균보증에 영향을 주는 요소들

그림 11.6에서 볼 수 있듯이, 멸균 전에 존재하는 미생물(bio-burden)의 수가 많으면(10^6 이상), 같은 시간 내에 12 로그 감소를 달성할 확률이 떨어진다. 침(saliva)은 대개 ml 당 $>10^8$ 미생물을 포함한다. 멸균 확률에 영향을 주는 다른 요소로는 미생물 세포의 상태(나이와 증식기[growth phase]), 멸균제제에 대한 접근도(accessibility), 멸균제의 효과를 완충하는 유기물질의 존재 등이 있다.

실제 업무상의 무균보증, 처리과정감독 및 parametric release

이미 상술한 바와 같이, 무균(sterility)을 미생물학적으로 입증하는 데는 실제적인 한계가 있다. 무균을 입증하는 대신 무균을 확인하기 위해 처리과정감독(process monitoring)을 채용할 수 있다. 처리과정감독은, 만일 멸균 장비가 잘 작동하고 있고, 제품이 입증된 멸균 처리과정을 거쳤으며, 우수제조[품질관리]기준(good manufacturing practices)을 잘 따르고 있다면, 제품이 무균일 것이라는 전제에 근거한다. 멸균처리과정의 물리적 상황만을 감독하는 무균보증 방법을 지표에 의한 보증(parametric release)라고 한다. Parametric release의 적용이 적합한 멸균제제는 젖은열 등 단 몇 가지에 지나지 않음에 주목해야 할 것이다. 이는 [젖은열에 의한] 멸균이 성공적이기 위한 물리적인 조건들이 이미 알려져 있고, 또 직접적인 관찰에 의한 감독이 가능하기 때문이다.

Parametric release가 잘 이루어지려면 사용 장비가 일관되고 신뢰할 수 있는 멸균 상태를 만들어 내는 것이 필수적이다. 이는 장비 기능 검사(equipment function tests)로 수행하는데, 이 검사는 멸균기(sterilizer)가 올바르게 설치되고 기능하는지를 확인할 수 있도록 고안된 것이다. 검사과정은 멸균기의 작용(operation)을 입증(validate)하는 것인데, [멸균기]취역(commissioning) 및 성증보증(performance qualification)으로 이루어지며, 기계가 제작자가 주장하는 대로 작용하는지 증거를 제공해 준다. 이 과정은 적절한 자격을 갖춘 검사인에 의해 수행되어야 한다(그림 11.7).

설치 보증(Installation qualification)는 멸균기의 모든 부품들(parts)이 올바르게 설치되었고, 모든 계기가 정확한지를 실제 사용해 보이고 확증하는 일이다. 작동보증(opera-tional qualification)에서는, 멸균기가 적재물(load)의 어느 특정 부분에 대해서도 적어도 연속 3회, 신뢰할 수 있게 일을 수행하며, 적재물의 모든 부분에서 멸균 상태에 도달함을 실제로 보여주

소독제 선택에 대한 KELSEY의 기준	
취역(Commissioning) ↓	장비(equipment)가 그 시방서(specifications)에 일치하게 제공, 설치되었고 운전 지시(operational instructions)대로 운전하였을 때 미리 정해진 한도 내에서 정상적으로 기능한다는 증거를 얻고, 서류로 남기는 과정
설치 점검(Installation checks) ↓	장비가 올바르게 설치되었고 운전하기에 안전한지 점검
설치 검사(Installation tests) ↓	멸균기(sterilizer)가 올바르게 작동하는지 입증(demonstrate)
취역 검사(Commissioning tests) ↓	기본적인 수행(basic performance)과 안전성(safety)을 평가
수행자격 취득 (Performance qualification) ↓	장비가 취역된 대로, 기구(devices) 멸균에 만족스러운 조건(acceptable conditions)을 만들어 낸다는 증거를 얻는다.
온도측정 검사 (Thermometric tests)	적재물(load) 구석구석 멸균 조건(sterilization conditions)이 도달되었는지를 보여주기 위한 일련의 검사

그림 11.7 증기멸균기(steam sterilizer)의 인증(validation)에 관여되는 여러 가지 과정

어야 한다. 기계가 설치시 제대로 기능했음을 증명할 수 있도록 이 검사의 항구적인 기록(대개, 그래프 기록[chart recordings]이나 컴퓨터 인쇄물)을 반드시 진료실에서 유지해야 한다.

일반 진료에서 치과 장치의 멸균

증기(steam)는 치과 장치 멸균에 선호되는 방법이다. 증기멸균법(steam sterilization)은 134℃의 온도, 2.25 bar의 압력에서 최소 3분 동안 건조포화증기(dry saturated steam)와 기구 모든 표면의 직접 접촉을 요한다(공기의 부재 하에서). 보통 작업대 위에 올려 놓는(benchtop) 증기멸균기를 사용한다(제30장). 이 처리과정은 멸균기가 적절히 사용, 유지되고 있다면 빠르고 효과적이다. 이 처리과정은 독성 잔류물(toxic residues)을 남기지 않으며 원료(raw materials; 열과 물)를 쉽게 구할 수 있고 물리적인 감독이 가능하다.

멸균 감독

가압증기멸균기(steam autoclaves)는 매년 압력 용기(pressure vessel) 검사를 받고 압력 용기 보험증서를 갱신해야 한다. 뿐만 아니라 가압증기멸균기는 일간(daily), 주간(weekly), 사분기간(quarterly) 및 연간(annual) 검사를 받아야 한다. 물품을 무균이라고 내놓을 수 있으려면 직원들이, 진료실로 물품을 내보내기에 앞서, 각 [멸균]주기 동안 물리적인 지표들(physical parameters)이 잘 유지되는지 점검하는 것이 필수적이다.

처리과정 감독(process monitoring)에서, 멸균주기(sterilization cycle)시간과 멸균유지(holding)시간을 분간하는 것이 매우 중요하다(그림 11.8). 멸균유지시간은 [멸균]주기의 주된 부분이며, 멸균시간(sterilization times)을 말할 때(예를 들어, 134℃에서 3분) 적용되는 바로 그 시간이다. 멸균주기시간은 가열(heating up), 냉각(cooling down) 및 때때로 10분 이상 걸리기도 하는, 건조 주기(drying cycle)를 포함한다.

증기멸균기에 주 제어장치(main controllers)로부터 전자적으로 독립된 그래프 기록기(chart recorder)를 다는 것이 권장된다. 출력물(printout)은 일간 검사(daily tests)의 영구기록이 될 뿐 아니라, 품질보증계획(quality assurance scheme)에서 사용할 주기 횟수(cycle number)를 남기고, 직원들의 일간검사 소요시간을 줄여 준다. 인쇄물이 없다면 기계의 계기들(machine gauges)로부터 직접 지표들을 읽고 기록해야 할 것이다. 이 정보에는 다음과 같은 것들이 포함되어 있어야 한다:

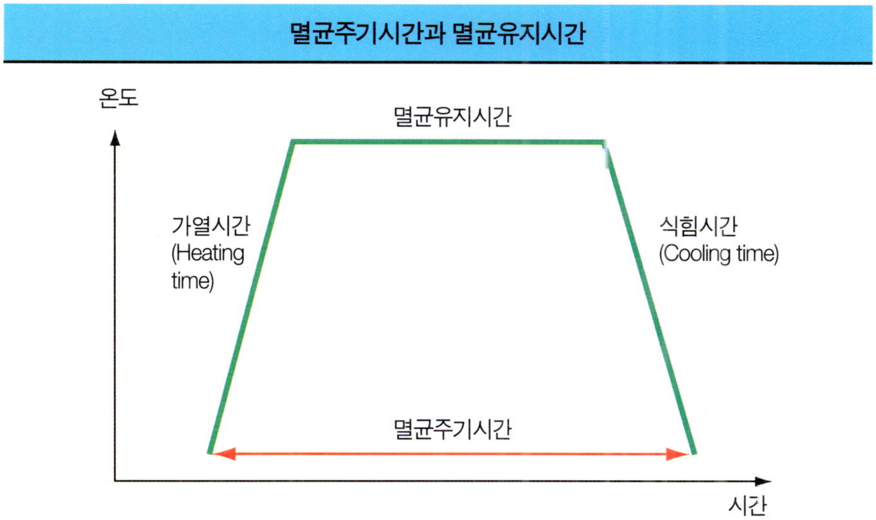

그림 11.8 가압증기멸균기 멸균주기시간의 요소

- 날짜와 주기 횟수
- 적재물 설명
- 선택된 멸균주기와 그 성공여부
- 적절한 한도 내에 머물러 있어야 하는 온도/시간/압력 지표 (예, 134℃, 3분, 2.25 bar)
- 운전자(operator)의 신원
- 실패했을 때 취한 조치들

각 주기의 기록들은 사용자가 날짜를 기록하고 서명하여 멸균기 일지(log book)에 남겨야 하며, 최소 7년간 보관해야 한다.

화학물질 표시제(chemical indicators)

화학물질 표시제는 관련 표준(BS EN 867, ISO 11140)의 요구조건을 만족시켜야 한다. 사용과 보관에 대한 제조자의 지시를 잘 따라야 한다. 화학물질 표시제가 장치의 무균을 증명해주지는 않는다는 점에 유의해야 한다. 증기멸균기에는 세 가지 유형의 화학물질 표시제가 사용된다.

- 처리[과정]표시제(Process indicators) : 예 ; [멸균]봉투에 사용하는 가압증기멸균기 테이프(autoclave tape). 처리한 품목을 처리되지 않은 품목과 구별하는 목적에만 사용된다.
- 수행표시제(Performance indicators) : 예 ; Bowie–Dick test. 검사 팩(test pack) 혹은 처리과정 시험장치(process challenge device) 안으로 증기가 침투하는 효과를 점검하는 데 사용된다.
- 통합표시제(Integrating indicators) : 멸균처리과정의 중요한 변수(critical variables) 2가지 이상의 달성여부를 함께 관찰할 수 있게 고안된 표시제

생물학적 표시제(biological indicators)

생물학적 표시제는 멸균처리과정의 효과 검사에 고도로 내성이 강한 세균 포자, 예를 들어 *Bacillus stearothermophilus*의 포자를 이용하는 것이다(그림 11.9). 생물학적 표시제(BI)는 적합한 표준(BS EN 866)을 만족시켜야 한다.

두 가지 일반적인 형태의 BI가 있으며, 각 BI는 대개 약 백만 개의 포자를 포함하고 있다. 포자 스트립(spore strip)은 포자가 스며들어 있는(impregnated) 작은 종이 필터 조각으로, 보호봉투(protective envelope)에 들어 있다. 멸균주기가 완료된 후 기구 포장 혹은 카세트로부터 봉투를 수거한다. 포자 스트립을 봉투에서 무균적으로 꺼낸 후 증식배지(growth medium)에 담그고, *B. stearothermophilus*를 위해 55℃에서 호기적으로 배양한다. 7일 후 세균증식이 일어났는지 증식배지를 관찰하며, 만일 증식이 일어났으면, 그람염색 도말표본(Gram-stained smears)을 현미경관찰로 확인한다. 포자가 자란 것은 멸균이 실패했음을 가리킨다.

다른 형태의 BI 방식은 자급식(self-contained) BI로 포자 스트립 혹은 원반이 플라스틱 용기 안에 들어 있으며, 플라스틱

SPAULDING 분류(CLASSIFICATION)		
분류	절차 유형	요구되는 오염제거 수준
가장 높은 수준의 주의를 요함 (Critical)	발치겸자/기자(forceps/elevators), matrix bands, 치석제거기(scalers)처럼 대개 무균 상태인 조직 내로 들어가거나, 의도적 혹은 사고로 혈관계통으로 들어가게 되는 침습적인 기구들(invasive devices)	멸균(sterilization)을 요함
중간 수준의 주의를 요함 (Semi-critical)	온전한 점막(intact mucous membrane)에 닿지만 조직을 뚫지는 않는 기구, 예: 치아거울(dental mirrors), 빛 경화장치 끝부분(light curing tips)	높은 수준의 소독(disinfection)을 요함 (실행 가능하다면 멸균이 바람직)
별로 주의를 요하지 않음(Non-critical)	온전한 피부에만 닿는 기구, 예: 청진기(stethoscope)	세척(cleaning; 그리고 필요하면 낮은 수준의 소독)으로 처리 가능

그림 11.9 오염된 재사용 기구(reusable instruments)의 관리를 위한 Spaulding 분류. 낮은 수준의 소독은 대부분의 증식형 세균(vegetative bacteria)과 일부 진균을 죽인다. 높은 수준의 소독은 많은 세균 포자를 제외하고, 모든 미생물을 죽일 수 있다.

용기 안에는 증식배지가 든 작은 내부 병이 함께 들어 있다. 증식배지가 든 작은 내부 병은 간단한 조작으로 포자와 섞이게 되고, 전체 플라스틱 용기를 배양한다.

미국에서는 Centers for Disease Control and Prevention과 American Dental Association이 치과의료시설 내 모든 멸균기에 대해, 적어도 일주일에 한번은, 생물학적 검사를 할 것을 권고하고 있다. 포자검사기록을 유지하여 무균보증을 증거서류로 입증하는 것이 중요하다.

생물학적표시제는 생물학적표시제 방식을 사용할 때 관여되는 모든 변수들에 대해 민감하다(예 ; 적합한 배지, 보관 상태, 초기 접종량). 뿐만 아니라, 며칠 동안 결과를 알 수 없다. 영국에서는 멸균주기를 감독하는 일상적인 목적으로 생물학적표시제가 권고되지 않는다.

화학물질 표시제나 생물학적표시제, 어느 것도 적재물이 무균임을 표시해주지는 않는다. 따라서, 멸균기 제어장치(controller)가 운전 주기의 이상을 표시하였다면, 어떤 생물학적 또는 화학물질 표시제 결과에 관계없이, 멸균주기는 실패한 것으로 간주해야 할 것이다.

치과 기구의 멸균인가, 소독인가?

장치를 재사용하기 위해 준비하는데 알맞은 적절한 기법을 선택하는데 있어서 길잡이가 되는 원칙(guiding principles)이 있다. 필요한 오염제거처리과정은 일반적으로, Spaulding 분류체계(classification system)에 근거하여 세 수준 중 하나로 지정된다. 이 체계는 그림 11.9에 요약되어 있다. 매 환자 진료마다 대다수 방대한 종류의 치과기구가 멸균을 요한다는 것은 분명하다.

Further reading

Block SS (ed.) (2001). *Disinfection, Sterilization and Preservation*, 5th edn. Lippincott Williams and Wilkins, Philadelphia and London.

Fraise AP, Lambert PA and Maillard J-Y (eds) (2004). *Russell, Hugo and Ayliffe's Principles and Practice of Disinfection, Preservation and Sterilization*, 4th edn. Blackwell Scientific Publications, Oxford.

Miller CH and Palenik CJ (2005). *Infection Control and Management of Hazardous Materials for the Dental Team*. 3rd edn. Mosby-Elsevier Health Sciences, St. Louis.

Mims C, Dockrell HM, Goering RV, Roitt I, Wakelin D and Zuckerman M (2004). Hospital infection, sterilization and disinfection. In *Medical Microbiology*, 3rd edn, Chapter 36. Elsevier Limited, London.

요 점

- 환자의 입안에서 사용된 품목은 어떤 것이라도, 다른 환자에 재사용하기 전에, 적절하게 오염을 제거해야 한다.
- 오염된 품목은 소독이나 멸균 전에 반드시 먼저 세척해야 한다.
- 소독은 병을 일으키는 미생물의 수를 크게 줄이는 처리과정이지만, 존재하는 모든 미생물, 예를 들어 세균 포자까지 죽이지는 않는다.
- 사용하는 모든 소독제는 적절한 위험 평가 자료와 기록을 남겨야 한다(COSHH documentation).
- 액체 소독제는 치과기구를 '멸균' 하기에 불충분하므로, 사용되어서는 안 된다.
- 오염된 치과인상과 장치는 기공실로 보내기 전에, 그리고 진료실로 돌려보내기 전에, 반드시 세척하고 소독해야 한다.
- 무균 기구는 입증된 멸균처리과정을 거쳐 나오게 되며, 생육 가능한 미생물이 의료기구 위에 존재할 확률이 1 x 10^{-6}(백만 개 중 하나)을 넘어서는 안 된다.
- 선호되는 멸균 방법은 134℃의 온도, 2.25 bar의 압력에서, 최소 3분 동안 행하는 dry saturated steam 증기멸균법(steam sterilization)이다.
- 작업대 위에 올려 놓는 증기멸균기는 설치 시 취역허가를 받아야 하고, 일간(daily), 주간(weekly), 계간(quarterly) 및 연간(annual) 검사를 받아야 한다. 여기에는 매년, 압력 용기(pressure vessel) 검사 및 압력 용기 보험증서의 갱신이 포함된다.
- 반드시, 매 기구 적재물마다 전체 멸균과정을 통해 관찰, 감독되어야 한다. 가장 좋은 방법은 멸균기에 달린 독립된 그래프 기록기를 이용하는 방법이다.

12 진단 미생물학 (Diagnostic microbiology)

- **일반 원리**
  - 미생물학적 검사물
  - 검사물의 실험실 처리
- **구강감염의 진단**
  - 화농감염의 진단
  - 구강점막 감염의 진단
  - 치아우식과 치주병의 진단
- **요점**

감염의 정확한 진단은 적절한 감염 치료에 필수적이다. 진단 미생물학 실험실의 주된 목표는 어떤 병원체라도 다 식별해내고, 이에 따라 적절한 항미생물 요법을 안내하는 것이다. 항미생물 감수성 검사는 이미 제10장에서 논의되었다. 이 장에서는 감염 진단에 사용되는 광범위한 실험실 방법들을 요약할 것이다. 머리와 목 부위 감염의 실험실 진단은 특별한 문제를 제기하며, 이 장의 마지막에 설명될 것이다.

일반 원리

미생물학적 검사물(Microbiological specimens)

유형

미생물학적 [검사]보고서의 정확성은 그 검사가 행해진 바로 그 검사물(specimen)의 질에 달려있음을 임상의가 인식하는 것이 중요하다. 실험실에서 권고사항, 검사물을 담기에 적합한 용기, 검사요구양식 등을 제공해 줄 수 있지만, 올바른 표본을 얻는 일은 임상의의 책임이다. 가능하다면, 항미생물 요법을 처방하기 전에 검사물을 수집해야 한다.

검사물에는 세 가지 부류가 있다(그림 12.1). 배양을 위해 수집하는 검사물에서는 미생물의 생활력(viability) 유지가 필수적이다. 이러한 이유로, 면봉(swabs)으로 표본을 채취하는 것은 바람직하지 못하며, 액체나 조직 표본을 수집하는 것이 배양 성공 가능성을 훨씬 더 높인다. 또한 면봉은 정상 미생물무리로 쉽사리 오염되어 평판(plate) 판독을 어렵게 한다.

미생물 산물 또는 유전체를 검출하는 방법에 대한 관심이 증가하고 있고, 비록 이 방법들이 빠르기는 하나, 대개 항미생물 감수성 양상까지 결정해 주지는 못한다.

항체의 검출(혈청학[serology])은 B형 간염(hepatitis B)처럼 배양이 불가능하거나, 실험실 직원에게 중대한 위험을 안겨줄 미생물 감염을 진단하는데 주로 사용된다.

검사물 표지 및 검사요구 양식

담당 임상의가 검사물이 어느 환자로부터 나왔는지, 모든 검사물을 정확하고 면밀하게 표지하는 것은 매우 중요한 일이다. 실험실 역시, 검사물이 진단과정을 거쳐가는 동안, 이를 식별할 수 있는 엄격한 절차를 반드시 유지해야 한다.

임상의가 제출하는 검사요구 양식도 또한, 실험실 직원이 적절하게 검사물을 처리하고 미생물학자가 의미 있는 보고를 할

검사물 유형	
배양용(For culture)	미생물의 생활력(viability)을 유지하는 것이 필수적 액체 (예: 고름[pus] 또는 오줌[urine]) 또는 조직 바람직하기로는 면봉채취(swabs)가 아닌 실제 액체(fluid)를 수집 검사물을 무균용기(sterile container)에 수집 검사물을 빨리 실험실로 운반
미생물 산물 검출용 (For detection of microbial products)	미생물의 생활력 유지는 필요 없음 빠른 결과 예: 세포벽 항원(cell wall antigens) 및 독소(toxins) 검출 DNA 탐색자(probes)로 유전자 순서(gene sequence)를 검출하는 것이 현재가능
항체 검출용(For detection of antibodies)	혈청(serum), 뇌척수액(cerebrospinal fluid) 또는 침(saliva) 표본 배양할 수 없거나(non-cultivable) 매우 위험한(hazardous) 미생물 급성기(acute phase)와 회복기혈청(convalescent serum) 사이(10~14일 간격) IgG 항체역가(antibody titre)의 네 배 증가를 검출 특이 IgM 반응을 검출함으로써 한 혈청검사물로부터 진단을 내릴 수 있음

그림 12.1 진단미생물 실험실에 제출하는 검사물의 종류

수 있게 하는데 필요한 임상적 세부사항을 제공해야 한다. 다음, 검사결과는 환자의 기록으로 남겨야 한다.

운반

모든 검사물은 가능한 빨리, 실험실로 운반되어야 한다. 검사물 중에는 소변처럼 세균이나 진균이 빨리 증식하는 것이 있기 때문에, 배양이 지체되면 보다 높은 수의 그릇된 결과를 초래한다. 또한 이러한 과다증식은 좀더 까다로운 미생물의 검출을 [상대적으로] 어렵게 만든다.

반대로, 목구멍 면봉채취 같은 종류의 검사물 안에서는 *Neisseria* 종 같이 약한 미생물들이 잘 생존하지 못하기 때문에, 검사물 운반이 지체되면 거짓음성(false negative)의 결과를 초래한다.

액체 및 조직 검사물은 보존(preservative) 용액 없이, 무균 용기 안에 넣어 실험실로 운반할 수 있다. 절대로 이러한 검사물을 조직고정 식염수 안에 넣어서는 안 된다. 조직고정 식염수는 검사물 내 미생물들을 다 죽일 것이다.

면봉은 미생물의 생활력은 보존하나 그 증식은 허용하지 않는 배지 안에 넣어 운반하는 것이 최선이다. 세균 배양을 위해 채취한 면봉의 운반에 이용되는 여러 가지 운반배지(transport media)가 있다. 그 대다수는 Stuart 혹은 Amies 운반배지처럼 독성 물질을 흡착하는 숯(charcoal) 같은 첨가제가 포함된 무른 우무로 되어 있다.

바이러스 배양을 위해 수집한 면봉의 경우에는 바이러스용 운반배지를 사용해야 한다. 이 운반배지는 항생제를 포함하고 있으며, 항생제는 검사물의 세균 오염을 줄인다.

표본채취와 정상 미생물무리

검사물 중에는 예를 들어 혈액이나 뇌척수액 같이, 건강할 때에는 정상적으로 무균상태인 부위에서 수집된 것들이 있다. 이 경우 분리되는 모든 미생물이 다 중요하다. 다른 검사물들은 입, 피부, 위장관처럼 정상 미생물무리를 갖고 있는 부위에서 수집된다. 한층 더 복잡하기로는 어떤 검사물, 예를 들어 방광 소변처럼 정상적으로 무균인 부위에서 수집되지만, 수집할 때 정상 미생물무리를 갖고 있는 부위를 통하므로 오염될 수 있는 경우이다. 그러므로 임상의는 오염되지 않은 검사물을 수집하기 위해 가능한 많은 조심을 기울여야 하며, 동시에 미생물학자는 각 검사물을 그 근원 및 유형을 고려하여 판독해야 한다.

검사물 처리	
비-배양 방법 (Non-cultural methods)	현미경검사(Microscopy) 광학현미경검사(Light microscopy) 전자현미경검사(Electron microscopy) 미생물항원 검출 (Detection of microbial antigens) 미생물 유전자 검출 (Detection of microbial genes)
배양 방법 (Cultural methods)	세균과 진균(Bacteria and fungi): 다양한 고형 및 액체 배지(Range of solid or liquid culture media) 바이러스(Viruses): 조직배양세포(Tissue culture cells)
항체 검출 방법 (Antibody detection methods)	여러 가지 기법(techniques) 예: ELISA

그림 12.2 미생물학적 검사물 처리에 이용되는 방법 요약

검사물의 실험실 처리

앞에서 지적한 대로, 진단 미생물학 실험실로 제출되는 검사물들은 그 유형이 매우 다양하다. 이 검사물을 처리하는 데에도 마찬가지로 여러 가지 다른 방법이 있다(그림 12.2). 검사물 처리기술 간의 상호관련성 및 시간 규모를 보여주는 흐름 도표가 그림 12.3에 있다. 미생물 배양은 역사적으로 미생물학적 진단이 전적으로 의존해 온 방법이지만, 노동집약적이고 느리다. 뿐만 아니라 미생물 중에는 인공 배지에서 키울 수 없는 것들도 있다. 항원 검출이나 미생물 유전체 검출 같은 새로운 비-배양 방법들은 매우 신속하며, 장기적으로는 현재 사용되고 있는 배양과 관련된 많은 기술들을 대체하게 될 것으로 보인다.

현미경검사

현미경검사는 진단 미생물학의 중요한 요소이다. 광학현미경검사는 세균, 진균, 기생충 관찰에 사용되고, 전자현미경검사는 바이러스의 검출에 필요하다.

광학현미경검사

가장 일반적인 광학현미경검사는 밝은 시야의 현미경검사이며, 젖은 표본이나 염색표본에 모두 사용된다. 전자는 소변이

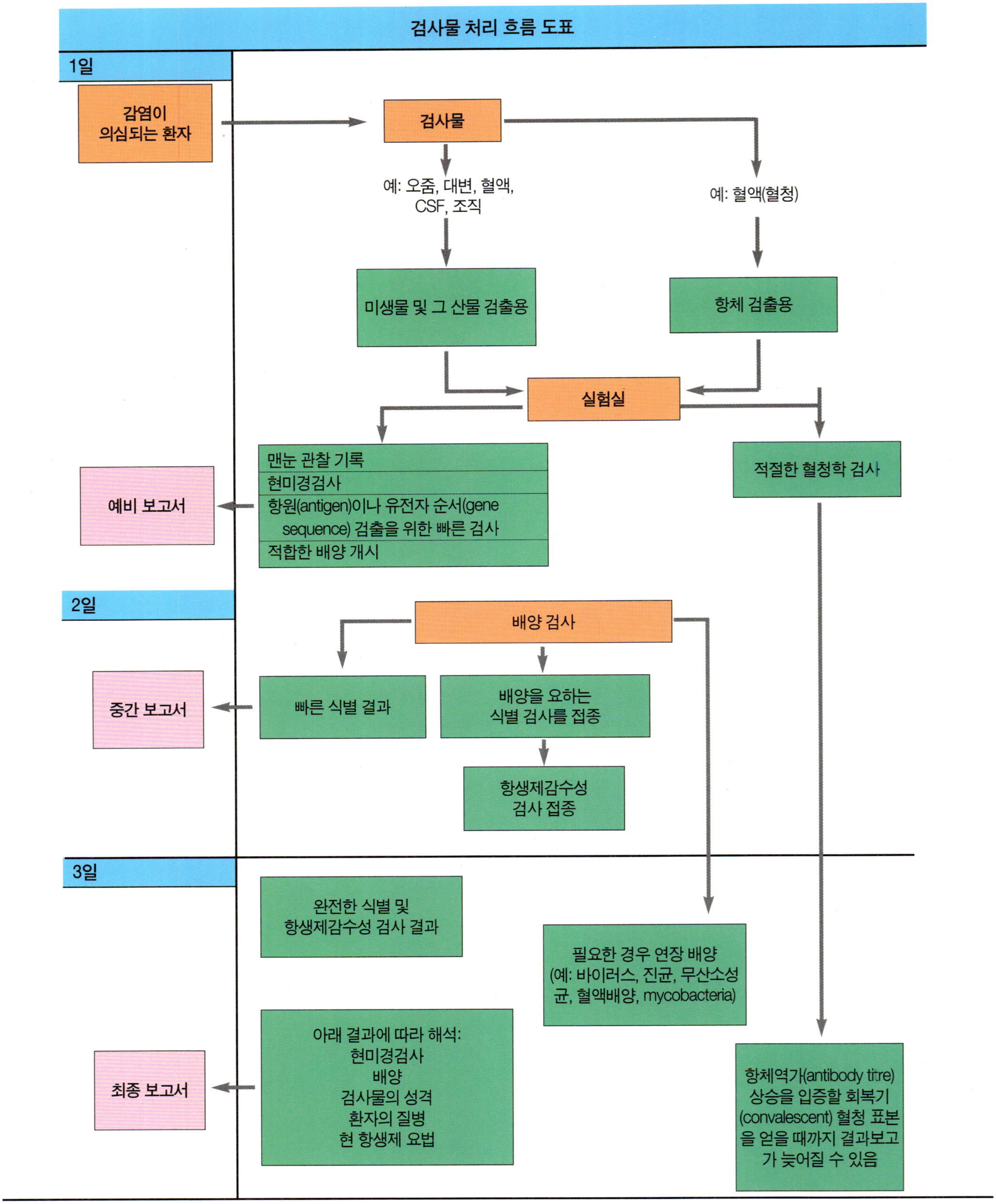

그림 12.3 검사물 처리의 여러 단계를 나타내는 흐름 도표

나 대변 같은 액체 검사물 내에서 미생물을 입증하고, 피부의 진균을 찾는 데에도 이용할 수 있다. 미생물의 운동성(motility; 예, *Proteus* 종)도 알아낼 수 있다.

암시야현미경검사에서는 미생물이 어두운 배경을 바탕으로 밝게 빛난다. 이 방법은 spirochaetes 같이 아주 가는 세포를 관찰하는데 유용하다. 이는 빛의 반사가 이 미생물을 크게 보이도록 하기 때문이다. 운동성도 볼 수 있다. 암시야현미경검사는 매독(syphilis; *Treponema pallidum*)의 신속한 진단에 이용되며, 치주낭(periodontal pockets)에서 수집한 검사물 내 spirochaetes를 검사하는 데에도 이용된다.

미생물학자들은 현미경 슬라이드에 고정시켜 말린 물질을 염색하여 표본을 만들고, 이를 유침렌즈(oil immersion lens)를 통하여 1000배 확대하여 관찰하는 방법을 더 자주 이용한다. 세균학에서 가장 중요한 염색법은 그람염색(Gram stain)이다 (그림 2.2). 이 방법으로 세균은 크게 두 그룹으로 나뉜다. 그람양성(Gram-positive) 세균은 보라색(purple)으로, 그람음성(Gram-negative) 세균은 연분홍색(pink)으로 염색된다(그림 12.4). 세균 중에는 그람염색이 먹지 않는 것들이 있으며, 특별한 염색기법이 요구된다. 예를 들어, 미코박테리아(mycobacteria)는 밀랍 같은(waxy) 세포벽을 갖고 있으며, Ziehl-Neelsen stain으로 염색된다. 이 염색에서는 열을 가해 강제로 붉은 물감인 fuchsin을 미코박테리아 세포 안으로 집어 넣으며, 이 후 이 세균은 산과 알코올에 의해서도 탈색되지 않는다(그림 12.5). 다른 염색기법들을 이용하면, 세균 포자(홀씨[spore]) 같은 세포의 독특한 특징이 분명히 드러나게 할 수 있다.

마지막으로 소개되는 형광(fluorescence) 현미경검사는 아주 유용한 도구이다. 형광 물감으로 표지된 특이 항체는 이제 미생물학에서, 예를 들어 항원 검출 검사 같은 데에서 광범위하게 이용된다. 검사물은 자외선 광원이 장치된 현미경으로 관찰한다.

전자현미경

전자현미경검사는 검사물의 직접 검사를 통하여 바이러스의 신속한 검출을 허용한다. 이 검사는 배양할 수 없는 바이러스에 특히 유용하다. 검사물은 대조가 잘 되도록 osmium tetroxide 같이 전자에 비교적 불투명한 염색으로 처리한다(그림 12.6). 바이러스를 정확하게 식별하려면 전자현미경검사만으로는 불충분할 때가 종종 있지만, 검사물을 특이 항바이러스

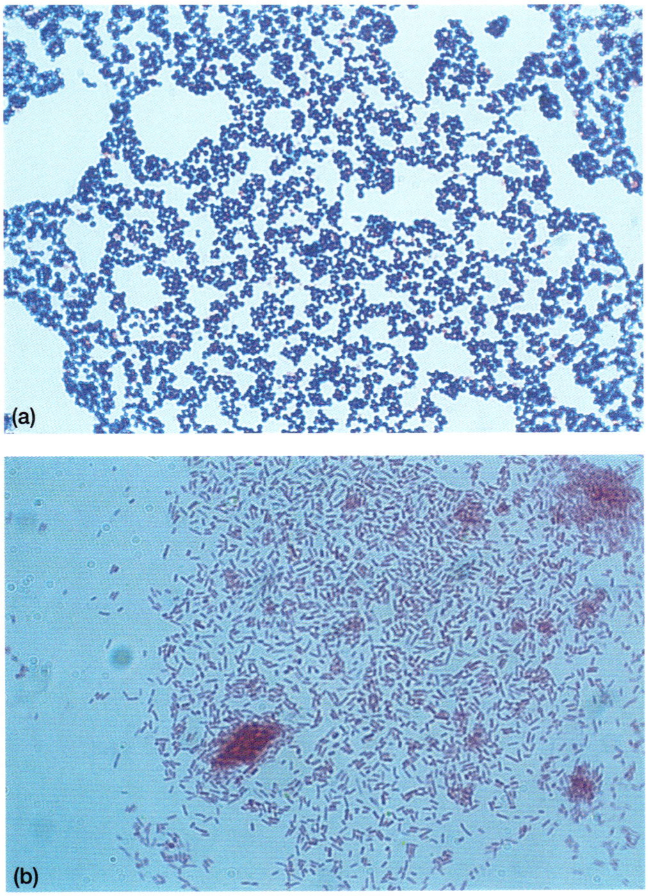

그림 12.4 (a) *Staphylococcus aureus* (그람양성 알균) 및 (b) *Escherichia coli* (그람음성 막대균) 필름의 그람염색

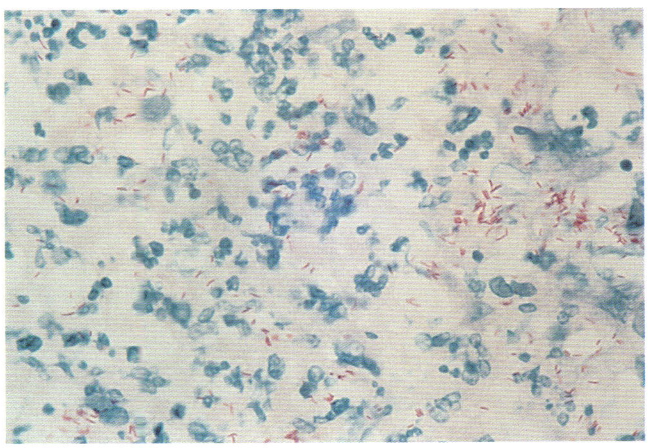

그림 12.5 폐결핵(pulmonary tuberculosis)을 앓는 환자의 가래 바른표본의 Ziehl-Neelsen 염색. 항산- 및 항알코올 막대균을 볼 수 있다.

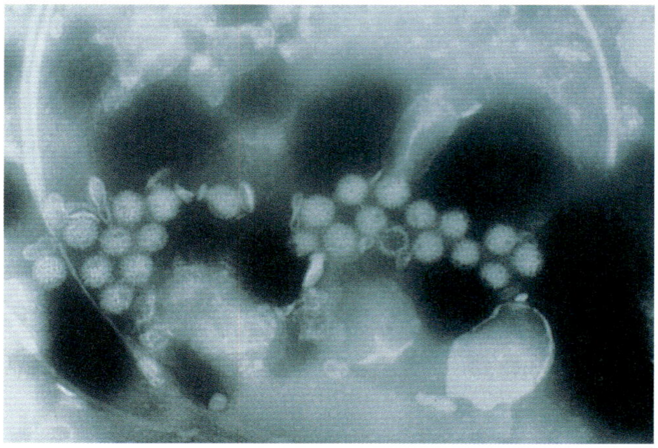

그림 12.6 설사병을 앓고 있는 어린이의 대변 검사물내 rotavirus의 전자현미경 사진. Ian Miller의 호의에 의함

항체로 처리하여 바이러스 입자들이 서로 엉겨 붙게 만듦으로써 민감도(sensitivity)와 특이성(specificity)을 모두 높일 수도 있다.

미생물 항원의 검출

이 검사는 배양 검사보다 빠르지만, 민감도가 결여되는 때가 종종 있다. 두 가지 주요 유형이 있다. 첫 유형은, 시중에 나와 있는 항체를 이용하여 항체와 상호작용하는 항원(예를 들어 *Streptococcus pneumoniae*의 피막[capsule])을 검출하는 것이다. 이 유형의 검사는 단클론항체(monoclonal antibodies)의 사용이 가능해지면서(그림 8.13) 특이성이 크게 향상되었다. 종종, 항체를 라텍스(latex) 입자나 적혈구에 입혀 응집 분석(agglutination assays)에 이용한다(그림 8.21). 이와 달리, 항체를 방사성동위원소(radioisotope), 효소, 혹은 형광 표지하여, 항체와 결합하는 항원을 검출할 수도 있다.

두 번째 분석 유형은 미생물 독소를 검출하는 것이다. 외독소(exotoxins; 예, *Clostridium difficile* cytotoxin)와 내독소(endotoxin; limulus lysate assay로 검출)를 모두 검출한다. 독소는 그 항원 특성을 이용하거나, 또는 적합한 생물학적분석(bioassay)에서 그 작용이 나타나게 함으로써 검출할 수 있다.

미생물 유전자 검출

유전자 탐색자(gene probe)는 핵산 분자이며, 적절하게 표지된 단일가닥 상태인 경우 부합화(hybridization)에 의해 DNA의 상보적인 순서(complementary sequence)를 검출하는데 이용할 수 있다. 표지 물질은 방사성동위원소이거나, 반응 혼합물에 포함된 기질의 색 변화를 일으키는 효소이다.

탐색자가 독소 같은 발병인자(virulence factors)에 대한 것이라면, 이 유전자를 갖고 있는 검사물 내 미생물은 배양하지 않고 검출할 수 있다. 이 기술은 실험실에서 느리게 자라거나 키우기 어려운 미생물을 검출하는데 특히 유용하며, 더 많은 수의 유전자 탐색자가 개발될 것으로 보인다. 그렇지만, 적은 수의 미생물을 검출하기에는 제약이 있을 수 있다. 이 문제는 특이 DNA 순서를 수 시간 안에 수 백만 개로 복사, 증폭시키는 중합효소연쇄반응(polymerase chain reaction [PCR]; 그림 5.12)으로 극복할 수 있다. 증폭산물의 동일성(identity)은 유전자 탐색자나 염기순서분석으로 확인한다. PCR이 여전히, 대체로 연구수단에 머물러 있지만, 바이러스 실험실에서는 이미 C형간염 바이러스(hepatitis C virus)에 의한 감염을 확인하는데 'gold standard' 방법으로 사용되고 있다.

구강 감염의 진단

임상 미생물학자들이 구강 감염을 정확하게 진단하는데는 몇 가지 어려움이 있다. 많은 구강 감염은 내인성이다 (endogenous; 정상 구강 미생물무리의 구성원들이 일으킨다). 구강 미생물무리의 크기와 복잡성은(제21장) 이 미생물 무리가 검사결과의 해석을 어렵게 할 수 있다는 것을 의미한다. 검사물을 잘못 수집하여 정상 미생물무리의 구성원으로 오염되었을 때는 특히 그러하다. 뿐만 아니라 화농 구강 감염에 관여하는 많은 세균들은 절대 무산소성균으로, 증식 조건이 까다롭고, 종종 집락이 나타나기까지 긴 배양시간을 요한다. 성공적인 결과를 얻기 위해서는 반드시, 환자를 치료하는 치과의사와 검사물을 다루는 미생물학자 간에 충분한 이해와 의사소통이 있어야 한다.

구강미생물 실험실로 보내지는 검사물은 넓게, 세 부류로 구분된다. 첫 번째는 치과 농양(dental abscess) 같은 화농 감염으로부터 수집한 검사물이다. 두 번째는 칸디다증(candidosis) 또는 헤르페스구내염(헤르페스입안염 [herpetic stomatitis]) 같은 구강 점막감염과 관련된 검사물이다. 마지막으로, 치주병 및 치아우식의 치료를 돕기 위해 수집된 검사물이다. 이들을 차례대로 다루기로 한다.

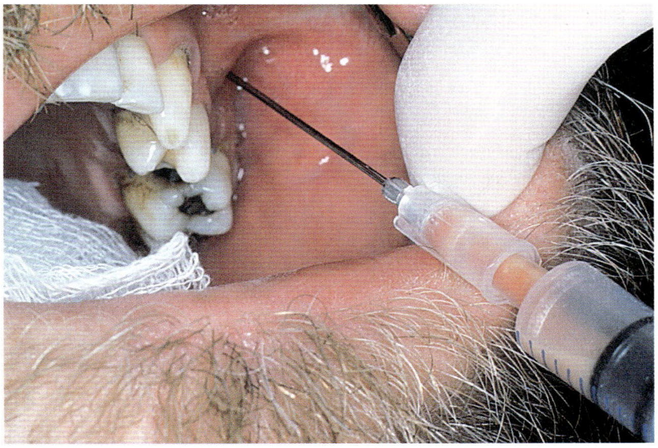

그림 12.7 치과농양으로부터 직접, 주사기로 고름을 흡인. 이상적인 화농감염 표본채취 방법. M. A. O. Lewis 교수의 호의로 게재됨.

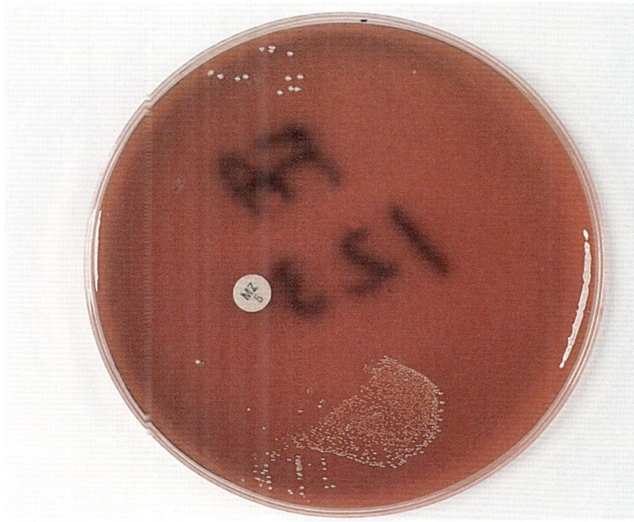

그림 12.9 일차 평판에서 metronidazole 원반주위 억제영역이 나타난 것으로, 검사물 내에 무산소성균이 있음을 알 수 있다.

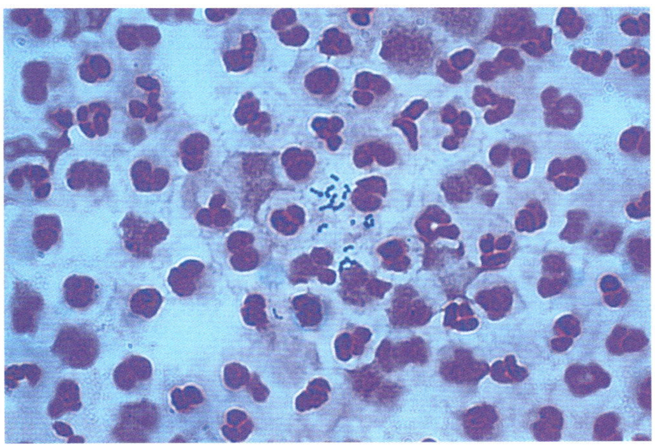

그림 12.8 치과농양에서 흡인한 고름으로 준비한 그람 필름. 다형핵백혈구와 그람양성 알균을 모두 볼 수 있다.

화농 감염의 진단

머리와 목 부위 화농 감염의 미생물학은 제25장에서 기술하였다. 임상의는 가능하면, 면봉으로 수집한 것이 아닌 [주사기로] 흡인한 고름을 제출해야 한다(그림 12.7). 흡인하면 검사물의 오염을 막고, 무산소성 미생물의 생활력(viability)을 유지시킬 수 있다. 바늘은 적절한 [감염방지] 지침에 따라 제거해야 하며, 작은 플라스틱 덮개로 주사기의 hub를 보호한다.

실험실에 검사물이 접수, 기록되고 나면 [검사물로부터] 직접 그람(Gram) 필름을 준비한다(그림 12.8). 백혈구가 많은 수로 관찰되면 감염이 확인된다. 어떤 세균이 관찰되면 그 형태로부터 [감염부위에] 존재하는 세균의 유형에 대한 조기 정보를 얻을 수 있다.

다음, 검사물을 산소 및 무산소 배양을 위한 혈액우무평판(blood agar plates)과 무균 액체배지에 접종한다. 무산소성균은 증식을 위해 배지 내에 vitamin K와 haemin 같은 추가 영양소가 필요하다. 대개 무산소 배양 평판 위에는 무산소성 세균의 검출을 돕기 위해 metronidazole 원반을 올려 놓는다(그림 12.9). [오염되지 않은] 깨끗한 검사물이라면 임상의가 치료를 위해 어떤 항미생물 제제를 선택해야 할지를 지시해 줄, 일차 항생제 감수성 평판을 함께 준비한다.

모든 배양은 48시간 후에 검사한다. 세균식별(identification)과 항생제 감수성 검사(antibiotic sensitivity testing)를 위해, 대표적인 유형의 집락으로부터 순수 평판(purity plates)을 준비한다.

구강 점막 감염의 진단

진균 감염

진균 감염은 제27장에 자세히 기술되어 있다. 효모(yeasts)는 쉽사리, 구강으로부터 배양할 수 있다. 검사물은 구강 점막의 특정 부위에서 면봉으로 수집한다. 이와 달리, 입안을 가신 즉, 무균 식염수로 입안을 씻어낸 후 뱉어낸 구강 세정액을 수집하여 효모의 존재를 알아 볼 수도 있다. 다음, 이를 효모 선택 배

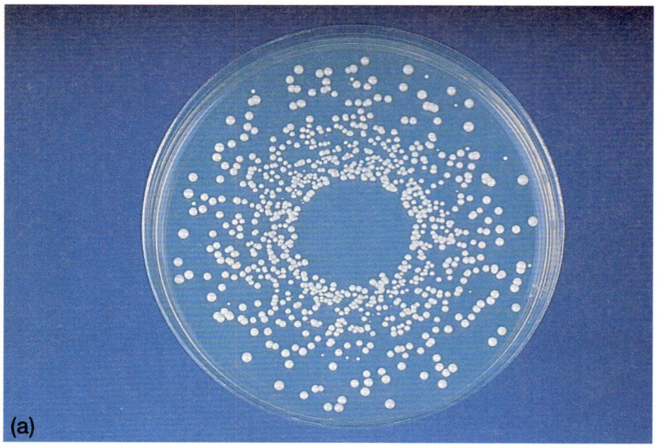

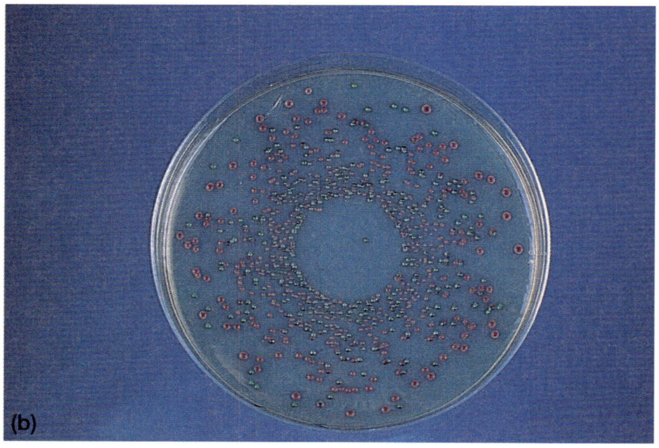

그림 12.10 (a) Sabouraud agar plate(우무평판)와 (b) CHROMagar® plate에 자란 *Candida albicans*와 *Candida glabrata*를 보여주는 사진. 서로 다른 종을 검출 할 수 있게 하는 CHROMagar®의 가치를 알아 볼 수 있다.

지에 접종한다. 구강 세정액의 장점은 다른 잠재 병원체, 예를 들어 *Staphylococcus aureus*와 대장균군(coliforms)의 분리를 위한 배지에도 접종할 수 있다는 것이다. 또한 이 방법은 어느 정도 정량적인 결과를 제공한다.

Sabouraud's agar는 가장 널리 사용되는 효모 분리 배지이지만, 대다수의 효모균종들은 이 배지 위에 배양했을 때 동일한 집락 형태를 갖는다. 비록 *Candida albicans*가 입에서 가장 자주 분리되는 효모이기는 하지만, 다른 종들도 역시 빈번하게 나타날 뿐 아니라 환자가 종종, 동시에 한 종 이상을 갖는다는 사실을 감안하면 이는 아쉬운 점이다. 그러므로 부가적으로, 서로 다른 종이 서로 다른 유형의 집락을 만드는 우무평판, 예를 들어 CHROMagar®를(그림 12.10) 사용하는 것이 중요하다.

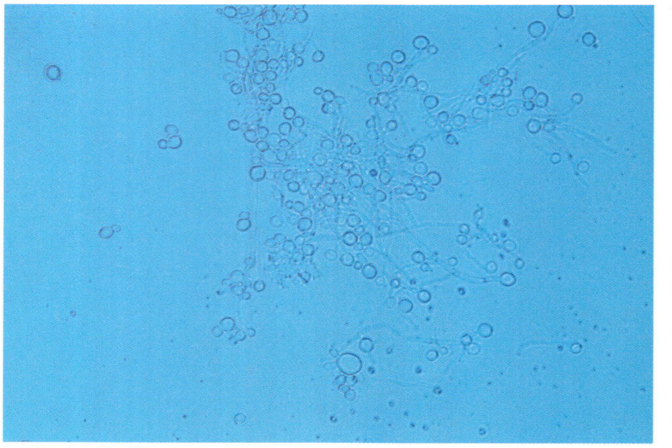

그림 12.11 *Candida albicans*를 혈청에서 2 시간 배양한 후에 생산된 발아관(germ tube)을 보여주는 젖은 필름 현미경사진

배양 후, 일차 평판으로부터 효모 집락을 골라낸다. 골라낸 모든 집락은 다른 *Candida* 종으로부터 *Candida albicans*와 *C. dubliniensis*를 식별해 주는 발아관(germ tube)검사를 거친다(그림 12.11). 발아관 음성 효모는 당 동화(sugar assimila-tion) 또는 당 발효(sugar fermentation) 검사 같은 다른 추가 검사 방법으로 확인한다. 효모 확인을 위한 시판 도구들도 있다.

항진균 감수성 검사도 시행할 수 있다. 이 검사들은 재현성(reproducibility)을 표준화하기가 어렵고, 어떤 실험실 방법은 기술적으로 까다롭다. 그렇지만 항진균제, 특히 azoles에 대한 내성 감시(surveillance)는 점차 그 중요성을 더해가고 있다.

바이러스 감염

단순헤르페스(Herpes simplex) 바이러스는 가장 흔한, 구강 점막의 바이러스 감염원이다. 이 바이러스는 환부 조직을 채취한 바이러스용 면봉으로부터 쉽사리 세포 배양되며, 48시간 내에 결과를 얻을 수 있다. 그렇지만, 특이 항바이러스 약물의 도래와 함께 더 신속한 결과가 바람직하게 되었으며, 이는 면역형광법 같은 빠른 항원검출 방법으로 가능하다. 혈청학적 기법은 임상에서는 별 소용이 없다. 왜냐 하면, 이 기법은 일차 감염을 진단하는 데는 너무 느리고, 병의 재활성화(reactivation)에서는 [이를 가려줄] 혈청학적 표식이 없기 때문이다.

대상포진(띠헤르페스[shingles])의 진단은 대개 임상적으로 내려지지만, 실험실 검사로 확인해 볼 수 있다. 항원 검출과 혈청학이 가장 유용한 방법이다.

물집앙기나(herpangina)와 손발입병(hand, foot and mouth disease) 역시, 진단은 대개 임상적으로 내려지지만 조직배양으로, 이상적으로는 대변 검사물로부터, 관련 Coxsackie 바이러스의 분리를 시도해 볼 수 있다.

치아우식과 치주병의 진단

세균은 치아우식과 치주병, 양쪽의 원인에서 매우 중요한 요소이지만, 이 두 감염의 치료에 있어서 미생물 실험실의 역할은 제한적이다.

치아우식의 경우, 침 안의 젖산균(lactobacilli; Rogosa agar) 및 *Streptococcus mutans* 그룹(MSB agar)의 세균 수를 측정할 수 있다(제23장). 그렇지만 이 세균수는 미래 치아우식활성 예측에 별로 좋은 지표가 못된다. 좀더 최근에는, 세균수 뿐 아니라 식이분석(dietary analysis) 및 침완충능(salivary buffering capacity) 같은 요인을 고려한 치아우식활성검사에 대한 관심이 재개되고 있다. 젖산균 수는 환자가 저탄수화물 식이를 잘 따르는지를 알려주는 유용한 지표이다.

치주병의 미생물학은 지극히 복잡하다(제24장). 잇몸[틈새] 깊은 곳의 바른표본(smear) 검사에서 fusospirochaetal complex가 나타나는 것은(그림 24.4), 급성괴사궤양잇몸병(acute necrotising ulcerative gingivitis)의 진단을 내리는데 유용하다. 그렇지만, 다른 형태의 치주병에 대해서는 여전히 어느 미생물이 주요 병원체인지에 대한 의견의 일치가 이루어지지 않았다. 무산소 배양, 항원검출 검사, 유전자 탐색자 등의 방법으로 치태를 조사하여, *Porphyromonas gingivalis, Prevotella intermedia, Bacteroides forsythus, Actinobacillus actinomycetemcomitans* 등, 잠정 치주병원체의 존재를 알아볼 수 있다. 그렇지만, 현재로서 치주병 치료는 특정 상황에서 항미생물 제제를 사용하는 것을 제외하면, 대체로 비특이적 치태억제 방법에 근거한다.

Further reading

De la Maza LM, Pezzlo MT and Baron EJ (1997). *Color Atlas of Diagnostic Microbiology*, Mosby-Year Book, Inc., St. Louis.

Mims C, Dockrell HM, Goering RV, Roitt 1, Wakelin D and Zuckerman M (2004). Diagnosis of infection and assessment of host defense mechanisms. In *Medical Microbiology* 3rd edn, Chapter 32. Elsevier Limited, London.

Molinari JA (2003). Diagnostic modalities for infectious diseases. *Dental Clinics of North America*, 47, 605-21.

요점

- 진단미생물학 실험실은 감염을 일으키는 미생물을 식별하며, 임상치료의 길잡이가 되는 항미생물 제제 감수성 검사를 수행한다.
- 미생물학 검사보고서의 정확성은 제출된 검사물의 질에 달려있다.
- 검사물은 배양, 항원 또는 유전체 검출, 혈청학적 방법 등에 의한 분석을 위해 수집된다.
- 검사물은 적합한 운반배지(transport media)를 이용하여, 가능한 빨리 실험실로 운반되어야 한다.
- 정상 미생물무리로부터 온 미생물에 의한 검사물의 오염을 피하도록 주의를 기울여야 한다.
- 머리와 목 누위 화농감염의 미생물학적 분석에 가장 적합한 검사물은 흡인한 고름이다.
- 구강점막의 칸디다 감염의 진단을 위해, 면봉으로 채취하거나 구강세정액을 수집한다.
- 구강점막의 바이러스 감염은 조직배양이나 항원검출검사로 진단할 수 있다.
- 치아우식활성검사의 일환으로, 침 속 젖산균 및 mutans 사슬알균 수를 측정할 수 있다.
- 잇몸[틈새] 깊은 곳의 바른표본(smear) 검사에서 fusospirochaetal complex가 나타나는 것은 급성괴사궤양잇몸병(acute necrotising ulcerative gingivitis)을 확인하는데 유용하다.

Section 2

13 피부와 연조직의 감염 (Infections of the skin and soft tissues)

- 정상 피부 세균무리
- 피부와 연조직의 세균 감염
  - 포도알균에 의한 피부감염
  - 사슬알균 피부감염
  - 화상감염
  - 가스괴저(gas gangrene) 및 이와 관련된 감염들
  - 파상풍
  - 수술상처감염
- 피부의 진균 감염
  - 표재성진균증(superficial mycoses)
  - 피하진균증(subcutaneous mycoses)
- 피부의 바이러스 감염
- 요점

정상 피부 세균무리

피부는 병원성 미생물 침범으로부터 그 아래 조직을 아주 훌륭하게 방어한다(제8장). 정상피부의 성분이면서 이러한 보호 작용에 중요한 요소로는, 피부의 산성 pH와 제한된 수분 그리고 피지(sebum), 지방산, 요소(urea) 같은 분비 화합물들이 있다. 뿐만 아니라 피부에는 많은 종류의 세균 종들이 서식하며, 이 세균 종들은 토박이(상주[resident]) 정상균무리(normal flora)를 이루고 있다. 이 토박이균무리(resident flora)에는 혈장응고효소-음성(coagulase negative) 포도알균, micrococci, diphtheroid 등이 포함되며, 이들은 외인(exogenous) 병원균들에 의한 집락형성(colonization)을 막아줌으로써 중요한 방어기전을 수행한다.

토박이균무리 외에도 피부에는 보다 많은 종류의 세균들이 떠돌이균무리(transient flora)로서 단기간, 집락을 형성할 수 있다. 그 좋은 예로서 *Staphylococcus aureus*와 장내세균(enterobacteria)을 들 수 있다. 이러한 세균들은 피부를 잘 씻고 말리지 않으면 피부에서 몇 시간 동안 생존할 수 있으며, 이런 점은 병원감염방지 및 상처감염의 관점에서 중요하다.

*Staphylococcus aureus*는 증상을 일으키지 않으면서도 콧구멍(anterior nares), 그리고 겨드랑(axilla)이나 샅고랑부위(groin) 같이 젖은 피부 부위에 서식할 수 있다. 이러한 *Staph. aureus* 보균율은 일반인(10~30%)에 비해 병원 종사자에서 훨씬 더 높으며(60% 정도까지), 이 또한 병원감염과 관계 있다.

피부와 연조직의 세균 감염

여러 종류의 피부감염들이 그림 13.1에 요약되어 있다. 피부감염을 일으키는 빈도가 단연 가장 높은 세균은 *Staphylococcus aureus*와 *Streptococcus pyogenes*(그룹 A beta-용혈성 사슬알균)로서(그림 13.2), 각각에 대한 설명이 주어질 것이다. 어떤 경우에는 피부에 생긴 세균 감염이 심부 조직으로 퍼지며, 또한 독소를 생산하여 중대한 전신 효과를 나타내기도 한다. 이러한 특징들은 다음 항목에서 잘 나타나 있다.

포도알균에 의한 피부감염

종기(boils) 같은 작은 피부감염은 보통 *Staph. aureus*가 잘 일으키지만, 이 세균은 더욱 심각한 상처감염에서도 역시 중요하다. 감염은 이 세균이 콧구멍으로부터 신체 다른 부위로 옮겨져 일어나는 내인성일 수도 있고 외부, 주로 다른 사람으로부터 얻게 되는 외인성일 수도 있다.

피부감염이 일어나는 방식
온전했던 피부에 틈이 생김
피부 외부로부터 감염이 전파되는 것을 용인
전신감염의 피부소견
혈액매개 확산(blood-borne spread). 예: 장티푸스(typhoid)
직접적인 확장(direct extension). 예: 방선균증(actinomycosis)
독소-매개 피부 손상
멀리 떨어진 곳에서 생산된 미생물 독소

그림 13.1 피부감염의 기전

포도알균은 카탈라아제(catalase)양성, 그람양성인 알균이며, 세포가 전형적인 포도송이 모양으로 배열한다 *Staph. aureus* 종은 중요한 의학병원균으로, 혈장응고효소(coagulase)와 함께 여러 종류의 외독소(exotoxin)를 생산한다. 베타락탐 분해효소(beta-lactamase)에 의해 분해되지 않는 페니실린계 약물을 일차 치료제로 쓰지만, methicillin 저항성(MRSA)이 점점 더 큰 문제가 되고 있다.

종기(boils)와 큰종기(carbuncles)

종기(boil, furuncle)는 모낭(털주머니, 털집, hair follicle) 안팎에 생기는 *Staph. aureus* 표재감염에 기인한다(그림 13.3). 강한 급성 염증반응이 일어나고 호중구 침윤과 함께 고름이 잡힌다. 그렇지만 섬유소가 침착되어 감염부위가 차단되면서 감염은 보통 국소화된다. 큰종기(carbuncles)는 여러 개의 모낭이 감염을 받아 일어나며 종기보다 더 크고 깊다. 전형적으로, 감염 부위를 덮고 있는 피부가 일부 잠식될 때까지 감염이 계속 확대되다가, 한 점으로 고름이 빠져 나오게 된다.

진단은 대개 임상적으로 내려지며, 치료는 배농(drainage)이다. 그렇지만 감염이 심하고 환자가 열이 있으면 flucloxacillin 같은 항생제가 필요할 수도 있다. 종기가 자주 재발하는 환자들은 만성적으로 포도알균을 보균하고 있는지 검사를 받아야 하며, 보균부위는 neomycin이나 mupirocin 같은 국부(topical) 항생물질로 처리한다. 종기의 잠재 선행요인이 되는 당뇨병의 가능성 역시 배제할 수 있어야 한다.

포도알균 및 사슬알균 피부감염		
피부표면의 틈		
구조	**감염**	**원인**
표피(Epidermis)	고름딱지증(농가진[Impetigo])	*S. aureus and/or* *S. pyogenes*
진피(Dermis)	단독(얕은연조직[Erysipelas])	*S. pyogenes*
털집(모낭[Hair follicle])	털집염(모낭염[Folliculitis])	
	부스럼(종[Boils])	*S. aureus*
	큰종기(Carbuncles)	
피하조직(Subcutaneous tissues)	연조직염(Cellulitis)	*S. pyogenes*
근막(Fascia)	Necrotizing fasciitis	*S. pyogenes* ± *S. aureus*
독소-매개 피부소견		
미생물	**병**	**피부소견**
S. pyogenes	성홍열(Scarlet fever)	홍반발진(erythematous rash)
S. aureus	독소충격증후군 (Toxic shock syndrome)	발진(rash)과 상피벗음 (desquamation)

그림 13.2 *Staphylococcus aureus*와 *Streptococcus pyogenes*가 일으키는 여러 피부감염의 요약

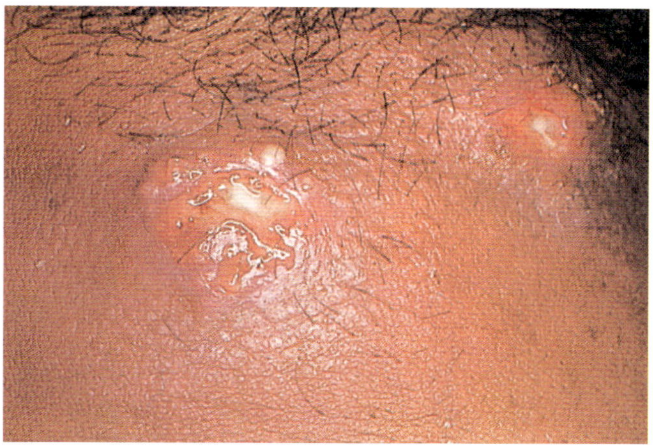

그림 13.3 *Staphylococcus aureus*가 털집(hair follicles)에 감염을 일으켜서 생긴 큰종기(carbuncles). Prof C. Gemmell의 호의로 게재

중독성 쇼크 증후군(toxic shock syndrome)

이 심각한 전신질환은 중독성 쇼크 증후군 독소로 불리는 외독소를 생산하는 몇몇 *Staph. aureus* 균주들이 일으킨다. 주요 임상적 특징은 열, 피부발진(광범위한 반상 홍반), 저혈압, 상피벗음(desquamation)이다. 후자는 발병 1~2주에 나타나며 주로 손바닥과 발바닥에 나타난다. 여러 다른 신체 장기들도 관여될 수 있다. 이 병은 1980년대, *Staph. aureus*로 감염된 탐폰(tampon)을 월경 중에 사용한, 젊고 건강한 여성들에서 주로 나타나는 것으로 처음 기술되면서, 대다수의 의사들이 이 병을 인지하게 되었다. 이와 같은 전형적인 유형의 포도알균 중독성 쇼크 증후군이 아직도 여전히 일어나기는 하지만, 많은 다른 환자들 및 임상 상황에서도 이 병이 나타난다. 어떤 임상적인 상태이던지 포도알균 감염 및 집락형성이 관련되면 중독성 쇼크 증후군이 초래될 수 있으며, 실제 거의 모든 유형의 수술 절차에서 합병증으로 보고되고 있다.

사슬알균 피부감염

사슬알균은 카탈라아제(catalase)음성, 그람양성인 알균이며, 세포가 전형적인 사슬 모양으로 배열한다. 사슬알균은 혈액 한천 배지 상의 용혈 양상에 따라 세 그룹으로 나뉘어진다: 즉, beta(완전용혈), alpha(부분용혈), gamma(무용혈). 사슬알균은 그룹-특이 탄수화물 항원에 따라 Lancefield 그룹으로도 나눌 수 있다(A에서 S까지).

대부분의 사슬알균 피부감염은 *Streptococcus pyogenes*(그룹 A 완전용혈 사슬알균)가 일으킨다. 이 세균 감염은 퍼져나가는 특성이 있는데, 이는 이 세균이 hyaluronidase 같은 여러

가지 독성 산물 및 효소를 생산하기 때문이다. 많은 경우 *Staph. aureus*에 의한 동시감염이 일어난다(그림 13.2).

고름딱지증(농가진[impetigo])

이 병은 표피의 표재감염으로 주로 *Strep. pyogenes*가 일으키며, 어린아이들에서 가장 흔하게 볼 수 있다. 이 감염병은 전염이 아주 잘 된다. 이 병은 수포(vesicles)가 생기고, 이것이 후에 노란 딱지로 되는 것이 특징이며, 일반적으로 팔다리와 얼굴에 잘 생긴다(그림 13.4). 수포 액은 세균을 포함하고 있으며, 인접한 피부에 감염을 일으킨다. *Staph. aureus*에 의한 이차감염이 자주 일어난다. 페니실린이 일차 치료약이며, 페니실린 과민반응이 있는 환자는 에리트로마이신(erythromycin)을 쓴다.

어떤 *Strep. pyogenes* 균주(nephritogenic strains)는 자가면역 현상인 급성 사구체신염(glomerulonephritis)의 발병과 관련이 있다. 이 합병증은 목 감염보다는 피부감염 후에 더 자주 일어난다. 대조적으로 류마티스열(rheumatic fever)은 사슬알균 피부감염 뒤에는 거의 나타나지 않는다.

연조직염(cellulitis)과 단독(얕은연조직염, erysipelas)

연조직염은 두드러지고, 확산되는 홍반의 양상을 띠며, 대개 통증이 있다. 피부는 단단하고 두터워지며 피하 조직에 부기가 있다. 외상이나 내재된 피부 환부가 선행요인이 된다. 연조직염은 림프관과 혈류를 통해 쉽게 확산되어, 현저한 체질이상과 패혈증으로 발달할 수 있는 심각한 병이다. *Strep. pyogenes*가 가장 일반적인 원인이며, *Staph. aureus*도 동시감염을 일으키는 세균으로서 역시 관여될 수 있다. 페니실린이 일차선택약이지만, 포도알균이 관여된 것으로 의심되면 flucloxacillin을 처방해야 한다.

단독(erysipelas)은 *Strep. pyogenes* 감염에 의한, 전혀 다른 유형의 표재성 피부 연조직염이다. 림프관(lymphatics)의 연루가 두드러진 소견이다. 임상적으로 단독은 정상적인 주변의 피부와 뚜렷이 구분되는, 돋아진 전진하는 가장자리를 가진, 선명한 붉은 색의 부종이 있는 굳은 모양의 아픈 환부이다. 얼굴에 자주 나타나며(그림 13.5), 종종 뺨과 코에 전형적인 나비 모양의 분포를 한다. 다리에도 흔히 나타난다. 페니실린(penicillin) 또는 에리트로마이신(erythromycin)이 일차 치료약이다.

괴사근막염(necrotizing fasciitis)

지난 10년 동안 *Strep. pyogenes*에 의한 심각한 감염 발생이 증가하고 있으며, 매스컴을 통해 여러 차례, 대개 이 세균과 관련된 얼굴, 근막(fascia), 근육에 나타나는 빠른 진행성의 피부 감염이 보도된 바 있다.

괴사근막염(necrotizing fasciitis)은 세균학적으로 두 가지 서

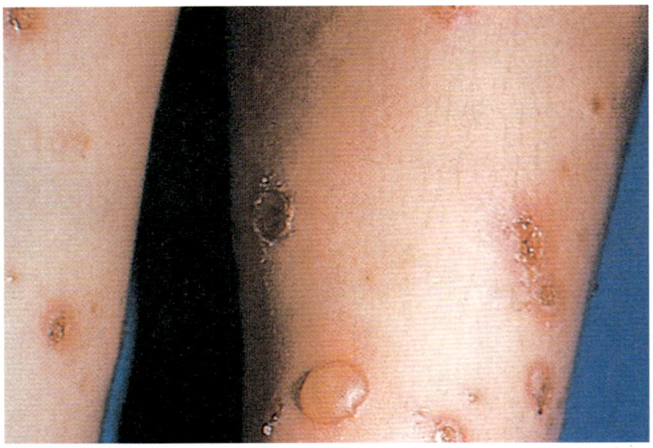

그림 13.4 다리 피부에 생긴 물집 고름딱지증(bullous impetigo). C. Gemmell 교수의 호의로 게재

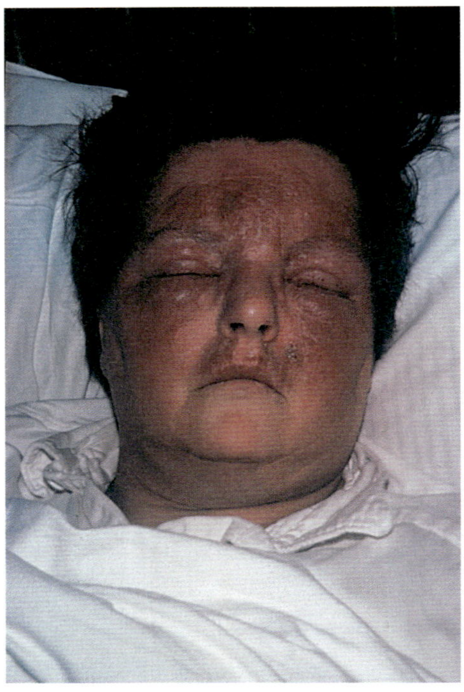

그림 13.5 얼굴 피부에 나타난 단독

로 다른 병을 일컫는 말이다(그림 13.6). 제 I 유형(Type I)은 혼합감염(mixed infection)으로 적어도 한 가지 이상의 절대 무산소성균(strict anaerobe)을 포함하는 반면, 제 II 유형(Type II)은 *Strep. pyogenes*이 단독으로, 혹은 다른 종, 대표적으로 *Staph. aureus*와 함께 분리되는 병이다. 이들 감염은 주로 팔다리에 일어나지만, 머리와 목 부위에서도 이따금씩 나타난다. 이 때는 안와(orbit)와 입이 주된 부위이다.

제 II 유형의 괴사근막염은 작은 외상, 찔린 상처(자상) 혹은 수술 뒤에도 일어날 수 있으며, 특히 당뇨병(diabetes)이나 말초혈관병(peripheral vascular disease)이 있는 환자에서 잘 일어난다. 주로 나타나는 특징은 열(fever), 혼돈(착란[confusion]), 빠른맥(빈맥[tachycardial]), 저혈압(hypotension), 다기관기능상실(multi-organ failure) 등이다. 이들 감염은 빠르게 발전하여 전격적인 진행을 하며, 24시간 내에 죽음을 초래할 수 있다. 특정 *Strep. pyogenes* 균주, 특히 발열 외독소(pyrogenic exotoxins)를 생산하는 균주가 관련되어 있는 경우가 자주 있으며, 균혈증(bacteraemia)보다는 발열 외독소가 이런 심한 합병증을 초래하는 것으로 믿어진다. 조직 괴사는 사슬알균 연조직 감염 후기의 특징이며, 피부에 혈액을 공급하는 세동맥(arterioles)의 혈전증(thrombosis)으로 인해 초래된다. 치료는 수술과 항생제 투여를 병용한다.

화상감염

세균성 화상감염은 매우 흔하며, 상당한 사망률(mortality)을 보인다. 관련되는 미생물로는 *Staph. aureus*와 그람음성 막대균이 있다. 이들 감염은 대개 표재성이고 가볍지만, 깊은 조직을 감염시킬 수 있으며, 패혈증(septicaemia)을 일으키기도 한다. *Pseudomonas aeruginosa*는 화상에 빈번히 감염을 일으키는 세균이다. 이 세균은 이식편(grafts)이 자리잡는 것을 방해할 뿐 아니라, 지극히 높은 사당률을 보이는 pseudomonas 패혈증을 일으키기도 한다.

모든 화상환자는 따로 분리해서, 확실한 무균기법(aseptic technique)을 잘 지켜가며 간호해야 한다. 이러한 조치가 없이는 교차감염(cross-infection)이 일어날 가능성이 매우 높다.

괴사근막염 (NECROTIZING FASCIITIS)

유형 I

미생물의 혼합(Mixture of organisms)

절대 무산소성균(strict anaerobe) 한 종류(일반적으로 *Bacteroides*나 *Peptostreptococcus* spp.)에 적어도 한 종류 이상의 조건 무산소성균(facultative anaerobe; 대개 *Enterobacteriaceae*)

유형 II

Streptococcus pyogenes ± *Staphylococcus aureus*

그림 13.6 두 가지 유형의 괴사근막염(necrotizing fasciitis)

가스괴저(gas gangrene) 및 이와 관련된 감염들

상처(wounds)는 사고로 인한 외상(trauma)이든 수술 결과이든 간에, 특히 근육 손상이 있을 때 *Clostridium* 속에 속하는 세균에 감염될 수 있다. Clostridia은 그람양성의 무산소성, 포자형성 막대균이다. Clostridia는 토양 그리고 사람과 동물의 창자에 널리 분포되어 있다. Clostridia의 병원성은 주로 효소와 강력한 외독소의 생산에서 주로 나온다.

Clostridia의 여러 종이 가스괴저(gas gangrene)를 일으킬 수 있지만, 가장 잘 알려진 종은 *Clostridium perfringens*이며, 이 세균 종은 환자 자신의 분변의 미생물무리나 환경으로부터 상처로 들어온다. 감염은 쉽게 무산소 상태가 될 수 있는 혈액공급이 잘 안 되는 부위에서 잘 일어난다. 세균은 초기에 피하(subcutaneous) 조직 내에서 증식하면서 조직 내에 가스를 생산하고, 무산소성균 연조직염(anaerobic cellulitis)을 일으킨다. 그 다음, 세균은 근육을 깊숙이 침범하여 근육의 빠른 붕괴(disintegration)를 불러일으킨다(그림 13.7).

임상적으로 병의 시작(onset)은 급하고(급성[acute]), 몇 시간 내로 빠르게 진행한다. 종종 격렬한(excruciating) 통증이 초기 증상으로 나타나고, 심한 독소혈증(toxaemia)으로 인해 환자는 빠르게, 극심한 나쁜 상태에 빠진다. 계속되는 합병증으로는 쇼크(shock), 황달(jaundice), 급성 신장 기능상실(acute renal failure)이 있다. 사망률은 높다.

조직 손상의 대부분은 *C. perfringens*이 생산하는 lecithinase 효소(alpha toxin)에 기인한다. 이 효소는 세포 막의 지질을 가수분해하여, 세포의 용해 및 죽음을 일으킨다. 이 효소는 실험실에서 Nagler reaction(반응)으로 검출할 수 있다(그림 13.8).

미생물학적 진단을 위해서는 고름 수집, 상처 면봉채취, 혈액 우무배지 무산소배양을 위한 혈액배양 및 때에 따라 그람염색 필름이 필요하다. 세균확인은 생화학 검사와 Nagler 반응에 의

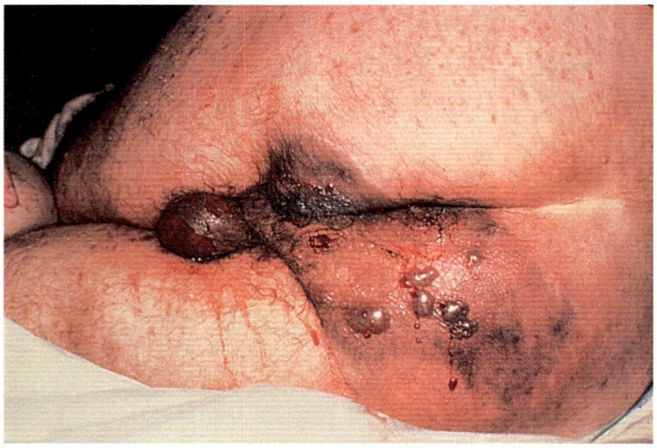

그림 13.7 *Clostridium perfringens*가 일으킨 엉덩이의 가스괴저. C. Gemmell 교수의 호의에 의함

거한다.

치료는 감염되었거나 죽은 조직을 절제하기 위한 즉각적이고 광범위한 수술을 필요로 한다. 항생제, 일반적으로 페니실린 투여는 수술의 중요한 보조 조치이다. 조직 내 산소 농도를 증가시키기 위한 고압산소방(hyperbaric oxygen chamber) 치료가 권장되고 있지만, 그 효과에 대해서는 아직도 토의가 진행 중이다.

이 감염의 심각성을 고려하면, 예방이 중요하다. 상처는 가능하면 빨리 세척하고, 죽은 조직이나 관류가 잘 되지 않는 조직은 절제하여, 무산소성균이 자랄 여지를 없앤다. 분변 미생물무리로 오염되기 쉬운 신체 부위의 수술이 예정된(elective surgery) 환자, 특히 허혈동맥병(ischaemic arterial disease)이 있는 당뇨병 환자에게는 수술 전에 예방항생제투여(prophylactic antibiotics)를 해야 한다.

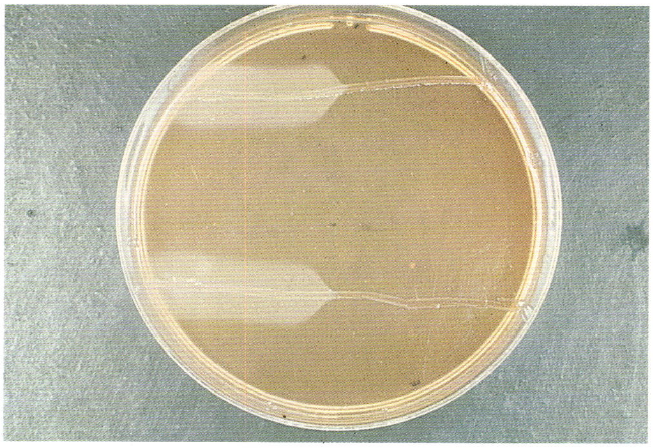

그림 13.8 Nagler 반응(reaction). *Clostridium perfringens*가 생산하는 alphatoxin은 lecithinase이다. 세균을 lecithin이 함유된 배지에서 키웠다. Alphatoxin이 평판 왼쪽, 세균이 자란 주위에 혼탁을 일으켰다. 이 현상은 항- alpha toxin이 가해진 오른쪽 면에서는 억제되었다.

지난 수 년간, 새롭고 다양한 종류의 clostridia 감염이 주사마약 사용자(injecting drug users)들에게 나타나고 있다. 이러한 감염은 헤로인(heroin)의 세균 오염과, 정맥을 사용할 수 없게 됨에 따른 피하(subcutaneous) 혹은 근육내(intramuscular) 주사 행위가 늘어난 때문으로 보인다. *C. novyi, C. tetani, C. histolyticum* 및 *C. botulinum*(상처 보툴리눔독소증[wound botulism])에 의한 감염들이 포함된다.

파상풍

*Clostridium tetani*도 상처난 피부를 통해 감염을 일으킨다. 동물의 분변에서 비롯되어 토양에서 발견되는 이 세균의 포자는(그림 13.9) 토양으로부터 상처로 들어올 수 있다. 적합한 무산소 상태하에서 세균이 국소적으로 증식하고, tetanospasmin으로 불리는 외독소(exotoxin)를 방출한다. 혈관이 없는(avascular) 부위에 생긴 깊은 상처 또는 관통상은 특히 이물질(foreign body)이 존재하는 경우, 파상풍에 의한 합병증이 생기기에 가장 알맞다. 그렇지만, 이 병은 사소한 손상 뒤에도 일어날 수 있으며, 상처를 입은 전력이 없는 경우도 있다.

이 병의 모든 특징은 강력한 외독소에 의해 초래되는 것이다. 이 독소는 말초신경축삭(peripheral nerve axons)을 따라 중추신

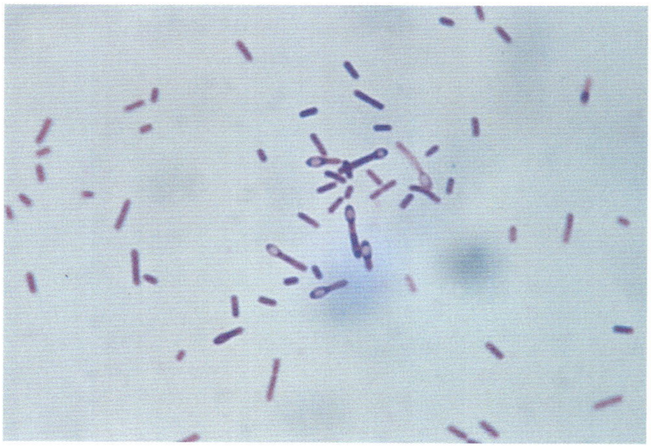

그림 13.9 *C. tetani*의 그람 필름. 말단포자(terminal spores)에 주목할 것

경계통으로 들어가, 억제척수신경세포(inhibitory spinal neurones)에 결합하여 억제매개체의 방출을 차단함으로써, 운동신경세포(motor neurones)의 과도한 활성을 불러일으킨다. 그 결과, 파상풍 특유의 근육연축(muscular spasms)이 초래된다.

환자는 과대한 반사(reflexes), 근육 경축(rigidity), 통제되지 않는 근육연축을 일으킨다. 입벌림장애(lockjaw [trismus])는 이 병의 초기 특징이다. 또한 근육연축은 삼킴곤란(dysphagia), 얼굴의 '경련미소(risus sardonicus)', 활모양강직(opisthotonus; 등이 활모양으로 휘어짐)을 일으킨다(그림 13.10). 탈진과 호흡기능상실에 따르는 파상풍 환자의 사망률은 50%에 달한다.

치료를 위해서는 항-파상풍 면역글로불린(immunoglobulin)의 즉각적인 투여, 상처의 절제, 세균의 증식을 막아줄 페니실린 공급이 필요하다. 환자 생존의 가장 큰 희망은 전문센터에서 숙련된 집중치료를 받는 것이다.

이렇게 심각한 감염은 예방이 매우 중요하다. 이 병은 후진국에서는 좀더 흔하게 일어나지만, 선진국에서는 이제 드물다(영국에서는 새로운 사례가 일년에 100회 미만으로 발생). 파상풍 변성독소(toxoid)에 의한 전반적인 면역화(universal immunization; 제9장)로 병을 완전히 배제할 수도 있을 것이다.

수술상처감염

수술상처감염은 모든 병원감염(hospital-acquired infections [HAI])의 4분의 1을 차지한다. 최근 연구는 HAI가 영국의 국가의료계통(NHS)에 연간 £10억을 치르게 하는 것으로 제시하고

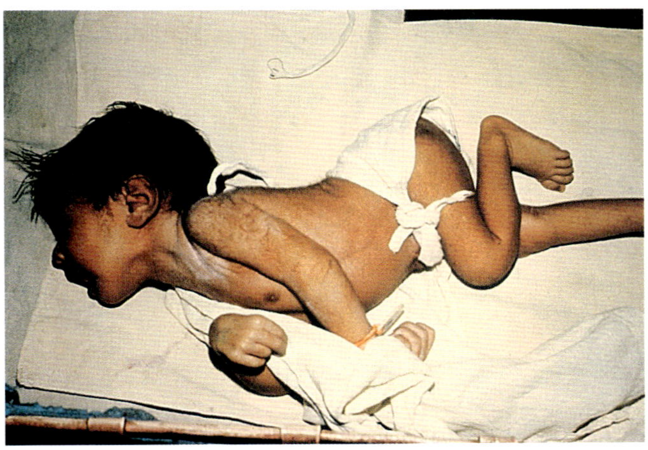

그림 13.10 어린이의 파상풍. 등이 활모양으로 휘어진 것에 주목하라(opisthotonus).

있고, 매년 5000명이 영국에서 HAI로 사망하는 것으로 생각된다. 현재, 손위생(hand hygiene) 같은 절차를 엄격하게 지키게 함으로써, 영국 병원 내 교차감염을 줄이려는 공공 및 정치적인 압력이 생겨나고 있다.

어떤 상처감염은 수술장(operating theatre), 혹은 병동(ward) 내 교차감염으로 인해 생기지만, 다수의 상처감염은 내인성(endogenous)으로 환자 자신의 미생물무리에서 유래한다. 상처패혈증(wound sepsis)에 영향을 미치는 요인들을 그림 13.11에 요약하였다. 이 중 가장 중요한 요인은 수술상처의 유형이다.

감염 받은 상처의 가장 분명한 특징은 고름이 배출되는 것이다. 큰 상처 패혈증은 상처의 치유를 더디게 하고, 상처가 벌어지게 하고(dehiscence), 뼈, 관절, 복강 등 깊은 조직으로 감염이 확산되게 할 수 있다. 또한 피부 이식의 실패를 초래할 수도 있다.

상처감염의 예방은 숙련된 수술기술, 교차감염의 위험에 충분한 주의를 기울이는 면밀한 간호, 적절한 사례에서 적절한 판단에 의한 예방적 항생제 투여에 달려 있다.

피부의 진균 감염

피부의 진균 감염은 피부의 바깥 층에 국한되거나(표재성진균증[superficial mycoses]), 표피(epidermis) 또는 진피(dermis)를 침범하기도 한다(피하진균증[subcutaneous mycoses]).

표재성진균증(superficial mycoses)

피부진균(피부사상균[dermatophyte]) 감염

피부진균은 각질(keratin)을 좋아하는 미생물로서, 피부, 손발톱, 털의 각질층을 침범하여, 백선증 감염(tinea; ringworm)을 일으킨다(그림 13.12). 이 감염은 사람의 감염 중 가장 흔한 감염이며, 손과 발에 잘 나타난다. 피부진균에는 세 가지 중요한 속(genera) 즉, *Trichophyton, Microsporum, Epidermophyton*이 있다. 이들 속은 그 근원이 동물, 사람, 토양인지에 따라 각각, 동물친화(zoophilic), 사람친화(anthropophilic), 혹은 흙친화(geophilic)로 분류된다. 감염은 분절홀씨(arthrospores)와의 접촉에 의해 퍼지며, 분절홀씨는 공기팡이실(aerial hyphae)의 분절(fragmentation)로 생긴다. 분절홀씨는 피부 껍질이나 털에 붙어 일차 숙주로부터 떨어져 나온다. 가

상처 패혈증에 영향을 미치는 요인
상처의 유형
'깨끗한' 상처('Clean' wound) 위창자길(gastrointestinal tract), 기도(respiratory tract), 비뇨생식관(genitourinary tract)을 지나지 않는 절개 패혈증 비율(Sepsis rate): 2~5% 대개 *Staphylococcus aureus*
'오염된' 상처('Contaminated' wound) 아는 정상균무리(normal flora)가 있는 부위를 포함하는 수술 예를 들어 잘록창자(결장[colon]) 패혈증 비율: 10~40% 그람음성 막대균과 무산소성균이 지배적
'감염된' 상처('Infected' wound) 예를 들어 고름집(abscess) 배출(drainage) 패혈증 비율: 100%
이물질(foreign body) 혹은 인공삽입물(prosthesis)이 존재
감염 위험(risk)이 증가 낮은 등급의 병원체(low grade pathogens)에 의한 감염
외과 팀(Surgical team)
숙련된 외과의사는 낮은 패혈증 비율을 보인다. 수술 팀 중 *Staphylococcus aureus* 보균자(carriers)가 있으면 상처감염의 가능성이 높아진다.
환자
노년층(elderly)이나 쇠약한(debilitated) 사람은 높은 상처감염률을 보인다. 수술전 체재기간(preoperative stay) 짧으면 위험도(risk)가 낮아진다. 적절한 수술전 예방항생제요법(antibiotic prophylaxis)이 상처감염률을 줄일 수도 있다.

그림 13.11 상처감염(wound infection)의 위험도(risk)에 영향을 미치는 여러 요인들

장 흔히 볼 수 있는 피부진균 감염의 세부 사항은 그림 13.13에 있다.

진단

피부진균 중에는 자외선을 비치면 형광을 발하는 것들이 있다. 이 성질은 임상 진단 특히, 머리백선증(tinea capitis) 진단의 보조기구로 유용하다.

환부에서 찰과표본(scrapings)이나 깎은 것(clippings)을 수집한다. 표본을 먼저, 따뜻한 potassium hydrcxide 용액에서 '깨끗하게' 한 후, 현미경으로 직접, 진균 균사(팡이실)와 포자가 보이는지를 검사한다. 검사물은 Sabouraud 우무에도 배양하며, 종종 장기간 배양해야 할 필요가 있다. 배양된 미생물의 집락 및 현미경검사 특성에 의거 피부진균을 식별한다.

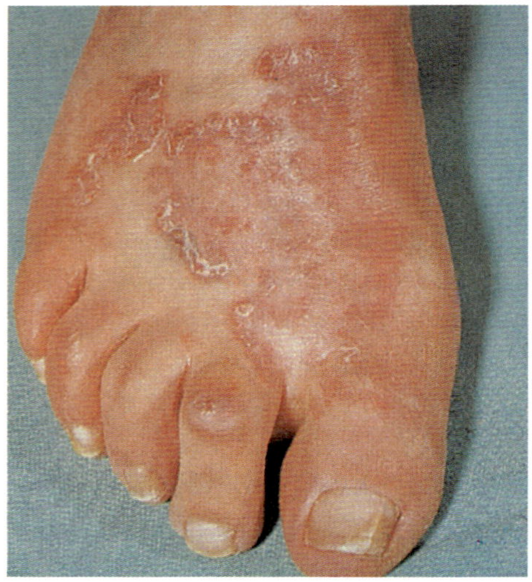

그림 13.12 *Trichophyton rubrum*에 의한 발의 피부진균(피부사상균[dermatophyte]) 감염. Dr M. Richardson의 호의로 게재

치료

가능한 한 국소적으로 항진균제(antifungal agents)와 각질용해제(keratolytic agents)를 사용하여 치료하지만, 손발톱과 털의 감염은 경구로 항진균 약물을 투여하여 치료하는 것이 좋다. 가장 많이 사용되는 경구투여제제는 griseofulvin이다. Azole 항진균제(제10장) 역시 일반 피부진균에 대해 활성이 있다.

표재성칸디다증

*Candida albicans*는 표재성칸디다증의 가장 중요한 원인이다(제7장, 제27장). 50%에 달하는 일반 인구의 입과 창자에서 *Candida* 속의 효모균들이 분리될 수 있지만, 건강하고 온전한 피부에서는 이 효모들이 적은 수로 밖에는 발견되지 않는다. 그렇지만 손상된 피부와 젖어있고 쓸리는, 붙어 있는 피부에서는 신속하게 집락을 형성한다.

표재성 피부 칸디다증 환부(피부스침증[intertrigo])는 대개,

일반 피부진균(피부사상균)감염	
감염	**일반적인 원인**
Tinea capitis(두피백선증[Scalp ringworm]) 어린이 병 두피의 피부의 비늘벗음(scaling), 홍반(erythema) 및 염증(inflammation) 머리털의 손실이 특징이지만 영구적인 것은 아님	*Microsporum audouinii*
Tinea pedis(발백선증, 발피부곰팡이증, 무좀[Athlete' s foot]) 발가락 사이 피부의 벗김(peeling), 짓무름(물렁화[maceration]) 및 갈라짐(cracking) 발바닥(sole of foot)으로 확산될 수 있음	*Trichophyton rubrum* *Trichophyton mentagrophytes (interdigitale)*
Tinea corporis(신체 백선증[Body ringworm]) 흔히 오진됨(misdiagnosed) 대다수 환부(lesions)는 농포(고름물집[pustules])나 진(papules)이 있는 현저한 비늘벗음 가장자리(scaling margin)를 보이고, 염증이 덜한 중앙이 있다. 일반적으로 몸통(trunk)과 다리(legs)에 일어난다.	주로 *Trichophyton spp.*
Tinea cruris(샅백선증, 완선) 샅고랑부위(groin)의 비늘벗음과 자극(irritation)이 있고, 넓적다리(thigh)로 확장된다. 주로 젊은 성인 남성에 나타난다.	*Trichophyton rubrum* *Epidermophyton floccosum*
Onchomycosis(손발톱의 백선증) 감염된 손발톱의 옆이 노랗게 변색됨(discolouration) 손발톱이 잘 부러지고(brittle), 두꺼워진다(thickened).	*Trichophyton rubrum*

그림 13.13 일반 피부진균(피부사상균)감염의 요약

샅고랑 부위(groin)나 다른 피부주름 부위의 잔물집(소포[vesicles]) 또는 고름물집(농포[pustules])으로 시작된다. 고름물집은 터져서, 불규칙한 가장자리를 가지는 홍반영역으로 발전한다. 손발가락사이 환부는 손발가락사이 주름의 작은 틈새(fissures)로 시작되며 대개 오래 손을 물에 담가야 하는 직업에 종사하는 사람들의 손발에서 잘 나타난다. 이런 사람들은 종종, *Candida* 종에 의한 손발톱과 손발톱주름(nail fold)의 감염을 함께 호소한다.

만성 점막피부칸디다증(mucocutaneous candidosis)이라는 용어는, 선천적으로 면역 혹은 내분비 장애가 있는 사람이 *C. albicans*에 의한 점막, 피부 및 손발톱의 감염을 받은, 일종의 매우 드문 상태를 설명하기 위한 것이다. 좀더 상세한 설명은 제27장에 주어져 있다. 입에서 제일 먼저 나타나지만, 이후 환부는 두피(scalp), 몸통(trunk), 손과 발에 나타나며, 종종 손발톱을 포함한다.

피하진균증(subcutaneous mycoses)

피하진균증은 드문 병이기 때문에 자세히 설명하지 않는다. 이 병은 대개, 원인 진균이 외상으로 인해 피부 내로 들어가게 되었을 때 일어난다.

가장 흔한 유형은 스포로트릭스증(sporotrichosis)으로, 진균 *Sporothrix schenckii*가 일으키는 아급성 혹은 만성 감염이다. 이 미생물은 토양 안, 식물 표면 및 spaghnum moss 표면에서 발견되며 정원사와 화초 재배하는 사람들에게는 직업적인 위

험이다. 이 미생물은 전형적으로 노출된 부위, 특히 손과 손가락을 침범하며, 가장 일반적으로 국한된 피부 혹은 피하 결절(nodule)이 나타나고, 배출 림프관(draining lymphatics)을 따라 일련의 2차 결절이 생긴다. 진단은 배양으로 확인하며, 치료는 경구 potassium iodide 혹은 itraconazole의 투여이다.

피부의 바이러스 감염

바이러스가 일으키는 점막피부 환부에는 두 가지 유형이 있다. 첫 유형은, 사마귀(warts)를 만드는 유두종바이러스(papillomaviruses)처럼 바이러스가 일차 감염 부위에 국한되어 머물러 있다. 두 번째 유형은, 수두(chickenpox)를 일으키는 수두대상포진(varicella zoster) 바이러스처럼 바이러스가 전신적으로 확산된 후에 일어나는 점막피부환부를 포함한다. 뿐만 아니라, 홍역(measles)이나 풍진(rubella) 같은 바이러스 감염은 피부발진(rash[exanthema])을 일으키는데, 이런 피부발진에 의한 환부는 감염성이 없으며, 면역학적으로 매개되어 생긴다.

흔히 볼 수 있는 바이러스에 의한 피부 환부를 그림 13.14에 요약하였다. 구강 점막의 바이러스 감염에 대해서는 제28장에 자세히 논하였다.

유두종바이러스(papillomavirus) 감염

사람 유두종바이러스는 약 70여 개의 유형이 있다. 사람 유두종바이러스는 피부유두종(papillomas; 사마귀[warts]) 및 몇 가지 구내(intra-oral) 환부의 원인이다. 이 중 적어도 25개의 유형이 생식기관영역(genital area)에 감염을 일으킬 수 있어서 성 매개(sexually transmitted) 생식기관 사마귀의 원인이 되며(제14장), 발바닥 사마귀(plantar warts)를 일으키는 유형과 무릎과 손가락에 사마귀를 만드는 유형들도 있다. 이 바이러스는 직접 접촉에 의하거나, 또는 간접적으로 전파될 수 있다. 사마귀는 언젠가는 면역반응의 영향을 받아 퇴행하게 되지만, 드라이아이스나 액체질소를 이용한 치료가 본격적으로 이용되고 있다.

전염물렁종(molluscum contagiosum)

전염물렁종은 pox virus의 일종이 그 원인이다. 이 바이러스는 직접 접촉으로 퍼지며, 표피 세포를 감염시켜 배꼽모양의 중심이 있는(umbilicated) 육질의(fleshy) 환부를 만든다. 이 환부는 몇 개월 내에 자연적으로 없어진다.

단순헤르페스바이러스 감염

단순헤르페스바이러스(HSV)의 구강-안면 감염은 제28장에

일반 바이러스 피부 환부		
바이러스	**환부**	**환부로부터의 바이러스 흘림**
국소 감염		
유두종바이러스(papilloma viruses)	일반, 발바닥 및 생식기 사마귀	✓
전염물렁종(molluscum contagiosum)	육질의 구진(papule)	✓
전신 파급		
단순헤르페스(herpes simplex)	잔물집(신경확산 및 잠복기[latency])	✓
수두대상포진(varicella zoster)		
Coxsackievirus A16	잔물집(손발입병[hand, foot and mouth disease])	✓
사람 erythrovirus B19	얼굴발진: 'slapped cheek syndrome'	
사람헤르페스바이러스 6(human herpes virus 6)	돌발발진(Exanthem subitum)	
홍역(measles)	반구진성 발진(Maculopapular rash)	
풍진(rubella)	반구진성 발진(Maculopapular rash)	

그림 13.14 바이러스가 일으키는 일반적인 피부 환부

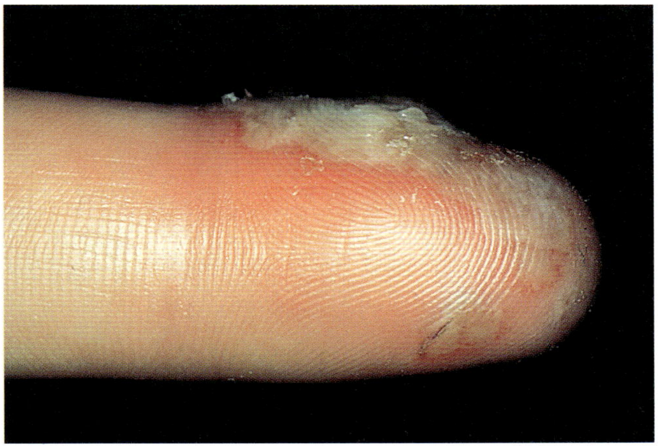

그림 13.15 최근 자격을 취득한 한 치과의사의 손에 생긴 단순헤르페스 바이러스 유형 1에 의한 헤르페스생인손

기술되어 있다. 피부에서 HSV는 재발(회귀[recurrent])성 입술물집(cold sores) 및 생식기관 환부의 원인이다. 손가락 피부도 감염시킬 수 있어, 헤르페스생인손(손끝염[herpetic whitlow])을 일으킨다(그림 13.15). 라텍스보호장갑을 보편적으로 착용하기 전에는 헤르페스생인손이 치과의사의 중요한 직업병이었다.

습진(eczema)에 걸린 피부의 헤르페스 감염은 어린아이들에서 심한 병을 초래할 수 있기 때문에, 즉각적이고 적극적인 치료가 필요하다. 이와 비슷하게, 면역약화(immunocompromised) 숙주의 일차 또는 재활성화 단순헤르페스바이러스 감염 역시, 매우 심각해질 수 있다.

항바이러스 약물인 aciclovir(제10장)는 단순헤르페스바이러스 감염, 특히 심각한 병으로 발전할 위험이 있는 사람의 치료에 혁신적인 발전을 가져왔다.

수두대상포진바이러스 감염

수두대상포진바이러스(VZV) 감염은 제19장에 기술하였다. 수두에서는 바이러스가 상피가 있는 부위로 퍼져 피부, 특히 몸통, 얼굴 및 두피와 입을 비롯한 몇몇 점막 부위에 잔물집(소포[vesicles])이 생긴다. 잔물집은 전형적으로 '떼(crops)'로 나타나, 고름물집(농포[pustules])으로 발전한 후 짜부라져 딱지로 덮인다. 생애 후반에 VZV의 재활성화(reactivation)가 일어나면 대상포진(shingles)이 생긴다. 이 고통스러운 병은 재활성화가 일어난 부위의 피부분절(dermatome)만을 침범하며, 따라서 잔물집은 철저히 한 쪽에만 생긴다(그림 13.16).

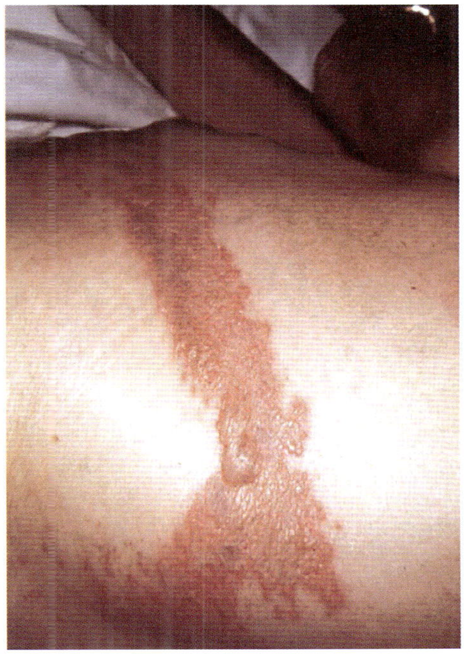

그림 13.16 몸통에 생긴 대상포진(zoster, shingles). 잔물집이 한쪽으로, '띠' 처럼 분포하는 것을 볼 수 있다. 등쪽뿌리신경절(dorsal root ganglion) 내 바이러스의 재활성화에 의한 것이다.

그 외 피부의 바이러스 감염

그림 13.14에 몇 가지 피부 바이러스 감염을 나열하였다. Coxsackie 바이러스 감염은 어린아이들에게 가장 흔하며, 다양한 피부발진과 점막표면 환부를 만든다. 이 중 두 가지 감염, 물집앙기나(herpangina)와 손발입병(hand, foot and mouth disease)은 제28장에서 논의된다.

사람 erythrovirus(이전의 파르보바이러스[parvovirus]) B19는 어린아이들에서 열병을 일으킨다. 얼굴 피부에 특징적인 반구진성발진(maculopapular rash)이 나타나기 때문에, '따귀 맞은 뺨 증후군(slapped cheek syndrome)' 혹은 '감염홍반(erythema infectiosum)'으로 불려 왔다. 그렇지만, 증상이 없는 감염이 일반적이며, 혈청학적으로는 인구의 절반이 이전에 감염을 받은 적이 있음을 알 수 있다.

거의 모든 어린이들이 생후 몇 개월 안에 사람 헤르페스바이러스 6으로 감염된다. 이 바이러스는 어른들의 침 속에 존재하므로, 아마도 침이 감염원일 것이다. 감염된 어린이들 중 적은 비율에서 돌발발진(exanthem subitum)으로 알려진 반구진홍반을 수반하는 가벼운 열병이 일어난다.

Further reading

Mims C, Dockrell HM, Goering RV, Roitt I, Wakelin D and Zuckerman M (2004). Infections of the skin, soft tissue, muscle and associated systems. In *Medical Microbiology*, 3rd edn, Chapter 26. Elsevier Limited, London.

Emond RTD, Welsby PD and Rowland HAK (2003). *Colour Atlas of Infectious Diseases*, 4th edn. Mosby, Edinburgh.

요점

- *Staphylococcus aureus*와 *Streptococcus pyogenes*는 가장 일반적인 피부감염 세균이다.
- *Staphylococcus aureus*는 대표적으로, 종기(boils) 같은 국소화농피부감염을 일으킨다.
- *Streptococcus pyogenes*가 일으키는 피부감염은 고름딱지증(impetigo), 단독(erysipelas), 연조직염(cellulitis)처럼, 대개 확산하는 성질을 갖고 있다.
- 화상(burns)의 세균중복감염(superinfection), 예를 들어 *Pseudomonas aeruginosa*에 의한 중복감염은 흔히 일어나는 임상 문제이다.
- 포자형성 세균인 *Clostridium perfringens*가 일으키는 가스괴저(gas gangrene)는 손상받고 관류가 잘 안 되는 조직에서 일어난다.
- 가스괴저에서 일어나는 조직파괴의 대부분은 *Clostridium perfringens*가 생산하는 레시틴분해효소(lecithinase) 때문에 일어난다.
- *Clostridium tetani* 감염으로 일어나는 파상풍의 임상적 특징은 외독소인 tetanospasmin의 방출 결과이다.
- 상처패혈증의 발전은 상처의 유형, 이물질의 존재, 외과 팀의 기술, 그리고 환자의 의학적 상태와 관계있다.
- 피부의 중요한 진균 감염은 피부진균과 *Candida albicans*가 일으킨다.
- 바이러스 감염의 피부 증상은 사마귀 같은 국소감염이나, 수두 같은 전신감염으로 나타난다.
- 단순헤르페스 및 수두대상포진 바이러스는 일차 및 재활성화 피부 환부를 만들며, 머리와 목 부위 병의 중요한 원인이다.

14 비뇨생식관 감염 (Genitourinary tract infections)

- **성병(성매개질환)**
  - —매독(syphilis)
  - —임질(gonorrhoea)
  - —클라미디아(chlamydia)
  - —생식기관 헤르페스(herpes)
  - —유두종바이러스(papilloma virus) 감염
  - —편모충증(trichomoniasis)
  - —질 아구창(vaginal thrush; 칸디다증)
- **요로감염**
  - —병인
  - —발병기전
  - —임상적 특징
  - —실험실 진단
  - —치료
- **요점**

성병(성매개질환)

몇몇 감염병들은 주로, 혹은 전적으로, 성교에 의해 전파된다. 그 원인균들은 대체로 매우 약하기 때문에 체외에서는 오래 살아남지 못한다. [그러므로] 직접적인 점막 표면 간의 접촉에 의해서 감염체가 전파되는 것이 절대 필요하다. 꼭 그런 것은 아니지만 일차 환부는 보통 생식기관에 생기며, 몇몇 감염들은 전신적인 증상을 나타낸다. 성병(sexually transmitted diseases, STD)의 유병률(prevalence)은 1970년대와 1980년대 초에는 증가했지만 1980년대 후반과 1990년대 초에는 특히 임질의 경우에 감소를 보였다. AIDS에 대한 공포와 대중매체를 통한 '안전한 성(safe sex)', 특히 콘돔 사용의 장려가 어떤 역할을 한 것으로 보인다. 그렇지만 최근 몇 년 동안에는 그 추세가 역전되었다(그림 14.1). 영국 내에서는 새로운 성병 진단 건수가 2002년부터 2003년까지, 678,709건에서 708,083건으로 4% 증가했다. 그렇지만 상황은 다양하여, 어떤 감염들은 증가하였고(클라미디아와 매독), 반면 다른 감염들은 약간 감소하였다(임질과 성기헤르페스). 성적 행동 및 행위의 다양성으로 인해 직장이나 입인두(oropharynx)에도 성병의 일차 환부가 나타날 수 있다(제28장). 성병의 전파는 성 행동과 별도로 일어날 수 없는 깊은 연관성을 가지기 때문에, 호흡기 감염의 경우에 비해 감염이 통제될 수 있는 전망이 더 밝다. 감염은 받았지만 증상이 없는 사람들은 감염전파에 있어서 난잡한 성행위 못지 않은 중요한 역할을 한다. 구강 또는 항문 성교 후에 이성애자(heterosexuals)나 남성 동성애자들(homosexuals) 사이에 감염 전파가 이루어질 수 있으며, 성병으로 인한 생식기관의 환부나 궤양이 HIV 같은 다른 감염에 걸릴 위험을 증가시킨다는 것은 놀라운 일이 아니다. 성병이 한 종류에만 국한되는 것은 아니며, 매독과 임질, 임질과 클라미디아처럼, 중복 감염의 가능성을 항상 염두에 두어야 한다.

그림 14.2에는 상위 아홉 가지 성병의 명단과 그 치료에 대해 간단한 설명이 적혀 있다. 이들 중 몇 가지 감염의 원인 미생물들은 다른 장에서 설명된다: HIV와 HBV(제20장), *Candida albicans*(제27장), 단순헤르페스바이러스(herpes simplex virus, 제19장과 제28장). 어떤 미생물, 예를 들어 *Treponema pallidum*과 *Neisseria gonorrhoeae*(제28장)는 구강에 징후를

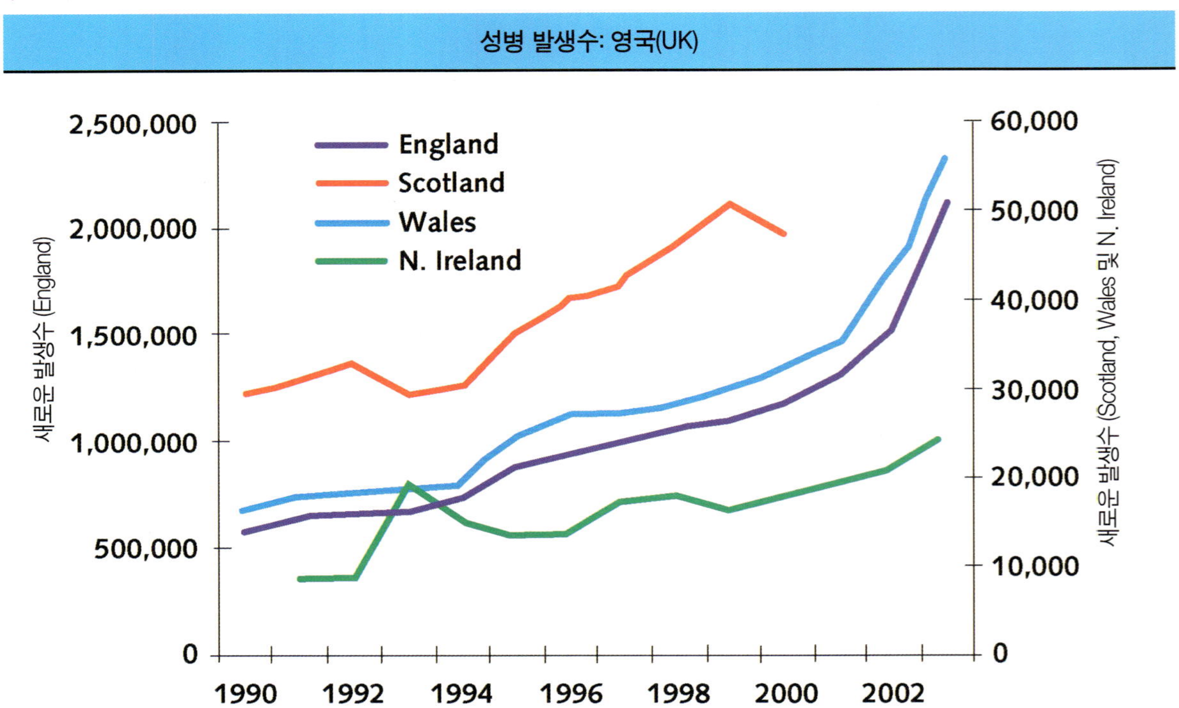

그림 14.1 최근 증가하고 있는 영국의 성병(sexually transmitted diseases) 발생수(incidence)

일반 성병			
미생물	병	설명	가능한 치료
유두종바이러스 (Papilloma viruses)	생식기관의 사마귀 (Genital warts), 형성이상(dysplasias)	자궁목(cervix)과 음경(penis)의 암(cancer)과 관련됨	Podophyllotoxin, 수술 혹은 레이저(laser)
Chlamydia trachomatis (D-K 혈청형[serovars])	클라미디아(Chlamydia)	아주 흔한 STD	Doxycycline, azithromycin
Candida albicans	질 아구창(Vaginal thrush), 귀두염(balanitis)	아주 흔하다. 여러 선행요인 (predisposing factors)	Clotrimazole, fluconazole
Trichomonas vaginalis	질염(Vaginitis), 요도염(urethritis)	아주 흔하다.	Metronidazole
단순헤르페스바이러스 (Herpes simplex viruses) 유형(types) 1 및 2	성기헤르페스(Genital herpes)	발생수(incidence) 증가. 잠복기(latency) 및 재활성화 (reactivation) 문제	Aciclovir, valaciclovir, famciclovir
Neisseria gonorrhoeae	임질(Gonorrhoea)	선진국에서는 발생수 감소	Ciprofloxacin, ceftriaxone
사람면역결핍바이러스 (Human immunodeficiency virus)	AIDS	치명적(lethal). 전세계적으로 발생수 증가	복잡하다(제20장 참조)
Treponema pallidum	매독(Syphilis)	선진국에서는 발생수 감소	Penicillin, doxycycline
B형 간염바이러스 (Hepatitis B virus)	간염(Hepatitis)	특히 남성 동성애자(homosexuals), 그러나 발생수는 감소	Interferon 혹은 lamivudine

그림 14.2 '9대' 성병의 요약

나타낸다. 이 장에서는 이 감염들이 모두—HIV와 HBV는 제외—간단하게 언급될 것이며, 치의학과 관련이 있는 미생물은 좀더 자세히 다루어진다.

매독(syphilis)

20세기 동안 전세계적인 매독 발생수(incidence)는 두 차례의 세계대전과 페니실린 도입 등의 요인들로 인해 극적인 기복을 보였다. 비록 선진국에서는 이제 매독이 비교적 드문 병이 되기는 했지만, 여전히 기복이 나타나고 있으며, 예를 들어 영국에서는 2002년의 1,232건에서 2003년의 1,575건으로 새로운 진단 건수가 28% 증가하였다. 이 감염병은 충분한 치료가 주어지지 않을 경우 초래되는 가혹함 및 장기간에 걸친 영향 때문에 여전히 중요한 병으로 남아 있다. 병원체는 운동성의 나선세균인 *Treponema pallidum*이다. 스피로헤타는 독특한 나선구조를 갖고 있다: 세포막에 싸인 중앙의 원형질 기둥과 그람음성 세균과 유사한 구조의 세포 벽을 갖고 있다(그림 14.3). 얇은 펩티도글리칸 층과 외막 사이에는, 지금은 내부 편모로 간주되는 축 미세섬유들(axial filaments)이 뻗어 있다. 이 미세섬유들은 세균의 양쪽 끝에 고정되어 있으며 세포 가운데서 만나 겹쳐진다. 이들이 세균 세포 몸체를 죄고 비틀어, [이 세균의] 전형적인 구조와 운동성을 부여한다.

매독의 발병기전은 복합적이며 그림 14.4에 요약되어 있다. 매독균은 피부나 점막의 미세한 찰과상을 통해 체내로 들어와 감염부위에서 증식한 후 부위림프절(regional lymph node)로 확산된다. 감염의 경과는 전형적으로 일차, 이차 및 삼차 매독 세 단계로 나뉜다. 상당수의 사람들은(약 60%) 감염의 일차 혹은 이차 단계를 겪은 후 병으로부터 영구히 해방된다. 이차 단계 이후 3~30년의 잠복기가 뒤따를 수 있으며, 이후 약 40%에서 병이 재발한다. 세균은 만만찮은 면역반응에도 불구하고 체내에서 여러 해 동안 생존할 수 있다. 그림 14.5는 음경에 생긴, 전형적인 일차 궤양(primary chancre)을 보여준다. *Treponema pallidum*은 태반 경계를 넘어 태아를 감염시킬 수

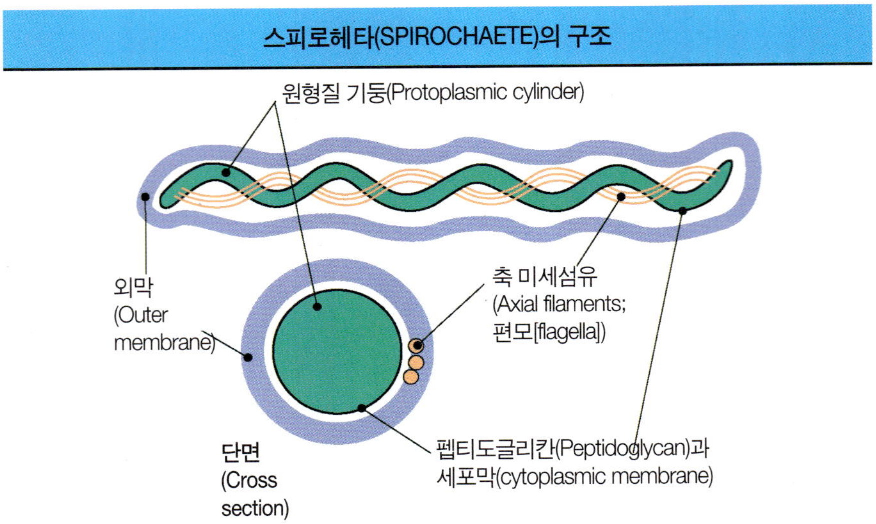

그림 14.3 스피로헤타(spirochaete)의 구조

있는 몇 안 되는 세균들 중의 하나로, 이런 식으로 선천매독을 일으킨다. 전파는 대개 임신 첫 삼 개월 후에 일어난다. 병의 소견은 자궁내 태아사망을 초래하는 심각한 감염으로부터 출생 시 명백하게 볼 수 있는 선천이상, 혹은 두 살 무렵이 되어야 알 수 있는 무증상감염에 이르기까지 다양하다. 후자의 경우에는 발달 중인 치배가 *T. pallidum*에 의해 감염되어 나타나는 치아 이상이 있다. 이와 함께, 매독의 다른 구강소견들이 그림 14.4에 요약되어 있으며, 제28장에서 자세히 논의된다.

매독의 실험실 진단이 그림 14.6에 도해되어 있다. 암시야현미경검사는 일반적으로는 시행되지 않으며, 진단은 대개 혈청학적 검사 결과에 따른다. 이는 *T. pallidum*이 실험실 배지에서는 배양되지 않기 때문이다. Venereal Disease Reference Laboratory(VDRL) 검사는 비특이 항원을 함유하며, 생물학적 거짓양성 반응을 나타낼 수 있다. 이 항원에 대한 항체는 치료[의 완료]와 동시에 사라지므로, 이 시험은 치료의 효능을 지켜보는데 유용하다. 그 외 다른 종류의 시험들은 특이-매독 항원을 이용하므로 거짓양성반응이 적지만, 치료 후에도 양성으로 남는다.

치료는 procaine penicillin 600 mg을 probenicid와 함께 매일 열흘 간 근육주사하거나 benzathine penicillin G 2백만 단위를 한번 근육주사한다. 후기 또는 잠복 매독에서는 비슷한 대용량의 benzathine penicillin G를 매 주, 3주 동안 투여한다. 환자가 페니실린에 대한 과민반응이 있으면 doxycycline을 사용할 수 있다.

임질(gonorrhoea)

임질은 그람음성 알균인 *Neisseria gonorrhoeae*가 일으키는 세균 감염이다. 영국에서는 2002년과 2003년 사이에 병이 3% (25,065에서 24,309로) 감소하였다. 이 세균은 자연적으로는 사람에서만 감염을 일으키므로 사람이 유일한 저장소(reservoir)이다. 전파는 사람에서 사람으로 성적인 접촉을 통해서 일어나며, 건조에 민감하고 사람 숙주 밖에서는 잘 생존하지 못하기 때문에, [세균]확산을 위해서는 긴밀한 접촉이 필수적이다. 주 저장소는 무증상(asymptomatic) 감염자들로, 대개 여성들이다. 클라미디아나 다른 병원체들과의 동시감염을 비교적 흔하게 볼 수 있다.

*N. gonorrhoeae*의 일반적인 체내 침입부위는 질(vagina) 혹은 음경의 요도 점막을 경유하는 것이지만, 다른 성행위를 통해서 입이나 직장으로 병원체가 들어가기도 한다. 대다수 *N. gonorrhoeae* 균주들이 국소 점막감염 및 손상을 일으키는 반면, 소수의 균주들은 주로 파종(disseminated) 감염병을 일으킨다. 세균 세포 표면에 발현되는 어떤 표면 단백질들에 의해 병의 심도와 양상이 결정된다. 점막세포 부착에 관여하는 털(pilus) 단백질은 항원 변이를 나타내어 세균의 확산, 숙주 면역반응 회피, 포식 및 사멸에 대한 저항성의 증가를 돕는다. 조직 손상은 아마도, phospholipase나 peptidase 같이 세포 밖으로

매독(SYPHILIS)의 발병기전			
병의 단계	징후와 증상	발병기전	구강소견
첫 접촉(Initial contact) ⇩ 2~10주 (접종량[inoculums] 크기에 달림) ⇩	감염부위의 일차 굳은궤양(chancre). 대개 음경(penis)이나 음문(vulva)	감염부위의 treponemes 증가(multiplication) 관련 숙주반응	입술(lip), 혀(tongue), 입구석(angles of mouth)에 굳은궤양 전염성(infectious) 환부
일차매독 (Primary syphilis) ⇩ 1~3개월 ⇩	샅고랑림프절(inguinal nodes) 비대 자연치유(spontaneous healing)	부위림프절(regional lymph nodes) 내 treponemes 증식(proliferation)	목얼굴(cervico-facial) 림프절 비대(enlargement) 자연치유
이차매독 (Secondary syphilis) ⇩ 2~6주 ⇩	Flu 같은 질병(illness) 근육통(myalgia), 두통(headache), 열(fever) 점막피부 발진(mucocutaneous rash): 흐릿한 붉은색의 반상(macular) 혹은 소포(popular) 반점(spots) 자연히 소실됨(spontaneous resolution)	Treponemes 증가와 함께 림프절, 간(liver), 관절(joints), 근육, 피부 및 점막 내 환부가 생긴다.	잇몸(gum), 편도(tonsil), 물렁입천장(연구개[soft palate]), 혀, 뺨(cheek)의 회색-흰색(greyish-white)의 번쩍이는 반(patches)
잠복매독 (Latent syphilis) ⇩ 3~30년 ⇩		간과 지라(비장[spleen]) 내에 treponemes이 잠복상태(dormant)로 존재 Treponemes이 다시 증가한다(re-awakening).	
삼차매독 (Tertiary syphilis)	신경매독(neurosyphilis) 진행 파괴 병(Progressive destructive disease) 심장혈관매독(cardiovascular syphilis): 대동맥환부(aortic lesions), 심장기능상실(heart failure)	살포(dissemination), 침범(invasion) 및 숙주반응(세포매개과민[cell-mediated hypersensitivity])이 더욱더 일어남. 피부, 뼈, 고환(testis)에 고무종(gummas)이 생김	입천장(구개[palate])의 고무종, 드물게 뼈속질염(골수염[osteomyelitis]). 입안 암(oral carcinoma)으로 발전할 위험이 있는 매독 백색판증(leukoplakia)

그림 14.4 매독(syphilis)의 임상 특징, 발병기전 및 구강소견

생산되는 산물이 일으키는 이차적인 것일 것이다. 점막세포에 부착한 후 세균이 증식하고, 여성에서는 자궁목(cervix)을 통해, 남자에서는 요도를 따라 확산된다. 이에 따라 급성 염증 반응이 나타나고 고름이 형성되는데, 대개는 [감염이] 국한되지만

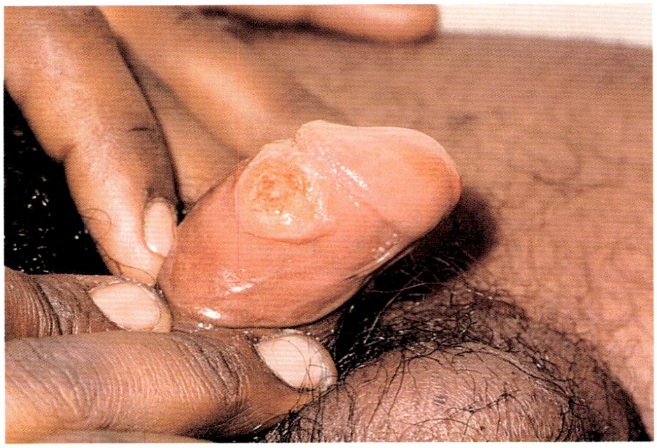

그림 14.5 일차매독의 음경에 생긴 굳은궤양(chancre). Gower Medical Publishing의 호의로 게재

드물게 파종감염이 일어난다(예; 관절염-피부염 증후군).

증상이 있는 남성과(98%) 여성에서(65%), 요도 혹은 질 분비물이 특징이며, 소변 볼 때 통증이 있다 (배뇨장애, dysuria). 증상은 남성과 여성 모두 2~7일 이내에 나타나며, 감염된 전체 여성의 적어도 절반은 증상이 가볍거나 아예 없다. 전립선염(prostatits) 같은 남성의 합병증은 드물지만, 치료를 받지 않은 여성에서 자궁관에 손상을 받거나 다른 만성 골반 염증상태로 인해 초래되는 불임증은 드물지 않다. *Neisseria gonorrhoeae*에 의한 인두(pharynx)나 구강 점막의 일차 혹은 이차 감염이 일어날 수도 있으며(제28장), 증상이 없을 수도 있다. 동성애 남성에서는 직장 감염(rectal infection)이 생긴다.

임질의 실험실 진단은 현미경검사와 요도 및 질 분비물의 배양에 의존한다. 증상이 있는 남성으로부터 얻은 요도 분비물 필름의 전형적인 그람염색상이 그림 14.7에 나타나 있다. 임질 진단을 배양과 동정을 통해 확인하는 일은 필수적이다. 항생제 감수성검사를 시행해야 한다. 이는 치료에 쓰일 항생제의 선택은 전적으로 그 지역의 내성 양상에 달려있기 때문이다. 전세계적으로 *Neisseria gonorrhoeae*는 페니실린, 테트라사이클린, quinolones를 비롯한 많은 종류의 항생제에 대해 내성을 발달시켜 왔다. 임질의 표준치료법은 일회 용량의 ciprofloxacine(500 mg 경구복용)이나 ceftriaxone(350 mg 근육주사)이다.

클라미디아(chlamydia)

전세계적으로 *C. trachomatis*는 선진국의 세균감염 성병 중 어느 것보다도 더 높은 유병률을 갖고 있다. 영국, 웨일즈, 북아일랜드의 새로운 사례는 2002년과 2003년 사이에 9%(82,558명에서 89,818명으로) 증가했다. 클라미디아는 아주 작은 세균이지만 절대 세포내기생체이다. 클라미디아는 여러 형태로 존재하기 때문에 복잡한 생활주기를 갖고 있다. 기본소체(elementary body [EB])는 세포외 생존과 감염개시를 위해 적응된 [형태인] 반면, 그물소체(reticulate body [RB])는 대사활성이 있는 클라미디아의 복제[증식]형태이다. *Chlamydia trachomatis*의 어떤 혈청형들은(serovars; D-K) 생식기관 감염을 일으키며, 성교를 통해 얻게 된다. 합병증 없는 클라미디아 감염을 갖고 있는 대다수의 여성들은 증상이 없으며, 반면 증상이 있는 여성들 중에는 흔히 아랫배 통증[하복통]과 질분비물이 있다. 남자는 다양한 정도로 요도분비물 및 배뇨곤란[장애]가 나타난다. 임상적으로 클라미디아 감염을 다른 원인과 구별하기 어렵기 때문에 확정 진단에는 실험실 검사가 필요하며, 배양, 항원 검사, 또는 PCR 같은 핵산 검사를 할 수 있다. 합병증이 없는 감염은 7일간의 doxycycline이나 일회 용량의 azithromycin으로 치료할 수 있다.

성기 헤르페스(herpes)

단순헤르페스 바이러스에는 대개 일차 입인두 감염을 일으키는 유형 1(HSV 1)과 성병의 경로로 전파되며 성기에 환부를 만드는 HSV 2, 두 가지 유형이 있다. HSV 2가 성기 감염의 과반수를 차지하지만, HSV 1도 사례의 20~30%와 관련이 있으며, 조사대상 집단의 입-생식기 성행위의 대중성과도 부분적으로 관계 있다. 영국, 웨일즈, 북아일랜드에서는 2002년과 2003년 사이 생식기관 헤르페스가 2%(18,432 사례에서 17,990 사례로) 감소하였다.

HSV에 노출된 사람의 대다수는 증상이 없지만, 증상이 있는 경우에는 재발감염보다는 일차 감염에서 증상이 더 심하다. HSV 2 감염의 첫 징후(sign)는 홍반이며, 뒤이어 잔물집이 생긴다. 이 물집들은 곧 붕괴되며, 감염 후 약 5일에 음경과 음문에 매우 통증이 심한 얕은 궤양을 만든다. 국소 림프절이 비대해지고, 두통, 열, 근육통 등의 증상이 있다. 치유까지는 2~4주가 소요되며, 이 기간 동안 바이러스는 감각세포를 감염시키고, 감각자율신경절까지 역방향으로 운반되어, 이 신경절 안에 잠복감염을 확립한다. 이 부위에서 잠복 바이러스는 재활성화될 수 있으며, 신경을 따라 피부 면까지 이동한 후 피부 면에서 재발

매독의 진단

현미경검사(Microscopy)

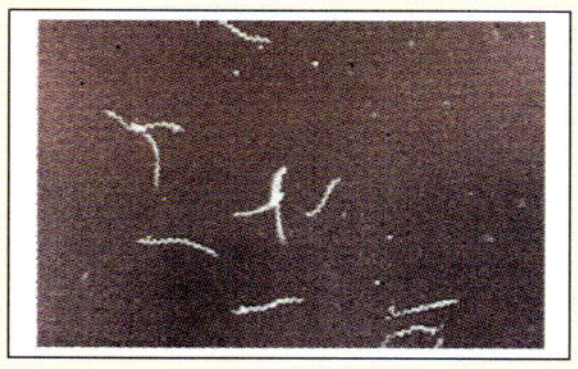

굳은궤양으로부터 얻은 액체 내 *Treponema pallidum* 암시야현미경검사 (dark ground microscopy) x 1000

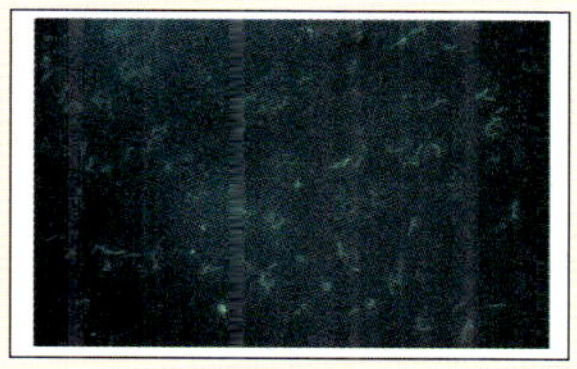

흡수된(absorbed) 형광(fluorescent) Treponema 항체 (FTA Abs)

배양(Culture)

*Treponema pallidum*은 in vitro에서 배양할 수 없다. 동물에서 번식시킬 수 있다. 예: 트끼의 고환(testes). 번식시킨 세균은 혈청학적 검사에 이용된다.

혈청학적 검사(Serological tests)

병의 단계 (Stage of disease)	VD Reference Laboratory(VDRL)	Treponema Pallidum 적혈구응집(Haemagglu-tination) (TPHA)	흡수형광 Treponema 항체 (FTA(Abs))
일차(Primary)	+ 또는 -	-	–
일차후기(Late primary)	+	+ 또는 -	–
이차 및 삼차 (Secondary and tertiary)	+	+	–
후기(Late ; 사차[quaternary])	+	+	–
잠복(Latent)	+또는 -	+	–
치료된 매독(Treated syphilis)	-	+	–
선천매독(Congenital syphilis)	+	+	–

그림 14.6 매독 진단을 위한 실험실 방법들의 요약

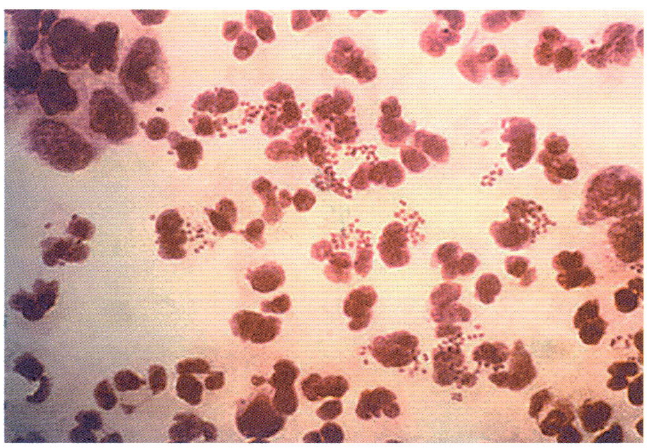

그림 14.7 남자 임질환자 요도 분비물의 그람염색필름. 세포내 그람음성 쌍알균을 볼 수 있다.

환부를 만들거나, 증상 없이 바이러스만 배설되기도 한다. HSV 2의 재발 빈도는 대개 HSV 1보다 높다. 일반적으로 진단은 임상 검사로 이루어지지만, 필요하다면 잔물집 액이나 궤양을 면봉채취한 것을 수집하여 조직배양으로 HSV 1이나 HSV 2를 검출한다. 혈청학적 검사를 이용하기도 한다.

치료는 뉴클레오시드 유사체(nucleoside analogue; aciclovir, valaciclovir 또는 famciclovir)로 가능한 빨리 시작한다. 이 병의 임상적인 관리에서, 성행위를 통한 전파 위험을 줄이기 위한 면담이 중요하다. 재발 감염은 환부가 생겼을 때마다 간헐적으로 치료하거나, 혹은 발병을 막기 위해 계속해서 치료한다.

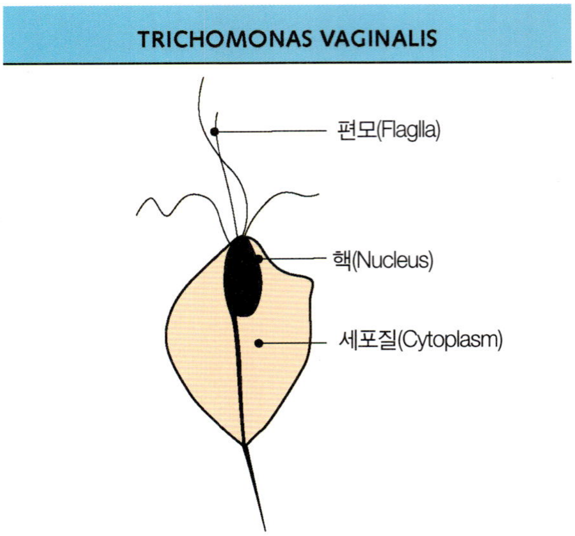

그림 14.8 *Trichomonas vaginalis*: 이 원생동물은 네 개의 편모로 운동한다.

유두종바이러스(papilloma virus) 감염

성교를 통해 전파될 수 있는 유두종바이러스는 약 40 종류가 있으며, 생식관(genital tract) 감염을 일으킬 수 있다. 이 바이러스에 감염되면 1~6 주의 잠복기를 거쳐 음경, 음문, 자궁목, 항문주위부에 생식기 사마귀가 생기거나, 환부 없는 무증상 감염을 일으킨다. 2002년과 2003년 사이 영국, 웨일즈, 북아일랜드 내 생식기 사마귀의 새로운 사례는 2% 증가하였다(69,569 사례에서 70,883 사례로). 사마귀는 화학물질(예; podophyllotoxin), 냉동요법(cryotherapy), 전기지짐(electrocautery), 레이저 요법(laser therapy), 혹은 수술로 제거할 수 있다. 자궁목에 편평한 형성이상(dysplasia) 부위가 생길 수 있는데, 자궁목암과 관련성(특히 HPV 유형 16 및 18)이 있기 때문에 레이저로 제거하는 것이 최선이다.

편모충증(trichomoniasis)

이 감염의 병원체는 여성의 질과 남성의 요도에 서식하며, 성교를 통해 전파된다. *Trichomonas vaginalis*는 배(pear) 모양의 원생동물로 네 개의 편모로 운동한다(그림 14.8). 감염 여성의 20~50%는 증상이 없지만, 다른 감염 여성들은 다량의 불쾌감을 주는 녹색을 띤 노란색 분비물이 있는 심한 급성 질염을 갖게 된다. 남성 역시 비슷한 비율로 증상이 없지만, 증상이 있는 경우에는 분비물이 있거나 없는 가벼운 요도염으로 나타나는 경향이 있다. 임상 진단을 확인하려면 직접 분비물 젖은 필름을 만들어, 전형적인 운동성 원생동물을 검사한다. 더욱 정확하게는 미생물을 배양할 수도 있다. 증상이 있는 감염은 metronidazole을(400 mg 2×일) 경구로 7일간, 혹은 대용량을(2 g 경구) 한 번 투여하여 치료할 것을 권장한다. 뿐만 아니라 증상이 있는 환자의 고정 성 파트너 또한, 환자의 재감염을 막기 위해 metronidazole로 치료한다.

질 아구창(vaginal thrush; 칸디다증)

효모, 특히 *Candida albicans*는 정상적으로 여성의 질에 서식하지만, 잘 설명되지 않고 있는 어떤 상황에서 *Candida*의 수가 증가하여 음문이나 질의 가려움증 및 자극을 일으킨다. 이 감염은 자신의 미생물무리에서 비롯된 미생물이 일으키므로, 내인성이다. 대개 흰, 막모양의 반(patches)이 있고, 끈적하고 흰, 가끔씩은 물 같은 분비물이 함께 한다. 요도염과 배뇨곤란이 생기기도 한다. 음문-질 칸디다증이 있는 여성의 남성 파트너의 약 10%에서 급성 귀두포피염(balanoposthitis)이 발생한다. 칸디다증의 진균학, 실험실 진단 및 치료는 제7장에서 자세히 기술하였다. 질 칸디다증은 대개 임상적으로 진단하지만, 실험실에서는 분비물 표본의 그람필름 검사 및 배양으로 확인한다. 치료는 전신 항진균제, 예를 들어 fluconazole 또는 itraconazole 경구제제로 하거나, clotrimazole이나 miconazole 같은 국소제제로 한다.

요로 감염

앞에서 기술된 것처럼 몇몇 성병은 중요한 구강 소견을 나타낸다. 요로 감염(UTI)은 여기에 해당되지 않으며, 다음 부분은 이 유형의 감염에 대한 짤막한 개관만을 담고 있다.

요로는 세균 감염이 흔한 부위이다. 특히 여성에서 흔하며, 그 중 상당수는 재발하는 경우이다. 감염의 대부분은 급성이고 일시적이지만, 심한 감염으로 콩팥이 기능을 잃고, 장기간의 심각한 합병증이 초래될 수 있다.

원인

대부분의 경우, 요도로부터 세균 감염이 시작되어 방광으로 가게 되며, 콩팥까지 갈 수도 있다. 대부분(약 85%) *Escherichia coli*에 의하지만, 다른 그람음성 막대균, 예를 들어 *Klebsiella*,

Enterobacter, Proteus, Pseudomonas 종들이 가끔, 특히 입원 환자들의 요로 감염에 관련된다. *Staphylococcus saprophyticus*는 두 번째로 자주 분리되는 미생물이다. 비세균성 UTI는 극히 드물며, 이 책에서는 논의하지 않는다.

발병기전

UTI의 원인에서는 기계적 요인이 중요하다. 소변의 정상적인 흐름에 장애를 가져오거나, 방광 비우기를 방해하거나, 미생물의 방광 접근을 돕는 모든 요인들이 감염의 소인이 된다. 따라서, 남성에 비해 요도가 짧은 여성들은 UTI에 더 잘 걸린다. 카테터삽입 또한 UTI의 주요 선행요인이며, 임신, 전립샘 비대, 결석, 종양 및 협착 역시 방광 비우기를 막거나 방해하므로 UTI의 소인이 된다.

요로 병원체의 발병인자는 완전히 이해되지 않고 있다. 대변 미생물무리에서 비롯된 대다수의 미생물과 *E. coli*의 특정 혈청군이 UTI와 관련이 있는 것으로 보인다. 요로 병원체 중에는 요로상피세포에 결합하는 것을 돕는 특이 부착소를 갖고 있는 것들이 있다. 특정 *E. coli* 종이 생산하는 용혈소와 *Proteus* 종이 생산하는 요소분해효소도 추가 발병결정인자로 제시되고 있다.

임상적 특징

방광염

방광염의 주 임상적 특징은 일찍 배뇨장애(소변볼 때의 작열통)가 시작되는 것, 배뇨의 긴박성 및 잦은 빈도이다. 배뇨 시 두덩위 통증(suprapubic pain)이 있을 수도 있다. 소변은 고름세포와 세균의 존재로 인해 혼탁하다. 소변에 혈액이 섞여 있을 수도 있다. 진단을 확인하려면 소변 검사물의 실험실 검사가 필요하다(아래를 볼 것).

깔때기콩팥염(신우신장염)

콩팥의 감염(신우신장염)이 있는 환자는 대개, 위에 언급된 증상과 더불어 열, 오한 및 옆구리 통증이 있다.

실험실 진단

정상적으로 요로는 무균이다. 그렇지만, 요도의 끝(distal) 부분에는 편리공생균이 서식하고 있으며, 이들은 대개 요도주위 미생물과 대변의 미생물들이다. 따라서, 소변 검사물이 [이 세균들로] 오염되는 것은 흔히 있는 일이며, 이 문제를 극복하기 위해 정량세균배양법 및 고름뇨 평가를 위한 현미경 백혈구계산이 이용된다. 실제로 감염이 있는지 진단을 내릴 수 있으려면, 적절하게 수집된 중간뇨가 상당한 고름뇨 및 세균뇨라야 한다; [감염 시에는] 대개 한 가지 세균 종만 존재하며, 오염된 소변의 경우에는 여러 세균 종이 들어 있다.

어떤 미생물은 소변이 좋은 증식 배지이다. 소변 내 세균의 증식을 방지하고 거짓양성결과를 피하려면, 검사물을 차갑게 해서 실험실로 신속히 운반해야 한다. 모든 검사물은 백혈구, 적혈구, 요원주(renal casts) 및 세균의 존재 여부를 현미경으로 검사하고, 정량적인 방법으로 배양해야 한다. 합병증이 없는 방광염의 항생제 치료는 일반적으로 경험에 의하지만, 그 지역의 감수성 양상에 근거를 둔다. 치료에 실패했거나, 깔때기콩팥염을 앓고 있는 환자에서 분리한 세균은 실험실 검사를 해야 한다.

치료

합병증이 없는 방광염의 치료는 논란거리이다. 여러 가지 경구 항세균 약제, 특히 trimethoprim-sulphonamide와 fluoroquinolones이 사용되고 있다. 깔때기콩팥염은 처음에는 대개 경험적으로 cefuroxime 같은 전신 항세균제로 치료하며, 실험실 검사 결과가 나오는데 따라 변경할 수 있다. 대개 수일 후 증상이 가라앉으면, 경구 제제로 약 2주간 치료를 계속한다.

Further reading

Brown AE et al. (2004). Recent trends in HIV and other STIs in the United Kingdom: data to the end of 2002. *Sexually Transmitted Infections*, 80, 159-66.

Donovan B (2004). Sexually transmissible infections other than HIV. *Lancet*, 363, 545-56.

Finch RG, Greenwood D, Norrby SR and Whitley RW (eds) (2003). Urinary tract infections; and Sexually transmitted diseases. In *Antibiotic and Chemotherapy*, 8th edn, Chapters 57 and 59. Churchill Livingstone, Edinburgh.

Mims C, Dockrell WM, Goering RV, Roitt I, Wakelin D and Zuckerman M (2004). Urinary tract infections; and Sexually transmitted diseases. *Medical Microbiology*, 3rd edn, Chapters 20 and 21. Mosby, London.

요 점

- 바이러스, 세균, 효모 및 원생동물이 일으키는 다양한 병들이 성교를 통해 전파된다(성병: STDs).
- 변형된 성행위로 입인두와 직장에 성병(STDs)이 생길 수 있다.
- 상대를 가리지 않는 성교(난교[promiscuity])와 무증상 보균자가 STDs의 확산에 중요한 몫을 한다.
- B형간염 외에는, 아직 STDs에 대한 백신은 없다.
- 매독은 *T. pallidum*이 일으킨다.
- 일차, 이차, 삼차 매독의 각 단계마다 독특한 임상적 특징, 즉 (i) 굳은 궤양(chancre), (ii) 피부 발진(skin rash)과 점막반(mucosa' patches), (iii) 고무종(gumma)과 신경매독(neurosyphilis)이 나타난다.
- *T. pallidum*은 일상적으로 배양할 수 있는 세균이 아니다; [그러므로] 진단은 혈청학적으로 내린다. 치료는 페니실린으로 한다.
- 임질은 *N. gonorrhoeae*가 일으키며, 이 세균은 음경이나 질의 요도 점막을 침입하여 화농 분비물을 만든다. 여성에서는 무증상 감염이 흔하다.
- 임질의 임상적 진단은 배양, 식별, 항생제 감수성 검사를 통해 확인한다. 일반적으로 ciprofloxacin이 처방된다.
- 입안에는 매독과 임질의 일차 감염 뿐 아니라, 생식기 매독의 소견도 나타날 수 있다.
- 생식기관의 클라미디아 감염은 임질의 임상 표현과 비슷하지만, *C. trachomatis*라는 세포내 세균이 원인이다. 실험실 진단이 필수적이며, doxycyline으로 치료한다.
- 생식기관의 일차 및 재발 헤르페스는 주로 제2 유형의 단순헤르페스에 기인한다.
- 사람 인유두종바이러스 중에는 성병의 경로로 전파되는 것이 있으며, 음경, 음문, 항문주위부에 사마귀를 만든다.
- 유두종바이러스 감염에 잇따라 자궁목에 형성이상이 일어날 수 있으며, 이 형성이상은 자궁목의 암 발전과 연관이 있다.
- 여성에서 나타나는 증상이 있는 질편모충증은 *T. vaginalis*가 원인이며, 불쾌한 분비물이 특징이다. Metronidazole로 환자와 그 파트너를 함께 치료한다.
- 급성 질 칸디다증은 대개 내인성 감염이며, 흰 분비물이 특징이다.
- *Escherichia coli*는 요로감염(UTI)의 가장 일반적인 원인이다.
- 정상적인 소변 흐름이나 완전한 방광 비우기에 장애를 가져오거나, 또는 미생물의 방광 접근을 돕는 요인들이 UTI의 소인이 된다.
- UTI의 실험실 진단은 적절하게 수집된 중간뇨 검사물에 의존하며, 상당한 양의 고름뇨 및 세균뇨가 나타나야 한다.

15 위창자(위장관) 감염 (Gastrointestinal infections)

- 식품매개 감염과 식중독
- 세균 위창자 감염의 발병기전
  - 부착(adhesion)과 독소 생산
  - 독소 유전자와 유전자 제어
  - 집락형성 저항(coloniztion resistance)
- 위창자 감염의 예방
- Helicobacter pylori
- 요점

이 장에서는 위창자 감염을, 위(stomach), 작은창자(소장[small intestine]) 혹은 큰창자(대장[large intestine])를 침범하는 미생물이 일으키며, 대개 구토(vomiting) 및 설사(diarrhoea)가 특징인 병으로 정의한다. 감염체는 대개 대변-입 경로를 거치거나 오염된 음식이나 음료의 섭취를 통해 들어온다. 그렇지만 드물게는, 오염된 의료 장치가 위창자 감염의 전파와 관련이 있는 것으로 보고되고 있다. 특별히, 불충분하게 멸균된 내시경을 통한 *Clostridium difficile* 잘록창자염(결장염)의 전파가 가장 주목을 받고 있다.

대변-입 전파경로는 대체로 불충분한 개인위생(personal hygiene)으로 인해 일어나며, 오염된 손이 통상적인 매체이다. 적절한 손 세척과 대변이 오염된 표면의 철저한 소독으로 예방한다.

식품매개 감염과 식중독

위창자 감염의 가장 중요한 원인은 아마도 병원성 미생물이 들어 있는 음식이나 음료의 섭취일 것이다. 이 원인은 물론, 음식물의 생산, 제조, 조리, 보관에 있어서 정상적인 위생절차가 지켜지고 깨끗한 물의 공급이 이루어진다면, 완전히 예방할 수 있는 것이다. 후진국에서는 깨끗한 물의 공급이 항상 잘 이루어지지는 않으며, 열대 지방의 빈국에서는 설사병으로 인해, 특히 어린아이들이, 수 백만 명씩 목숨을 잃는다.

음식이나 음료가 단순히 병원체를 전파시키는 전달매체인 식품매개 감염과(대표적인 예; 콜레라[cholera]), *Salmonella enterica*나 *Clostridium perfringens*처럼, 세균이 음식이나 음료 안에서 증식하여 병원체의 수가 감염유발 용량(infectious dose)으로 늘어나거나, 독소가 중독을 일으킬 수 있는 용량(중독용량[toxic dose])으로 늘어나는 식중독은 구별되어야 한다.

전형적으로, 음식과 음료를 통해서 전파되는 다른 감염들, 예를 들어 창자열(enteric fever; *Salmonella enterica* Typhi 및 Paratyphi A-C가 일으킴), 회색질척수염(poliomyelitis), A형간염(hepatitis A)이 있는데, 이들 감염의 효과는 전신적이다. 이 장의 첫 머리에 주어진 정의를 따른다면, 이런 감염들은 진정한 위창자길(위장관) 감염은 아니다.

Clostridium botulinum 독소를 섭취해서 생기는 보툴리눔독소증(botulism)과 *Listeria monocytogenes*가 일으키는 listeriosis는 위창자길(위장관) 감염은 아니지만, 모두 세균으로 오염된 음식을 섭취하는 것과 관련이 있으므로 이 장에 포함시켰다. 보툴리눔독소증의 경우에는 세균이 음식 속에서 자라면서 강력한 신경독(neurotoxin)을 생산한다. *Listeria monocytogenes*는 일반적으로 식품매개 감염으로 여겨지지만, 대개 이 세균은 섭취되기 전에 음식에서 증식하며, 이 세균증식은 냉장고에 보관된 음식 내에서도 일어날 수 있다. 건강한 사람에서는 listeriosis가 가볍고 거의 증상이 없는 병이지만, 면역력이 약화된 환자에서는 심한 신경계 병을 일으킬 수 있으며, 임신 중에 감염되면 유산을 일으킬 수도 있다.

전형적인 음식/음료-매개 미생물과 이들이 일으키는 위창자 감염의 유형을 그림 15.1에 요약하였다. 고전적인 식중독 형태와 그 원인 미생물을 보툴리눔독소증 및 listeriosis와 함께 그림 15.2에 요약하였다.

세균 위창자 감염의 발병기전

비록 위창자길의 감염을 일으키는 각 미생물들이 자신만의 병원성기전의 조합을 가지고 있지만 한가지 이상의 미생물에게서 공통적으로 적용되는 기전들도 있다. 이 기전들은 주로 숙주 방어를 회피하거나 숙주에게 해를 입히는 일과 관계 있다.

처음 반드시 고려되어야 할 점은, 미생물이 병을 일으키는데 필요한 감염용량(infective dose)일 것이다. 감염용량은 미생물이 위의 위산장벽 및 숙주의 다른 선천방어를 견뎌 살아남는 능력과 관계 있으며, 이 능력은 대개 숙주의 영양상태와 병원체를 실어 나르는 운반매체, 즉 음식이 액상인가 혹은 고체인가에 달려 있다. *Shigella* 종과 *E. coli* 0157 같은 미생물들은 병을 일으키는데 아주 적은 수가 필요한 반면(<100), *Salmonella*와 *Campylobacter* 종은 10^4~10^5 이상이 필요하다.

부착(adhesion)과 독소 생산

위창자길의 주기적인 추진 작용은, [창자의] 꿈틀운동(연동)과 음식, 음료, 침, 그리고 위, 간, 이자 및 장 분비물이 창자를 통과하는 유속(flow rate)에 달려 있다. 상피의 점막층 역시, 미생물이 작은창자의 윗부분에 서식하는 것을 방해한다. 정상 건강 시에는 작은창자의 유속이 미생물의 분열속도보다 빠르기 때문에, 창자의 윗부분에서는 어떤 세균이 들어와도 씻겨 내려간다. 이 부위에서 병을 일으킬 수 있으려면, 미생물이 반드시, 점액을 관통할 수 있고—운동성이 있음으로써 가능하다—가는

음식/물-매개(FOOD/WATER-BORNE) 미생물	
미생물	병: 증상; 발병기전
Vibrio cholerae	콜레라(Cholera): 구토(vomiting)와 설사(diarrhea)-쌀뜨물 변(rice water stools); 점액(mucus)을 통과하는 운동성(motility), 작은창자(소장[small intestine]) 부착(adhesion), 창자독소(장독소[enterotoxin]) 생산
Shigella dysenteriae *S. flexneri, S. boydii,* *S. sonnei*	이질(Dysentery): 혈액과 점액이 섞인 양이 얼마 되지 않는 설사 혈변(bloody flux); 잘록창자(colonic) 상피 침범(invasion) 및 죽임. Shiga (vero) 독소
Escherichia coli 창자독소생성 (enterotoxigenic; ETEC)	여행자설사(travellers' diarrhea): 콜레라 같은 증상; 가는털(fimbriae)을 통한 부착(집락형성 인자 항원[colonization factor antigens]: CFAs); 두 종류의 창자독소 열-민감(heat-labile) 및 열-안정(heat-stable) 독소 (LT 및 ST)
Escherichia coli (O157) (verotoxin-producing) (VTEC)	출혈잘록창자염[결장염](haemorrhagic colitis)과 용혈요독증후군(haemolytic uraemic syndrome): 혈변(bloody diarrhea), 콩팥[신장]기능상실(renal failure); 잘록창자 상피 침범 및 죽임 vero 독소 생산
Campylobacter jejuni	설사, 복부 경련(abdominal cramps): 아마도 선진국에서 일어나는 설사병의 가장 일반적인 원인; 다인성(multifactorial)이며 아직 잘 이해되지 않고 있음
Rotavirus	영아(infantile) 설사, 낮은 정도의 설사와 구토: 어린 아이들; 대변-입 경로를 통한 전파(faecal-oral transmission)
작고 둥근 바이러스 (Norwalk agent): noroviruses	구토와 설사: 갑각류동물(shell fish; 새우, 게, 조개) 섭취와 관련됨 이런 filter-feeder들은 오수로 오염된(sewage-polluted) 물로부터 바이러스를 농축시키게 된다.
Giardia lamblia	설사: 야생동물의 대변으로 오염된 물과 관련된 원생동물(protozoan) 기생체. 낭(cysts)은 염소(chlorine)에 내성이 있으므로 반드시 여과(filtration)하여 제거한다.
Cryptosporidium	설사: 가축 대변으로 오염된 물에서 발견되는 원생동물. 건강한 사람들 중에서 대규모로, 지속시간(duration) 짧은 설사를 돌발적으로(outbreaks) 일으킬 수 있다. AIDS 환자에서 아주 심각한 설사의 원인으로 알려져 있다.

그림 15.1 일반적으로 위창자 감염을 잘 일으키는 음식 및 물-매개 미생물

털(fimbriae[pili])을 이용하여 점액 경계에 부착할 수 있어야 한다. 이것이 가능한 대표적인 세균들로는 *Vibrio cholerae*, enterotoxigenic *E. coli* (ETEC), *Campylobacter jejuni*가 있다. 일단 부착하고 나면, 다수의 미생물이 외독소—enterotoxin—를 생산하며, 이 외독소가 병의 증상을 일으키게 된다.

설사와 구토는 별개의 생화학적 기전의 결과이며, 한 가지 이상의 창자독소가 관여한다. 그렇지만 주로 세 가지 유형의 반응이 작은창자에서 일어난다:

1. 창자독소 중에는 cytotonic한 독소가 있어서, 정상적인 흡수 과정의 방향을 반대로 바꾸어 물 같은 분비성 설사를 일으킨다. 콜레라의 '쌀뜨물 변'과 ETEC의 설사가 대표적이다. 이 증상은 콜레라 독소와 그와 유사한 *E. coli*의 열민감독소(heat-labile toxin[LT]) 및 열저항독소(heat-stable toxin[ST])가 원인이다.
2. 융모(villi) 끝 부분의 세포가 세포독성 창자독소에 의해 파괴됨으로 말미암아 고통스러운 경련통 설사(cramping diarrhoea)가 나타난다(예: *Clostridium perfringens* 설사). [창자의] 표면 통합성이 상실됨으로 흡수가 중단된다.
3. 어떤 창자독소, 예를 들어 *Staphylococcus aureus*가 생산하는 일부 독소는 창자사이막(mesentery) 내 미주신경(vagus nerve)에 작용하여 구토를 일으킨다. 미주신경에 대한 작용은 뇌의 구토중추를 자극하게 되어 급하고 격렬한 반응을 일으킨다.

잘록창자(결장[colon])에서는 *Shigella* 종에 의한 점액이 섞인

대표적인 식중독 세균	
미생물	**관련 음식: 증상; 발병기전**
Salmonella enterica, Various serovars including: Enteritidis Typhimurium	**달걀, 가금류(poultry), 고기(meat) 및 그 산물**: 영국에서 보고된 사례의 80%, 미국에서는57%. 섭취(ingestion) 후 6~48시간—욕지기(구역[nausea]), 구토(vomiting) 및 설사(diarrhea), 열(fever), 복부 통증(abdominal pain). 1~7일 간 지속; 다인성(multifactorial), 잘 이해되지 않고 있음
Clostridium perfringens	조리하지 않은 통고기(bulk), **익힌 고기(cooked meat), 스튜(stews)**: 영국에서 보고된 사례의 15%, 미국에서는 5%. 섭취 후 8~22시간—복부 통증과 설사. 12일 지속; 돌창자(회장[ileum]) 내에서 포자형성(홀씨형성[sporulation]) 후 생산되는 창자독소(장독소[enterotoxin])—융모(villus)의 끝 부분을 파괴한다.
Staphylococcus aureus	**낙농제품, 소금에 절인(salted) 고기**: 영국에서 보고된 사례의 4%, 미국에서는 8%. 섭취 후 1~6시간—급성 구토 및 설사; 음식 내에 몇 가지 서로 다른 창자독소(초항원[superantigens])가 생산된다. 미주신경(vagus)을 통해 구토중추를 자극
Bacillus cereus	**따뜻하게 유지한 익힌 쌀, 특히 살짝 기름에 튀긴 쌀**: 섭취 후 1+ 시간—급성 구토가 있고 몇 시간 후 설사가 뒤따른다; 포자 발아(spore germination) 후, 음식 내에 두 종류 창자독소(열안정[heat stable])가 생산된다.
Yersinia enterocolitica, *Y. pseudotuberculosis*	**고기와 우유**: 설사, 열, 두통, 심한 복부 통증; 이 미생물은 4℃에서 자랄 수 있다.
Vibrio parahaemolyticus	**갑각류(shellfish) 및 그 외 해산물(seafood)**: 오염된 강어귀(estuarine) 물에서 발견된다. 일본에서 위창자염(위장염[gastroenteritis])의 가장 일반적인 원인; 섭취 후 24시간—복부통증, 구토, 콜레라와 비슷한 물설사(watery stools)
Clostridium botulinum	**가정에서 저장한(home-preserved; 혹은 잘못 저장한) 고기, 물고기 및 그 외 채소류**: 인공 호흡을 포함, 집중 치료하지 않으면 대개 치명적인 전신적 이완마비(flaccid paralysis); 강력한 신경독(neurotoxin)
Listeria monocytogenes	**연성치즈(soft cheese), coleslaw**: 이 미생물은 냉장고 내 음식 안에서 자랄 수 있다. 면역약화(immunosuppressed)된 사람의 신경계(neurological) 병. 유산(abortion). 큰포식세포 안에서 증식할 수 있음

그림 15.2 식중독을 잘 일으키는 세균

혈변(설사; 이질[dysentery])이 발생한다. 증상은, 세균이 점막 상피 표면세포를 침범하고 파괴하기 때문에 일어난다. 세포에 침입한 세균은 세포 내에서 증식하고, 측면으로 이동, 이웃 세포로 들어가기를 반복하여 세포를 죽인다. *E. coli* 중 어떤 균주(예, 0157)가 일으키는 출혈 잘록창자염은 병인이 이질(shigellosis)과 매우 흡사하다. Shiga 독소는 vero 세포를 죽일 수 있기 때문에 vero 독소로도 불리며, *E. coli* 0157 특유의 용혈요독증후군(haemolytic uraemic syndrome)에서 나타나는 콩

팔 손상에 관여한다. 용혈요독증후군은 선진국에서 나타나는, 어린이의 급성 콩팥 기능상실의 가장 큰 원인이다.

섭취 전, 음식 내에 독소를 생산하여 식중독(food poisoning[intoxications])을 일으키는 미생물, 예를 들어 *Clostridium botulinum, Staphylococcus aureus, Bacillus cereus*는 부착 기전이 중요하지 않다.

독소 유전자와 유전자 제어

다수의 독소 유전자들이 프로파지(prophage)나 플라스미드 안에 들어 있음은 잘 알려져 있다(제4, 5장). 가장 잘 알려진 예로는 *Clostridium botulinum*과 *Corynebacterium diphtheria*(모두 프로파지가 지정), 그리고 ETEC 민감 독소가 있다(플라스미드 지정). 이런 발병력 플라스미드 및 프로파지에 들어 있는 다른 유전자들 역시, 부착소(adhesins) 같은 다른 발병인자를 지정할 수 있으며, 이들의 발현은 일원화 조절된다(coordinately regulated).

최근, 콜레라 독소를 지정하는 유전자 역시, 세균 내 용원화 박테리오파지에 실려 있는 것으로 나타났다. 콜레라 독소의 생산은 돌창자(회장[ileum]) 점막 세균부착에 관여하는 털(pilus; 독소 공동조절 털)[의 생산]과 공동으로 조절된다.

집락형성 저항(coloniztion resistance)

잘록창자(결장[colon])처럼 방대한 정상 세균 미생물무리가 있는 부위는 집락형성 저항으로 알려진 현상에 의해 병원체로부터 보호를 받는다: 집락형성 저항은 정상 토박이균들이 모든 가용한 서식 위치(niches)를 차지함으로써 병원체의 집락형성을 막는 것이다.

비교적 최근에 그 실체가 알려진 한 중요한 감염이 있으며, 이 감염은 항생제에 의한 정상 결장 미생물무리의 교란에 기인하는 것으로 여겨지고 있다. 이러한 결장 정상미생물무리의 교란은 결과적으로 항생제-관련 결장염(거짓막결장염[pseudomembranous colitis]) 혹은 항생제-관련 설사를 초래한다. 이러한 상태를 초래하는 병인체는 *Clostridium difficile*이다. 혈액이나 점액이 섞여 나오기도 하는 설사는 때때로 창자의 천공(뚫림)을 일으킬 정도로 파괴적인데, 이러한 증상은 장독소인 독소 A와 세포독소인 독소 B, 두 가지 독소의 작용에 의한 것으로 여겨진다. 이 병은 점점 더 번번히, 특히 노년층에서 자주 나타나고 있으며, 어떤 병원과 요양원(nursing homes)에서는 이제 토착화되었다(endemic). *Clostridium difficile*이 비록 절대 무산소성균이고 실험실에서 다루기에는 까다로운 세균이지만, 환경 내에서 이 세균이 계속 잔류할 수 있는 까닭은, 이 세균이 저항성 포자를 간들기 때문이다. 이 감염은 처음에는 환자 본인의 정상 창자 미생물무리에 있는, 정상적으로 낮은 수준으로 존재하던 *Clostridium difficile*이 항생제 치료에 따라 과도하게 증식하여 일어나는 것으로 생각했다. 그렇지만 [이제] 대부분의 사례는 항생제 치료로 집락형성 저항성이 낮아진 환자가 이미 감염된 [다른] 환자나 포자로 오염된 환경으로부터 세균을 얻게 됨으로써 일어나는 것으로 생각된다.

위창자 감염의 예방

거의 모든 위창자길 감염은 예방이 가능하지만, 세계 대다수 지역에서는 아직도 그 발생수(incidence)가 늘고 있다. 선진국에서의 발생 증가는 일반적인 음식생산기준의 완화와 함께 대량생산에 대한 높아진 의존도, 가벼운 보존처리 및 냉각 신선식품을 선호하는 추세에 기인한다.

식품매개 감염과 식중독을 예방하기 위한 조처에는 깨끗한 물을 마시고, 음식을 완전하게 익히고, 음식을 다루는 사람들을 교육하는 것이 포함된다. 익힌 음식을 익히지 않은 음식으로부터 분리하여—특히 고기 등의 축산물—오염을 피하고, 음식을 냉장고에 안전하게 보관하는 것 역시 중요한 음식 안전 수단이다.

Helicobacter pylori

전형적인 위창자병의 원인은 아니지만, 1982년 처음 식별된 이 나선모양의 그람음성 세균은 소화궤양(peptic ulcers)의 원인으로 지목되고 있다. 많은 불신과 의혹에도 불구하고, 이제 이 세균은 대부분의 위궤양 및 샘창자(십이지장)궤양의 병인체로 인정되고 있다. *Helicobacter pylori*는 위의 가혹한 산성 환경에서 살 수 있는 능력을 갖고 있다. 이 세균은 위 점막을 산으로부터 보호하는 점액층 밑에 서식하면서 생존한다. 이 세균은 또한, 고도로 활성이 높은 요소분해효소를 생산, 요소를 암모니아로 분해하여 국소적인 알칼리 환경을 만든다. 이제 위에서 이 미생물을 박멸할 수 있는 항생제 요법이 마침내 개발되었다. *Helicobacter pylori* 박멸이 성공적이면 궤양 역시 치료될 것이다.

Further reading

Blaser MJ and Parsonnet J (1994). Parasitism by the 'slow' bacterium Helicobacter pylori leads to altered gastric homeostasis and neoplasia. *Journal of Clinical Investigation*, 94, 4-8.

Mims C, Dockrell HM, Goering RV, Roitt I, Wakelin D and Zuckerman M (2004). Gastrointestinal tract infections. In *Medical Microbiology*, 3rd edn, Chapter 22. Elsevier Limited, London.

Tauxe RV (2002). Emerging foodborne pathogens. *International Journal of Food Microbiology*, 78, 31-41.

요점

- 설사와 구토는 위창자 감염의 전형적인 증상이다.
- 위창자 감염은 대변-입 경로나, 오염된 음식과 음료의 섭취를 통해서 전파된다.
- 식중독은 음식 내 미생물 증식의 결과로—음식은 촉진 단계가 됨—미생물이나 그 독소로 오염된 음식 또는 음료의 섭취로 초래된다.
- 부착(adhesion)과—병원체가 작은창자로부터 씻겨 내려가지 않게 함—장독소(enterotoxin) 생산은 위창자길을 침범하는 미생물들의 공통적인 속성이다.
- 집락형성 저항성(colonization resistance)은 결장 내에서 몇몇 병원성 미생물들의 접근을 막아 준다.
- *Clostridium difficile*은 항생제-관련 설사 및 결장염(거짓막결장염[pseudomembranous colitis])의 병인체이다.
- 대다수의 위창자길 감염은 좋은 위생 절차, 특히 음식을 생산하고 준비할 때의 좋은 위생 절차로 예방이 가능하다.
- *Helicobacter pylori*가 위궤양과 샘창자 궤양의 원인이다.

16 기도 감염 (Respiratory tract infections)

- **상기도 감염**
  - 감기, 인두염, 편도염
  - 디프테리아
  - 귀염(otitis)과 굴염(sinusitis)
- **하기도 감염**
  - 백일해(whooping cough)
  - 기관지염
  - 폐렴
  - 결핵
  - 바이러스 폐렴
  - 진균 감염
- **요점**

흡입하는 공기에는 미생물을 포함하여 많은 입자들이 들어 있지만 기도 내 숙주 방어기전은 감염을 잘 막아낸다. 그렇지만 흡입한 공기 안에 병원성 미생물의 수가 많거나 숙주의 방어가 약화되면 감염이 뒤따르게 된다. 건강한 기도 점막을 감염시킬 수 있는, '전문 침입자' 라고 할 만한, 예를 들어 *Streptococcus pyogenes* 같은 미생물도 있다. 또한, 숙주 방어가 약화되었을 때만 감염을 일으키는, 예를 들어 AIDS 환자의 *Pneumocystis jiroveci* 같은 '이차 침입자' 도 있다.

세균, 바이러스, 원생동물, 진균, 모두 기도 감염을 일으킬 수 있으며 병원체가 호흡 및 구강 액으로 전파될 수 있기 때문에 치과의료에서 기도 감염은 중요하다. 이를테면, 환자와 치과진료팀 모두 치료 중에 특히 액체가 튀고 에어로졸이 발생할 때, 이 미생물에 노출되게 된다.

이 장에서는 상기도 감염과 하기도 감염을 따로 설명한다. 그렇지만 미생물[감염]에 관한 한 기도는 하나의 연속체이며 많은 미생물들이 양쪽에서 모두 감염을 일으킬 수 있음을 잊지 않는 것이 중요하다.

상기도 감염

감기, 인두염, 편도염

바이러스와 세균이 모두 인두염과 편도염을 일으킬 수 있으나 급성 목앓이(인후염, 인후통[sore throats])의 약 70%는 바이러스에 의한다(그림 16.1). 인두염은 종종, 감기나 인플루엔자 증후군의 일부로 나타난다. Epstein-Barr 바이러스, 단순헤르페스 바이러스(herpes simplex virus), 몇몇 Coxsackie A 바이러스(물집앙기나[herpangina], 손발입병[hand, foot and mouth disease]) 등, 다른 특정 바이러스 원인은 이 책의 다른 부분(제28장)에서 다루어진다.

여러 바이러스 가족들, 특히 100가지 종류의 항원 유형을 갖고 있는 리노바이러스(rhinoviruses) 가족이 감기를 잘 일으킨다. 대개 가볍고 스스로 제한적인(self-limiting) 증상에 그치지만, 그럼에도 불구하고, 감기는 산업부문과 학교에서 결근의 중요한 원인이 되고 있다. 환자는 재채기, 목앓이, 기침과 함께 콧물과 코막힘을 겪게 된다. 다른 증상으로는 목이 쉬는 것과 두통이 있다.

감기의 발병기전은 그림 16.2에 요약되어 있다. 잠복기는 2

상기도 감염의 원인		
미생물	**예**	**설명**
바이러스(Viruses)	Rhinoviruses (100가지 항원 유형 [antigenic types]), coronaviruses	가벼운 증상(Mild symptoms in the common cold)
	Adenoviruses	인두결막열(Pharyngoconjunctival fever)
	Parainfluenza viruses	감기(common cold)와 하기도(lower respiratory tract) 감염
	Influenza viruses	인두염(pharyngitis)과 하기도 감염
	Coxsackie A 및 그 외 enteroviruses	잔물집(소포[small vesicles]), 예: 물집앙기나(herpangina)
	EpsteinBarr virus	전염단핵구증(glandular fever) 환자의 70~90%
	Herpes simplex 유형 1 및 2	입천장(구개[palatal])에 잔물집이나 궤양(ulcers)이 수반되는 심한 경우도 있음
세균(Bacteria)	*Streptococcus pyogenes*	급성인두염 사례 10~20%의 원인 갑작스럽게 발병, 대개 5~10세 어린 아이들
	Corynebacterium diphtheriae	대개 가벼운 인두염이지만, 중독질병(toxic illness)일 경우 매우 심할 수 있음
	Haemophilus influenzae	후두개염(epiglottitis)
	Oral spirochaetes plus fusobacteria	Vincent 앙기나(angina). 청소년(adolescents)과 성인에 가장 흔하다.

그림 16.1 상기도(upper respiratory tract) 감염의 바이러스 및 세균성 원인들의 요약. 이 미생물들 중에는 하기도 감염을 일으키는 것도 있다.

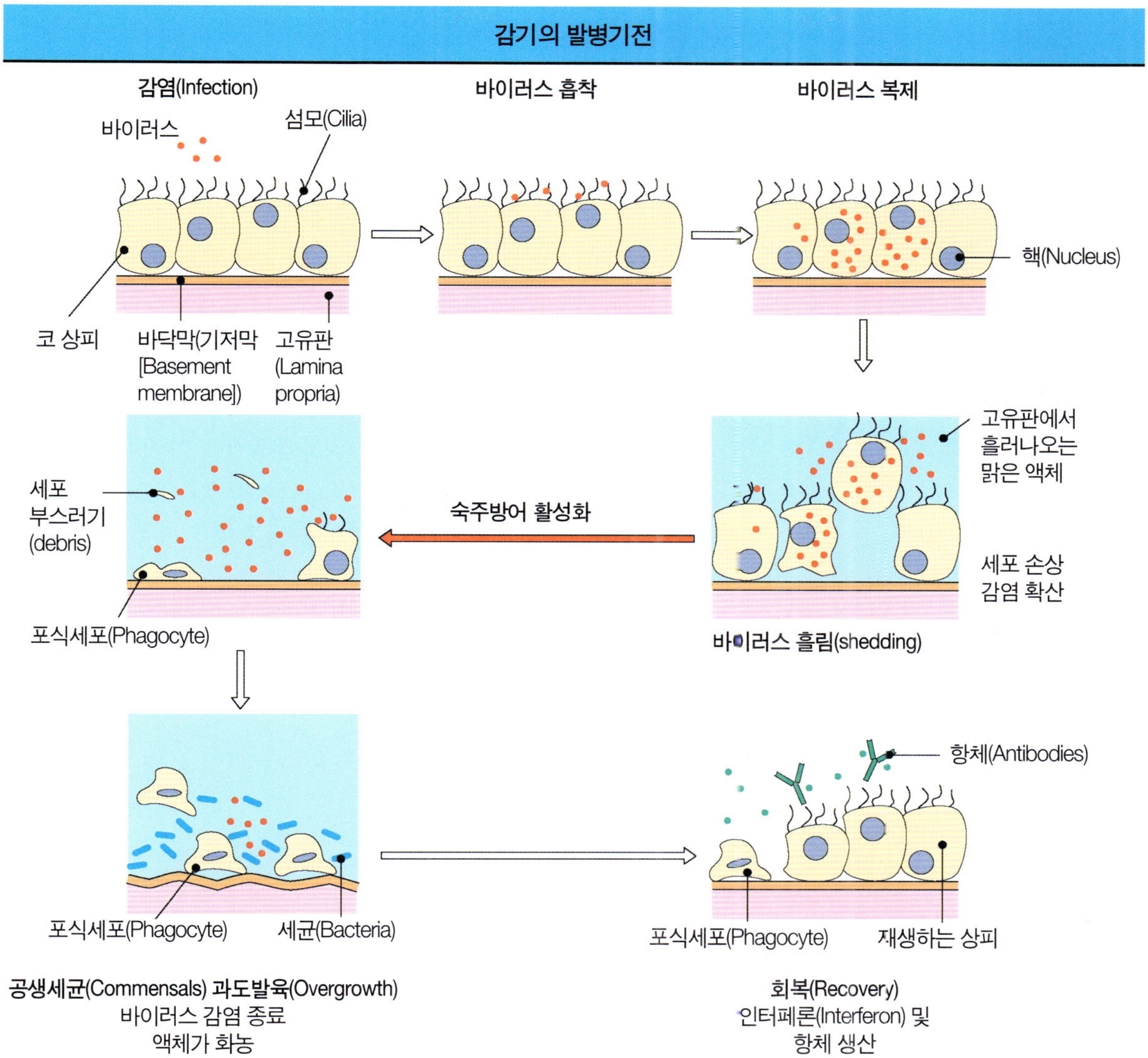

그림 16.2 감기(common cold)의 발병기전(pathogenesis) 단계를 나타내는 도해

일에서 4일이다. 감염이 발생하면 바이러스를 많이 함유한 액체가 코인두(nasopharynx)에서 흘러나오게 되어 재채기가 유발되며, 이로 인해 많은 수의 바이러스 입자가 공기 중으로 방출된다. 그러므로 에어로졸에 의한 전파가 중요하지만, 이 바이러스는 오염된 손을 통해서도 확산이 이루어진다. 진단은 임상 특징에 근거하며, 치료는 대증조치이다.

목앓이의 가장 일반적인 세균 원인은 *Streptococcus pyogenes*이다. 편도와 인두의 가벼운 발적이 나타날 수 있지만 전형적인 양상은, 급성 편도움편도염(follicular tonsillitis)을 수반하는 목(fauces)과 연구개(물렁입천장)의 감염이다(그림 16.3). 감염은 어린이들(특히 5~8세 아동)에서 잘 일어나고, 어른에서는 덜 일어난다. 심한 증례에서는 편도주위고름집(편도주위농양[peritonsillar abscess])과 감염의 확대에 따른 굴(sinuses)과 가운데귀(중이[middle ear])의 침범이 일어난다(그림 16.4). 선진국에서는 치료 안 된 감염으로 인한 합병증은 이제 비교적 드물지만, 류마티스 심장병과(아래를 볼 것) *Strep. pyogenes*의 관련성은 치과의사에게 중요한 문제이다.

궤양편도염(Vincent's angina)은 편도움(tonsillar crypts) 내

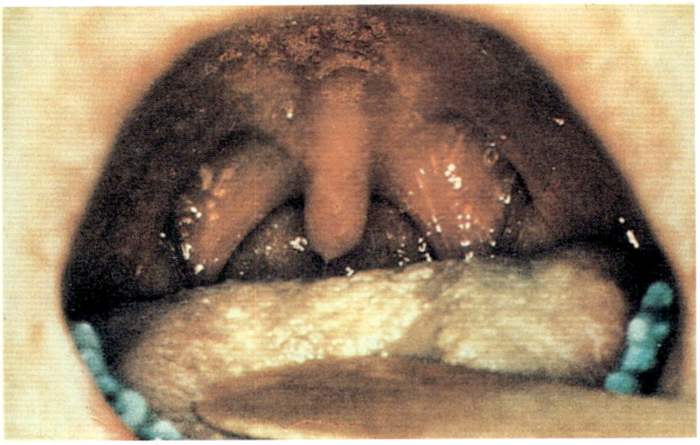

그림 16.3 Group A β-용혈(haemolytic) 사슬알균에 의한 사슬알균 편도염(tonsillitis). Prof C. Gemmell의 호의로 게재

내인성 스피로헤타(spirochaetes) 및 푸소박테륨(fusobacteria)의 과도한 증식과 연관이 있으며, 환부로부터 면봉채취한 바른 표본(smear)에서 특징적인 모양을 관찰할 수 있어서 진단을 결정한다. 이 감염은 흔하지는 않지만 의학적으로 약화된 환자들한테서 간혹 나타난다.

류마티스 열

이 병은 특정 Lancefield Group A 사슬알균 균주(*Strep. pyogenes*)가 일으키며, 이 균주는 사람 심장 조직항원과 교차반응할 수 있는 항체 생산을 유발하는 세포막 항원을 함유하고 있다. 이 교차반응으로 심장조직은 면역학적인 손상을 입게 되지만(류마티스 심장병[rheumatic heart disease]), 심장의 직접 감염은 아니다. 급성 류마티스 열은 대개 젊은 연령층, 대표적

사슬알균 목앓이(인후통[SORE THROAT])의 합병증

합병증(Complication)	설명
편도주위고름집(편도주위농양 [peri-tonsillar abscess; quinsy])	감염을 치료하지 않으면 일어날 수 있음 드물다.
중이염(가운데귀염[Otitis media]) 혹은 굴염(동염, 부비동염[sinusitis])	국소 확산(local spread)
성홍열(Scarlet fever)	전신 점홍반발진(punctate erythematous rash)으로, 얼굴에서 시작하여 신체 대부분으로 확산 혀(tongue)는 처음에 백태가 끼지만(furred), 나중에는 붉어진다. 발적독소(발열외독소[erythrogenic toxin])가 매개
류마티스 열(Rheumatic fever)	간접 합병증(indirect complication) 사슬알균 세포벽(cell wall) 항원에 대한 항체가 사람 심장의 횡문근형질막(sarcolemma)과 교차반응(cross-react)
류마티스 심장병 (Rheumatic heart disease)	*Streptococcus pyogenes* 감염을 반복해서 받으면 심장판막(heart valves)에 손상이 생길 수 있다. 어린이에서는 예방페니실린요법(penicillin prophylaxis)으로 미래 공격을 예방한다.
급성 토리콩팥염(사구체신염) (Acute glomerulonephritis)	특이항체가 사슬알균성분과 결합하여 혈중면역복합체(circulating immune complexes)를 형성한다. 이 면역복합체가 토리(사구체[glomeruli])에 침착되어 국소염증을 일으키게 된다. 4~5개의 특정 'nephritogenic' 균주(strains)가 일으킨다. 재발은 드물다.

그림 16.4 *Streptococcus pyogenes*에 의한 목앓이의 가능한 합병증들

으로 5~15세에 주로 나타난다. 선진국에서는 이제 이 병이 매우 드물며, 이는 페니실린이 널리 보급된 때문일 것이다.

이 병은 전형적으로 1~4주 전에 심한 사슬알균 편도염을 한 바탕 앓은 일과 관련이 있다. 사슬알균 감염을 확인하는 증거로는 성홍열(scarlet fever), 목구멍 면봉채취표본으로부터 *Strep. pyogenes*의 분리, 혈액 표본에서 항사슬알균용혈소 역가(antistreptolysin Otitre [ASOT])의 증가 등이 있다.

임상 특징으로는 열, 이동여러관절염(migratory polyarthritis), 피부밑 결절(nodules), Sydenham's chorea(무도병; 머리, 얼굴, 팔다리의 경련성 불수의운동), 심장의 모든 부분(endocardium, myocardium], pericardium)의 염증이 있다. 이러한 전층심장염(pancarditis)은 특징적으로 Aschoff nodes(결절)로 불리는 괴사 아교질(collagen)로 이루어진 중심부 주변을 염증세포와 섬유모세포(fibroblasts)가 둘러싸고 있는 작은 육아종(granulomas)의 형성을 불러오게 된다. 치유되고 나면 환부는 흉터 조직(scar tissue)으로 대체된다. 심장 판막(heart valves)은 염증을 일으키고 부어 오르며, 표면에 작은 섬유소 혈전(fibrin thrombi)이 발달하게 된다. 치유되고 나면 판막은 비후해지고 섬유화되며, 이에 부수하여 수축이 일어난다. 병의 심한 정도에 따라 판막 손상이 작거나, 협착(stenosis; 좁아짐) 및 부전(incompetence)이 동반되어 심할 수도 있다. 이렇게 손상된 판막을 가진 사람은 심장 잡음(murmurs)이 들리며 평생 감염심내막염(infective endocarditis) 발생의 위험을 안게 된다(제18장).

급성 류마티스 열은 대개 페니실린 및 누워 안정을 취하는 것으로 치료된다. 그렇지만 이 병은 잘 재발하여, 승모판협착(mitral stenosis)에 이를 때까지 심장 손상은 더욱 더 커진다. 재발은 장기간의 페니실린 예방요법으로 방지할 수 있다. 특정 임상 절차 중에는 심내막염 방지를 위해, 절차가 진행되는 동안 부가적인 항생제 적용이 요구되는 것들이 있다(제18장).

디프테리아

디프테리아는 그람양성 막대균인 *Corynebacterium diphtheriae*의 독소-생산 균주가 일으킨다. 독소생산을 지정하는 유전자는 세균파지(박테리오파지)에 실려 있다. 변성독소(toxoid)를 이용한 광범위한 면역화(immunization)로 선진국에서는 이 병이 매우 드물어졌지만, 세계 여러 곳에서는 아직도 이 병이 널리 퍼져 있다. 독소생산 균주는 인두(pharynx), 후두(larynx), 코에 집락을 형성한다. 독소는 상피세포와 다형핵백혈구를 파괴하며, 괴사 삼출물로 덮인– '거짓막' –궤양을 형성한다. 국소 염증과 종창(부기)이 있으며, 목 림프절이 비대해지기도 한다. 후두를 침범하면 거짓막으로 인해 목숨을 위협하는 호흡폐쇄(기도막힘)가 초래될 수 있다.

국소 효과 뿐만 아니라, 디프테리아 독소는 림프관과 혈액으로 흡수되어 다음과 같은 전신효과를 가져오게 된다:

- 열과 탈진(exhaustion)을 포함한 전신적 혼란상태
- 심장기능상실[심장부전]을 초래할 수 있는 심근염(myocarditis)
- 발병 수 주 후에 종종 일어나는 다발신경염(여러 신경염). 혀인두신경(glossopharyngeal nerve)을 침범하면 연구개(물렁입천장)의 마비가 올 수 있다.

디프테리아는 치명적일 수 있는 병으로 빠른 진단이 필수적이다. 임상적으로 의심이 가면, 환자를 격리시키고, 항독소(antitoxin) 치료를 시작한다. 보조약으로 페니실린이나 에리트로마이신을 준다. 기도(숨길)를 유지하려면 기관절개(tracheotomy)가 필요할 수도 있다.

귀염(otitis)과 굴염(sinusitis)

굴(sinuses), 가운데귀(중이[middle ear]), 꼭지(mastoid)는 상기도와 연결된 공간이다. 가운데귀나 굴의 급성 감염은 대개, 기도의 바이러스 감염의(예; 홍역) 뒤를 따라 일어나는 이차 세균감염에 기인한다. 볼거리(유행귀밑샘염[mumps]) 바이러스나 호흡기세포융합바이러스(respiratory syncytial virus)에 의한 일차감염은 가끔씩 안뜰염(전정염[vestibulitis])이나 일시적 귀먹음(난청[deafness])을 일으킨다.

급성 중이염(가운데귀염[otitis medial)은 영아와 어린아이들의 귀앓이(earache)의 일반적인 원인이다. 고막(tympanic membrane)이 터지고 고름이 분비되기도 한다. 전신 증상이 나타날 수도 있으며, 원인 모르게 열, 설사가 있거나, 구토를 하는 아이가 있으면, 중이염을 고려해 보아야 한다. 적어도 50%는 바이러스에 의한다. 세균 침입자는 일반적으로 *Strep. pneumoniae, Haemophilus influenzae*, 또는 *Strep. pyogenes*이다. 치료는 대개 amoxicillin으로 한다.

중이염 감염은 만성으로 될 수 있으며, 다른 세균 종이 중복감염(super-infect)될 수 있다. 이 세균들은 *Staph. aureus*나 창

자 그람음성 막대균처럼 바깥귀(외이)로 들어오거나, 무산소성 그람음성 막대균처럼 입으로부터 올 수 있다. 항미생물 제제로는 만성감염이 잘 치료되지 않는다.

급성 굴염(acute sinusitis)

병인과 발병기전은 중이염과 비슷하지만, 임상특징에 얼굴 통증과 국소 압통(누름통증[tenderness])이 포함된다. 모든 급성굴염 환자를 항생제 요법으로 치료해야 하는지에 대해서는 논란이 있다. 대개 지지요법(supportive treatment)과 더불어 경험적으로 치료하지만, 증상이 지속되거나 계속 진행되면 항생제 요법을 고려해보아야 한다. 대개 amoxicillin을 사용한다.

목과 인두 감염의 실험실 진단

이렇게 광범위한 세균 및 바이러스 감염은 실험실 진단이 복잡하며 이 책의 범위를 벗어난다. 신뢰할 수 있는 임상 표본을 얻어야 하며, 다음 중 한 가지 이상이 필요하다: 배양을 위한 목구멍 면봉채취표본, 입안 세척액 및 콧물, 그리고 혈청학 검사를 위한 혈액 표본. 일반적으로 바이러스 검출을 위해서는 표본을 조직 배양하고, 세균을 위해서는 고형 영양배지에 배양한다. *Strep. pyogenes*는 혈액우무배지에서 분리하고 Lancefield 분류로 식별하는 반면, *Coynebacterium diphtheriae*는 선택배지(혈액 tellurite)에서 분리하고, Elek test(검사)로 알려진 겔확산침전소(gel diffusion precipitin) 반응으로 독소 생산을 증명하여 식별한다. 그렇지만 Vincents' angina(앙기나)는 스피로헤타를 쉽게 배양할 수 없기 때문에 염색도말표본으로 진단한다.

하기도 감염

하기도 감염을 일으키는 미생물의 범위는 매우 넓으며, 이 장에서는 단지 몇 종류만 선택하여 논의한다. 하기도 감염은 급성 또는 만성이며, 기관지나무(bronchial tree)에 국한되거나(기관지염[bronchitis]), 허파꽈리(폐포[alveoli])를 침범하거나(폐렴[pneumonia]), 혹은 이 두 가지가 함께 나타날 수도 있다(기관지폐렴[broncho-pneumonia]). 이 병들 중에는 결핵(tuberculosis)처럼 항상 한 가지 세균 종이 일으키는 병도 있지만, 다른 병들은 여러 종류의 미생물이 일으킬 수 있다.

허파에 피해를 줄 수 있는 감염은 미생물이 강력한 숙주 방어계통을 극복하였을 때만 일어날 수 있다. 상기도의 비특이 [방어]기전에는 기계적인 세척 기전, 기침 반응, 해부학적 장벽, 점액섬모 나무(mucociliary tree)가 있다. 하기도에는 추가로, 허파나무의 잦은 분지(공기역학적 여과 실현)와 허파꽈리 구멍의 제한적인 크기(0.3 μm에서 5.0 μm까지)가 더해진다. 만일 미생물이 허파꽈리에 도달했다면, 포식세포, 면역반응세포 및 다른 항미생물 방어요소들의 활성을 견뎌내야 한다.

백일해(PERTUSSIS - WHOOPING COUGH)	
병원체	*Bordetella pertussis:* 특이 부착소(adhesins)가 섬모상피(ciliated epithelium)에 부착. 독성 인자 방출. 예: adenylate cyclase와 백일해 독소
임상 특징	잠행성 발현(서서히 시작[Insidious onset]) 감기 증상의 카타르 단계(2주) 발작 기침(Paroxysmal coughing; 2주) 잔류 기침(Residual cough; 4~6주)

그림 16.5 백일해의 주요 특징

백일해(whooping cough)

백일해(whooping cough 혹은 pertussis)는 *Bordetella pertussis*가 일으키는 심한 소아기(아동기[childhood]) 병으로(그림 16.5), 이 세균은 공기 중에 떠다니는 비말(air-borne droplets)로 확산된다. 이 세균은 기도의 섬모상피층을 감염시켜, 더 이상 깊이 침범하지는 않으면서, 급성 기관기관지염(tracheobronchitis)을 일으킨다. 조직손상은 여러 독성요소들이 일으키며 그림 16.5에 그 임상적 특징을 실었다. 그렇지만 진단적인 특징은 발작적인(paroxysmal) 기침으로, 이것은 짧은 기침을 연속해서 한 다음, 심한 경련 들숨(inspiratory gasp)을 들이 쉬면서 'whooping' 음이 생기는 것이다. 흔히 구토를 하게 되며, 비록 이환율(morbidity)은 높지만 치명률(fatality)은 낮다; 주로 영유아에 국한되는 병이다. 기관지확장증(bronchiectasis) 같은 후속 만성 가슴병으로 발전할 위험성이 꽤 높다.

진단은 대개 임상 징후 및 증상으로 내린다. 기도에서 표본을 얻으면 선택배지(charcoal blood agar)에 배양하여 특이 항혈청으로 세균집락을 식별한다. 항미생물 요법은 비록 아직 진단을 내릴 수 없을 수도 있겠지만, 감염 후 첫 10일 이내 카타르 단계(catarrhal stage)에 시작하는 것이 가장 좋다. 에리트로마이신이 일차 치료 약물이며 예방은 능동면역화(active immunization)로 한다(제9장).

기관지염

급성 기관지염

급성 기관지염은 기관-기관지 나무(trachea-bronchial tree)의 염증상태를 말하며, 대개 감염과 관련이 있다. 건강한 기도를 가진 환자의 기관지염은 대개 rhinovirus와 coronavirus 같은 일반적인 바이러스 뿐만 아니라 인플루엔자와 adenoviruses 같은 덜 일반적인 병원체에 의한 상기도 감염에 따른 가벼운 합병증이다. 기도 상피 손상 정도는 감염체에 따라 다르며, *Strep. pneumoniae*와 *Haemophilis influenzae*에 의한 이차 세균감염 역시 발병기전에서 한 몫을 한다. 두드러지게 나타나는 증상은 기침으로, 처음에는 마르고 아픈 기침을 하지만 나중에는 녹색을 띤 푸르스름한 가래가 배출되는 젖은 기침으로 바뀐다. 병이 가벼우면 치료는 대체로 대증조치로 끝나며, 비록 대개 항생제가 처방되지만, 병원체의 정체와 감수성이 알려지지 않는 한 그 효과는 확실치 않다.

만성 기관지염

만성 기관지염은 기관-기관지 나무에 기침과 과도한 점액 분비가 있지만, 그 원인을 결핵이나 천식 같은 특정한 병 탓으로 돌릴 수 없는 병이다. 병인 요소로는 감염, 흡연, 독성 먼지나 증기의 흡입 등을 들 수 있다. 병을 일으키는 것은 감염 이외의 요소인 것으로 보이지만, 감염은 만성기관지염을 지속시키고, 급성 악화(exacerbations)를 일으켜 허파 조직을 점점 더 손상시키고 죽음에 이르게 할 수 있는 중요한 요소이다. 바이러스와 세균 모두 일반적으로 만성기관지염의 급성감염에 관련되어 있다(그림 16.6). 그렇지만, 급성 악화를 일으킨 환자 가래의 미생물학적 분석 결과는 해석하기가 쉽지 않다. 왜냐하면 결과로 보고되는 많은 미생물들이 상기도 미생물무리 내에 존재하는 종류이며, 가래를 수집할 때 이 미생물무리로 오염 되었을 수 있기 때문이다. 치료법은 복잡하며, 악화 정도와 병원체의 정체에 달려 있다.

폐렴

폐렴에서는 허파꽈리 공간이 부종액(oedema fluid) 성분으로 들어차게 되며, 허파 실질(parenchyma) 내 염증 반응을 수반한다. 세균은 흡입(inhalation)이나 입인두액의 흡인(aspiration)을 통해 허파조직에 접근할 수 있게 된다. 입인두액 흡인은 대다수 허파 세균감염의 감염경로일 것으로 생각된다. 폐렴은 비록 항생제 요법이 많은 사례에서 병의 예후를 바꾸어 주었지만 여전히 영유아기(대개 바이러스)와 노년 및 면역약화 환자들(세균이 좀더 잦음)의 중요한 사망 원인으로 남아 있다. 폐렴은 엽폐렴(lobar pneumonia; 허파 조직의 경화[consolidation]가 한 엽[lobe] 혹은 구역[segment]에 국한됨), 기관지폐렴(broncho-pneumonia; 허파 전체에 걸쳐 경화가 일어나지만 주로 기저부에 집중됨), 비정형폐렴(atypical; 반점형[patchy]경화)으로 분류될 수 있다.

폐렴의 주요 임상 특징을 그림 16.7에 실었다. 폐렴은 지역공동체 안에서 얻거나(사례의 약 90%를 차지), 드물게는 병원에서 얻게 되며, 광범위한 미생물 원인들 중에서 선별하여 그림

만성 기관지염의 악화(EXACERBATIONS)	
세균성	*Haemophilus influenzae*(피막이 없는) *Streptococcus pneumoniae* *Moraxella catarrhalis*
바이러스성	Influenza A Parainfluenza Coronavirus Rhinovirus Herpes simplex virus

그림 16.6 만성 기관지염 악화의 감염성 원인

폐렴(PNEUMONIA)의 임상 특징

- 갑작스럽거나 서서히 시작(발병[onset])
- 열(fever), 경직(rigors), 권태감(malaise)
- 숨참(shortness of breath), 빠르고 얕은 호흡(rapid shallow breathing), 청색증(cyanosis)
- 고름 가래(purulent sputum)가 나오는 기침(cough)
- 임상 및 방사선 검사에서 보이는 허파의 경화(consolidation)

그림 16.7 폐렴의 임상 특징

폐렴의 원인	
지역공동체 폐렴 (Community-acquired pneumonias)	*Streptococcus pneumoniae* Viruses *Mycoplasma pneumoniae* *Haemophilus influenzae* *Legionella pneumophila* *Chlamydia pneumoniae* *Moraxella catarrhalis* *Pneumocystis jiroveci*
병원 폐렴 (Hospital-acquired pneumonias)	*Staphylococcus aureus* 그람음성 막대균 예: *Pseudomonas* spp. *Klebsiella pneumoniae* *Escherichia coli* *Legionella pneumophila*

그림 16.8 지역공동체 폐렴과 병원 폐렴의 주요 원인들의 요약

16.8에 실었다. 건강한 사람에서는 *Strep. pneumoniae*, 바이러스, *Mycoplasma pneumoniae*에 의한 폐렴이 가장 흔하며, 나머지 적은 수의 사례들은 다른 세균들에 기인한다. 내재된 병이 있는 환자들 역시, 이 병원체들 뿐만 아니라 *Staph. aureus, Haemophilus influenzae, Klebsiella pneumoniae, Pneumocystis jiroveci* 등 다른 원인체에 의한 지역공동체 폐렴을 앓을 수 있다. 병원 폐렴은 일반적으로 호산소성 또는 조건무산소성 그람음성 막대균과 관련이 있다. *Staphylococcus aureus*는 가장 흔한 병원 폐렴-관련 그람양성 세균이다(그림 16.8). 병원 폐렴의 전파 방식에는 오염된 기구 및 장비와 함께, 의료종사자들의 손이 포함된다.

폐렴알균 폐렴

Streptococcus pneumoniae(폐렴알균)은 모든 지역공동체 내 폐렴의 삼분의 일 이상의 원인이며, 인플루엔자의 후유증으로 생기는 노년층 폐렴의 약 절반의 원인이다. 모든 연령층의 사람들이 폐렴알균 폐렴을 앓을 수 있지만 65세 이상 연령층은 그 보다 젊은 연령층의 성인에 비해 3~5 배 더 병에 잘 걸린다. *Strep. pneumoniae*의 가장 중요한 병원성 성질은 포식작용 간섭이며, 이러한 간섭을 일으키는 이 세균의 크고 명확한 다당류 피막(polysaccharide capsule)에는 81 종류의 서로 다른 항원 유형이 있다. 어린아이와 성인들 중에는 증상 없이 인두에 *Strep. pneumoniae*를 지니고 있는 사람들이 있으며, 이 사람들은 다른 사람들의 감염원 구실을 한다. 대다수의 폐렴알균 폐렴 및 다른 그람양성 세균 폐렴은 입인두에 서식하는 세균을 함유한 입인두 액을 흡인함으로써 초래된다.

첫 증상은 일반적으로, 갑작스럽고 극적인 경직이 있은 후 가슴의 통증과 함께 고열이 약 3일 동안 지속되는 것이다. 오한(chill)이 나타날 수 있고, 대다수 환자에서 고름가래(purulent sputum)가 생긴다. 가래 내, 다수의 그람양성, 세모날(lancet) 모양의 알균/쌍알균의 존재는 폐렴알균 폐렴을 진단하는 데 크게 도움이 된다(그림 16.9). 더욱이 이 세균들의 피막 부풀기 반응(capsular swelling reaction)이 양성이면 특히 도움이 된다. 피막 부풀기 반응은 폐렴알균을 다가 피막 항혈청과 methylene blue 염색에 노출시킨 후 현미경으로 검사하여 관찰할 수 있다. 혈액우무배지 위 *Strep. pneumoniae* 집락은 알파용혈(불완전용혈)을 보이고, 'draughtsman(체커게임의 말) 모양' 의 형태를 갖는다(그림 16.10). 점액성이 아주 높은 균주는 이 성질이 덜 분명하게 나타난다. 폐렴알균은 optochin에 민감하고, 쓸개즙(담즙[bile])에 용해됨으로써, 다른 많은 구강 사슬알균 종들과 구별된다. 약 25%의 사례에서 균혈증이 일어나므로 혈액배양이 진단에 도움을 줄 수 있다.

페니실린-저항성 균주를 식별하고 적합한 약물을 처방하기 위해서는 항생제 감수성 검사를 시행해야 한다. 백신이 시중에 나와있으며, 이 백신은 가장 흔히 병을 일으키는 23 피막 종류

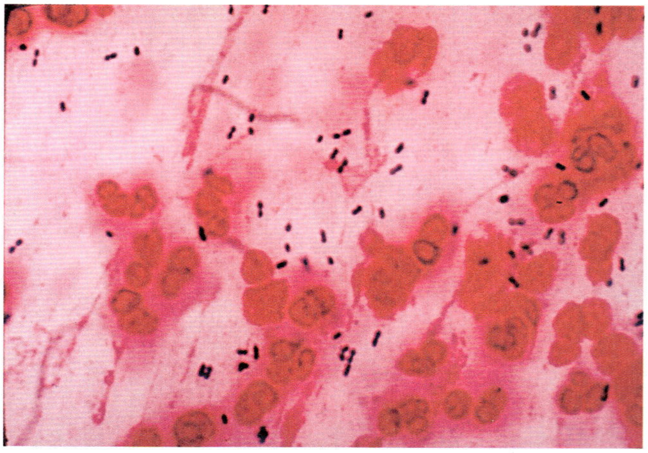

그림 16.9 폐렴알균(pneumococcal) 폐렴 환자의 그람염색한 가래(sputum)의 바른표본. 고름세포와 그람양성 쌍알균(diplococci)이 보인다.

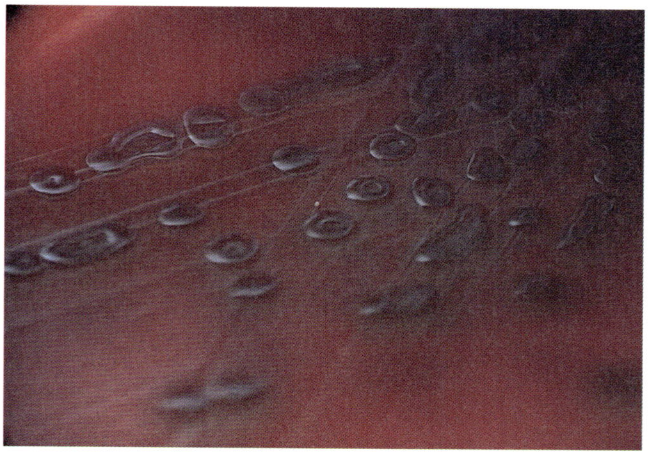

그림 16.10 혈액우무배지 위 *Streptococcus pneumoniae*의 draughtsman 모양 집락. 알파용혈을 보인다. C. Gemmell 교수의 호의로 게재됨

의 *Strep. pneumoniae*로부터 얻은 다당류로 구성된 것이다. 일반적으로 이 백신은 지라의 기능이상, 당뇨병, 만성심장허파 병이 있는 사람들처럼 감염의 위험이 높은 의학적으로 약화된 사람들에게 권장된다.

레기오넬라 폐렴

*Legionella pneumophila*는 그람음성 막대균으로, Legionnaires' disease로 불리는 비정형 폐렴을 일으킨다. 목숨을 위협할 수 있는 이 병은 1976년 미국 Pennsylvania 주, Philadelphia의 한 호텔에서 개최된 미국 재향 군인회 집회에 참석한 손님들 중에서 폐렴이 돌발함에 따라 처음으로 알려지게 되었다.

*Legionella pneumophila*와 33종의 다른 *Legionella*는 자연계에 널리 분포하는 물속 세균이며, 때때로 자유생활하는 아메바(free-living amoebae) 안에 존재하기도 한다. 그렇지만 대다수의 Legionnaires' disease 사례들은(약 70%가 *L. pneumophila*에 의함) *Legionella*로 오염된 물을 에어로졸화 함으로써 병을 퍼뜨리는 장치와 관련이 있다. 이러한 장치로는 냉각탑(cooling towers), 가습기(humidifiers), 호흡요법장비(respiratory therapy equipment)가 있다. 이 세균을 흡입하거나 흡인하게 되면, 허파에서 병을 일으킨다. Legionnaires' disease가 사람에서 사람으로 전파된 적은 없다. 이 병의 주된 특징이 그림 16.11에 주어져 있다.

치과의료의 입장에서 미국, 호주, 영국, 독일의 치과진료실을 조사한 연구에서 *L. pneumophila*가 다른 *Legionella* 종들과 함께 치과치료장치의 물 안에서 검출되었다는 보고는 관심을 끈다. 그 한 예로 미국의 한 연구보고에 따르면, 미국 내 4개 주에 걸쳐 있는 28개 진료실의 치과치료장치에서 수거한 물 표본의 8%에서 *L. pneumophila*가 검출되었다. 이는 치과치료 중 감염

LEGIONNAIRES 병	
전파	오염된 물에서 생긴 에어로졸을 흡입(inhalation of aerosols) 입인두에 집락형성한 세균을 흡인(aspiration)
증상	처음에는 인플루엔자(influenza) 같지만 심한 폐렴(pneumonia)으로 진행 그 외 특징은 정신혼동(mental confusion), 콩팥 기능상실(renal failure) 및 위장관증상(gastrointestinal symptoms) 등이 있다.
진단	배양하여 식별하거나, 혹은 면역형광법 또는 DNA 탐색자로 조직이나 체액에서 입증한다. 항체 수준 측정. 단순가슴촬영사진(Chest radiograph)
치료법	에리트로마이신(erythromycin)이 일차약(drug of choice)이다. 페니실린(penicillin)은 듣지 않는다(unresponsive).
치명률 (Case mortality)	치료받은 환자의 5% 치료받지 않은 달리 건강한 환자의 20~30% 치료받은 면역약화(immunocompromised) 환자의 24% 치료받지 않은 면역약화 환자의 80%

그림 16.11 Legionnaires 병의 중요한 특징

이 일어날 수 있는 이론적인 위험이 있음을 말해주는 것이며, 발표된 혈청학적 연구보고로부터 나온 간접증거들은 이러한 결론을 뒷받침하는 것으로 보인다. 그렇지만, 치과치료장치에서 나온 물이 Legionnaires' disease를 일으켰다는 과학적인 증거는 아직 없다.

비정형 폐렴

비정형 폐렴에는 다수의 다른 원인들, 특히 *Mycoplasma pneumoniae*와 그 보다 덜한 *Chlamydia* 종들이 있다. 일반적으로 성인의 비정형 폐렴에서는 두드러진 두통, 코인두 증상, 마른 기침이나 약간 젖은 기침이 나타난다. *Mycoplasma pneumoniae*는 세포벽이 없는 세균으로 모든 연령층에서 기도감염을 일으키지만, 취학아동과 젊은 성인에서 가장 잘 나타난다. *Mycoplasma pneumoniae*에 감염된 사람들 대다수는 인두염이나 기관지염만 일으키지만, 약 10%는 폐렴에 걸린다. 폐렴은 대개 한정적(self-limiting)이다. 이 세균은 40세 이상인 사람들이 걸리는 모든 폐렴의 약 15%의 원인이며, 대학생, 죄수, 군인들 같은 '울타리 안 집단(enclosed populations)' 에서 나타난다. 이 유형의 폐렴은 대개, 감염된 사람으로부터 나온 호흡 비말(respiratory droplets)을 흡입함으로써 걸리게 된다. 미코플라스마 폐렴은 테트라사이클린이나 에리트로마이신으로 치료한다.

결핵

병의 특징

결핵은 호산소성 세균인 *Mycobacterium tuberculosis*가 원인이다. 2002년 한 해 *M. tuberculosis*는 전세계적으로 약 2백만 명을 죽였으며(세계보건기구[World Health Organization]), 결핵(TB)은 여전히 감염병으로 인한 사망의 가장 큰, 단일 원인으로 남아있다. 전세계 인구의 삼분의 일이 *M. tuberculosis*로 감염되어 있는 것으로 추정되며, 감염된 사람의 단 10%만이 일생 중 언젠가 실제로 TB로 발전한다는 것은 다행한 일이다. 그렇지만 고 위험 요소가 관여될 경우 이 비율은 증가한다; 예를 들어 HIV에 감염된 사람에서 TB가 발전할 위험은 일생 중 10%에서 한 해에 8%로 늘어난다. 그림 16.12에 TB의 임상 특징을 실었다.

발병기전

결핵은 에어로졸을 통해 사람에서 사람으로 퍼지며, 병의 진행은 숙주 반응에 따라 달라진다(그림 16.13). 감염은 가장 일반적으로는 방사선사진 음성, 피부검사 양성인 무증상 사례에 머물지만, 적은 수의 생육가능 *M. tuberculosis*가 남아 TB의 재활성화에 관여할 수 있다. 일부 감염은 증상이 있는 일차 TB로 발전하며, 이는 하기도의 삼출 환부(exudative lesions)로 시작하여, 세포매개면역(유형 IV 과민)이 발달하면 증식 환부(productive lesion)로 진행되고 결절(tubercles)을 형성한다. 이 시점에서 치유가 일어나거나, 또는 환부가 확대되어 치즈화 괴사(caseation necrosis)가 나타난다. 치즈화 괴사는 치유되거나, 아니면 허파조직의 큰 부분이 파괴되어 공동이 형성된다(cavity formation).

결핵 외에는 다른 병이 없는 환자의 약 15%에서 허파로부터 다른 신체부위로 *M. tuberculosis*의 혈행 확산(haematogenous spread)이 일어나는 반면, HIV 감염환자에서는 이 비율이 50~70%로 증가한다. 이러한 확산은 *M. tuberculosis*가 세포 내 감염을 확립할 수 있는 능력에 의해 촉진된다. 이 병의 초기 진행단계에서 포식세포가 *M. tuberculosis* 세포를 삼키지만 세균은 세포 내 소화작용을 견디고 살아남을 뿐 아니라, 심지어 포식세포 안에서 증식하고 포식세포를 파괴할 수 있다. 그렇지만 세포매개면역이 발달하면 '활성화' 큰포식세포를 생산하고 이 포식세포는 세균을 파괴할 수 있다. 결핵은 일차 감염에서 살아남아 체내에 불활성 상태로 남아 있는 결핵 세균으로 인해 생애 후기에 재발할 수 있다. 세계보건기구는 모든 새로운 활성사례의 삼분의 이는 실제로, 치유된 일차 감염의 재활성화에 따른 결과로서 추산하고 있다.

진단, 치료, 약제 내성

TB의 진단은 피부검사와 함께 현미경검사로 항산(acid-fast), 항알코올(alcohol-fast) 막대균을 검출하고, 가래로부터 *M. tuberculosis*가 배양되는 것에 근거를 둔다(그림 12.5). 세균 배양은 Lowenstein–Jensen 배지로 불리는 특별한 우무배지 위에서 행하며, 지극히 느리다(4~8주). 그렇지만 좀더 현대적인 BACTEC radiometric system을 사용하면 검출시간을 9~16일로 줄일 수 있다. 지금은 분자생물학적 방법이 실험실 진단에 적용되고 있다. DNA 탐색자는 수 시간 내에 순수배양된 *M. tuberculosis*를 식별할 수 있다. 뿐만 아니라 중합효소연쇄반응

결핵 (TUBERCULOSIS [TB])	
전파	활성 폐결핵 감염자의 에어로졸화한 호흡비말핵(respiratory droplet nuclei)을 흡인(inhalation) 우발적인 접촉자들(casual contacts)에 대해서는 감염력이 낮다. 장기간 접촉자들, 특히 밀집된 환경(crowded conditions)이나 닫혀있는 공기냉각 계통(closed air systems)에서 높은 감염력을 나타낸다.
고위험 요인	알려진 활성 TB 사례와 밀접하게 접촉하는 일 감옥, 양호시설(nursing home), 정신병동(mental institution) 및 일부 의료시설(health care facilities) 등에 머무르는 것 HIV 감염 주사 약물 남용자(injection drug abuse) 알코올중독(alcoholism) TB 유병률(prevalence)이 높은 나라(Africa, Asia, Latin America)에서 온 사람들과의 접촉
증상	권태(malaise) 3주 이상의 젖은 기침(productive cough) 두통, 열 체중감소, 야간땀(night sweats) 가래에 혈액이 섞여나옴
진단	항산막대균(acid-fast bacilli; AFB)을 가래에서 발견(Ziehl-Neelsen) *Mycobacterium tuberculosis*를 가래에서 분리(Lowenstein-Jensen 배지) Purified protein derivative(PPD)로 피부검사(투베르쿨린검사[tuberculin testing]) 하여 감염여부 확인 단순가슴촬영사진(Chest radiograph)
예방 요법	BCG 백신(미국은 예외) PPD-양성, X-선-음성인 사례: 6~12 개월간 isoniazid(INH)를 매일 투여

그림 16.12 결핵의 주요 역학 및 임상 특징 요약

(polymerase chain reaction[PCR])은 임상 검사물 내 *M. tuberculosis*를 수 일 내에 식별해내는 것을 가능케 하였다. 이 기술은 미래에는 일상적인 일이 될 것이다.

투베르쿨린검사(Mantoux test)는 배양 *M. tuberculosis*로부터 얻은 PPD(purified protein derivative)를 팔에 진피내 주사(intrader-mal injection)하는 것이다. 양성검사(48시간에서 72시간 후 주사부위에 직경 10 mm 이상의 '단단한' 환부가 생기는 것)는 현재 활성이 있는 병이나 과거 감염을 가리킨다. 음성검사는 거짓음성 결과가 있을 수 있기 때문에 TB를 확실하게 배제해 주지는 않는다.

TB 환자는 긴 치료기간 중에 내성균주가 출현하는 것을 예방하기 위해 대개 세 가지 약물로 치료한다. 영국에서는 성인 호흡기결핵 치료에 첫 2개월 동안 isoniazid(INH), rifampicin, pyrazinamide, ethambutol, 뒤이은 4개월 동안 rifampicin, INH를 투여하는 6개월 요법이 권장된다. 그렇지만 지난 10년 동안 다약제내성(multiple drug resistant) *Mycobacterium tuberculosis* 균주(MDRTB)가 출현하였으며, 그 중 20%는 INH와 rifampicin에 대해 모두 내성이 있다. 이차약물(효과가 덜 하고, 일반적으로 독성이 더 높다)로는 para-aminosalicylic acid, streptomycin, amikacin, ciprofloxacin, clarithromycin이 있다.

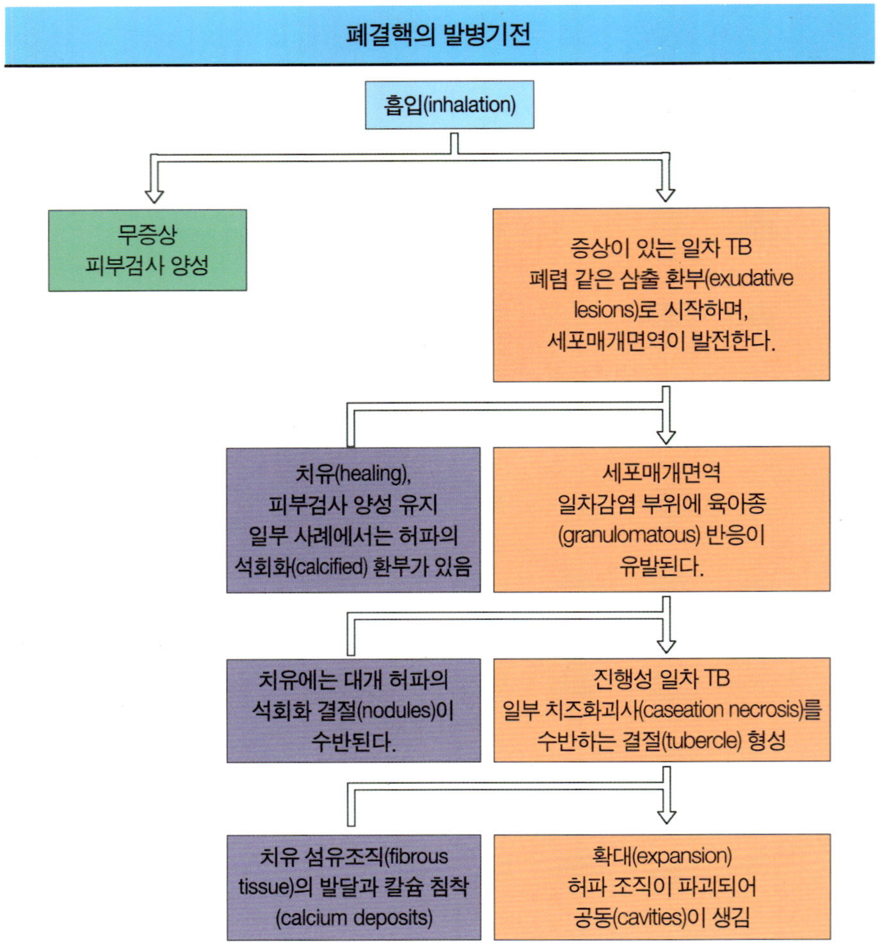

그림 16.13 폐결핵 발병기전의 단계를 나타내는 흐름 도표

면역화

TB에 대한 예방접종으로서, 거의 전세계적으로 사용되고 있는(미국은 예외) bacillus of Calmette-Guerin(BCG)은 소 *Mycobacterium*의 생, 무독력 균주로서, PPD-음성인 사람에게 사용한다. 불운하게도 백신의 보호작용은 일정하지 않은 것으로 나타났다; 어린아이들에서 가장 강하고, 성인에서는 덜 효과적인 것으로 보인다. 예방접종의 단점은 보호를 제공하건 아니건 간에 양성 피부검사가 나오게 만듦으로써 피부검사를 초기 감염을 검출하는 수단으로서 쓸 수 없게 되는 것이다.

의료종사자들 중에 활성 *M. tuberculosis* 허파 감염이 있거나 감염이 있는 것을 모르는 환자에 노출된 후 TB가 나타나는 직업 TB의 사례가 일어날 수 있다. 비록 치과의료전문직에 있는 사람들에게 TB 전파는 특별한 문제가 아니었지만, 다소간의 주의는 필요하다. 활성상태의 병이 있는 환자의 응급 치과진료는 격리 시설이 있는 병원 환경에서 시행되어야 할 것이다.

비-결핵 미코박테륨(항산균)

Mycobacterium 속(genus)에는 *M. tuberculosis* 외 추가 구성원들이 있으며(비-결핵 미코박테륨[non-tuberculous mycobacteria, NTM]), 이들은 허파, 피부, 관절에서 병원성을 나타낼 수 있다. 이들은 다양한 환경(토양, 물, 집먼지, 새, 동물, 식품)에서 분리되기 때문에 환경내 근원으로부터 허파로 들어 오는 것이기가 쉽지만 정확한 전파 방식은 아직 모른다. 허파 병과 가장 잘 관련되어 있는 두 NTM은 *M. avium* complex와 *M. kansasii*이다.

바이러스성 폐렴	
인플루엔자(influenza) virus	어린이: 상기도(upper respiratory tract) 열병(febrile) 갇염을 잘 발생시킴 어른: 바이러스성 폐렴의 가장 흔한 원인
호흡기세포융합바이러스 (Respiratory syncytial virus [RSV])	어린이: 6개월~3세까지 폐렴 40~60%의 원인 어른: 가벼운 상기도 감염에 더 잘 관여
Parainfluenza virus	어린이: 감기 증상, 기관기관지염(tracheobronchitis) 및 크룹(상기도막힘증[croup])을 가장 잘 일으킴 폐렴을 일으킬 수도 있음 어른: 하기도 감염은 드물다.
전신 바이러스병의 일부로서의 폐렴	홍역(measles): 흔히 호흡기 증상을 일으킴. 폐렴으로 진행할 수도 있음 수두대상포진(varicella zoster): 흔히 호흡기 증상을 일으킴. 수두(chickenpox)에 걸린 청소년 및 성인의 10~20%에서 폐렴이 나타날 수 있지만, 어린이에서는 드물다. 거대세포바이러스(cytomegalovirus[CMV]): 대다수 CMV 폐렴의 사례는 전신 CMV 감염이 있는 면역약화(immunocompromised) 환자에서 나타난다

그림 16.14 바이러스성 폐렴 원인들의 요약. 어른들보다는 어린이에서 더 잦다.

바이러스 폐렴

여러 종류의 바이러스가 폐렴을 일으킬 수 있다. 하나의 집단으로서 바이러스는 영유아 및 어린아이들 폐렴 대부분의 원인이 되고 있지만, 성인 폐렴의 10% 밖에는 일으키지 않는다(그림 16.14). 대개 임상적으로 실험실 배양 결과 없이 바이러스 폐렴과 세균 폐렴을 구별하기는 어려우며, 바이러스 폐렴으로 추정되는 사례에서도 약 절반의 사례에서만 특정 바이러스 병원체가 식별된다. 바이러스 자체가 폐렴을 일으키지 않는 경우에도, 홍역 바이러스처럼 호흡기관 방어에 손상을 입힘으로써 바이러스는 이차 세균폐렴이 일어날 수 있는 길을 준비한다.

인플루엔자

인플루엔자 바이러스는 토착성(endemic), 유행성(epidemic) 및 범유행(세계적유행[pandemic]) 감염을 일으킨다. 사람을 감염시키는 RNA myxoviruses(믹소바이러스)에는 두 가지 유형(A, B)이 있으며, 모두 숙주 종을 통해 확산되면서 유전자 변화를 일으킨다. 바이러스 A는 유행성 인플루엔자의 주된 원인이며, 반면 바이러스 B는 겨울철에 일어나는 좀더 가벼운 돌발(outbreaks)의 원인이다. 인플루엔자의 전파는 비말 흡입(droplet inhalation)에 의한다. 바이러스 입자는 상기도와 하기도 표면상피세포의 시알산(sialic acid) 수용기에 부착하며, 증식하면서 세포를 죽인다. 숙주세포에서 방출되는 cytokine은 오한(chills), 권태(malaise), 열, 근육통을 일으킨다. 인플루엔자 A는 일차 폐렴을 거의 일으키지 않으며, 허파 손상은 대개 *Strep. pneumoniae*, *Staph. aureus*, 또는 *Haemophilus influenza*에 의한 이차 세균 감염에 기인한다.

백신은 있지만, 지난 해 유행한 바이러스 내에서 일어난 유전자 변화와 관련하여 매년 재검토되어야 한다. 백신은 접종받은 사람의 70%까지 보호해주며, 고위험 군, 특히 노년층, 만성 심장허파병이 있는 사람 및 의료종사자들을 보호하는데 유익하다. 유전자 변화는 두 가지 유형이다—항원변이(antigenic shift)와 항원소폭변이(antigenic drift). 전자에 바이러스 표면 haemagglutinin을 지정하는 RNA 분절의 대폭적인 유전자 재분류(re-assortment)가 관여하여, 사람 집단이 그에 대해 거의, 또는 전혀 보호를 갖지 못한 새로운 바이러스가 생겨나 전세계적인 유행이 열어날 수 있다. 항원소폭변이는 자연돌연변이에 의해 haemagglutinin 내 작은 변화가 일어나고, 이로 인해 부분적으로 밖에는 면역이 없는 숙주를 바이러스가 감염시킬 수 있게 된다. Rimantadine HCl은 인플루엔자 A 바이러스의 복제를 억제한다. 만일 병이 시작된 후 1일 내지 2일 안에 투여하면 감염의 심도를 줄일 수 있지만, 예방제제로서 더 가치가 있다.

Severe Acute Respiratory Syndrome (SARS)

2002년 11월 중국 광동지방에서는 분명한 원인을 알 수 없는

하기도의 진균 감염	
히스토플라스마증 (Histoplasmosis)	**원인:** *Histoplasma capsulatum* (두형태곰팡이[dimorphic fungus]) 대다수 감염은 증상이 없고, 진단 없이 일차 환부가 자연 치유된다. 전세계적으로 나타난다. 미국에서만 한 해 약 200,000건의 새로운 감염이 발생한다. 허파 환부는 대개 결핵에서처럼, 섬유화(fibrosis) 및 석회화(calcification)와 함께 치유된다. **진단:** 현미경검사 및 배양으로 가래에서 미생물을 식별하고, 도움체결합 항체 검출 및 몇몇 경우에는 histoplasmin 피부검사를 한다. 일부 사례에서는(대부분 면역약화(immunocompromised)된 사람들) 허파로부터 혈행 확산 (haematogenous spread)이 일어난다. **치료:** Amphotericin B의 정맥내(IV) 투여. 어떤 경우에는 ketoconazole 투여
분아균증 (Blastomycosis)	**원인:** Blastomyces dermatiditis (두형태곰팡이) 미국 남서부, 멕시코, 아프리카의 풍토병(endemic). 그 외 세계 다른 지역에서는 산발성(sporadic). 허파의 환부는 결핵 및 히스토플라스마증과 비슷하다. **진단:** 현미경검사 및 배양으로 가래에서 미생물을 식별 다른 내부 장기, 뼈, 피부로의 혈행 확산을 수반하는 급성 폐렴으로 발전할 수 있다. **치료:** Amphotericin B의 정맥내(IV) 투여. 어떤 경우에는 ketoconazole 투여
콕시디오이데스진균증 (Coccidiomycosis)	**원인:** *Coccidioides immitis*(두형태곰팡이) 미국 남서부, 멕시코 북부, 중미 및 남미의 풍토병. 일차감염의 약 60%는 증상이 없고, 40%는 가볍거나 심한 허파 병이 나타나며, 0.3%는 파종(disseminated)병으로 진행한다. **진단:** 현미경검사 및 배양으로 가래에서 미생물을 식별하고, 도움체결합 항체 검출 및 몇몇 경우에는 coccidiodin 피부검사를 한다. **치료:** Amphotericin B의 정맥내(IV) 투여. 어떤 경우에는 ketoconazole 투여
크립토콕쿠스증 (Cryptococcosis)	**원인:** *Cryptococcus neoformans*(주로 효모로서 증식) 전세계적으로, 비둘기 분비물(pigeon droppings)을 함유하는 토양 안에 많은 수로 존재하며, 일차감염원 구실을 한다. 대다수 감염은 증상이 없고, 진단 없이 일차 환부가 자연 치유된다. 폐렴은 파종 병으로 이어질 수 있으며, 뇌와 수막이 가장 많이 관여된다. **진단:** 현미경검사에서 가래내 큰 피막(capsules)을 가진 효모세포 관찰, 배양을 통한 식별, (항-)피막 항체 검출 **치료:** Amphotericin B의 정맥내(IV) 투여. 어떤 경우에는 ketoconazole 투여
그외 허파의 진균 병	아스페르길루스증(Aspergillosis) 접합균증(접합곰팡증[Zygomycosis])

그림 16.15 하기도의 중요한 진균 감염 요약

심한 기도 병이 돌발했음이 보고되었다. 이 원인체는 동아시아와 동남아시아, 그리고 세계의 몇몇 다른 장소, 특히 캐나다의 Toronto까지 널리 확산되었다. 2003년 7월 돌발사태가 진정되기까지 30개국으로부터 사례들이 보고되었다. 가장 큰 돌발은 중국 본토와(5,327 사례, 348명 사망) 홍콩에서(1,755 사례, 298명 사망) 일어났다. 2003년 8월까지 전세계적으로 8,400건의 SARS 사례와 916명의 사망이 보고되었다.

Severe Acute Respiratory Syndrome(SARS)로 이름 붙여진 이 병은 고열, 기침, 숨참, 숨쉬기 어려움 등의 특징이 있다. 가슴 방사선사진은 폐렴의 소견과 같았다. 감염된 사람과의 밀접한

접촉이 가장 큰 전파위험인 것으로 보이며, 많은 가족 구성원과 의료종사자들이 감염되었다.

곧이어 병원체는 새로운 coronavirus로 밝혀졌으며, SARS associated coronavirus(SARS-CoV)로 명명되었다. 병의 진단은 PCR 검출 및 혈청학으로 내릴 수 있다. 확실한 치료는 없으며 심한 사례는 집중치료실 내에서 기계적인 호흡(mechanical ventilation)을 요한다. 노년층의 사망률(mortality)은 50%에 달한다.

진균 감염

하기도를 감염시키는 몇몇 진균이 있으며, 병원성 진균 포자나 효모세포를 흡입함으로써 걸리게 된다(제7, 27장). 대다수의 사례들은 증상이 없거나 진단이 없지만, 몇몇 사례에서는 심각한 소견이 나타난다(그림 16.15).

Pneumocystis jiroveci(이전, *P. carinii*)는 비정형 진균이며, 자주 기도를 침범하여 무증상 감염을 일으킨다. *P. jiroveci*에 대한 특이항체 수준을 측정한 결과에 의하면 어린아이들의 80%가 4세 경에 이미 이 진균의 집락형성을 허용하는 것으로 나타났다. 건강한 어린아이에서 *P. jiroveci* 폐렴(PJP)이 일어난 사례가 좀 있지만, 이 병의 가장 중요한 발현은 면역약화환자, 특히 AIDS 환자에서 볼 수 있다. 진단방법은 가래나 허파 생검 조직 안에서 단클론항체에 의한 간접 면역형광 염색을 이용하여 이 미생물을 증명하는 것이다. 치료는 trimethoprim-sulfame-thoxazole 또는 pentamidine로 한다.

Further reading

Clark SC (2004). Tuberculosis. In *Modern Medical Microbiology The Fundamentals*. Chapter 19 Arnold, London.

Fields BS, Benson RF and Besser RE (2002). Legionella and Legionnaires' disease: 25 years of investigation. *Clinical Microbiology Reviews,* 15, 506-26.

Hawkey PM, Bhagani S and Gillespie SH (2003). Severe acute respiratory syndrome (SARS): breath-taking progress. *Journal of Medical Microbiology,* 52, 609-13.

Li RWK, Leung KWC, Sun FCS and Samaranayake LP (2004). Severe acute respiratory syndrome (SARS) and the GDP. Part 1: Epidemiology, virology, pathology and general health issues. *British Dental Journal,* 197, 77-80.

Li RWK, Leung KWC, Sun FCS and Samaranayake LP (2004). Severe acute respiratory syndrome (SARS) and the GDP. Part II: Implications for GDPs. *British Dental Journal,* 197,130-4.

Mims C, Dockrell HM, Goering RV, Roitt I, Wakelin D and Zuckerman M (2004). Upper respiratory tract infections; and Lower respiratory tract infections. In *Medical Microbiology,* 3rd edn, Chapters 18 and 19. Elsevier Limited, London.

Rinaggio J (2003). Tuberculosis. *Dental Clinics of North America,* 47, 449-65.

요점

- 대다수의 급성 목앓이(sore throats)는 바이러스가 일으킨다.
- *Streptococcus pyogenes*는 인두염(pharyngitis)의 가장 일반적인 세균 원인이다.
- 사슬알균 목앓이의 합병증은 류마티스 심장병과 급성 토리콩팥염(사구체신염[glomerulonephritis])이다
- 디프테리아(diphtheria)는 독소생산 *Corynebacterium diphtheriae* 균주가 일으키는 목숨을 위협하는 감염이며, 변성독소(toxoid)로 면역화하여 예방할 수 있다.
- 백일해('Whooping cough')는 *Bordetella pertussis*가 일으키는 급성 기관-기관지염으로, 사멸백신으로 면역화하여 예방할 수 있다.
- *Haemophilus influenzae, Streptococcus pneumoniae, Moraxella catarrhalis*는 만성 기관지염 급성 악화(exacerbations)의 가장 일반적인 원인이다.
- 지역사회 폐렴의 대다수는 *Streptococcus pneumoniae*, 바이러스, 또는 *Mycoplasma pneumoniae*가 일으킨다.
- 그람음성 막대균, 특히 *Pseudomonas aeruginosa*는 모든 병원 폐렴의 60%의 원인이다.
- Legionnaires' disease는 그람음성 막대균인 *Legionella pneumophila*가 일으키는 폐렴의 한 형태로서, 대개 물을 다루는 장치와 관련이 있다.
- 성인의 비정형 폐렴 사례의 대다수는 *Mycoplasma pneumoniae*에 의한다.
- 전세계 인구의 삼분의 일이 *Mycobacterium tuberculosis*에 감염되어 있다.
- 결핵은 호흡 비말 핵(respiratory droplet nuclei)의 흡입으로 확산되며, 감염은 대개 무증상에 머문다.
- 결핵의 진단은 가래의 Ziehl-Neelsen 염색도말에서 항산성 막대균의 검출, 배양, Mantoux skin test(피부검사)로 이루어진다.
- 결핵은 다약제 요법(multiple drug therapy), 예를 들어 isoniazid, rifampicin, ethambutol 및 pyrazinamide로 치료하지만, 약제 내성은 점점 커져가는 문제이다.
- BCG 백신은 *Mycobacterium tuberculosis*에 대한 면역을 위해 사용할 수 있지만, 보호작용은 일정하지 않다.
- 인플루엔자 바이러스는 myxoviruses로, 비말 흡입(droplet inhalation)으로 전파되며, 확산되면서 유전자 변화(항원 소폭변이[antigenic drift]와 변이[shift])를 일으킨다.

17 중추신경계통의 감염(Infections of the central nervous system)

- 신경해부학(neuroanatomy)
- 급성 수막염(acute meningitis)
  - 급성 수막염의 역학과 병인
- 만성 수막염
- 뇌 농양(brain abscess)
- 감염에 의한 뇌신경 손상
- 뇌염(encephalitis)
- 전염해면뇌병증(transmissible spongiform encephalitis)
- 요점

중추신경계통(CNS)과 척수(spinal cord)는 별개의 신체 구획을 이루고 있으며, 혈액순환으로부터의 백혈구 이동에 그 방어를 의존한다. 감염의 임상적인 징후와 증상(signs and symptoms)은 CNS의 어느 구역이 감염에 관여 되었는지에 달려 있지만, 의식(consciousness) 수준변화, 두통(headache), 시각신경유두부종(papilloedema) 같은 두개내압(머리속압력[intracranial pressure]) 증가의 징후 등을 포함한다. 농양과 같은 국소 환부에서는 환부의 위치에 따라 징후가 다르다; 예를 들어, 이마(frontal) 환부는 성격의 변화를 일으킬 수 있다. 뇌(brain)는 딱딱한 구조 안에 들어있기 때문에, CNS 감염의 중요한 특징은 염증과 삼출액으로 인한 두개내압의 증가로 대뇌 혈류(cerebral blood flow)가 줄어들어 심각한 일로 이어질 수 있다는 것이다.

신경해부학(neuroanatomy)

CNS의 감염을 이해하려면, 신경해부학에 대한 기본적인 이해가 필요하다. 뇌 덮개(피복[coverings])의 해부학적인 관계는 그림 17.1에 요약되어 있다. 두개골(머리뼈[skull])과 척주관(vertebral canal) 내면은 세 층의 결합조직 막(수막[meninges])이 깔려 있어서, 뇌와 척수를 감싸고 있다. 가장 바깥쪽 층은 경질막(경막[dura mater])으로 두개골과 척주(spinal column)의 내면에 깔려 있다. 중간 층은 거미막(arachnoid mater)이고, 맨 안쪽(CNS의 대뇌겉질[cerebral cortex] 위로 놓인) 층은 연질막(연막[pia mater])이다.

경질막과 거미막 사이에는 경질막밑 공간(subdural space)이 있으며, 이 공간을 통해서 큰 정맥굴(venous sinuses)을 공급하는 정맥이 지나간다. 연질막과 거미막 사이의 공간은(거미막밑공간[sub-arachnoid space]) 뇌척수액(cerebrospinal fluid [CSF])을 담고 있다. 이 수막들은 혈액과 CSF 사이 장벽인 혈액-뇌장벽(blood—brain barrier)을 제공한다. CSF는 허리천자(요추천자[lumbar puncture]) 기술을 이용하여 감염 유무를 분석할 표본을 채취할 수 있다. 허리천자는 바늘을 허리뼈(요추[lumbar vertebrae]) 사이로 삽입, 거미막밑공간 내로 들어가게 하여 CSF에 접근하는 기술이다. 척수의 거미막밑 공간은 뇌의 거미막밑 공간과 통해 있다. CSF의 대부분은 뇌실(ventricles)의 맥락얼기(맥락막총[choroid plexus])에서 생산된다.

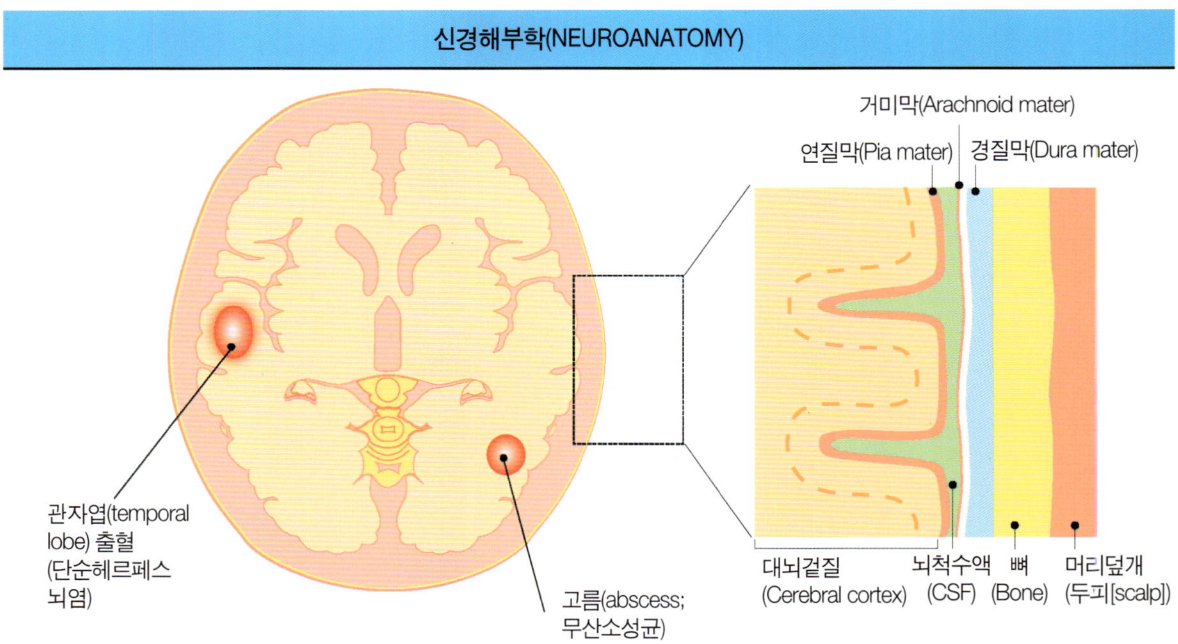

그림 17.1 감염과 관련된 중추신경계통(central nervous system)의 신경해부학

중추신경계통 감염에서 CSF 변화				
CSF	세포수/μl	단백질 mg/dl	포도당 mg/dl	원인
정상	0~5	15~45	45~85	
감염(Septic; 화농) 수막염(meningitis)	200~20,000 (주로 호중구)	높다 (>100)	<45	세균 뇌농양
무균수막염(aseptic meningitis; 세균 증식이 없음)이거나 수막뇌염(meningo encephalitis)	100~1,000 (주로 단핵세포)	높다 (50~100)	정상이기도 함	바이러스 결핵(tuberculosis)

그림 17.2 중추신경계통 감염에서 CSF 변화

급성 수막염(acute meningitis)

수막염은 문자 그대로, 수막의 염증으로 풀이되며, CSF 내 비정상적으로 많은 수의 백혈구가 나타나는 것으로 확인할 수 있다. 감염이 있을 때 흔히 일어나는 CSF의 성분 변화 몇 가지를 그림 17.2에 요약하였다. 임상적으로 수막염은 몇 시간에서 며칠에 걸쳐 수막증상이 일어나는 증후군으로 정의된다. 급성 수막염의 증상에는 강렬한 두통, 열, 빛이나 소리를 못견디는 것(intolerance)과 근육 특히 목근육의 경축(rigidity) 등이 포함된다. 치료하지 않으면 경련(convulsions)이 일어나고 죽음으로까지 진행될 수 있다.

급성 수막염의 역학과 병인

바이러스 수막염

바이러스는 급성 무균수막염(aseptic meningitis) 증후군의 주요 원인이다. 가장 일반적인 원인은:

장바이러스(Enteroviruses)

Enterovirus는 전세계적으로 분포하며(주로 echo와 coxsackie), 현재 무균수막염 증후군의 원인으로 밝혀진 것들 중 선두이다. Enterovirus 수막염으로 해를 입는 주 연령층은 영유아와 어린아이들로, 이는 이 연령층이 이 병에 가장 잘 걸리는 숙주 집단이기 때문이다.

볼거리(유행귀밑샘염[mumps]) 바이러스

면역화되지 않은 집단에서 볼거리는 무균수막염과 뇌염의 가장 흔한 원인 중 하나이다(볼거리 면역화 프로그램을 갖고 있는 나라에서는 자주 잊혀지는 사실이다). 볼거리 환자의 10~30%에서 증상이 있는 수막염이 있고, 귀밑샘염(parotitis)이 나타나지 않는 환자에서도 일어날 수 있다. 수막염은 볼거리바이러스 감염의 가장 일반적인 신경계 소견(neurological manifestation)이며, 대개 예후가 양호하고 저절로 한정된다(self limiting condition).

헤르페스바이러스(herpes viruses)

단순헤르페스는 모든 무균수막염 사례의 0.5~3%를 차지한다. 바이러스는 단순헤르페스뇌염이나 단순헤르페스수막염을 일으킬 수 있다. 단순헤르페스바이러스 무균수막염 증후군은 단순헤르페스 유형 2에 의한 생식기관 일차감염과 가장 관련이 많다.

세균 수막염

세균수막염은 세계적으로 전체 이환율과 사망률의 한 중요한 원인으로 남아있다. 수막염을 일으키는 세균 병원체의 일반적인 발병인자는 세균이 포식작용에 저항하는 것을 돕는 다당류 피막을 세포 바깥쪽에 갖고 있는 것이다(그림 17.3). 가장 흔한 세균 수닥병원체의 개요를 그림 17.4에 실었다.

Neisseria meningitidis

이 그람음성 알균은 어린아이와 젊은 성인 세균 수막염의 가장 일반적인 원인이며, 사망률은 3~13%이다. 이 미생물은 그 바깥 쪽 다당류 피막의 면역학적 반응에 근거하여, 서로 다른

발병인자(VIRULENCE FACTORS)						
병원체	피막(Capsule)	병독성 피막 유형	IgA 단백분해효소	털(Pili)	내독소(Endotoxin)	외독소(Exotoxins)
Neisseria meningitidis	+	A, B, C, Y W-135	+	+	+	-
Haemophilus influenzae	+	b	+	+	+	-
Streptococcus pneumoniae	+	1,19F, 23F	+	-	-	+

그림 17.3 *Neisseria meningitidis, Haemophilus influenzae* 및 *Streptococcus pneumoniae*의 공통 발병인자

수막염(MENINGITIS)의 세균 병원체	
선행요인	공통 세균 병원체
0~4주	*S.agalactiae**, *E.coli*, *L. monocytogenes*
4~12년	*S.agalactiae**, *E.coli*, *L. monocytogenes*, *H. influenze*, *S. pneumoniae*, *N. meningitidis*
3개월~18년	*H. influenze*, *S. pneumoniae*, *N. meningitidis*
18~50년	*S. pneumoniae*, *N. meningitidis*
〉50년	*S. pneumoniae*, *N. meningitidis*, *L. monocytogenes*
면역약화	*S. pneumoniae*, *N. meningitidis*, *L. monocytogenes*, aerobic Gram-negative bacilli(e.g. *Pseudomonas aeruginosa*)
뇌바닥 머리뼈 골절 (Basilar skull fracture)	*H. influenze*, *S. pneumoniae*, *S. pneumoniaes***
머리 외상(trauma), 뇌수술 후	*S. aureus*, *S. epidermidis*, aerobic Gram-negative bacilli(e.g. *Pseudomonas aeruginosa*)

그림 17.4 수막염과 관련된 공통적인 세균 병원체. *그룹 B beta-용혈 사슬알균; **그룹 A beta-용혈 사슬알균

혈청군으로(serogroups) 분류된다. 영국 내 토착성 병의 대다수는 B, C, Y 혈청군에 속하는 수막알균(meningococci)이 일으킨다. A와 C 혈청군이 일으키는 병은 유행병으로 나타날 수 있다. 유럽에서는, 혈청형 B와 C가 사례의 95%를 점한다. 5세 이하의 어린아이들이 가장 잘 걸리며, 생후 6개월에서 가장 높은 발생수를 보인다. 13세부터 19세 사이에 두 번째 작은 극치(peak)가 나타난다.

감염은 호흡 비말이나 코와 목 분비물의 직접접촉을 통해 사람에서 사람으로 확산된다. 전파가 이루어지려면 가족적인 환경에서와 같이 긴밀하고 긴 접촉이 요구된다. 사람이 유일한 원천이다. 겨울철의 병 발생수(incidence)가 가장 높다. 대다수의 사례들은 산발적으로 일어나지만 가끔, 특히 교육 환경이나 군대에서 무리로 발생하기도 한다. C 혈청군 병은 B 혈청군에 비해 무리 감염을 잘 일으키는 경향이 있다. 수막알균 감염의 선행요인(predisposing factors)은 간접흡연, 최근의 상기도 감염, 지라(비장) 결핍이다.

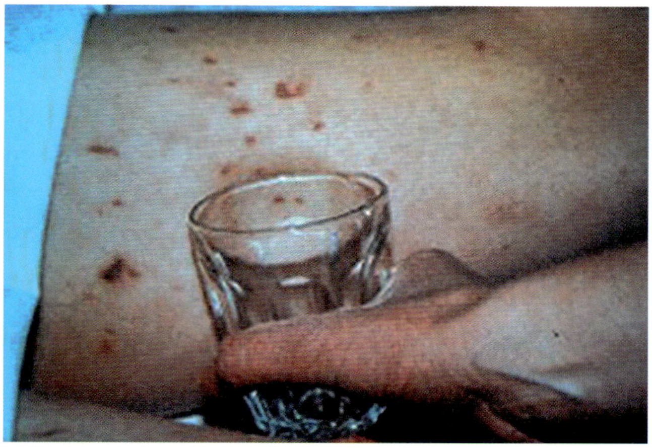

그림 17.5 Glass tumbler 검사. 패혈증 발진은 glass tumbler를 갖다 대고 꾹 눌러도 발진이 희미해지지 않는다. Meningitis Research Foundation의 호의로 사진 게재

수막알균 수막염에서는 수막염, 패혈증(septicaemia), 또는 두 가지 증상이 함께 나타난다. 임상적으로 열, 권태, 그리고 의식변화와 경련에까지 이르는 두통 등이 나타난다. 패혈증을 나타내는 점출혈 발진(petechial rash)은 비록 언제나 있는 것은 아니지만 중요한 특징이다. Glass tumbler test를 이용하여(그림 17.5) 비-창백(non-blanching) 출혈 발진(haemorrhagic rash)과 다른 유형의 발진을 구별할 수 있다.

의심되는 사례를 실험실을 통해 확인하는 것은 공중보건을 관리하는데 필수적인 일이다. 감염미생물의 혈청군은 공중보건에 관한 결정을 내리는데 필요한 정보가 될 수 있다. 수막알균 감염으로 의심될 때 권장되는 검사물들이 그림 17.6에 있다.

수막알균 수막염의 공중보건 측면

세균 수막염의 공중보건상 중요성은 병이 심한 정도, 예측할 수 없는 무리 감염을 일으킬 능력, 특정 사례 혹은 집단 사례에 수반되는 공공불안에 있다.

현재 A, C, W135, Y 혈청군에 대한 다당류 백신을 이용할 수 있다. 그러나, 단지 수 년간의 보호만 제공해 주며 어린아이들에게는 효과가 없다. 혈청형 B 백신의 생산은 다른 신체조직과의 면역학적 교차반응 때문에 어려움을 겪고 있다. 좀더 최근에는 다당류 백신과 관련된 어려움(어린아이들에서 면역학적 기억을 유도해내지 못함)을 극복하기 위한 시도의 결실로, 개선된 혈청형 A와 C에 대한 접합(conjugate; 다당류와 단백질) 백신을 이용할 수 있게 되었다. 혈청형 C 접합 백신이 최근 영국의 어린이 면역화 계획에 보태졌다(제9장).

긴밀 접촉자들(close contacts)을 위한 예방화학요법(chemoprophylaxis)이 가용해졌다. 긴밀 접촉자란 발병 전 한 주일 동안 사례환자와 긴밀하고 긴(집안; 가족) 접촉을 한 사람들을 말한다. 예방화학요법의 목표는 긴밀 접촉자들의 코인두 미생물무리에서 감염균주를 박멸하여, 더 이상의 사례를 방지하는 것이다. Rifampicin, ciprofloxacin, ceftriaxone 같은 항미생물 제제들이 수막알균 감염의 예방화학요법을 위해 사용된다.

Haemophilus influenzae

이 그람음성 막대균의 전파는 호흡 비말을 통해 이루어진다. 대개 피막이 있는(encapsulated) 세균 균주, 주로 유형 b 균주가 침입성 병을 일으킨다. 이 세균은 역사적으로 특히 5세 미만 어린아이들의 수막염, 패혈증, 후두개염(epiglottitis)의 중요한 원인이었다. 유형 b 균주(Hib)에 대한 접합백신의 도입은 침입성 *H. influenzae* 병 사례들의 극적인 감소를 가져왔다. 이제 대다수의 감염 사건들은 면역화되지 않은 영유아 및 6세 이하 어린이들의 집단에서 나타난다.

세균 수막염 조사
PCR과 배양을 위한 혈액
배양을 위한 면봉채취표본
현미경검사, 항원 검출, 배양 및 PCR을 위한 CSF
혈청학적 검사를 위한 혈청 표본 한 쌍[초기 및 후기]

그림 17.6 세균 수막염으로 의심될 때 권장되는 검사물

Streptococcus pneumoniae(폐렴알균[pneumococcus])

폐렴알균은 그 발병력에 중요한 다당류 피막에 둘러 싸여져 있다. 전파는 호흡 비말을 통해서 이루어진다. *S. pneumoniae*는 일반적인 폐렴, 패혈증, 수막염의 원인이며, 특히 영유아, 노년층, 지라(비장)가 없거나 기능을 하지 못하는 사람, 그 외 다른 면역 부전의 원인을 가진 사람들에서 중요하다. 폐렴알균은 CSF의 누출을 수반하는 두개골 골절을 겪은 환자의 수막염에서도 역시 흔히 볼 수 있는 병원체이다.

많은 수의 서로 다른 피막 유형이 있지만, 역학적인 증거들은 8~10 특정 피막 유형이 대부분의 병을 일으킨다는 것을 분명히 보여주었다. 현재 23 종류의 가장 널리 알려진 각 피막 유형 *S. pneumoniae*로부터 얻은 피막 추출물들을 함유한 다당류 폐렴알균 백신과, 적은 수의 피막 유형을 담고 있지만 면역원성이 더 높은 접합 백신이 나와 있다.

급성 수막염과 관련이 있는 다른 세균 병원체들

Streptococcus agalactiae(그룹 B β 용혈 사슬알균)는 널리 알려진 신생아 수막염의 원인이다. 그룹 B 사슬알균은 대개 증상이 없는 임신여성의 질이나 곧창자(직장)에서 유래한다. 그룹 B 사슬알균은 성인에서도 수막염을 일으킬 수 있으며, 특히 당뇨병, 암, 알코올중독 같은 선행요인이 있는 사람에서 중요하다.

*Listeria monocytogenes*가 일으키는 listeriosis는 동물에 노출되는 일과 자주 연관된다. 리스테리아 감염 돌발은 오염된 coleslaw(잘게 썬 양배추 샐러드), 저온살균처리 되지 않은 우유 및 치즈의 소비와 관련이 있다. 영유아, 노년층, 면역약화된 사람들이 고위험군이다.

만성 수막염

만성 수막염은 질병 지속시간이 몇 주에서 몇 달이며, 그 정의는 CSF가 계속 비정상으로 남아있으면서, 비정상적인 CNS 증상 및 징후가 적어도 4주 간 지속되는 것을 말한다. 만성 수막염은 *Mycobacterium tuberculosis*, *Treponema pallidum*(매독[syphilis])(제14장), *Borrelia burgdorferi*(Lyme Disease)에 의한 감염이 진행되는 동안 일어날 수 있다.

결핵 수막염은 어린아이와 젊은 성인에서 일차감염의 뒤를 이어 일어날 수 있으며, 노출 후 한 달 이내에 생긴다. 성인과 노년층에서는 신체 다른 부위에 생긴 광범위한 결핵과 관련되는 경우가 더 잦다. 결핵 육아종(tuberculous granulomata)에 의해 국소적인 뇌환부가 생길 수 있으며, 이로 인해 뇌신경이 침범될 수 있다. 치료는 대개 한 차례의 항-결핵 요법으로 이루어진다.

Lyme Disease는 스피로헤타(*Borrelia* 종)가 일으키는 여러 계통의 병으로, 진드기물림(tick bites)을 통해 전파된다. 수막염은 이 병의 후기 소견 중에 하나이며, 페니실린 또는 ceftriaxone을 몇 주 동안 정맥내 주사하는 공격적인 치료를 요할 수도 있다.

뇌 농양(brain abscess)

뇌 농양은 국소 뇌내 감염(focal intracerebral infection)이 발달하여 고름이 모이고, 그 주위를 신생혈관이 잘 발달된 피막(well vascularized capsule)이 에워싸고 있는 것이다. 뇌 농양은 세균, 진균 및 다른 원인체들이 일으킬 수 있다. 사슬알균과 (특히 *Streptococcus anginosus* 그룹) 무산소성균은 세균 뇌 농양에서 가장 자주 배양되는 미생물이다. 세균 뇌 농양의 선행요인은, 가운데귀염(중이염[otitis media]), 꼭지염(mastoiditis), 굴염(sinusitis), 치과 패혈증(dental sepsis), 외상(trauma), 심내막염(endocarditis) 등이 있다. 세균 뇌 농양이 있는 대다수의 환자들은 최적 관리를 위해 외과적 배농 또는 절제와 항미생물 요법이 필요하다. 면역억제요법과 광범위항생제의 광범위한 사용에 따라 진균 뇌 농양의 발생수가 증가하고 있다. *Candida* 종들은 가장 우세한(prevalent) 병인체로 떠 올랐다.

*Toxoplasma gondii*는 오염된 고양이 대변으로 전파되거나, 날 고기 또는 덜 익힌 고기 조직 안에 있는 낭(주머니[cysts])을 먹어서 전파되는 세포내 기생체로, 이 병은 원생동물이 일으키는 뇌 농양 중에서 가장 잘 알려진 것이다. CNS 톡소포자충증(toxoplasmosis)의 사례 수는 근래 극적으로 증가하였다. 특히 HIV 감염 환자와 면역억제요법을 받는 사람에서 많이 증가하였다. 비록 영국에서는 드물지만, 다른 원인체들도 세계적으로 뇌내 감염의 중요한 원인이다. 예를 들어 신경유구낭미충증(neurocysticercosis)은 *Taenia solium*(돼지 갈구리촌충[유구조충, tapeworm])의 애벌래(유충) 형태가 일으키는 후진국에서 볼 수 있는 뇌 환부의 주요 원인이다.

감염에 의한 뇌신경 손상

뇌에서 출발한 뇌신경은 수막을 횡단하게 되므로, 염증 반응, 전위(displacement), 혹은 압박(compression)에 의한 영향을 받을 수 있다. 뇌신경 마비(palsies)는 결핵 수막염에서 흔하다(그림 17.7). Oculomotor, trochlear, abducent 신경은(삼차신경[trigeminal nerve]의 첫 번째 갈래) 해면굴(cavernous sinus)을 통해 지나감으로, 해면굴 혈전증(thrombosis)이 생겼을 때 전형적으로 그 기능이 장애를 받게 된다. 그 결과 외부 눈근육완전마비(ophthalmoplegia), 동공확장(pupillary dilation)과 빛반사(light reflex) 소실, 삼차신경의 눈 갈래(ophthalmic division)가 분포하는 부위의 감각 소실이 또한 일어날 수 있다.

띠헤르페스(대상포진) 감염 시 얼굴신경(facial nerve [cranial nerve VII])이 침범을 받을 수 있다. 그 결과 얼굴신경마비(facial palsy; Ramsay Hunt Syndrome)가 초래되며, 대개 바깥귀길(외이도[external auditory canal])과 길(meatus) 주위 피부에 잔물집이 수반된다. 이로 인해 가끔 다양한 정도의 뇌줄기뇌염(brain stem encephalitis)이 생길 수 있으며, 이 때 종종 속귀신경(auditory nerve)까지 관련되는 일이 발생한다.

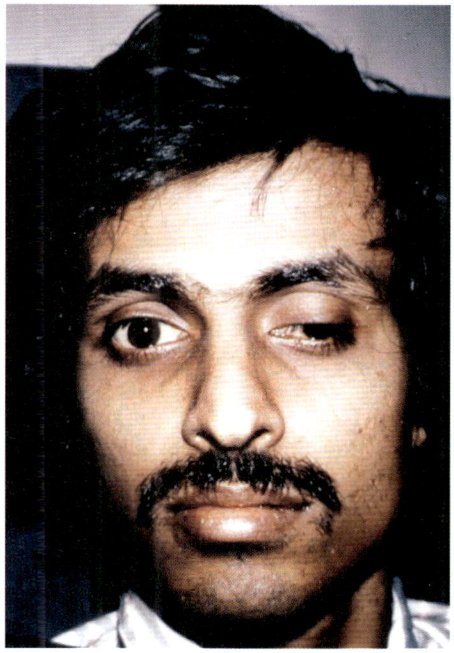

그림 17.7 결핵 수막염에서 나타난 눈돌림(동안) (III) 신경의 마비. 가쪽곧은근(lateral rectus muscle)의 대항받지 않는 작용에 의한 왼쪽 눈의 눈꺼풀처짐(ptosis)과 가쪽치추침(외측편향[lateral deviation])에 주목할 것

CREUTZFELDT-JAKOB 병 (CJD)		
CJD 유형	원인	그 외 설명
산발(Sporadic) CJD (sCJD)	PrP 유전자의 무작위 체세포돌연변이 (somatic mutation)	지금까지 환자의 85%는 전형적인 CJD를 나타냈다. 발생수(incidence)는 전세계적으로 백만명당 한 명꼴로, 대개 50세 이상의 연령층에 나타난다. 임상증상이 시작되면 황폐(deterioration)가 빠르게 진행되어, 죽음에 이르기까지 평균 4개월밖에 걸리지 않는다.
가족(Familial) CJD (fCJD)	내리 물려받은(germ line) PrP 돌연변이	드물지만, 전세계적으로 고르게 나타나는 병이다. 주로 40대나 50대에 병이 나타난다(연령 범위는 30~70세). 돌연변이 유전자를 지닌 사람은 50%의 확률로 이 유전자를 각각의 자식들에게 물려주게 될 것이다.
획득(Acquired) CJD —의인(iatrogenic) CJD (iCJD)	오염된 외과기구 혹은 인체 이식편	의료행위, 예를 들어 경질막(dura mater) 이식이나 뇌하수체(pituitary) 호르몬을 통해 일어난다. 좀더 최근에는 수혈(transfusion)로도 vCJD가 전파될 수 있는 것으로 보인다.
획득 CJD 변형(variant) CJD (vCJD)	BSE 오염물질 소비	이전에는 nvCJD로 불렸다. 훨씬 젊은 사람들이 감염된다. 연령 범위는 12~74세, 평균은 29세이다. 병의 발전은 산발 CJD에 비해 훨씬 느리며, 병이 시작되어 죽기까지 평균 14달이 걸린다.
획득 CJD—쿠루(Kuru)	인육을 먹는 의식(cannibalism)	Papua New Guinea의 Fore 부족에 국한되어 나타난다.

그림 17.8 Creutzfeldt-Jakob 병의 유형

뇌염(encephalitis)

뇌염은 뇌 그 자체의 염증이지만, 수막염과 결부되어 일어날 수도 있다(수막뇌염[meningoencephalitis]이라고 함). 임상적인 특징은 뇌 기능장애의 징후들, 일반적으로 비정상인 행동, 과민성(홍분성[irritability]), 발작(seizures), 의식수준의 변화(altered conscious levels)에 기인한다. 뇌 종창은 뇌신경에 나쁜 영향을 주어, 눈근육마비나 눈꺼풀처짐 같은 국소 징후를 야기한다.

Enteroviruses는 바이러스 뇌염의 가장 널리 알려진 원인으로, 이 뇌염은 가을이나 초겨울에 가장 자주 일어난다. 감염은 대개 저절로 한정된다. 단순헤르페스 뇌염에서는 뇌의 측두엽(관자엽[temporal lobes])이 종종 침범을 받으며, 기억상실(memory loss), 언어장애(dysphasia), 불안보행(unsteady gait)으로 이어진다. 이 병은 산발적으로(sporadically) 일어나며 주로 젊거나 중년의 성인에서 나타난다. 이 병은 높은 이환율(morbidity) 및 사망률(mortality)과 관련되므로 알고 있어야 할 중요한 병이지만, 항헤르페스 제제로 치료할 수 있어서 예후가 밝아졌다.

아르보바이러스(arbovirus; RNA를 갖고 있는 바이러스 무리. 곤충에 의해 동물에서 사람으로 전파된다) 뇌염은 영국의 토착성 병이 아니다. 그렇지만, 이 바이러스는 세계 곳곳에서 일어나는 뇌염의 공통 원인이다. St Louis 뇌염과 West Nile 뇌염은 모두 모기가 전파시키며, 미국에서 상당수의 사람들이 감염된다. 인도, 파키스탄 및 극동 지역에서는 모기가 옮기는 일본뇌염 B가 돌발 또는 유행을 일으키며 높은 이환율(morbidity)을 보인다. 이러한 감염들은 바이러스 수막염처럼 전형적으로 한 주 동안의 잠복기와 질병의 빠른 발현을 보인다. 아르보바이러스 감염은 배양이나 혈청학으로 진단할 수 있다. 모기 방제와 백신이 이 병들을 예방하고 통제하는데 중요하다.

미친개병(광견병[rabies])은 급성 바이러스 감염으로, 뇌척수염(encephalomyelitis)을 초래한다. 이 병은 감염된 동물이 사람을 물어, 그 침을 통해 전파된다. 바이러스는 신경친화적이며(neurotropic), 말초 조직이 손상을 입게 됨에 따라 말초신경 내로 들어간 뒤 CNS로 이동한다. 잠복기는 물린 부위에 따라 달라질 수 있다. 증상과 징후는 뇌염의 증상 및 징후와 함께 원래 물린 자리의 감각이상(paraesthesia)이 나타난다. 질병은 광범위한 마비, 의식수준 저하로 진행되며, 마침내는 사망에 이른다. 노출 전 및 노출 후 예방을 위한 백신이 있다.

전염해면뇌병증 (transmissible spongiform encephalitis)

Creutzfeldt-Jakob 병은 프리온(prion)이(그림 1.8) 일으키고 사람과 동물에 모두 해를 입히는 전염해면뇌병증(transmissible

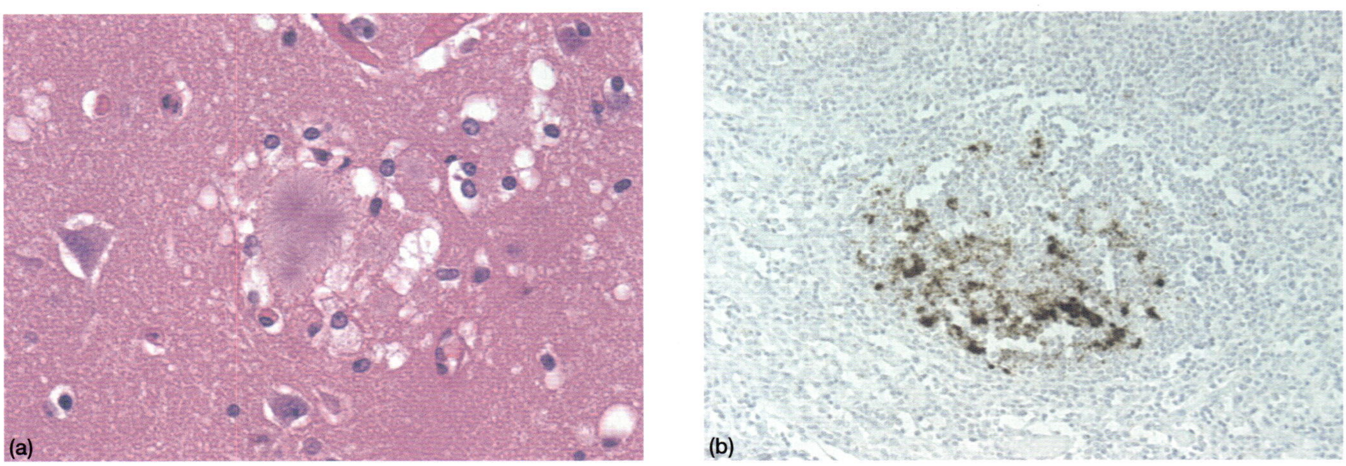

그림 17.9 변형(variant) CJD에서 뇌와 편도(tonsil) 조직에 나타나는 병리 변화의 광학현미경사진 (a) vCJD에서 대뇌겉질(cerebral cortex)에 나타난 커다란 꽃 모양의 판(florid plaque) (중앙). 섬유 아밀로이드 핵심(fibrillary amyloid core)을 둘러싼 갯솜형(해면[spongiform]) 변화가 보인다. Haematoxylin 및 eosin 염색. 원래 배율 x 40. (b) vCJD 환자 편도의 배중심(germinal centre) 내 소포가지세포(follicular dendritic cells) 안에 축적된 비정상적인 프리온(prion) 단백질 (갈색). KG9 항-프리온 단백질 항체. 원래 비율 x 10. 두 사진은 University of Edinburgh, National CJD Surveillance Unit의 Professor James W. Ironside의 호의로 게재

spongiform encephalopathies [TSEs])으로 불리는 다양한 병들 중 하나이다. 동물의 병으로는 면양떨림병(scrapie), 소해면뇌병증(bovine spongiform encephalopathy [BSE]), 전염밍크뇌병증(transmissible mink encephalopathy)이 있다. 모두 수 개월에서 수 년에 이르는 잠복기를 가지며, 발병하면 가차없이 죽음을 향해 진행된다. 어느 병도 면역반응을 불러일으키지 못하며, 공통적으로 모두 중추신경계통 안에 비염증성 병적 과정이 진행된다. 사람 CJD의 서로 다른 유형들이 그림 17.8에 요약되어 있다.

변형 CJD(vCJD)

1996년 영국 국립 CJD 감시기구는 전에는 볼 수 없었던, 그러나 일관된 병 양식을 보이는 몇 명의 환자를 식별하게 되었고, 가장 가능성이 높은 원인으로 BSE를 일으키는 병원체에 노출되었기 때문인 것으로 설명하였다. 이 환자들은 전형적인 형태의 병을 가진(그림 17.8) 환자들보다 어리며, 뚜렷한 초기 정신의학 및 행동 소견과 함께 지속적인 감각이상(paraesthesias)과 감각장애(dysaesthesias)를 보였다. 병리 검사에서 뇌조직 내 뚜렷한, 그리고 광범위한 비정상 프리온 단백질(PrP^{sc})의 반점(plaque)이 나타났으며, 이것은 kuru에서 보이는 것과 닮았다(그림 17.9a).

사후(post mortem) 검사에서 vCJD에서는 이전의 사람 TSEs와는 달리 비정상 프리온 단백질이 중추신경계통 뿐 아니라 편도(tonsils; 그림 17.9b)와 막창자꼬리(충수[appendix])를 포함한 림프세망(lymphoreticular) 조직 내에도 쌓이는 것으로 나타났다. vCJD를 일으키는 감염자들은 질병이 나타나기 전(pre-clinical phase)에 이미 그들의 조직이 감염성을 가지게 될 수 있다. 이러한 가능성으로 인해 오염된 의료기구를 통해 의원성으로 vCJD 감염체가 전파될 수 있을(iatrogenic transmission) 이론적인 위험에 주의가 집중되었다.

Further reading

Mims C, Dockrell HM, Goering RV, Roitt I, Wakelin D and Zuckerman M (2004). Central nervous system infections. In *Medical Microbiology*. 3rd edn, Chapter 24. Elsevier Limited, London.

Saez-Llorens X and McCraken GH (2003). Bacterial meningitis in children. *Lancet*, 361, 2139-48.

Smith AJ, Bagg J, Ironside JW, Will RG and Scully C (2003). Prions and the oral cavity. *Journal of Dental Research*, 82, 769-75.

Smith AJ, Russell DI, Greene J, Lowman A and Ironside JW (2004). Presentation of a case of variant CJD in general dental practice. *British Dental Journal*, 197, 75-6.

요점

- 두개골(skull)과 척주관(vertebral canal) 내면을 깔고 있는 세 층의 결합조직 막(수막[meninges])은 경질막(경막[dura mater]; 가장 바깥쪽), 거미막(arachnoid mater; 중간), 연질막(pia mater; 맨 안쪽, CNS의 대뇌겉질[cerebral cortex] 위에 놓임)이다.
- 수막염(meningitis)은 수막의 염증으로 정의되며, CSF 내 백혈구의 비정상적인 숫자로 식별된다.
- 바이러스는 급성 무균수막염(aseptic meningitis) 증후군의 주요 원인이다. 가장 널리 알려진 것은 엔테로바이러스(enteroviruses)와 볼거리(mumps) 바이러스이다.
- *Neisseria meningitidis*, *Haemophilus influenzae*, *Streptococcus pneumoniae*는 가장 잘 알려진 수막염 세균 병원체이다.
- *Mycobacterium tuberculosis*(결핵), *Treponema pallidum*(매독), *Borrelia burgdorferi*(Lyme Disease)에 의한 감염이 있는 동안, 만성 수막염이 일어날 수 있다.
- 뇌 농양은 국소 뇌내 감염(focal intracerebral infection)이 발달하여 고름이 모이고, 그 주위를 신생혈관이 잘 발달된 피막(well vascularized capsule)이 에워싸고 있는 것이다. *Streptococcus anginosus* 그룹의 미생물과 무산소성균이 가장 자주 배양되는 세균이다.
- 해면굴 혈전증(thrombosis)이 생겼을 때 전형적으로 oculomotor, trochlear, abducent 신경이(삼차신경[trigeminal nerve]의 첫 번째 가지) 장애를 받게 된다. 띠헤르페스(대상포진) 감염 시 얼굴신경(facial nerve[cranial nerve VII])이 침범을 받을 수 있다(Ramsay Hunt Syndrome).
- 엔테로바이러스(enteroviruses)는 바이러스 뇌염의 가장 널리 알려진 원인이며 대개 가을이나 초겨울에 일어난다.
- Creutzfeldt-Jakob 병은 사람과 동물에 모두 해를 입히는 전염해면뇌병증(transmissible spongiform encephalopathies)으로 불리는 다양한 병들 중 하나이다.

18 감염 심내막염과 패혈증후군 (Infective endocarditis and Sepsis syndrome)

- **감염 심내막염(심장내막염[infective endocarditis])**
  - —서론
  - —감염 심내막염의 발병기전
  - —감염 심내막염: 임상적 특징
  - —심내막염의 미생물학
  - —감염 심내막염의 예방
- **패혈증후군(sepsis syndrome)**
  - —서론
  - —패혈증의 선행요인
  - —그람음성 패혈증
  - —그람양성 패혈증
  - —진균 패혈증
  - —패혈증의 미생물학적 조사
  - —치료
- **요점**

감염 심내막염 (심장내막염[infective endocarditis])

서론

감염 심내막염은 1885년 Sir William Osler에 의해 그 실체가 처음으로 알려졌다. Osler는 이 임상 현상을 '악성(malignant) 심내막염' 으로 기술하였는데, 그 이유는 이 병이 진행이 빠르고 여러 신체 계통이 관여되기 때문이다. Osler는 또한, 심내막염의 판막 결함(valvular defects)을 증식(vegetations)으로 기술하였으며, '미세알균은 증식 내 한결같이 존재하는 성분(micrococci are constant elements in the vegetations)' 이라는 점에 주목하였다.

심내막염은 심장 심내막 면의 감염으로, 일반적으로 심장판막(valves)이 제일 빈번히 피해를 입는다. 심내막염은 대개 심내막 면이 불규칙하거나 결함이 있는 곳에 혈전(thrombus)이 형성되고, 그 혈전에 미생물이 집락을 형성하기 때문에 일어난다. 혈전은 혈소판과 섬유소(fibrin)가 그물처럼 얽혀 있는 것으로, 미생물이 집락을 형성하고 숙주 방어를 회피할 수 있는 적합한 환경을 제공한다. 이 병의 임상적 특징은 감염된 혈전이 혈액 흐름 안으로 방출될 때 발생하는 색전현상(embolic phenomena)에 기인한다. 거의 모든 미생물이(아마도 바이러스는 제외) [이 병의] 원인이 될 수 있다.

심내막염은 여전히, 높은 이환율(morbidity)과 사망률(mortality)을 나타낸다. 영국 내 발생수(incidence)는 한 해 약 1400 사례이며, 매년 200명이 사망한다. 선진국에서는 과거 30년 동안 이 병의 임상적인 양상이 줄곧 변화하였다. 예전에는 모든 연령층에서 가장 일반적인 선행요인이었던 류마티스 심장병이, 비록 세계 여러 곳에서는 여전히 문제가 되고 있지만, 산업화 사회에서는 이제 그 발생수가 줄어들고 있다. 선천심장 질환(Congenital heart disorders)은 여전히 중요한 선행요인이지만, 퇴행심장병(degenerative heart disease)과 인공심장판막(prosthetic heart valves)이 점점 더 중요한 위험인자(risk factors)가 되어가고 있으며, 이제 심내막염 환자의 50% 이상이 50세 이상이다. 정맥내 주사약물 사용자가 관련된 사례의 비율이 높아졌고, HIV 감염이 또한 문제를 더욱 까다롭게 만들고 있다. 뿐만 아니라 현대 치료법에서 파생된 병원내 심내막염(nosocomial endocarditis)으로 이름 붙여진 새로운 형태의 병이 출현하였다. 이 병은 정맥내 카테터(도관[intravenous catheters]), 박동조율기(pacemakers), 투석기(dialysis shunts)를 달고 있는 입원 환자에서 가장 빈번히 나타나는데, 이 장치들은 모두 감염되어 [심내막염의 원인이 되는] 혈액흐름 내 세균의 근원이 될 수 있다.

감염 심내막염은 치과의료와 특별한 연관이 있으며, 이는 대략 [감염 심내막염] 8사례 중 1사례는 이러한 상태로 발전할 위험이 있는 환자의 치과치료에 기인한 균혈증(bacteraemias)에서 비롯되는 것으로 추정되기 때문이다.

감염 심내막염의 발병기전

병은 심장 내면의 구조 이상(structural abnormalities)에 기인하는 혈류역학의 변화(haemodynamic changes)에 의해 시작된다. 심장내막의 모든 면이 관련될 수 있으나 판막이 제일 많이 영향을 받는다. 이 면을 가로지르는 혈액흐름에 와류가 발생하면 혈소판과 섬유소가 와류가 발생한 영역에 침착하여 혈전(thrombus)을 형성한다. 구조적인 결함과 혈전이 증식(vegetation)을 만들게 되고(그림 18.1), 다음 그 vegetation에 혈액흐름에 실려 온 미생물들이 부착하게 된다. 부착이 있은 뒤, vegetation의 보호를 받아 미생물이 집락을 형성하고 증가하여 심장 판막이 더욱 더 손상을 입게 된다. Vegetation은 대개 더 많은 혈소판과 섬유소의 침착으로 더욱 확대되며, 세균의 증가 또한 계속된다. 가끔씩 [vegetation의] 작은 조각이 떨어져 [혈액]순환으로 들어와 [혈관에] 굳게 박히게 되어(impacted) 임상 증상이 일어나게 된다.

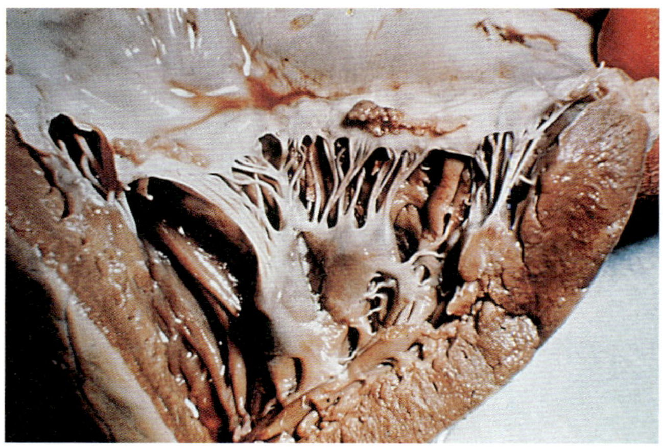

그림 18.1 이 사진은 *Streptococcus mitis*에 의한 감염 심내막염 환자의 왼방실판막(승모판[mitral valve])에 있는 증식(vegetations)을 보여준다. L. Rawle 씨의 호의로 게재됨

심내막염의 선행요인이 되는 심장의 구조 이상에는 몇 가지 유형이 있다(그림 18.2). 역사적으로 류마티스 열(rheumatic fever)에 의한 판막 손상이 가장 일반적이었지만, 앞에서 설명한 바와 같이 다른 요인들이 더 큰 중요성을 띠게 되었다.

감염 심내막염: 임상적 특징

이를 뽑거나(치아적출[tooth extraction]), 비뇨생식 처치(genitourinary manipulation) 같이 세균이 한꺼번에 혈액 흐름 내로 들어가게 만드는(균혈증[bacteraemia]) 모든 절차들은, 심내막염에 걸리기 쉬운 환자에서 병이 발생되게 할 수 있다. 그렇기는 하지만 심내막염 환자의 과반수에서는 병을 재촉한 원인(precipitating cause)을 발견할 수 없다. 자연 판막 심내막염에서는 승모판, 그 다음으로는 대동맥 판막이 가장 많이 관련되는 부위이며, 약물 중독자들 중에는 우측 심내막염이 더 잦다.

임상적인 양상이 나타나는데 네 가지 과정이 기여하며(그림 18.3), 그 중에서도 균혈증 또는 색전 감염 혈전이 특히 중요하다. 임상 특징은 매우 다양하며, 여러 장기가 관여될 수 있다. 공통적인 신체 소견이 그림 18.3에 요약되어 있다.

감염 심내막염: 임상적 특징	
일반 사항	
여러 다양한 징후와 증상	
모든 장기계통이 관련	
임상적인 양상에 기여하는 네 가지 과정:	
• 판막(valve)의 감염	
• 여러 장기에 비감염(bland) 또는 감염(septic) 색전형성(embolization)	
• 종종 감염의 대사 중심(metabolic foci)을 동반하는 지속적인 균혈증(bacteraemia)	
• 혈중 면역복합체(immune complexes) 및 그 외 면역병리학적 요소	
신체 소견	**%**
• 열(Fever)	90
• 신장 잡음(Heart murmur)	85
• 색전(Embolic) 현상, 예: 지라 혹은 콩팥경색증(infarction), 뇌 색전	>50
• 피부 소견, 예: Osler 결절(nodes), 선상출혈(splinter haemorrhages) 및 점출혈(petechiae)	18~50
• 지라비대(비장비대[splenomegaly])	20~57
• 감염합병증(septic complications), 예: 폐렴(pneumonia), 수막염(meningitis)	20
• 진균(감염) 동맥류(mycotic [infective] aneurysm)	20

그림 18.3 감염 심내막염의 중요한 임상 특징

심내막염의 미생물학

병원체

대다수의 심내막염은 세균성이며, 정상 구강 미생물무리의 일부인 사슬알균이나 장내알균(enterococci)이 잘 일으킨다. 포도알균은 그 다음으로 잦은 원인이다. 그림 18.4에 중요한 [심내막염 원인] 미생물 집단이 요약되어 있다. 심내막염에 관여하는 몇몇 세균 종들이 다른 세균 종에 비해 높은 유병률을

심내막염(ENDOCARDITIS)의 선행 심장병	
항생제 보호(antibiotic cover) 필요	**항생제 보호 불요**
류마티스(rheumatic) 심장병	앙기나(angina)
심장 잡음(murmurs; 심장전문의에게 문의)	심장(관상)동맥(coronary artery) 두름수술(by-pass)
인공심장판막(prosthetic heart valve)	죽경화증(죽상경화증[atherosclerosis])
Downs, Marfans 및 Ehlers-Danlos syndromes (증후군) 같은 선천 심장병	심장/콩팥/간 이식(transplant) (다른 징조가 없을 때)
사이막(중격)결손(septal defects)	대동맥 동맥류(aortic aneurysm)
동맥관열림증(patent ductus arteriosus)	
이전의 심내막염 병력	

그림 18.2 심내막염의 소인이 되며, 균혈증(bacteraemia)을 일으키게 될 의료 및 치과의료 절차를 위해 항생제보호가 필요한 심장이상

심내막염에 관여하는 미생물		
그룹	종(Species)	설명
Streptococci/ enterococci	흔히 viridans streptococci로 불린다. *Streptococcus oralis, S. sanguis, S. mitis, S. gordonii* 및 *S. parasanguis* 같은 *S. oralis* 그룹이 포함된다.	전체 사례의 40~50%를 차지한다. *주 서식처는 구강과 상기도이다.*
	Enterococcus faecalis	비뇨생식관 감염에 이어 일어날 수 있다.
	Streptococcus bovis	위창자 감염에 이어 일어날 수 있다.
	Streptococcus pyogenes	드문 원인
Staphylococci	*Staphylococcus aureus*	심내막염의 두 번째로 잦은 원인. 병의 시작이 빠르고, 사망률(mortality)이 높으며, 정맥내 약물 중독자들(intravenous drug addicts) 중에 흔하다.
	혈장응고효소(coagulase) 음성 staphylococci	심장 수술 후 심내막염에서 흔하다.
진균	*Candida albicans*	대개 인공판막(prosthetic valves)과 약물 중독자들이 잘 걸린다.
그 외	*Rickettsia burnetti* 무산소성균(anaerobes)	드문 원인

그림 18.4 심내막염에 관여하는 주요 미생물 그룹

보이는 근거가 될 수 있는 발병인자들이 몇 가지 제시되고 있다(그림 18.5).

미생물학적 진단

심내막염의 진단은 임상징후 관찰, 심장환부 시각화를 위한 심장초음파검사(echocardiography), 감염 미생물 식별을 위한 미생물 배양 및 항미생물제제에 대한 감수성 검사들을 종합해서 내린다.

혈액 배양을 수집하는 것은(그림 18.6) 미생물을 박멸할 수 있는 가장 적합한 항생제를 선택할 수 있게 해주기 때문에 중요한 조사이다. 심내막염에서는 대개 낮은 수준의 균혈증이 빈발한다. 항생제 요법을 시작하기 전에 배양을 위한 여러 벌의, 각 10 ml 이상의 혈액을 수집하여 산소성 및 무산소성 조건에서 배양해야 한다. 만일 미생물이 검출되면 질병이 진행되는 동안 계속 혈액을 수집해야 한다. 가급적 환자의 체온이 오를 때 수집하는 것이 좋으며, 이는 체온의 상승이 균혈증에 기인하는 열을 나타내는 것일 수 있기 때문이다.

사실상 모든 미생물들이 다 심내막염을 일으킬 수 있기 때문에, 적어도 두 개의 별개 혈액 배양에서 분리되는 같은 미생물은 모두 중요하게 여겨져야 하며, 세균 식별과 항생제 감수성 검사를 시행한다. 혈액 배양 검사에서 음성인 환자가 있으며, 이는 이전의 항생제 치료, 감염 미생물이 자라지 못함, 또는 정확하지 않은 임상 진단에 기인한 것일 수 있다.

항생제 치료

가능한 한 빨리 vegetations 내 모든 미생물을 죽일 수 있도록 살균(bactericidal) 항생제로 치료하는 것이 필요하다. 항생제 요법은 혈액 배양의 미생물학적 소견(microbiological findings)에 따라야 한다. 그렇지만 치료를 시작할 때 이런 정보가 없는 경우가 많으므로 처음에는, 페니실린과 겐타마이신처럼 비교적 넓은 범위의 항생제를 충분히 높은 용량으로 함께 사용한다. 병용 항생제들이 서로 대항하지(antagonistic) 않아야 하는

심내막염을 일으키는 미생물의 발병력 특성	
발병력 특성(Virulence feature)	발병기전(Pathogenesis)
세포외 다당류(extracellular polysaccharide) 생산	*Streptococcus sanguis*와 *Streptococcus mutans* 같은 여러 입안 사슬알균들은 덱스트란(dextrans)을 생산하는 능력을 갖고 있다. 이러한 능력은 이 세균들의 혈전(thrombi) 부착을 증가시키고, 숙주방어로부터 보호하고, 항생제의 효과에 저항할 수 있게 한다.
섬유결합소(fibronectin)에 결합	섬유결합소(fibronectin)는 혈장과 세포외 기질 내에서 발견되는 당단백질(glycoprotein)로서, 아교질(collagen), 섬유소(fibrin) 및 세포 표면에 결합한다. 섬유결합소에 높은 친화력(affinity)을 갖는 *Streptococcus mitis* 같은 미생물들은 혈전에 더 쉽사리 집락을 형성할 수 있을 것이다.
혈소판응집(platelet aggregation) 자극	*Staphylococcus aureus*와 *Streptococcus mutans* 같은 미생물들은 혈소판응집을 촉진시킨다. 이러한 작용은 보호를 제공하고 혈전의 크기를 증가시킨다.

그림 18.5 심내막염에 관여하는 미생물들의 중요한 발병력 특성 요약

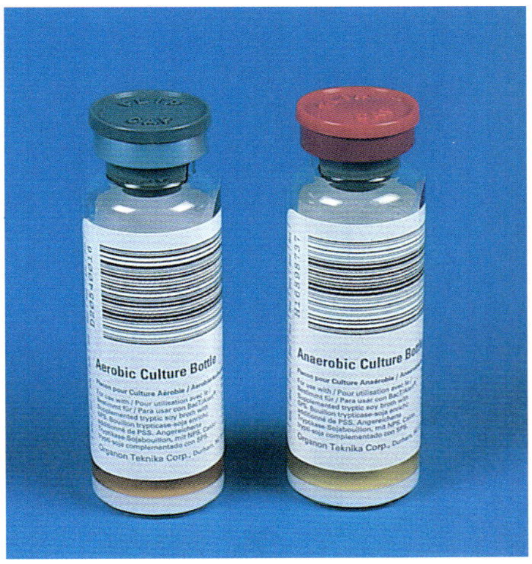

그림 18.6 한 벌의 산소성 및 무산소성 혈액배양 병. 양성 혈액배양은 감염을 일으키는 균주의 식별 및 항생제 감수성 검사를 가능케 한다.

것이 중요하며, 상승작용(synergistic activity)을 나타내면 이상적이다. 실험실 감수성 검사결과가 나와서 필요하다면 항생제 요법을 바꿀 수 있다. 대개 치료는 4주 동안 진행되지만 인공(prosthetic) 심장판막이 감염된 경우라면 더 길어질 수도 있다.

항생제 치료 기간 동안 aminoglycoside 항생제, 예를 들어 겐타마이신은 반드시 그 수준을 규칙적으로 측정하여 콩팥독성(nephrotoxicity) 같은 독성 효과를 피하도록 해야 한다. 또한, 만일 항미생물 치료에 대한 반응이 충분치 않다면, 응급 판막교환 수술이 필요할지도 모르기 때문에 심장에 대한 감시가 필요하다. 성공적으로 치료된 사례에서도 감염에 의한 조직손상 정도에 따라 판막교환이 필요할 수 있다.

감염 심내막염의 예방

수술 치과의료(operative dentistry)가 심장 이상이 있는 환자에서 균혈증을 야기하고 뒤이어 심내막염을 일으킬 수 있기 때문에 치과의사들은 반드시, 적절한 예방조치에 완전히 정통해 있어야 한다. 심내막염에 대한 감수성이 의심되는 갖가지 심장 이상이 있는 환자들의 사례에서는 환자의 주치의(general medical practitioner)나 심장병전문의(cardiologist)에게 자문해야 한다. 심내막염의 예방에는 두 가지 주된 접근방법이 있다. 첫 번째는 환자로 하여금 씹거나 칫솔질 할 때에도, 특히 환자의 치아주위 지지가 나쁘면, 일시적인 균혈증이 일어난다는 것을 기억하게 하여 아주 높은 구강건강 기준을 갖도록 장려하는 것이다. 두 번째 예방조치는 현저한 균혈증을 일으킬 수 있는 치과치료 절차 전에 적합한 항미생물 약제를 사용하는 것이다(그림 18.7).

현재 영국의 권고사항이(British Society for Antimicrobial

감염 심내막염의 예방
좋은 구강건강 유지
정상적인 활동, 예를 들어 씹기 중에 일어나는 균혈증을 줄인다. 수술적 치과치료의 필요를 줄인다.
예방 항미생물 약제
• Chlorhexidine 구강세정제(mouthwash) 치료 전에 미생물 부담(antimicrobial load)을 줄인다. • 예방 항생제 보호(Prophylactic antibiotic cover) 균혈증(bacteraemia)을 일으킬 수 있는 다음과 같은 치과 치료절차에 필요하다: 이 뽑기(발치[Dental extractions]) 잇몸밑 치석제거(Subgingival scaling) 치주수술(Periodontal surgery)

그림 18.7 구강미생물무리와 관계 있는 감염 심내막염의 예방을 위한 일반 원리

Chemotherapy의 Endocarditis Working Party가 만듬) 그림 18.8에 요약되어 있다. 최근에는, 페니실린에 알레르기가 있는 어린아이들에게 clindamycin 대신 azithromycin이 권고되고 있다. 병원에 치료를 위탁해야 하는 특별한 위험이 있는 환자에게는 좀더 복합적인 예방 항생제 요법이 주어진다. 예를 들어 겐타마이신을 amoxicillin, teicoplanin 또는 vancomycin과 병용한다. 예방적 보호에서는(prophylactic cover) 정균 항생제보다는 살균 항생제를 충분한 용량으로 알맞은 시간에 사용해야 한다. 구강 근원으로부터 비롯되는 가장 널리 알려진 심내막염 원인세균은 사슬알균이다. 그러므로 예방에는 일반적으로 페니실린이 많이 이용된다(그림 18.8).

American Heart Association(AHA)이 만든 미국 내 권고사항은 1997년 갱신되었으며, [영국과] 약간 다르다. AHA는 페니실린에 알레르기가 없는 사람에게 amoxicillin을 3.0 g이 아닌 2.0 g을 사용할 것을 권고하고 있다. 페니실린에 알레르기가 있는 사람을 위해서 AHA는 clindamycin 대신 사용할 수 있는 것으로 azithromycin 또는 clarithromycin 500 mg을 추가로 권고하고 있다. 페니실린에 대해 즉시과민 유형의 반응을 (두드러기[urticaria], 혈관부종[angioedema], 아나필락시스[anaphylaxis]) 나타내지 않는 사람들을 위한 다른 선택으로는 cephalexin 또는 cefadroxil 2.0 g이 권고되었다.

이 뽑기 같은 수술 절차가 균혈증을 일으키는 것은 분명하지만, 교정용 밴드를 장치하는 것 같은 다른 치과치료 절차에 의해서도 현저한 균혈증이 발생하는지에 대해서는 논란이 있다. 독자는 적절한 관리기구가 만든 최신 지침을 참고해야 할 것이다. 그렇지만 한 번 방문에서 시행하는 절차 수를 최대화하는, 분별 있고 신중한 치료계획은 불필요한 항생제 처방을 피하는데 많은 기여를 할 것이다. Chlorhexidine 같은 국소 항미생물 제제를 구강세정제 혹은 세척용액으로 사용하면 어떤 치료절차에서든지 사전에 세균 부담(bacterial load)을 줄이는데, 역시 도움을 줄 것이다.

어떤 치과치료 절차를 위해 인공관절이 있는 환자에게 시행하는 예방 항생제 보호(prophylactic antibiotic cover)는 여전히 논란거리로 남아있다. 많은 정형외과의사들은 일상적인 예방이 필수적이라고 여긴다. 그렇지만, British Society for Antimicrobial Chemotherapy의 Endocarditis Working Party의 권고는, 전체 엉덩관절 대치(total hip replacements)를 포함, 인공관절 삽입물(prosthetic joint implants)이 있는 환자들은 치과치료를 위한 항생제 예방이 필요하지 않다는 것이다. 왜냐하면 예방에 따르는 위험이 어떤 편익도 능가하는 것으로 믿어지기 때문이다. 이상적으로는, 환자가 관절 대치 수술을 받기 전에 정형외과의사와 치과의사들 사이에 연락이 이루어져, 수술 전에 환자가 치과의료적으로 건강한 상태가 되게 하는 것이 좋다. 치과의사는 예방에 대한 어떤 의문에 대해서도 환자의 정형외과의사에게 자문해야 한다.

패혈증후군(sepsis syndrome)

서론

세균이 혈액 흐름 안으로 들어와 실험실 혈액 배양 기법으로 검출될 수 있으면 균혈증이 있다고 말한다. 혈액 흐름 내 세균의 존재에 대해 저혈압(hypotension), 열(fever), 경직(rigors)으로부터 쇼크(shock), 장기기능상실(organ failure), 죽음에 이르기까지 광범위한 임상 반응이 일어난다. 혈액 흐름 내 세균의 존재가 지속되고 임상 징후 및 증상과 서로 관련이 있으면 이를 패혈증(septicaemia)이라고 한다.

미생물이 혈액 흐름을 침입함에 따라 숙주는 방어기전을 활성화시키게 된다. 국소 방어뿐만 아니라 종양괴사인자(tumour necrosis factor) α 및 interleukin-1 같은 염증 cytokines의 연속단계에 의해, 감염에 대한 전신 반응이 매개될 수 있다(제8장). 이 cytokines은 대개 그람음성 세균의 지질다당질(lipopoly-

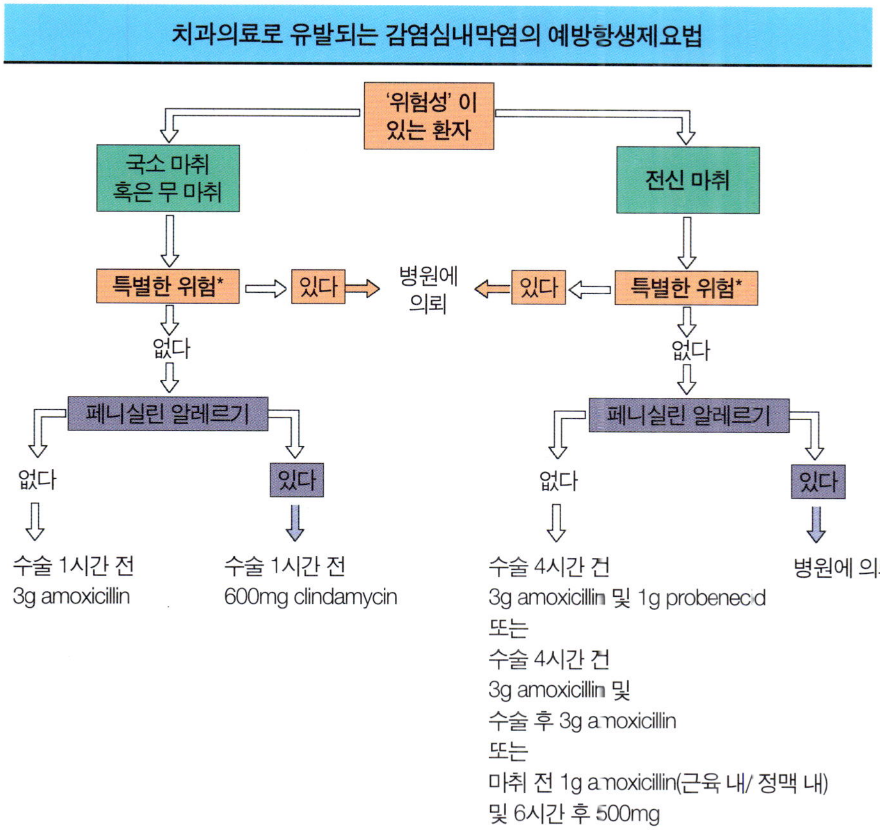

달리 말하지 않는 한, 모든 제제는 경구로 투여한다.
*병원에 의뢰해야 하는 특별한 위험이 있는 환자는:
- 전에 감염 심내막염을 앓았던 사람
- 전신마취를 요하는 사람으로
  a) 인공 심장판막을 달았거나
  b) 페니실린에 알레르기가 있거나, 또는 지난 달 한 번 이상 페니실린을 투여받은 경우이다.

그림 18.8 British Society for Antimicrobial Chemotherapy에서 현재 치과의료로 유발되는 성인의 감염 심내막염에 대한 예방항생제요법으로서 권장하는 내용. Azithromycin는 페니실린에 알레르기가 있는 어린이를 위해 clindamycin 대신 사용하는 약물이다.

saccharide; endotoxin), 그람양성 세균의 테이코산(teichoic acid)과 펩티도글리칸(peptidoglycan), 그람양성 및 그람음성 세균의 외독소(exotoxins)/초항원(superantigens) 같은 미생물 산물의 자극을 받아 방출된다. 일반적으로 cytokine들은 서로 협력하여 미생물을 제거하는 일을 돕는다. 그렇지만 cytokine 계통의 활성화가 과도하거나 길게 연장되면 장기 기능장애나 순환패혈쇼크로 발전하는 등, 숙주에게 문제가 생길 수 있다.

이 모든 결과로서 감염에 대한 임상반응들은 전신염증반응증후군(systemic inflammatory response syndrome [SIRS]; 그림 18.9)으로 불리는 징후 및 증상의 한 집합으로 분류되어 왔다. 심한 사례에서는 성인호흡곤란증후군(adult respiratory distress syndrome [ARDS]) 같은 장기 기능장애(dysfunction)가 나타난다. 콩팥이 관여되었다면 소변감소증(oliguria), 관류저하(hypoperfusion), 급성 콩팥기능상실(renal failure)이 나타날 수 있다. 때로는 감염이 혈소판과 응고인자(clotting factors)의 소모로 인한 응고계통(coagulation system)의 병적인 활성화를(파종혈관내응고[disseminated intravascular coagulation]) 유발하여 심한 출혈 질환(bleeding disorders)으로 이어지기도 한다. SIRS를 초래하는 주된 미생물 군이 그림 18.10에 주어져 있지만 이 증후군이 항상 전신 세균 감염에 기인하는 것은 아니

전신염증반응증후군(SYSTEMIC INFLAMMATORY RESPONSE SYNDROME [SIRS])
이 증후군의 임상 정의는 아래 소견 중 두 가지 이상을 만족시키는데 근거한다.
● 체온 > 38℃ 또는 < 36℃ ● 심장박동수(heart rate) > 분당 90회 ● 호흡수(respiratory rate) > 분당 20회 또는 $PaCO_2$ < 4.3kPa ● 백혈구수 > 12,000 세포/mm^3 또는 < 4,000 세포/mm^3

그림 18.9 전신염증반응증후군(SIRS)의 진단의 특징

패혈증후군(SEPSIS SYNDROME)의 주 원인

미생물	% 발생수(incidence)	예
그람음성 세균	49	*Escherichia coli*
그람양성 세균	40	*Staphylococcus aureus*
무산소성 세균	7	*Bacteroides fragilis*
비-세균성 원인	7	*Candida albicans*

그림 18.10 패혈증후군의 중요한 원인들 요약

며, 허혈(ischaemia; 특히, 거대한 그람음성 세균의 저장소인 위창자길의 허혈. 세균과 LPS가 림프관 또는 문맥순환[portal circulation]으로 들어가게 된다), 외상(trauma), 조직 괴사 같은 다른 유발요인에 의하여 일어나기도 한다.

패혈증의 선행요인

패혈증 선행요인의 예들이 그림 18.11에 실려 있다. 안일한 교차감염 방지절차와 병원의 광범위항생제 남용이 내성 세균의 확산을 조장하여 문제를 더 심각하게 만들 수 있다.

패혈증(SEPTICAEMIA)의 선행요인	
숙주방어 부전	예: 백혈병(leukaemia), 당뇨병(diabetes mellitus), 고 용량 스테로이드 요법, 외상(trauma), 화상(burns), 허혈(ischaemia)
기구조작 또는 수술	예: 비뇨생식관 또는 위창자계통의 처치(manipulation)
국소 패혈증	예: 담도(쓸개길[biliary tract])에 모인 고름으로부터 세균의 방출이 일어남

그림 18.11 환자가 패혈증을 일으키게 하는 선행 요인들의 요약

그람음성 패혈증

[이 패혈증의] 임상증상은 세균 세포외피 내독소(제4장)의 방출로 갑자기 일어난다. 그람음성 패혈증은 위창자길의 광범위한 수술을 받는 환자, 면역억제 화학요법을 받는 환자, 화상 피해자, 아주 어리거나 아주 나이가 많은 사람들에서 흔히 볼 수 있다. 이러한 감염의 대다수는 병원에서 얻게 되며, 이는 광범위한 항미생물 약제에 내성이 있는 균주에 의한 감염이라는 부가적인 어려움을 떠 안게 됨을 의미한다. 가장 널리 알려진 분리 세균은 *Escherichia coli*로 요로(urinary tract), 위창자길(gastrointestinal tract), 간쓸개길(hepatobiliary tract), 기도(respiratory tract)의 감염으로부터 오며, 백혈병(leukaemia)이나 심한 화상으로 인해 면역학적으로 약화된 환자에서 심각한 병을 일으킬 수 있다.

정상인, 특히 젊은 연령층에서 가장 일반적인 패혈증의 원인은 *Neisseria meningitidis*이다. 이 세균 감염은 빠른 경과를 보

여, 몇 시간 내에 수막염(meningitis), 점출혈발진(petechial rash), 쇼크(shock) 및 죽음에까지 이를 수 있다(제17장). 후유증(sequelae)을 상쇄하려면 가능한 한 빨리 적합한 항생제를 투여해야 한다. *Haemophilus influenzae* 역시 패혈증과 수막염을 일으킬 수 있다.

그람양성 패혈증

세포벽의 테이코산과 펩티도글리칸의 방출, 또는 초항원인(제4장) 포도알균 독성쇼크증후군(toxic shock syndrome)독소 같은 외독소의 방출을 통해 갑자기 일어난다. 가장 널리 알려진 세균은 *Staphylococcus aureus*와 *Streptococcus* 종들이다. 대개 피부, 기도, 뼈 또는 관절의 감염을 통해서 혈액 흐름의 감염이 일어난다. 특히 *Streptococcus pneumoniae*는 허파 감염 또는 수막염을 통해서 패혈증을 일으키고, 혈장응고효소(coagulase)-음성 포도알균은 정맥내재 카테터로부터의 감염이 있은 뒤에 패혈증을 일으킬 수 있다.

진균 패혈증

진균 패혈증은 비교적 드물며, 전형적으로 면역억제된 사람, 예를 들어 혈액암(haematological malignancies)이 있거나 AIDS를 앓는 사람들 중에서 나타난다. 가장 일반적으로 분리되는 진균은 *Candida albicans*이다.

패혈증의 미생물학적 조사

혈액 배양

가장 중요한 조사 중 하나는 원인 미생물을 밝혀 줄 혈액표본의 배양이다. 정맥뚫기(venepuncture)로 여러 개의 혈액표본을 얻어야 한다. 혈액표본이 여러 개가 필요한 까닭은 미생물 검출을 확실하게 하고, 혹시 양성 배양을 얻게 된다면 이것이 정맥뚫기하는 부위의 오염에 의한 것일 가능성을 배제하기 위해서이다.

다른 감염 부위의 배양

감염의 근원을 규명하려면 감염의 원인으로 의심되는 부위에서 검사물을 채취하는 것이 필수적이다. 예를 들어, 요로감염이 의심되면 소변을, 가슴 감염이 의심되면 가래를 채취한다.

혈청 내 미생물 산물의 검출

때때로 이전에 투여한 항생제가 남아 있음으로 인해 침입한 미생물을 혈액 배양으로 배양하기가 어려울 수 있다. 이런 사례에서는 폐렴알균 항원 같은 세균 항원을 혈액 안에서 검출하는 것이 가능할 수 있다. 이런 목적을 위한 특이 면역학적 시약이 있다. 전신 순환 내 내독소 및 cytokines 검출을 위한 활발한 연구가 진행되고 있다.

치료

패혈쇼크(septic shock)의 높은 사망률 때문에(>50%) 패혈쇼크 상태는 반드시 초기 단계에서 적극적으로 치료해야 한다. 먼저 적합한 정맥내 수액, 산소, 심장 약물을 이용하여 혈류역학 상태(haemodynamic status)를 안정시킨다. 원칙적으로 배양을 위한 혈액은 항생제 치료가 시작되기 전에 수집해야 한다.

환자가 안정되면 반드시 침입 가능성이 가장 높은 미생물을 작용범위에 포함하는 항생제를 고용량으로 처방해야 한다. 적절한 항생제 요법을 선택하는 일은 대개 적절한 미생물학적 자료가 없이 우선 먼저 시행되므로, 임상적인 이유를 근거로 가장 관련 가능성이 높은 세균을 추측('best guess')해내야만 한다. 침범한 미생물이 배양되고 나면 필요에 따라 더 적절한 치료를 위해 항세균요법이 수정될 수 있을 것이다.

패혈증의 근원 역시 식별되고 제거되어야 한다. 이는 정맥내 카테터 같은 이물질을 제거하고, 적절한 항생제를 추가하는 것을 포함한다.

이따금씩 패혈증이 치료에 대해 느리게 반응하거나 재발한다. 이는 외과적 배농을 요하는 모인 고름이 있거나, 인공엉덩관절(고관절) 같은 이물질이 있거나, 항생제 내성 또는 백혈병 같은 숙주 저항성 약화 때문일 수 있다.

Further reading

Dajanii AS, Elia A, Bierman FZ, et al. (1993). Special report: guidelines for the diagnosis of rheumatic fever: Jones criteria, updated 1992: Special Writing Group of the Committee on Rheumatic Fever, Endocarditis, and Kawasaki Disease of the Council on Cardiovascular Disease in the Young, American Heart Association. *Circulation*, 87, 302-7.

Dajani AS, Taubert, KA, Wilson W, et al (1997). Prevention of bacterial endocarditis. Recommendations by the American Heart Association. *Circulation*, 96, 358-66. (See also http://circ.ahajournals.org/cgi/content/full/96/1/358)

Durack DT, Lukes AS and Bright DK (1994). New criteria for diagnosis of infective endocarditis: utilization of specific echocardiographic findings. Duke Endocarditis Service. *American Journal of Medicine* 1994, 96, 200-09.

Sepsis. *Journal of Antimicrobial Chemotherapy*, 1998, Supplement A, Vol 41.

Working Party of the British Society for Antimicrobial Chemotherapy: Antibiotic prophylaxis and infective endocarditis. *Lancet* 1992; i: 1292-3.

Seymour RA, Lowry R, Whitworth JM and Martin MV (2000). Infective endocarditis, dentistry and antibiotic prophylaxis; time for a rethink? *British Dental Journal*, 189, 610-16.

European Society of Cardiology (2004). Guidelines on the prevention, diagnosis and treatment of infective endocarditis. *European Heart Journal*, 25,267-76. (See also http://www.escardio.org/knowledge/guidelines/Guidelines_Infective_Endocarditis.htm)

요 점

- 심내막염(endocarditis)은 심장 심내막 면, 가장 일반적으로 심장판막(heart valves)의 감염으로, 대개 결함이 있는 심내막 면에 형성된 미세혈전에 미생물이 집락을 형성하는데 기인한다.
- 표면 결함은 손상된 판막(류마티스열[rheumatic fever]), 선천 결함(congenital defects), 인공심장판막(prosthetic heart valves)에 기인한다.
- 심내막염은 병이 일어나기 쉬운 환자에서(susceptible patients), 이뽑기(tooth extraction)처럼 균혈증을 일으킬 수 있는 모든 절차로부터 비롯될 수 있다.
- 심내막염이 있는 환자의 혈액 배양에서 나온 가장 일반적인 세균 분리주는 *Streptococcus oralis* 군에서 온 것이다.
- 심내막염의 임상적 특징은 감염된 혈전이 혈액 흐름 안으로 방출될 때 발생하는 색전현상(embolic phenomena)에 기인한다.
- 심내막염은 예방이 필수적이다. 심내막염의 예방법은 위험 환자(at-risk patients)의 뛰어난 구강건강 확립 및 증진, 그리고 균혈증을 일으키기 쉬운 치료절차를 위한 적절한 항생제 보호(antibiotic cover)이다.
- 심내막염의 치료는 원인 미생물에 대해 장기간 진행되는 고용량 살균항생제 투여를 필요로 한다.
- 패혈증후군(sepsis syndrome)은 종양괴사인자(tumour necrosis factor) α 및 interleukin-1 같은 염증 cytokines의 연속단계(cascade)에 의해 매개되는 감염에 대한 전신 반응으로, 일반적으로 미생물 성분 또는 산물의 자극을 받아 일어난다.
- 각종 임상 징후들은 전신염증반응증후군(systemic inflammatory response syndrome [SIRS])으로 분류되어 왔다. 이 증후군에는 저혈압(hypotension), 열(fever), 경직(rigors), 소변감소증(oliguria), 콩팥기능상실(renal failure), 파종혈관내응고(disseminated intravascular coagulation), 여러 장기 기능상실(multiple organ failure), 쇼크(shock), 죽음이 포함된다.
- 가장 일반적인 패혈증 원인은 *Escherichia coli* 같은 그람음성 세균이다. 이 세균은 혈액배양 방법(blood culture techniques)으로 식별한다.
- 치료는 환자를 안정시키는 것과 감수성검사 자료가 나올 때까지 관련 가능성이 높은 세균을 추측('best guess')하여 광범위 항생제를 투여하는 것으로 이루어진다.

19 사람헤르페스바이러스 (Human herpes viruses)

- 단순헤르페스바이러스(HSV)
- 수두대상포진(varicella zoster)바이러스
  - 수두(chickenpox [varicella])
  - 대상포진(띠헤르페스[shingles, zoster])
  - VZV 감염의 진단과 치료
- Epstein-Barr바이러스
- 거대세포바이러스(cytomegalovirus)
- 사람헤르페스바이러스 6
- 사람헤르페스바이러스 7
- 사람헤르페스바이러스 8
- 요점

자연계에는 100 종류 이상의 식별된 헤르페스바이러스가 있다. 그 숙주의 폭(host-span)은 척추동물과 무척추동물을 포함하지만, 이들 바이러스끼리는 공통적인 구조적 및 유전체 성질을 공유한다. 모두 162개의 속이 빈(hollow) 캡소미어(capsomeres)로 이루어진 지름 150~200 nm의 20면체(icosahedral) 바이러스 입자로서(그림 6.2), 하나의 쌍가닥(double-stranded) DNA 유전체(genome)를 보유한다. 모든 헤르페스바이러스는 지질을 함유한 외피(envelope)를 갖고 있다(그림 6.6).

그림 19.1은 현재 사람헤르페스바이러스 가족(family)으로 인정된 구성원들의 일람표이다. 헤르페스바이러스는 용해성(lytic), 지속성(persistent), 또는 형질전환성(transforming) 감염을 확립할 수 있지만, 잠복감염(latent infections)을 확립하는 것으로 유명하다(제6장). 임상적인 양상은 감염이 일차(primary)인지, 이차(secondary; 재활성화[reactivation])인지에 따라 달라진다. 장기간 침 안으로, 헤르페스바이러스의 간헐적인 흘림(shedding)이 일어나는 것은 지역사회 내 감염 확산과 임상 환경에서의 교차감염(cross-infection)과 관련하여 중요하다. 헤르페스바이러스는 도처에 존재하므로(ubiquitous) 많은 사람들이 어릴 때 감염을 받지만, 대개 증상이 없는 감염을 경험한다.

단순헤르페스바이러스(HSV)

HSV에는 두 가지 혈청형(serotypes), HSV type 1(유형 1)과 HSV type 2(유형 2)가 알려져 있지만 두 유형 사이의 항원성 차이는 비교적 작다. HSV는 빨리 자라는 세포용해(cytolytic) 바이러스로 신경조직에 잠복감염을 확립한다. 사람이 HSV의 유일한 자연 숙주이다.

일반적인 HSV의 일차감염 부위는(그림 19.2) 피부나 점막이며, 바이러스는 헤르페스 환부가 있는 사람이나 잠복바이러스 보균자와의 밀접한 개인접촉을 통해 전파된다. 대다수의 사람에서 일차감염은 증상이 없다. 표적세포(target cells)는 상피의 가시세포(prickle cell) 층이며, 감염은 세포용해성으로 가시세포분리(acantholysis)가 있고 잔물집이 형성된다(vesicle formation; 그림 19.3). 잔물집의 천장은 완전한(무손상) 중층편평상피(stratified squamous epithelium)로 이루어지며, 점막에서는 초기에 천장이 주저앉아 특징적인 헤르페스 궤양(herpetic ulcer)을 만든다.

일차감염 동안 HSV의 국소적인 증가(multiplication)와 확산(spread)이 일어난다. 짧은 바이러스혈증(viraemia)이 있지만, 더 중요한 것은 바이러스가 뇌척수신경절(craniospinal ganglia)로 확산되는 것이다. 구강안면(oro-facial) HSV는 삼차신경절(trigeminal ganglia)에 도달하고 생식기관(genital) 바이러스는 엉치신경절(sacral ganglia)에 도달하여, 그곳에서 잠복감염을 확립시킨다.

단순헤르페스바이러스는 이 조직 내에서 면역 청소(immune clearance)를 모면할 수 있으며, 이러한 잠복형태로 외관상 숙주에게 아무런 해를 입히지 않으면서 무기한 잔류할 수 있다.

사람헤르페스바이러스(HERPES VIRUSES)	
바이러스	관련되는 병의 예
Herpes simplex virus type I	잇몸입안염(치은구내염[gingivostomatitis]); 입술헤르페스(입술물집병[herpes labialis])
Herpes simplex virus type II	성기헤르페스(genital herpes)
Varicella zoster virus	수두(chickenpox); 대상포진(띠헤르페스[shingles])
Epstein-Barr virus	전염단핵구증(infectious mononucleosis)
Cytomegalovirus	면역약화(immunocompromised)된 사람의 심한 감염
Human herpes virus 6	돌발발진(exanthem subitum)
Human herpes virus 7	알려지지 않음
Human herpes virus 8	Kaposi' s sarcoma(육종)

그림 19.1 현재까지 식별된 사람헤르페스바이러스들

단순헤르페스바이러스(HERPES SIMPLEX VIRUS)의 일차 감염	
잇몸입안염(치은구내염[gingivostomatitis])	대개 HSV type 1 가장 흔한 임상소견 (제28장 참조)
성기헤르페스(genital herpes)	대개 HSV type 2 입에 재발되는 병보다 재발환부가 더 잘 생기고, 더 지속된다.
생인손(헤르페스손끝염[whitlow])	손가락의 감염
눈헤르페스(ocular herpes)	표재(superficial) 감염(결막염[conjunctivitis]과 가지모양각막염[dendritic keratitis]) 눈 내부의 병

그림 19.2 일반적인 단순헤르페스바이러스 일차감염

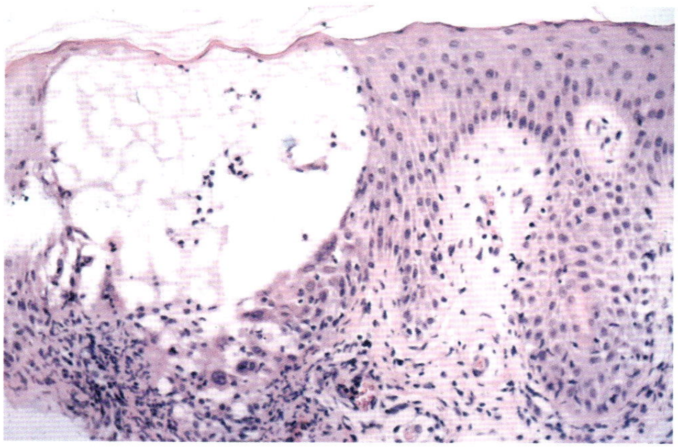

그림 19.3 일차헤르페스 잇몸입안염(치은구내염[gingivostomatitis]) 환자의 잔물집을 보여주는 현미경사진. 잔물집은 상피내부에 있다(haematoxylin-eosin 염색).

그렇지만 잠복바이러스는 스트레스, 햇빛, 월경(menstruation) 등, 특정 자극에 대한 반응으로 재활성화될 수 있다(reactivation). 전형적인 재활성화는 입술헤르페스(입술물집병[herpes labialis]; cold sore)이지만(그림 28.9), 재활성 환부는 눈이나 손가락에도 나타날 수 있다(그림 13.15). 재활성화는 대개 임상적으로 비정형(atypical)이며, 면역약화(immunocompromised)된 사람에서 특별히 심할 수 있으며 (그림 28.10), 이 사람들에게는 즉각적이고 적극적인 치료가 필수적이다. 머리와 목 부위의 일차 및 재활성화 HSV 환부의 임상적인 양상은 제28장에 기술되어 있다.

단순헤르페스바이러스는 여러 다양한 조직배양법으로 쉽사리 증식시킬 수 있으며, 바이러스 배양은 아주 예민한 진단 수단이다. 그렇지만 결과가 나오기까지 적어도 24시간이 소요된다. 환부 조직으로부터 준비한 도말표본을 HSV 유형 1 및 2에 대한 형광 단클론항체로 염색하면 빠른 진단이 가능할 뿐 아니라, 유용한 부가검사를 제공해 준다. 일차 HSV 감염을 진단하는데 혈청학을 이용할 수 있다. 급성기(acute) 및 회복기(convalescent) [혈청]검사물 사이에서 IgG 항체가(titre)의 4배 상승을 검출하거나 특이 IgM 항체를 증명한다. 그렇지만 혈청학적 방법이 빠른 진단을 가능케 하지는 않고 따라서, 그 가치는 임상 상황에서는 제한적이다. 어려운 사례에서는 중합효소연쇄반응(PCR)이 진단에 유용한 도움이 될 수 있다.

심한 정도에 따라 HSV 감염 치료에는 안정, 해열제(antipyretics), 수액 섭취량 유지, aciclovir의(제10장) 사용이 필요할 수도 있다. 구강-안면 HSV 감염의 치료에 대한 정보는 제28장에 제공하였다.

수두대상포진(varicella zoster)바이러스

수두대상포진바이러스(varicella zoster virus[VZV])는 대상포진바이러스(띠헤르페스바이러스[herpes zoster virus])로도 알려져 있다. VZV의 일차감염은 수두(chickenpox)이고, 이차(재활성화)감염은 대상포진(띠헤르페스[shingles])이다. VZV는 매우 전염성이 높은 병원체(communicable agent)이며, 성인의 90% 이상이 비말전파(droplet transmission)되는 이 바이러스

에 대해 항체를 갖고 있다. 일차감염은 계절에 따른 분포(seasonal distribution)를 나타내어, 늦겨울과 초봄에 가장 높은 발생수(incidence)를 보인다. 일차감염은 호흡점막(기도점막)의 감염이지만, 바이러스는 혈액 흐름과 림프관(lymphatics)을 따라 그물내피계통(세망내피계통[reticuloendothelial system])으로 확산되면서 바이러스혈증(viraemia)을 일으킨다. 소포농포발진(잔물집고름집발진[vesiculopustular rash])이 생기고, 바이러스는 뒤뿌리(후근)척수신경절(dorsal root ganglia)이나 뇌신경절(cranial ganglia)에 잠복감염을 확립한다.

수두(chickenpox [varicella])

수두는 흔한 아동기 감염병 중 하나이다. 바이러스는 직접접촉이나 비말확산을 통해 퍼진다. 감염은 처음에는 상기도에 자리잡았다가, 그곳으로부터 혈행확산(haematogenous spread)이 일어나 신체 다른 부분으로 퍼진다. 잠복기는 약 14일이며, 열과 발진이 이 감염의 특징이다. 발진은 반구진성(maculopapular)에서 잔물집성(vesicular)으로, 종내는 고름물집성(농포성[pustular])이 된다. 피부 환부는 가렵고, 떼[무리]로 반복해서 나타나며(속출[successive crops]), 처음에는 등, 다음으로 가슴, 배, 얼굴, 머리덮개(두피)에 나타난다. 점막 환부도 나타날 수 있다(제28장).

대상포진(띠헤르페스[shingles, zoster])

대상포진은 VZV 감염이 재활성화 한 것이다. 대상포진은 산발성(sporadic)이며 주로 성인들이 걸린다. 재발(회귀[recurrent]) 대상포진은 예를 들어 림프종(lymphoma) 환자에서 나타나듯이, 내재하는 면역억제의 표시일 수 있다. 이 바이러스는 일반적으로 뒤뿌리(후근)척수신경절(dorsal root ganglia)에 잠복해 있다가 가슴벽에 환부를 만들지만, 머리대상포진(cranial zoster)은 삼차신경의 세 갈래 중 어느 것과도 관련될 수 있다. 발진이 나타나기 전, 심한 전구 통증(prodromal pain)이 있으며, 이 통증은 그 원인을 진단하기가 매우 어려울 수 있다. 그렇지만 일단 발진이 시작되면, 발진이 각 감각신경절(sensory ganglia)이 공급하는 피부영역(피부분절[dermatome])에 국한되며, 전적으로 한쪽에만 나타나기 때문에(그림 13.16) 대개 임상진단은 자명하다. 통증은 계속되며 환자들 중에는, 특히 노년층 환자에서 발진이 해소된 후에도 대상포진후신경통(헤르페스후신경통[post-herpetic neuralgia])으로 알려져 있는 치료가 어려운 형태의 만성 통증으로 고생하는 사람들이 있다.

수두대상포진 바이러스는 면역약화된 사람에서 치명적일 수도 있는 심각한 진행성(progressive), 파종성(disseminated) 병을 일으킬 수 있다.

VZV 감염의 진단과 치료

VZV 감염의 진단은 대개 임상적으로 내린다. 바이러스가 더디 자라기 때문에 바이러스 배양은 진단에 도움이 되지 않지만 혈청학, 항원검출(예를 들어, 피부환부 찰과표본[scrapings]의 면역형광 검사), VZV DNA를 검출하는 분자검사를 이용할 수 있다.

보통 어린이 수두를 특이 항바이러스 제제로 치료하지는 않지만, 환부를 진정시키는 국소 제제를 사용하여 가려움을 줄이고 피부 환부를 긁는 것을 예방하는 것은 적절하다. 그렇지만 수두는 청소년(adolescents)과 성인에서 보다 더 심각한 감염이 될 수 있으며, 이런 경우에는 항바이러스 치료를 고려해야 한다. 수두대상포진 바이러스는 HSV에 비해 aciclovir에 훨씬 덜 민감하며, 훨씬 더 큰 용량이 요구된다. VZV 감염의 경구치료에서 valaciclovir와 famciclovir의 생체이용률이 더 높다(bioavailable). 대상포진의 치료를 위해 이 두 약제 중 하나를 처방하며 가능한 한 빨리 치료를 시작한다. 면역약화된 사람의 감염은 긴급하게 높은 용량의 정맥내 aciclovir로 치료해야 한다. 수두대상포진면역글로불린(VZIG)은 VZV에 대한 높은 역가의 사람항체를 함유하고 있으며, 바이러스에 노출된 뒤 합병증이 따를 위험이 있는 병에 취약한 사람들의 수두예방에 사용될 수 있다.

Epstein-Barr바이러스

Epstein-Barr바이러스(EBV)는 침(saliva)으로 전파된다. EBV는 입인두(oro-pharyngeal) 상피세포를 감염시키고, 또 이 세포는 이 바이러스를 흘린다(shed). 30세 즈음에 성인의 약 70%가 감염되며 감염된 사람의 90% 이상이 일생 동안, 간헐적으로 바이러스를 흘린다. 선진국에서는 어린아이들의 감염은 무증상이지만 나이가 더 든 아이들과 젊은 성인들은 전염단핵구증(infectious mononucleosis [glandular fever])를 일으킨다. 전염단핵구증의 임상특징을 그림 19.4에 실었다. Paul-Bunnel

전염단핵구증(INFECTIOUS MONONUCLEOSIS)	
임상 특징	열(Fever) 목앓이(인후통[Sore throat]) 림프절병증(Lymphadenopathy)
진단	림프구증가증(Lymphocytosis) 비정형 림프구(Atypical lymphocytes; Downey cells) 이종친화항체(Heterophile antibodies; 'Monospot' test) EBV-특이 항체 검출 PCR로 EBV DNA 검출
관리 (Management)	휴식(Bed rest) 해열제(Antipyretics)

그림 19.4 전염단핵구증(infectious mononucleosis [glandular fever])의 임상특성 요약

test(검사)가 오래 전부터 사용되고 있는데, 이 검사는 전염단핵구증을 앓고 있는 대다수의 환자에서 생산되는 이종친화항체(heterophile antibody)의 존재를 검출하기 위한 것으로, 이 항체는 사람 이외의 종에서 온 적혈구의 응집(agglutination)을 일으킨다. 원래의 검사는 대체로 'monospot' 검사로 불리는 좀 더 간편한 슬라이드 응집검사로 대체되고 있으며, 이 검사는 동일한 원리에 근거한다. 전문 실험실에서는 특이 EBV 항체, 특히 초기항원(early antigen[EA])과 바이러스캡시드항원(capsid antigen[VCA])에 대한 항체를 찾는 검사가 수행된다. 전염단핵구증은 특별한 치료가 없으며, 다만 증상이 몇 달 동안 지속될 수 있다.

Epstein-Barr바이러스는 종양발생(oncogenic) 바이러스이며, 특정 암과 관련이 있다. 버킷림프종(Burkitt' s lymphoma)은 턱에 발생하는 급진성 종양(aggressive tumour)으로, 말라리아(malaria)가 풍토병인 아프리카의 일부 지역들과 Papua New Guinea에서 나타난다. 말라리아는 여기서 공동발암인자(co-carcinogen)로 작용하는 것으로 믿어진다. EBV는 AIDS 환자를 포함 면역결핍이 있는(immunodeficient) 환자에서 나타나는 다른 B-세포 림프종과도 역시 관련이 있다. 마지막으로, 중국과 동남아시아에서 볼 수 있는 코인두암종(nasopharyngeal carcinoma) 세포에서 EBV DNA가 검출되고 있으며, EBV는 이 종양의 발병기전에서 또 다른 공동발암인자, 아마도 섭취한 보존처리된 생선에서 나오는 nitrosamines과 함께 작용하는 것으로 믿어지고 있다.

거대세포바이러스(cytomegalovirus)

거대세포바이러스(CMV)는 크기가 가장 큰, 사람헤르페스바이러스이다. 다른 헤르페스바이러스처럼 이 바이러스 역시 잠복감염을 확립한다. 거대세포바이러스는 침, 혈액, 정액(semen) 및 자궁목 분비물(cervical secretions)에 의해 전파되며, 감염은 인구집단 내에 광범위하게 퍼져있다.

면역수행능력이 있는(immunocompetent) 사람들, 특히 어린아이들 중에서는 무증상 감염이 아주 흔하지만, 성인에서는 CMV가 가끔씩 전염단핵구증과 비슷한 질병을 일으킨다. 그렇지만 이 바이러스는 임신과 면역결핍숙주에서 주요 병원체이다(그림 19.5).

항바이러스 약물인 ganciclovir와 foscarnet을 CMV-특이면역글로불린 혹은 사람 정상 면역글로불린과 함께 심각한 CMV 감염 치료에 사용한다. 신생아와 실질장기(solid organ) 및 골수(bone marrow)를 이식 받는 환자의 수혈(transfusion)에 사용되는 혈액은 원칙적으로 CMV 항체-음성인 헌혈자의 혈액이어야 한다.

사람헤르페스바이러스 6

사람헤르페스바이러스 6(HHV6)은 1986년에 처음으로 기술되었다. HHV6은 림프친화(lymphotropic) 바이러스로 85% 이상의 성인에서 침 안으로 흘러나온다. 인구집단 대부분이 생애 초기에(3세까지), 침을 통해 감염을 받는 것으로 믿어진다. 대다수의 사례가 무증상 감염이지만, HHV6은 어린아이들에서 돌발발진(exanthema subitum)으로 불리는 가벼운 급성 열병을 일으킬 수 있다. 감염이 있으면 높은 열이 발생하고, 이후 반구진성발진(maculopapular rash)이 나타난다. 병은 스스로 한정되고(self-limiting), 특별한 치료는 없다. 성인에서는 HHV6이 때때로 전염단핵구증과 비슷한 병과 관련된다.

사람헤르페스바이러스 7

사람헤르페스바이러스 7(HHV7)은 근래에 기술된 또 다른 바이러스로, CD4+ T 림프구에서 분리되었다. 이 바이러스는 침 속에 존재하지만, 이 바이러스가 사람 병원체인지는 아직까지 확실하지 않다.

병원체로서의 CMV	
태아기형(Foetal malformations)	임신 중 일차감염을 받으면 태반경유(transplacental)로 태아에게 확산된다. 선천이상(congenital abnormalities)의 주요 원인이다. CMV는 아기의 정신지연(mental retardation)을 일으키는 가장 빈번한 감염성 원인이다.
면역결핍(Immunodeficient) 환자	실질장기(solid organ)나 뼈속질(골수[bone marrow])을 이식받은 환자와 AIDS 환자가 포함된다. CMV는 사이질폐렴(간질폐렴[interstitial pneumonia]), 망막염(retinitis)을 일으키고, 중추신경계통이나 창자(gut)에 환부를 만들 수 있다. 생명을 위협한다.

그림 19.5 거대세포바이러스(cytomegalovirus)의 병원성 특징들의 요약

사람헤르페스바이러스 8

사람헤르페스바이러스 8(HHV8)은 Kaposi' s sarcoma(카포시육종)의 병인에서 어떤 구실을 하는 것으로 믿어지고 있다. 카포시육종은 내피세포(endothelial cell)의 종양이다(그림 20.25). 이 종양은 지중해 연안의 어떤 지역과 아프리카의 몇몇 지방에서 좀더 흔히 볼 수 있지만, AIDS의 한 소견으로서 유명해지게 되었다. 분자생물학기법에 의해 카포시육종의 환부 내피세포 내에서 HHV8의 유전체가 검출되었다.

Further reading

Stoopler ET and Greenberg MS (2003). Update on herpesvirus infections. *Dental Clinics of North America*, 47, 517-32.

Collier L and Oxford J (2000). *Human Virology*, 2nd edn. Oxford University Press, Oxford.

Cleator GM, Klapper PE (2004). The *Herpesviridae*. In Zuckerman AJ, Banatvala JE, Pattison JR, Griffiths P, Schoub B (eds) *Principles and Practice of Clinical Virology*, 5th edn. John Wiley and Sons Ltd, Chichester.

요점

- 현재까지 여덟 개의 헤르페스바이러스가 사람헤르페스바이러스로 인정되었다.
- 많은 사람들이 어린 나이에 헤르페스바이러스로 감염된다.
- 침은 헤르페스바이러스 전파에 중요한 매개체이다.
- 모든 헤르페스바이러스가 잠복감염을 확립한다.
- 단순헤르페스바이러스는 헤르페스잇몸입안염(herpetic gingivostomatitis)을 비롯하여 다양한 일차감염을 일으킨다.
- 입술헤르페스(입술물집병[herpes labialis]; cold sore)는 잠복 HSV의 재활성화에 의해 야기되는 흔히 일어나는 환부이다.
- 수두대상포진(varicella zoster) 바이러스는 수두(chickenpox; 일차감염은)와 대상포진(띠헤르페스[shingles]; 재활성화 감염)을 일으킨다.
- Epstein–Barr 바이러스는 전염단핵구증(infectious mononucleosis [glandular fever])을 일으키며, 특정 암, 특히 Burkitt' s lymphoma(버킷림프종), 면역약화된(immunocompromised) 사람에서 일어나는 B-세포 림프종, 중국과 아시아의 일부 지방에서 볼 수 있는 코인두암종(nasopharyngeal carcinoma)과도 역시 관련이 있다.
- 거대세포바이러스(cytomegalovirus)는 선천 이상의 중요한 원인이며, 면역약화된 사람들의 중요한 병원체이다.
- 사람헤르페스바이러스 8은 Kaposi' s sarcoma(카프시육종)의 발달과 관련이 있다.

20 혈액매개 바이러스 (Blood-borne viruses)

- **바이러스 간염(hepatitis)**
  - A형간염바이러스와 E형간염바이러스
  - B형간염바이러스
  - C형간염바이러스
  - D형간염바이러스
- **레트로바이러스(retroviruses)**
  - 레트로바이러스의 일반적인 성질
- **HIV와 AIDS**
- **요점**

혈액매개 바이러스(BBVs)는 혈액-혈액 접촉을 통해 숙주간 전파가 이루어진다는 일반적인 성질을 공유하는 것 외에는, [서로 다른] 이질적인 바이러스 집단으로 이루어진다. 혈액매개 바이러스는 치과의료와 매우 관련이 깊은데, 이는 이 바이러스들이 치과의료인들에게 직업재해(occupational hazard)[문제]를 제기할 뿐 아니라, 치과 기구의 불충분한 멸균이나 감염된 치과 직원을 통하여 환자에게 전파될 수 있기 때문이다. 두 가지 주요 BBVs 집단은 바이러스 간염의 병원체 특히 B형 및 C형간염과 사람면역결핍바이러스(human immunode-ficiency virus [HIV])이다.

바이러스 간염(hepatitis)

광범위한 종류의 바이러스들이 간염을 일으킬 수 있다. 간염을 일으키는 바이러스 병원체에는 [간염바이러스로] 인정되고 분류된 A형부터 E형까지의 간염바이러스 가족(family) 외에도 Epstein-Barr 바이러스와 거대세포바이러스(cytomegalovirus)(제19장) 같은 바이러스들이 포함된다. A형간염바이러스(HAV)와 E형간염바이러스(HEV)는 주로 대변-입 경로로 전파되며, 치과의료에서는 주요 교차감염 위험이 되지는 않는다. B, C 및 D형간염바이러스는 모두, 주로 비경구적인 혈액-혈액 경로로 전파된다. G형간염바이러스 또는 GBV-C로 알려진 또 다른 바이러스가 1995년 기술되었다. 이 바이러스는 건강한 헌혈자들 중에 높은 혈청유병률(seroprevalence)을 보이지단, 뚜렷한 병 연관성은 없으므로, [이 책에서는] 더 이상 논의하지 않는다.

A형간염바이러스와 E형간염바이러스

A형간염바이러스(HAV)의 중요한 특징은 그림 20.1에 요약되어 있다. HAV는 입체대칭이며(cubic symmetry) *Picornaviridae*과(family) 내, 그 자신의 속(genus)인 *Hepatovirus*로 분류된다. 바이러스는 전세계적으로 토착화되어 있고 많은 감염들이 무증상이다. HAV는 처음에 창자에서 복제를 하고, 뒤이은 바이러스혈증 단계(viraemic phase)에서 간으로 들어간다. 임상적인 병은 가볍고 합병증이 거의 없으며, 보균자 상태도 없다. A형간염의 예방과 통제는 좋은 위생 수단과 배설물(excreta)의 위생적인 처리에 달려있다. 사람 면역글로불린으로 수동면역화(passive immunization)하면 3~6 개월 간 보호를 받을 수 있다. 사람 두배수체세포(diploid cell)에서 키운 HAV를 불활성화한 백신(비동화백신 [inactivated vaccine])으로 능동면역화하면 더 장기간 보호를 받을 수 있다.

E형간염바이러스는 좀더 최근에 발견되었으며, 이전에 창자-전파 AB외간염(non-A, non-B hepatitis)으로 기술되었던 병

A형간염바이러스(HEPATITIS A VIRUS)	
생물학	27 nm의 둥근(spherical), 외피가 없는(non-enveloped) 바이러스 외 가닥 RNA 유전체 안정성이 아주 높다.
전파와 역학	대변-입 경로(faecaloral route) 사람-사람, 식품매개 및 수인성 선진국: 성인의 20~50%가 항체를 갖고 있다. 후진국: 성인의 >90%가 항체를 갖고 있다.
임상 특징	잠복기: 2~7주 무증상 감염이 많다. 대개 질병이 짧고, 스스로 한정된다(self limiting). 사망률 <0.2% 만성 병은 없음
진단	대변에서 HAV 항원을 입증한다. 혈청학: 항-HAV IgM을 검출한다.

그림 20.1 A형간염바이러스의 중요한 생물학 및 임상 특징들의 요약

E형간염바이러스(HEPATITIS E VIRUS)	
생물학	둥근(spherical), 외피가 없는(non-enveloped) 바이러스(32~34 nm) 외 가닥 RNA 유전체 Calicivirus와 유사함 조직배양에서 증식이 안 된다.
전파와 역학	마시는 물이 대변으로 오염되어 전파 유행 및 산발 형태 인도, 아시아 및 아프리카에 널리 퍼져 있음
임상 특징	잠복기: 2~9주 주로 젊은 성인(15~40세) 대개 스스로 한정되는 급성 병 임신 중 높은 사망률(20%까지) 만성 병은 없음

그림 20.2 E형간염바이러스의 중요한 특징들의 요약

B형간염바이러스(HEPATITIS B VIRUS)의 입자와 항원

Dane particle(온전한 바이러스)

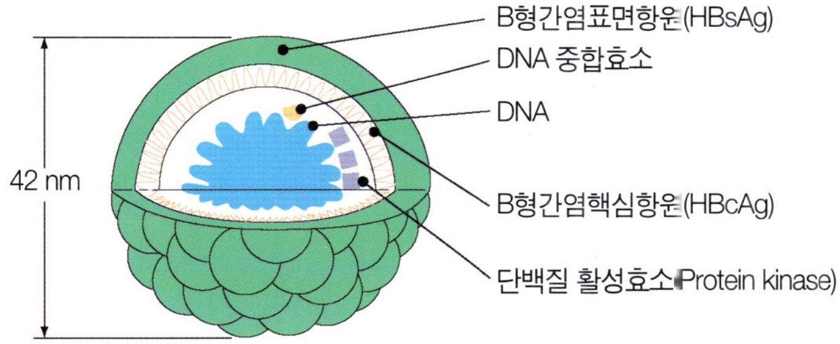

둥근 모양과 가는관 모양

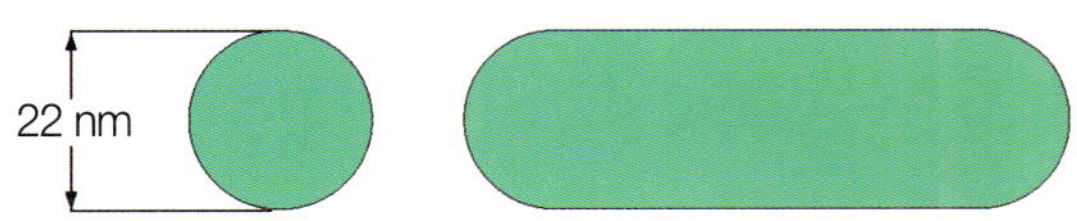

B형간염표면항원

B형간염e 항원(HBeAg)

HBcAg에서 유래
혈장 내 존재
높은 감염성의 지표

그림 20.3 B형간염바이러스(hepatitis B virus)의 입자와 항원을 나타내는 도해. B형간염e 항원(HBeAg)은 높은 감염성의 지표이다.

의 원인이다. 이 바이러스의 자세한 사항은 그림 20.2에 주어졌다. 임상적으로 이 병은 여러모로 HAV 감염과 비슷하지만, 임신여성의 높은 사망률이 주목할 만하다.

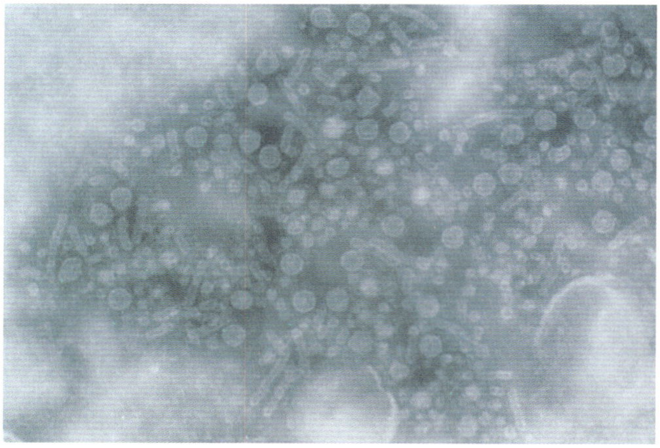

그림 20.4 B형간염바이러스 감염이 있는 환자의 혈청 전자현미경 사진. 큰 둥근 입자가 온전한 바이러스입자(virions; Dane particles)이며, 작은 관 모양 및 둥근 형태는 과잉 B형간염 표면항원들이다.

B형간염바이러스

바이러스

B형간염바이러스는 hepadnavirus 과(family)의 구성원이다. 이 바이러스 감염이 있는 환자의 말초혈액 내에는 세 가지 서로 다른 입자가 나타난다(그림 20.3, 20.4). Dane particles로 이름 붙여진 가장 큰 입자는 완전한 바이러스입자(virion) 그 자체이다. 이 온전한 바이러스 입자는 이중 껍질(double-shelled) 구조를 갖고 있으며, 바깥쪽 B형간염 표면항원(HBsAg) 층이 중심부 B형간염 핵심항원(core antigen [HBcAg]), DNA 및 DNA 중합효소를 에워싸고 있다. DNA는 원형이며 그 길이의 대부분이 쌍가닥(double-stranded)으로 되어있다.

Dane 입자 외에 지름 22 nm의 둥근 입자(spherical particles)와 같은 지름의 실모양의 형태(filamentous forms)가 있다. 이 크기가 작은 입자들은 잉여 HBsAg이며 비감염성이다.

역학과 전파

B형간염바이러스는 혈액, 자궁목 분비물, 정액에 존재한다. 이 바이러스는 침(saliva)을 비롯한 몇몇 다른 체액 내에서도 낮은 농도로 발견된다. 이 바이러스는 비경구 경로로 확산되지만, 긴밀한 접촉과 성활동에 의해서도 전파된다는 면밀한 증거도 많이 있다. 기도를 통해서는 전파가 일어나지 않는다. 미처

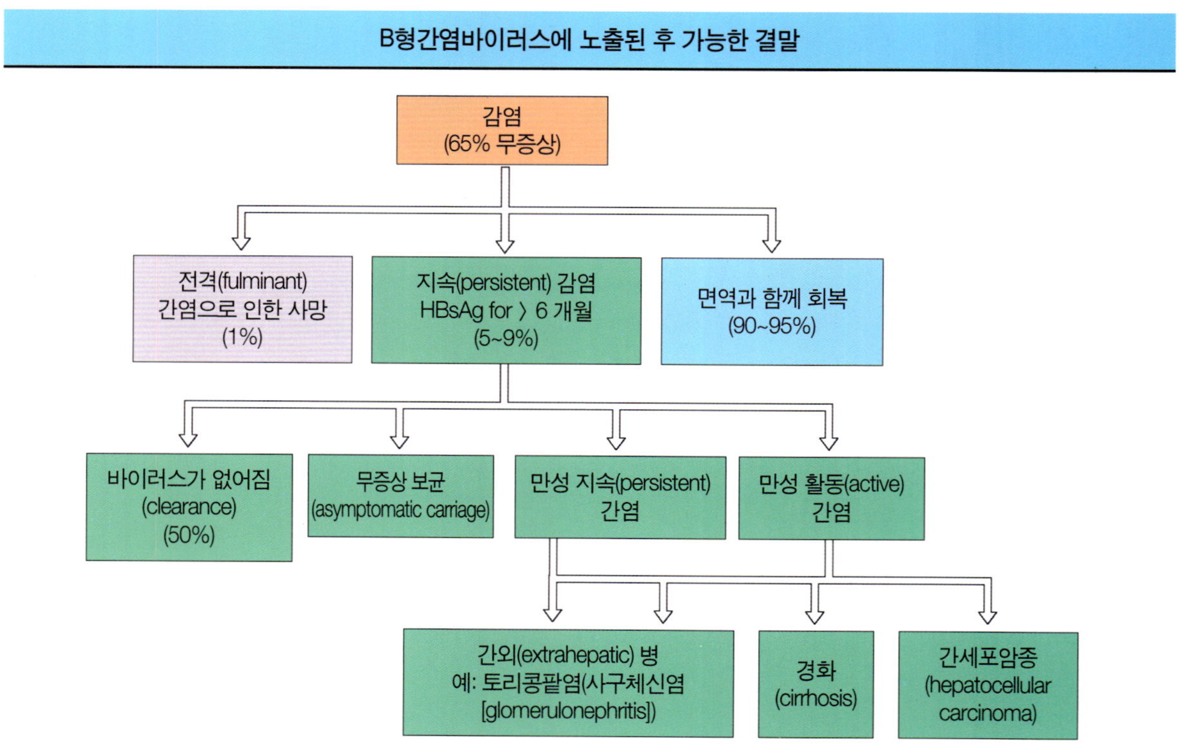

그림 20.5 B형간염바이러스 감염의 가능한 임상적 결말을 나타내는 흐름 도표. 무증상(subclinical) 감염(오렌지색)이 높은 비율을 차지하는 것에 주목할 것

식별되지 않은 보균자들이 인구집단 내에 큰 무리로 존재한다. HBV에 감염된 환자는 혈액 1 millilitre 당 많게는 10^{10} 개에 달하는 Dane 입자를 갖고 있을 수 있으며, 이는 혈액 0.0001 ml만으로도 감염을 전파시킬 수 있음을 의미한다. 감염이 이렇게 적은 양의 감염혈액 접종으로 전파될 수 있기 때문에, 적절한 예방 수단을 취하지 않는 한(제30장), 환자와 임상의료진 간의 교차감염은 상당한 위험이 될 수 밖에 없다.

감염의 결말

그림 20.5에 요약되어 있듯이 HBV에 대한 노출이 불러올 수 있는 가능한 결과가 몇 가지 있다. 잠복기간은 큰 차이를 보이지만, 길고 대개 2~3개월은 걸린다. 약 65%의 사람은 임상 증상이 없고, 나아가 30%까지는 급성 B형간염을 앓게 된다. 감염된 성인의 9%까지는 만성 보균자가 되며, 이 중 일부는 경화증(cirrhosis), 간기능상실(liver failure), 간세포암종(hepatocellular carcinoma)으로 발전한다. 이 환자들은 또한, 의료종사자들과 다른 환자들에 대한 감염 위험을 제기하며, B형간염e 항원(HBeAg)이 양성이라면 특히 그러하다(그림 20.3).

출생전후기의 감염(perinatal infection)은 세계 몇몇 지역, 특히 동아시아와 동남아시아, 태평양 섬 지역, 열대 아프리카에서 중요한 문제이다. HBeAg 양성 보균자인 여성에게서 태어난 영유아들은 감염 가능성이 95%이며, 이 아기들 거의 모두가 HBeAg 양성 보균자가 되어, 후에 [간]경화 혹은 간암으로 죽게 된다.

진단

B형간염바이러스는 실험실에서 증식시킬 수 없으며, 감염 진단은 혈청학적으로 내린다. 실험실 검사는 여러 항원 및 항체에 대하여 행할 수 있으나, 첫 검색조사는 HBsAg에 대해 시행한다. 이 항원이 혈청 내에 존재하면, 이는 환자가 B형간염바이러스에 감염되었음을 가리킨다.

B형간염바이러스 감염으로부터 정상적으로 회복하는 사람에서 볼 수 있는, HBsAg과 HBeAg이 모두 사라진 혈청학표지 프로필이 그림 20.6에 있다. 이것과 비교되는 바이러스 보균환자의 프로필이 그림 20.7에 나타나있다. 이 환자, 특히 고위험 보균자에서는 HBsAg가 HBeAg와 함께 여러 해 동안 계속 생산된다.

감염 예방

HBV 감염 방지는 몇 가지 방면에서 실행 가능하다. 행동 변

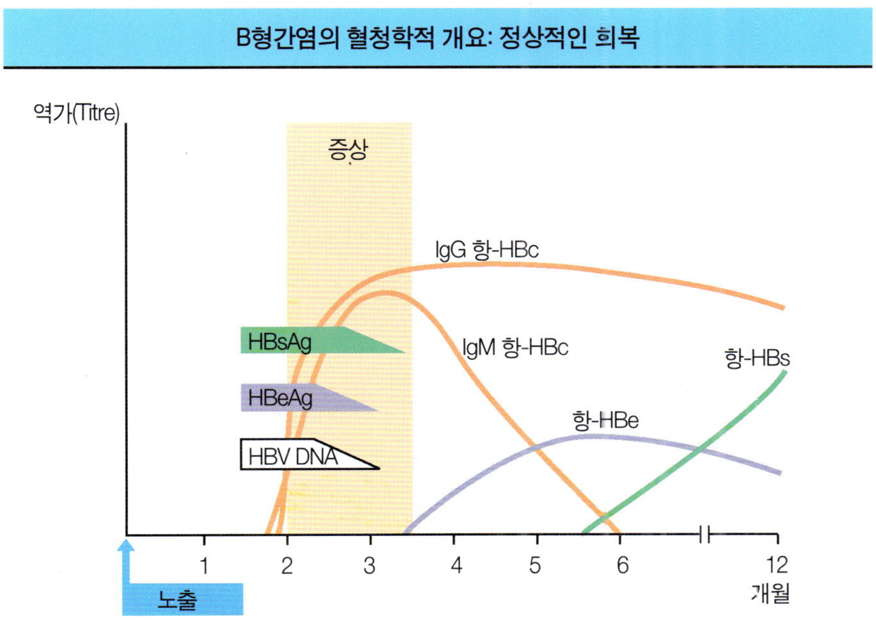

그림 20.6 B형간염으로부터 완전히 회복한 환자의 혈청학적 개요

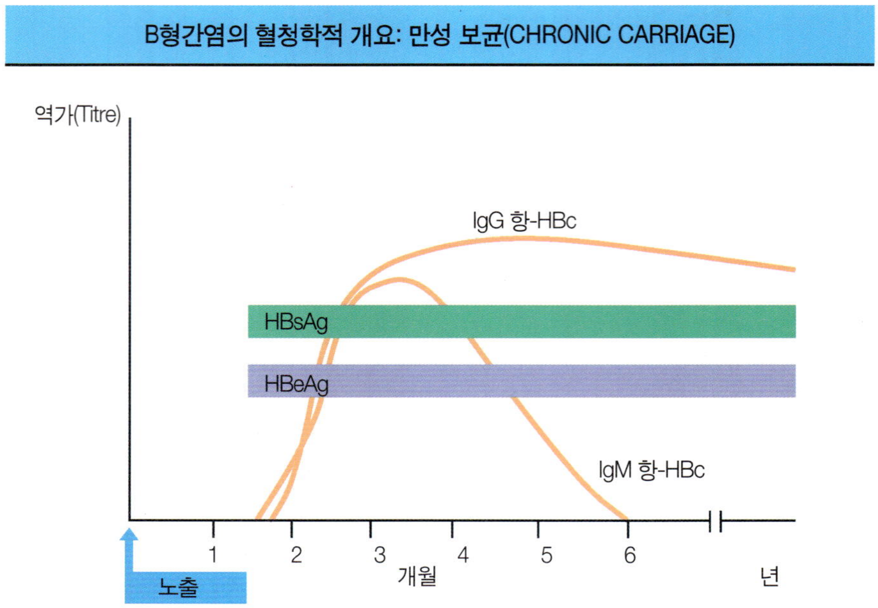

그림 20.7 B형간염바이러스의 고위험(HBeAg 양성) 보균자가 된 환자의 혈청학적 개요

화로 감염의 위험을 줄일 수 있는데, 임상 환경에서 적절한 교차감염 방지절차를 실시하는 것이 여기에 해당된다.

고면역 B형간염 면역글로불린으로 수동면역화가 가능하며, 이는 [면역]보호가 안 된 사람이 일시적으로 급격하게 노출되었을 때의 대처 방법으로 사용된다. 효과를 보기 위해서는 중대한 노출 후 48시간 내에 면역글로불린을 투여해야 한다.

B형간염백신으로 능동면역화를 하는 것이 가능해졌다. 현재 사용하는 백신은 유전공학으로 생산된다. 용량은 0, 1, 6개월에 HBsAg 20 μg을 근육내 주사하는 것이다. 백신이 좋은 [면역학적] 기억을 제공하므로, 백신에 강한 반응을 보이는 사람들은 상당한 기간 보호를 받는 것으로 믿어지고 있지만, 영국에서는 여전히 5년 간격의 추가접종을 권장한다. 백신에 반응하는 사람들은 보호를 잘 받게 되지만, 약 5%의 사람들은 보호 받을 수 있는 수준의 항체를 발달시키지 못한다. 그러므로 백신을 접종하는 모든 사람들은 예방접종을 계획대로 모두 마친 후에 혈액을 채취하여 항체 수준을 평가해야 한다. 백신에 반응하지 않는 의료종사자들은 고위험 HBV 보균자일 가능성을 배제하기 위하여 적절한 혈청학적 조사도 역시 받아야 할 것이다.

만성 HBV 감염 치료에 쓰이게 될 몇몇 항바이러스 제제들이 평가를 받고 있는 중이다. 이 제제들 중 인터페론이 가장 효과적인 것으로 증명되었으며 현재 여러 나라에서 허가된 치료법이다. 내성이 문제이기는 하지만 lamivudine은 HBV 복제에 대해 강력한 활성을 갖고 있다.

C형간염바이러스

C형간염바이러스(HCV)는 이전에 AB외간염(non-A, non-B hepatitis)으로 알려졌던 병원체들 중 하나이다(그림 20.8). 아직 조직배양에서 키울 수도 없고, 전자현미경으로 관찰되지도 않은 이 바이러스의 발견은 분자생물학의 괄목할 성과이다. 현

C형간염바이러스

- 1989년에 발견된 혈액매개 바이러스
- 외피가 있는 RNA 바이러스
- 지름 30~38 nm
- 동물 pestiviruses 및 사람 flaviviruses와 연관
- 여러 유전형
- 미지의 형태
- 조직배양에서 자라지 않음

그림 20.8 C형간염바이러스의 생물학적 특성

C형간염의 전파	
혈청역학 (Seroepidemiology)	헌혈자(영국): 0.1~0.3% 불활성화되지 않은 factor VIII를 받은 혈우병 환자: 60~100% 정맥내 약물(intravenous drug) 사용자: 70~92%
전파	정맥내 약물 사용 혈액 및 혈액산물 장기 및 조직 이식(transplantation) 수직 전파(어머니에서 어린이로) 성매개 전파 직업적 전파 아직 알려지지 않은 경로

그림 20.9 C형간염바이러스의 역학과 전파에 대한 현재 지식

C형간염: 진단
● HCV에 대한 항체 검출 선별검사: 효소면역측정법 (Enzyme-linked immunosorbent assay [ELISA]) 보충검사: 재조합 면역탁본분석 (Recombinant immunoblot assay [RIBA])
● 바이러스 유전체 검출 HCV RNA 중합효소연쇄반응(Polymerase chain reaction [PCR])
● 간생검(liver biopsy) 상 조직학적 특징

그림 20.11 C형간염바이러스 감염 진단에 이용되는 방법들

재 HCV에는 적어도 여섯 개의 주요 유전형이 있다는 것이 알려져 있으며, 이 유전형들의 지리적 분포는 중요한 관심 대상이다.

역학과 전파

현재 영국 내 헌혈자들 중 HCV 항체 유병률은 낮다(0.1%~0.3%) (그림 20.9). HCV 검색이 실시되기 전에 혈액제제를 받은 사람들과 정맥내 약물 사용자들 중에는 항체 유병률이 높다(>80%). 이는 비경구 전파가 중요함을 가리키는 것이다.

이 바이러스는 성행위를 통하여 감염될 수 있지만, 이 경로는 비능률적이다. 비록 이 바이러스가 HBV에 비해 감염성이 떨어지지만, 주사바늘에 찔려 입은 상처를 통해 일어난 의료종사자들의 직업상 전파에 관한 면밀한 인용 사례들이 보고되어 왔다. HCV 항체 양성인 사람들의 40%까지가 감염 경로를 알 수 없었으며, 이는 아직까지 전파 기전이 완전히 알려지지 않았음을 시사한다.

HCV의 임상 경로가 그림 20.10에 요약되어 있다. 26주까지 갈 수 있는 긴 잠복기간과 혈청전환(seroconversion)에 장기간이 소요됨으로 인해 진단이 어려울 수 있다. 급성 병은 급성 B형간염에 비해 가볍고 많은 사례들이 임상적으로 무증상이다. 그렇지만 주된 문제는 환자들 중에 만성 HCV 감염이 높은 비율로 나타난다는 것이다. 이 환자들은 장기간에 걸쳐 경화,

C형간염: 임상경과	
잠복기	평균 잠복기간: 6~12주 평균 혈청전환 기간: 15주
급성감염	임상적으로 가벼움, 대개 증상이 없다. 환자의 25%에서 황달(jaundice)이 발생
만성C형간염	높은 빈도: 감염자의 적어도 75% 대다수의 사례에서 임상적으로 불현성(inapparent)인 감염이 선행 대다수 환자가 그들의 병과 감염력(infectivity)에 대해 알지 못함 통증이 없고 20+ 년 동안 느리게 진행 가벼운 간염에서 경화로 진행 간세포암종과의 연관이 있다.

그림 20.10 C형간염바이러스 감염의 임상 결말. 만성병의 높은 발생수에 주목할 것

D형간염바이러스(HEPATITIS D [DELTA] VIRUS)

결손(defective), 작은 RNA 바이러스

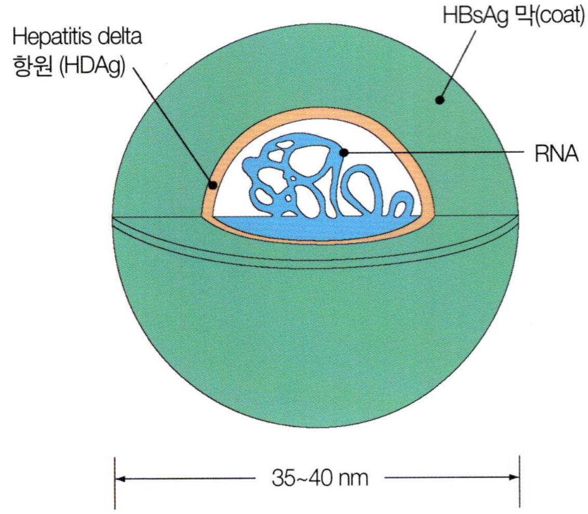

전파

혈액매개 바이러스
비경구 및 성매개 경로
독립적으로 전파가능
B형간염바이러스와 동시감염(co-infection) 또는 중복감염(super-infection)
지속(persistent) 감염이 흔하다.

B형간염바이러스와의 관계

복제를 하려면 B형간염바이러스가 필요하다.
HBsAg 으로 이루어진 외막이 있음으로써 간세포에 부착할 수 있다.
B형간염 예방접종으로 D형간염바이러스 감염으로부터 보호될 수 있다.

그림 20.12 D형간염바이러스(delta agent)의 중요한 특징들의 요약. B형간염 예방접종이 D형간염바이러스가 일으키는 병에 대한 보호도 함께 제공함을 주목할 것

자가면역 간염, 간세포암종 같은 형태의 간질환의 위험에 처하게 된다.

진단

HCV 감염 진단은 혈청학적으로 내린다(그림 20.11). 첫 [혈청]검사는 항-HCV 항체를 찾는 것이지만, 모든 양성 검사물은 HCV RNA를 찾는 중합효소연쇄반응 분석으로 확인해야 한다.

감염 예방

행동 변화, 의료 시설 내 적절한 감염방지 절차, 헌혈된 혈액의 선별로 HCV 감염을 예방한다. 아직 백신은 없으며, 여러 유전형, 바이러스의 빠른 돌연변이 때문에 백신의 개발은 지극히 어렵다.

D형간염바이러스

이 바이러스는 복제를 하려면 HBV가 필요한 결손바이러스이지만, 독립적으로 전파되는 병원체이다(그림 20.12). 유전체는 단일 가닥 RNA이다. 전파는 주로 비경구적으로 일어나며, HBV와 함께 첫 감염을 일으키거나 (동시감염[co-infection]), 혹은 이미 HBV에 감염된 환자가 뒤이어 이 바이러스에 노출되었을 때 감염된다(중복감염[super-infection]).

이러한 감염이 불러올 수 있는 가능한 결과들이 그림 20.13에 주어져 있다. 일반적으로 D형간염바이러스는 HBV 감염을 악화시키고, 특히 중복감염 뒤에는 전격간염(fulminant

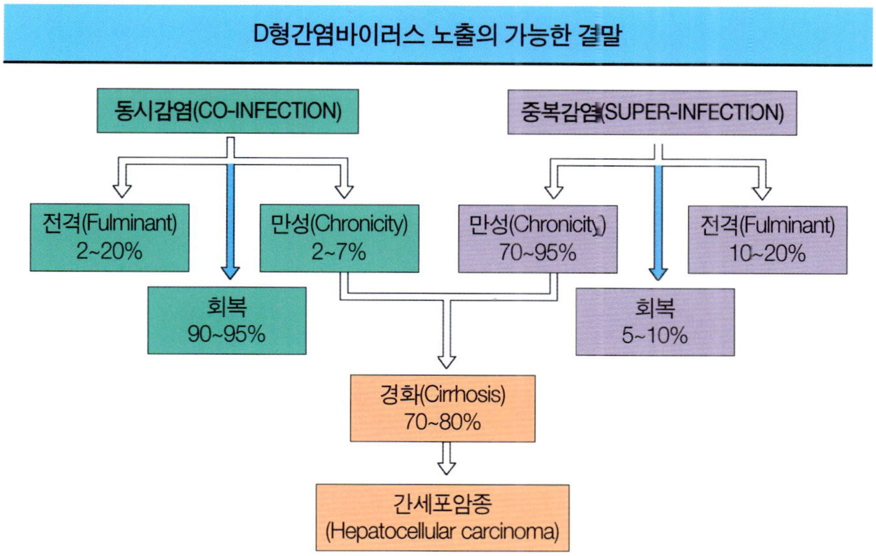

그림 20.13 D형간염바이러스 노출의 가능한 임상적 결말을 나타내는 흐름 도표. B형간염바이러스에 이미 감염된 환자에 대한 중복감염의 경우에 더 심한 임상적 특징이 나타난다.

hepatitis)이 잦다.

이 바이러스는 전세계적으로 분포하며, 특히 이탈리아, 중동의 몇 지역, 라틴아메리카에 널리 퍼져 있다. 서방에서는 주로 정맥내 약물 사용자들 사이의 문제이다. B형간염 예방접종은

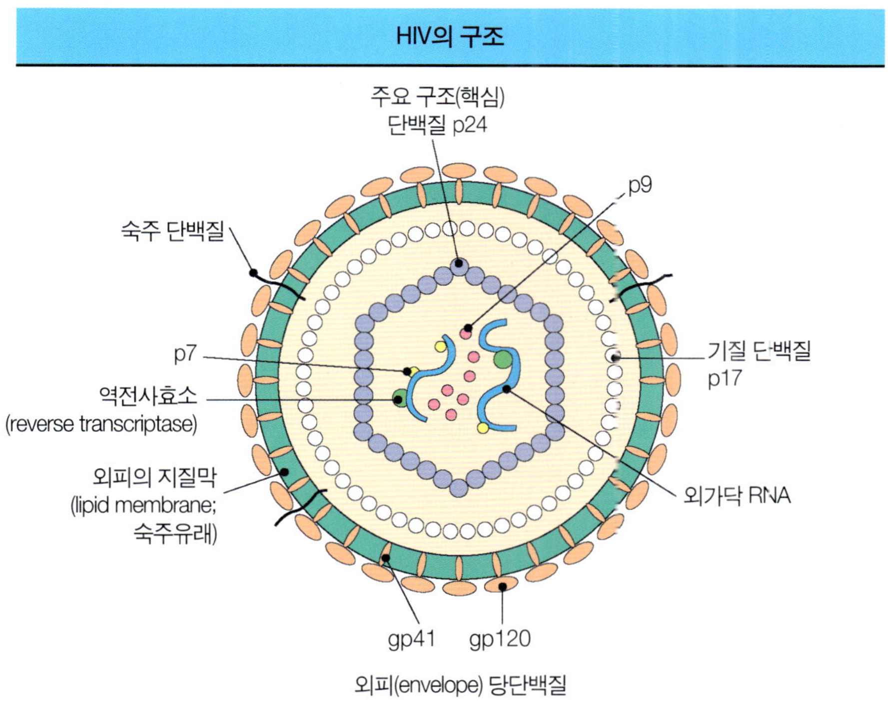

그림 20.14 HIV 구조의 중요 성분

사람을 감염시키는 레트로바이러스(RETROVIRUSES)		
아과(Subfamily)	관련 병	자연 숙주
Oncoviruses		
Human T-cell leukaemia virus I (HTLV-I)	Adult T-cell leukaemia-lymphoma(ATLL)	사람
Human T-cell leukaemia virus II (HTLV-II)	Hairy cell leukaemia(털세포백혈병)	사람
Lentiviruses		
Human immunodeficiency virus-1 (HIV-1)	면역결핍(immune deficiency), 최후에는 AIDS	사람
Human immunodeficiency virus-2 (HIV-2)	면역결핍(immune deficiency), 최후에는 AIDS	사람과 영장류
Spumaviruses	불현성(inapparent) 지속감염 (persistent infections)	사람과 영장류

그림 20.15 사람을 감염시킬 수 있는 레트로바이러스들의 분류

이 바이러스에 대해 보호작용이 있다. 이는 이 바이러스가 HBV 없이는 병을 일으킬 수 없기 때문이다.

레트로바이러스(retroviruses)

레트로바이러스 과(family)에는 많은 바이러스들이 포함되어 있으며, 넓은 범위의 많은 동물 종들이 이 바이러스로 감염된다. 첫 레트로바이러스인 조류 육종 바이러스(avian sarcoma virus)가 1910년 Peyton Rous에 의해 발견된 이후 여러 해에 걸쳐, 동물에서 종양을 일으키는 다른 레트로바이러스들이 속속 기술되었다. 1980년에는 첫 번째 사람레트로바이러스인 human T lymphotropic virus type I(HTLV-I)가 T 세포 백혈병을 앓는 환자로부터 처음 분리되었다. 또 다른 레트로바이러스인 사람면역결핍바이러스(human immunodeficiency virus [HIV])는 후천면역결핍증후군(acquired immune deficiency syndrome [AIDS])을 일으킨다.

HIV 감염과 AIDS의 출현은 치과의료에 막대한 영향을 미치고 있다. 치과의원 내 교차감염의 위협은 훨씬 엄격한 감염방지 수단을 채택하도록 만들었다(제30장). 뿐 만 아니라, HIV 감염은 입 안에 여러 [구강]소견을 만들어내며, 이 중에는 임상 치과의사들이 반드시 주의를 게을리 하지 않고 살펴야 하는, 이 병의 특징이 되는 것들이 포함되어 있다.

레트로바이러스의 일반적인 성질

레트로바이러스는 단일 분류그룹을 이루는 RNA 바이러스이다. 모든 바이러스는 RNA-의존 DNA 중합효소인 역전사효소(reverse transcriptase)를 갖고 있다. 레트로바이러스는 지질과 바이러스 단백질로 이루어진 피막을 갖고 있다. 각 바이러스 입자는 지름이 약 100 nm이다. 레트로바이러스의 중요한 구조 요소들을 그림 20.14에서 설명하였다. 레트로바이러스는 다음 세 개의 아과(subfamilies)로 나뉜다: oncoviruses, lentivi-ruses, spumaviruses(그림 20.15).

복제

레트로바이러스는 역전사효소의 작용을 통해 virion RNA로부터 DNA를 복제하고, 이 DNA로부터 다시 바이러스 RNA를 복제, 생산하기 때문에 다른 RNA 바이러스들과는 다르다. 대표적인 예로서 HIV-1의 복제를 들어 설명한다(그림 20.16). CD4 분자는 도움 T 림프구(T helper lymphocytes), 단핵구(monocytes), 가지세포(dendritic cells) 및 미세아교세포

HIV 복제주기

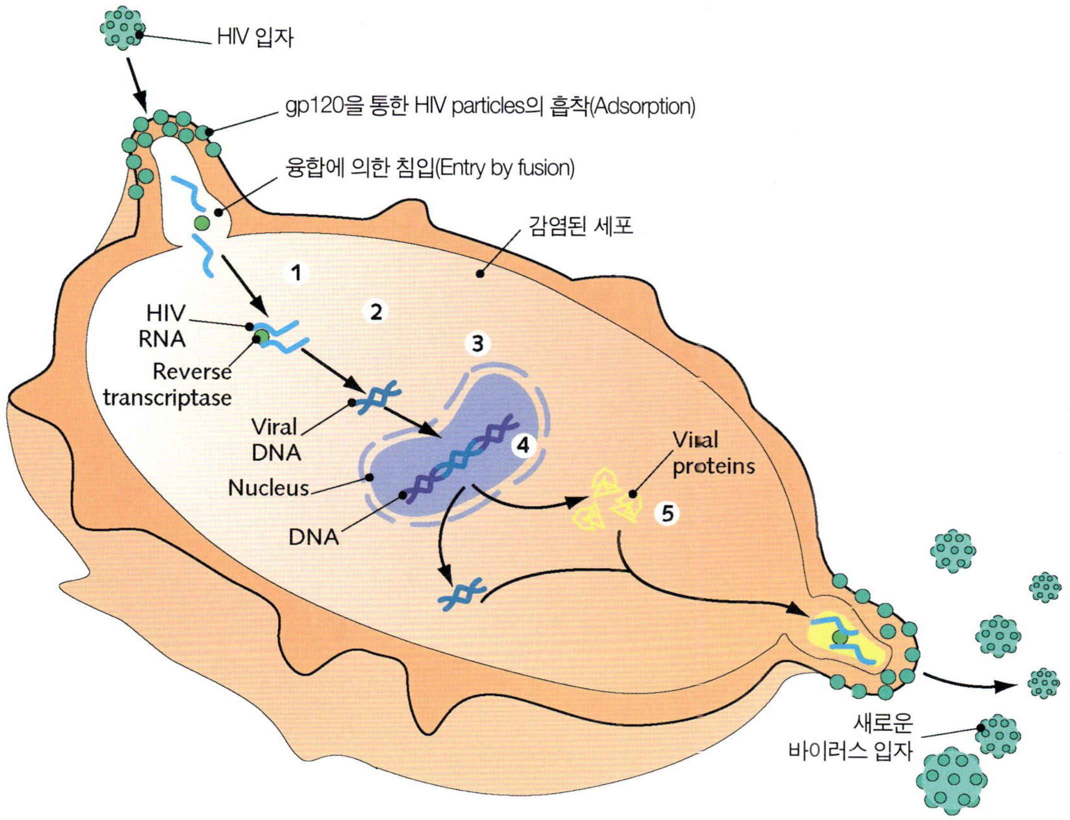

복제주기의 주요 단계	
❶	HIV가 표적(target)세포 내로 그 내용물을 방출
❷	역전사효소(reverse transcriptase)가 바이러스 RNA를 DNA로 복사
❸	바이러스 DNA가 세포 DNA 안으로 삽입됨
❹	바이러스 RNA 및 단백질 복사물이 많이 만들어짐
❺	새로운 바이러스 입자가 조립되고 세포로부터 싹(bud)을 틔워 나온다. 이를 통해 세도를 죽일 수 있다.

그림 20.16 HIV 복제주기의 요약. 1995년 8월 Scientific American에 게재된 것을 다시 그린 것

(microglia)의 표면 분자로, HIV-1 외피 당단백질인(envelope glycoprotein) gp120에 대한 친화력이 매우 높아 HIV-1의 결합 부위(binding site) 역할을 한다. HIV-1의 gp120은 숙주세포 표면의 CD4 수용기 및 chemokine co-receptor와(CCR5 beta-chemokine receptor) 결합한다. 결합이 일어나면 바이러스가 막융합(membrane fusion)에 의해 숙주세포 안으로 들어가고, RNA가 방출된다. 역전사효소의 작용으로 쌍가닥 DNA 복제가 생산된다. 이 DNA는 원형을 이루고, 핵 안으로 들어가 숙주세포 DNA와 가닥이 이어져 provirus로서 숙주세포 DNA 안에 머물게 된다. 이 때부터 HIV 감염은 항구적이다. 바이러스는 잠복해 있거나 생산 주기에 들어갈 수도 있다. 숙주 RNA 중합효소는 provirus로부터 전령 RNA(messenger RNA [mRNA])를 전사할 수 있으며, 이로써 바이러스 mRNA와 RNA가 생산된다. 다음, 외피 및 핵심단백질이 있는 위치인 세포막에서 새로운 virion들이 조립, 완성된다. Virion의 방출은 싹이 트는 것처럼 일어나며(budding), 바이러스 증식주기가 계속되면서 숙주세

HIV 전파	
혈액 접종(inoculation)	혈액 및 혈액산물의 수혈(transfusion) 정맥내 약물 사용자들 간의 바늘 공유(needle sharing) 바늘찔림(needlestick) 사고와 열린상처(개방창[open wound]) 또는 점액 의료종사자들의 막 노출(membrane exposure)
성매개 전파	남성 동성애자(homosexuals) 이성(heterosexual) 접촉
출산전후(perinatal) 전파	자궁내(Intrauterine) 분만전후(Peripartum) 엄마젖(Breast milk)

그림 20.17 HIV 전파의 주요 경로

영국 내 HIV-1 감염자			
노출 구분	진단받은 수	진단받지 않은 수	합계
동성/양성애 남자	17,100	5,500	22,600
주사약물 사용(남성과 여성)	1,400	300	1,700
이성애자			
남성	5,800	4,800	10,600
여성	9,300	4,600	13,900
혈액산물(남성과 여성)	700	0	700
총합계	34,300	15,200	49,500

그림 20.18 2002년 말 시점, 영국(UK) 성인들 중 HIV 감염 유병률(prevalence) 추정값. 근거: Health Protection Agency(http://www.hpa.org.uk)

포는 파괴된다.

HIV와 AIDS

전파

전파의 주된 경로는 그림 20.17에 요약되어 있다. 선진국에서는 남성 동성애자들(homosexual men)이 역사적으로 HIV 감염 위험이 가장 큰 집단이었다(그림 20.18). 그렇지만, 이제 영국에서는 비록 많은 HIV 감염전파가 수입된 것이기는 하지만, 동성애를 통한 전파보다 이성애를 통한 전파(heterosexual transmission)가 더 빈번한 전파경로가 되었다. 정맥내 약물 사용자들은 작지만 중요한 위험 집단이고, 많은 혈우병환자(haemophiliacs)들이 오염된 factor VIII로 인해 감염되었다.

성행위를 통한 전파(sexual transmission)는 주로 남성에서 남성, 남성에서 여성으로 이루어진다. 하지만 아프리카에서는 여성에서 남성으로의 전파를 포함, 이성애 전파가 일반적인 일이며, 중앙아프리카와 동아프리카의 일부 지역에서는 40%에 달하는 인구집단, [그것도] 주로 젊은 성인들이 감염되어 있다. 이렇게 높은 감염 비율은 생식기관에 궤양형성(genital ulceration)을 일으킬 수 있는 다른 여러 성병들의 높은 유병률(prevalence)에 기인하는 것일 수 있다.

약 20%의 사례에서 감염된 어머니로부터 아기에게로 수직전파(vertical transmission)가 일어나며, 전파는 자궁내(*in utero*), 출생 전후(perinatally), 또는 출생 이후(postnatally)에 모두 일어날 수 있다.

HIV 감염의 단계			
혈액 μl 당 CD_4+세포수	임상적 구분		
	A 무증상 급성(일차) HIV 또는 PGL*	B 증상이 있음	C AIDS
≥500	A1	B1	C1
200~499	A2	B2	C2
<200	A3	B3	C3

그림 20.19 미국 Centers for Disease Control이 제안한 여러 HIV 감염단계들의 분류(*MMWR Pecommendations & Reports*, December 18, 1992/41(RR-17)). *PGL: persistent generalized lymphadenopathy(지속적인 전신 림프절병증)

HIV 병의 시간에 따른 경과(TIME COURSE)

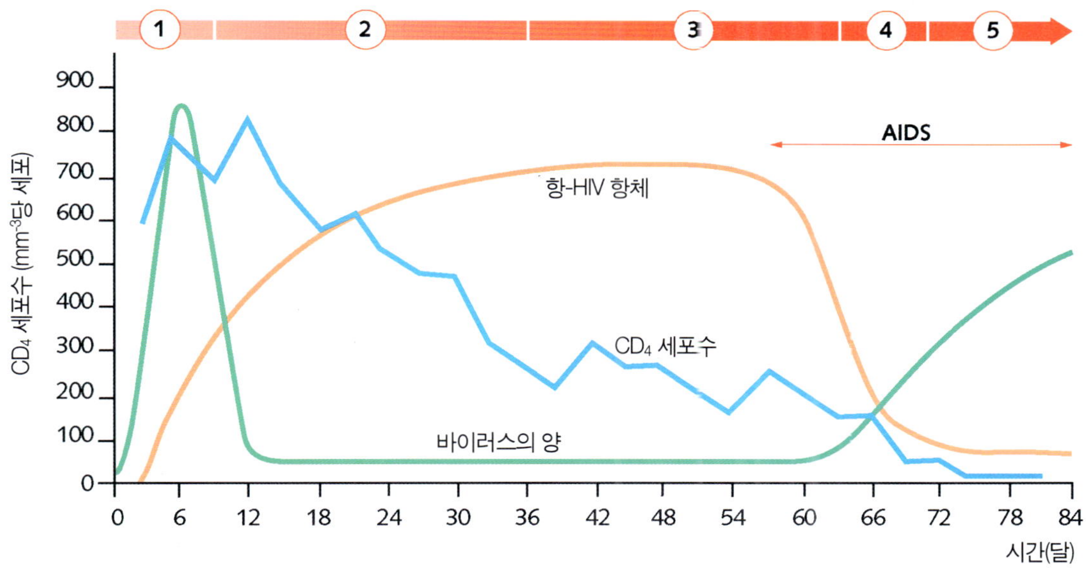

HIV 병의 시간에 따른 경과에서의 주요 단계	
❶	급성 감염
❷	만성 림프절병증(lymphadenopathy)
❸	준임상(subclinical) 면역기능이상
❹	피부와 점막의 면역결손(immune defects)
❺	전신 면역결손

그림 20.20 HIV 감염의 시간에 따른 경과. 감염의 처음과 마지막에 바이러스의 수준이 높아지고, CD4 세포수가 조금씩 감소하는 것과, 항-HIV 항체의 윤곽을 나타내고 있다.

발병기전

발병기전과 HIV가 일으키는 병의 주 결정인자는 CD4를 발현하는 세포, 즉 주로 도움 T 세포와 지연과민 T 세포 그리고 큰포식세포와 일부 뇌세포들에 대한 이 바이러스의 친화성(tropism)이다.

HIV와 면역계통 사이의 상호작용은 이제, 처음에 생각했던 것보다 훨씬 더 역동적임이 알려졌다. 최근 연구는 HIV가 막대한 양으로 복제되며 면역계통의 많은 세포들을 매일 파괴한다는 증거를 보여주고 있다. 그렇지만, 이러한 증식은 몇 년 동안 왕성한 숙주 방어의 반격을 받아, 바이러스가 통제할 수 없이 늘어나는 것을 막는다. CD4 T 세포의 파괴는 세포독성 T 세포(cytotoxic T cell) 용해(lysis), 자연세포독성세포(natural killer cells), 항체의존세포매개세포독성(antibody-dependent cellular cytotoxicity) 등 여러 방면으로 일어난다. 이 모든 노력에도 불구하고, 마침내 세력 균형은 HIV로 옮겨가 HIV가 우위를 점하게 되어 본격적인 AIDS(full-blown AIDS)의 특징인 심한 면역결핍이 초래된다.

CD4 세포는 면역반응을 개시하는데 중추적인 역할을 한다. 이 세포는 큰포식세포, 다른 T 세포들, B 세포 및 자연세포독성 세포를 활성화 하는데 필요한 lymphokines을 방출한다. HIV 감염으로 인해 CD4 세포의 수가 크게 줄어들면 항원-특이 면역반응, 특히 세포매개면역반응이 무력화되고 체액면역은 통제불능이 된다.

HIV가 면역계통을 무력화시키고, 되풀이되는 돌연변이로 그 항원성을 변화시킬 수 있는 능력은 바이러스로 하여금 완전한 면역청소(immune clearance)를 모면하게 하고 병의 회복을 방해한다.

HIV 감염은 신경계통에 대해서도 영향을 미친다. HIV는 뇌에서 주로 큰포식세포 안에 있지만, 미세아교세포(microglial), 희소돌기아교세포(oligodendroglial), 모세혈관 내피세포(capillary endothelial) 안에도 있다. 대다수의 AIDS 환자에서 신경계 질환이 발생하며, 큰포식세포가 뇌 안으로 바이러스를 옮기는 것으로 생각된다.

AIDS의 임상 특징
• **림프절병증(lymphadenopathy)과 열(fever)** 잠행성 발병(insidious onset) 체중감소와 권태감(malaise)이 수반될 수 있다.
• **기회감염(opportunistic infections)** *Pneumocystis jiroveci* 폐렴 뇌 톡소포자충증(toxoplasmosis) Cryptococcal meningitis(수막염) 칸디다증(candidosis) 헤르페스바이러스 감염 설사병
• **암(malignancies)** Kaposi' s sarcoma(육종) Non-Hodgkin' s lymphoma(림프종)
• **소모증후군(wasting)** Africa에서는 일반적
• **AIDS-관련 치매(dementia)** 인지 및 운동 기증 감퇴

그림 20.21 AIDS의 주요 임상 특징 요약

임상 특징

시간에 따른 진행

현재 HIV-관련병의 단계를 결정하는데 사용되는 체계(staging scheme)는 1993년 미국의 Centers for Disease Control(CDC)가 발표한 것이다. 이 체계는 그림 20.19에 요약되어 있다. 이 체계와 관련된 여러 임상적인 병에 대한 자세한 정보에 관심이 있는 독자는 이 장의 말미에 있는 추가 읽기를

HIV 감염과 밀접한 관련이 있는 입안의 환부	
칸디다증(Candidosis)	홍반성(Erythematous) 거짓막성(Pseudomembranous)
털백색판증(Hairy leukoplakia)	
Kaposi' s sarcoma(육종)	
Non-Hodgkin' s lymphoma(림프종)	
치주병(Periodontal disease)	줄모양 잇몸홍반 (Linear gingival erythema) 괴사(궤양)잇몸염 (Necrotizing [ulcerative] gingivitis) 괴사(궤양)치주염 (Necrotizing [ulcerative] periodontitis)

그림 20.22 HIV 감염과 밀접한 관련이 있는 입안 환부. 이 환부들은 HIV 감염 및 병 진행의 중요한 표지이다.

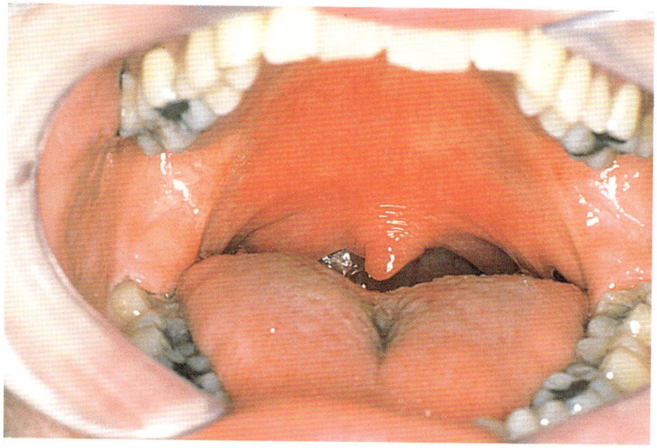

그림 20.23 HIV 양성 환자에서, 입천장 점막에 생긴 홍반칸디다증. Dr D. Felix.의 호의로 게재

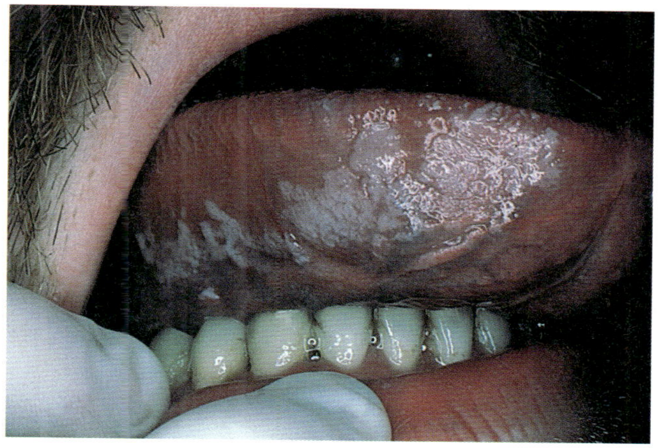

그림 20.24 AIDS 환자의 입안털백색판증. Dr D. Felix.의 호의로 게재

참고하기 바란다. 환자는 HIV 감염과 연관된 임상적인 상태 유무와 CD4 T 림프구 수에 따라 아홉 가지의 범주(categories) 중 하나로 분류된다. 각 범주에 해당하는 HIV 항체, CD4 세포수, 바이러스 역가(viral titre)가 그림 20.20에 표시되어 있다.

급성 혈청전환(seroconversion) 질병은 감염된 사람의 60%까지에서 인지되며, 잠복기가 약 한 달로 가벼운 전염단핵구증(glandular fever)과 [증세가] 비슷하다. 항체가 생길 때까지 몇 달이 걸릴 수도 있으며(그림 20.20), 세포독성 T 세포도 함께 형성된다. 그 다음 병이 잠잠해진다(quiescent). 전신림프절병증(generalized lymphadenopathy)이 그 외 다른 증상은 나타나지 않는 사람들의 30%까지에서 지속적으로 나타날 수 있다. 병이 진행됨에 따라 환자는 체중감소, 열, 구강 칸디다증(oral candidosis), 설사 등 다른 특징을 나타내게 된다. HIV의 존재 및 한 가지 이상의 AIDS 병들(AIDS-defining diseases)이 나타나는 것으로 정의되는 본격적인 AIDS로 발전하기까지 바이러스 복제는 계속된다. AIDS 병으로는 Kaposi' s sarcoma(육종)와 *Pneumocystis jiroveci* 폐렴이 있다. 치료받지 않으면, 진단 시점으로부터의 중간(median) 생존시간은 1년이며, 95%가 진단 후 5년 이내에 사망한다.

말기 감염의 임상적인 특징

AIDS는 유행성 면역억제 바이러스 병이다. 그 임상적 특징으로는 목숨을 위협하는 감염들에 대한 취약함, 종양 및 신경계 질환, 특히 종종 치매를 수반하는 아급성 뇌염이 두드러진다. 그림 20.21에 임상적 특징들이 요약되어 있다.

HIV 감염의 구강 소견

HIV 감염의 구강 소견들은 HIV 감염과의 관련정도에 따라 분류되어 왔다. 강한 관련이 있는 소견들을 그림 20.22에 나열하였다.

구강 칸디다증은(제27장) HIV 감염의 가장 일반적인 특징이다. 홍반(erythematous) 칸디다증은(그림 20.23) 일반적으로 입천장(연구개와 경구개), 볼점막(buccal mucosa), 혀의 붉은 구역으로 나타난다. 거짓막(pseudomembranous) 칸디다증(아구창[thrush])은(그림 27.5) 크림 같은 흰 막으로 나타나며, 가볍게 문지르면 벗겨져서 거친[오톨도톨한] 홍반성 바닥이 보이게 된다. 구석입술염(angular cheilitis; 그림 27.9)이 나타날 수도 있으며, 대개 입안 칸디다증에 이차적으로 생긴다.

입안의 털백색판증(hairy leukoplakia; 그림 20.24)은 Epstein-Barr 바이러스와 관련이 있는 환부이며, 증상이 없고 흰 각화과다(hyperkeratotic) 환부로, 대개 혀의 가쪽 모서리(lateral margins)에 잘 생긴다. 털백색판증은 특징적으로 수직 주름(vertical corrugations)이 나있다.

Kaposi' s sarcoma는(그림 20.25) 혈관 내피세포에서 발생하며, 자주빛/짙은푸른색 반(macules) 또는 결절(nodules)로 나타나고, 입천장에 아주 흔히 나타난다. Kaposi' s sarcoma는 HIV 감염자들 중에서도 동성애 남성에서 자주 발생하며, 사람 헤르페스바이러스 8(human herpes virus 8[HHV-8]) 감염과

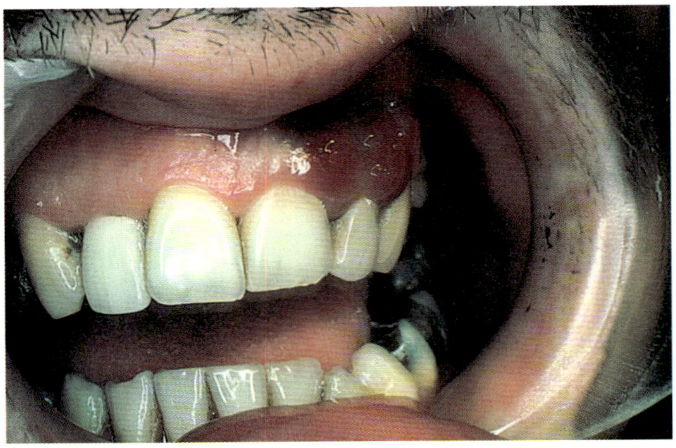

그림 20.25 AIDS 환자의 상악 잇몸에 생긴 Kaposi' s sarcoma. Prof D. Wray.의 호의로 게재

관련이 있다.

비-Hodgkin' s 림프종(lymphoma)은 빠르게 자라는 종창(swelling)이나 난치궤양(intractable ulceration)으로 나타나며, 입안 어느 곳에서나 생길 수 있다.

HIV 감염의 치주 소견은 세 그룹으로 나뉜다. 줄모양잇몸홍반(linear gingival erythema)은 대개 좋은 구강위생상태 임에도 불구하고 가장자리 잇몸(marginal gingiva)에 국소적인 붉은 띠로 나타난다. 괴사궤양잇몸염(necrotizing ulcerative gingivitis)은 통증과 자연잇몸출혈을 동반하는 잇몸의 국소적 궤양성 파괴이다. 마지막으로 괴사궤양치주염(necrotizing ulcerative periodontitis)에서는 뼈를 포함하여 치주조직의 빠르고 국소적인 궤양성 파괴가 나타난다.

HIV 감염에서 볼 수 있는 갖가지 다른 구강 환부로는 재발성 입안단순헤르페스 감염, 거대세포바이러스(cytomegalovirus)-관련 구강궤양, 귀밑샘비대 등이 있다. 귀밑샘비대는 입안마름증과 관련이 있다(제26장).

HIV 감염의 실험실 진단

HIV 감염의 바이러스학적 특이 진단은 여러 가지 방법으로 내릴 수 있지만(그림 20.26), 현행 실험실 검사방법은 항체 검출에 의존하고 있다. 혈액 검사를 의뢰하기 전에 반드시, 환자가 선임 임상의 혹은 전문적인 훈련을 받은 의논 상대자로부터 적절한 상담을 받을 수 있게 해야 한다. 먼저 HIV 항체를 검출하기 위해 효소면역측정법(enzyme linked immunosorbent assay [ELISA]) 검사를 실시한다. 양성 결과가 나오면 동일한 환자로부터 혈액 표본을 더 채취하여, 방사선면역측정법(radioimmunoassay) 또는 면역형광법(immunofluorescence) 같은 다른 검사 형식을 이용하여 양성 결과를 반드시 확인해야 한다. 이는 거짓 양성이 [양성으로] 보고되는 일이 없도록 하기 위함이다.

HIV 감염의 실험실 진단	
혈청학	특이 항-HIV 항체 입증 임상 진단의 가장 중요한 부분
바이러스 배양	진행이 느림(3~6 주) 일상적으로 이용할 수는 없음
바이러스 항원(p24)	감염이 발생한 시점에 잠시 나타남 감염 후기에 다시 나타남 바이러스혈증(viraemia)의 정도와 연관이 있음 일상적으로 이용할 수는 없음
바이러스 핵산	혈청학적 결과가 불확정한 환자에서 중합효소연쇄반응(PCR)이 유용 보균자인 어머니에게 태어난 아기의 감염을 확인하는데 이용될 수 있음

그림 20.26 HIV 감염을 진단하는데 이용되는 실험실 방법들. 현재로서는 항-HIV 항체를 입증하는 것이 임상 진단 목적에 일상적으로 이용되는 유일한 방법이다.

HIV 감염의 예방

HIV 감염을 억제하고자 하는데 있어서 강조되어야 할 점은 [다름 아닌 바로] 위험 축소(risk reduction)이다. 대중교육 프로그램에서는 성행동의 변화, 특히 장벽피임제(barrier contraceptives) 사용의 필요성이 강조되어 왔다. 약물 사용 집단 내 HIV 감염 확산 문제를 무균 주사침 및 주사기의 무료 배포로 해결해보려는 곳도 있다.

의료종사자들에게 HIV 감염이 전파될 위험성은 낮으며(제30장), 주사바늘에 찔리는 사고를 피하기 위한 수단과 함께 작업용 보호착용도구를 사용하면 감염의 가능성은 최소화될 것이다.

현재 맹렬한 연구노력에도 불구하고, 가까운 장래에 백신이 개발될 공산은 미약하다. 높은 변이성(variability), 숙주세포 유전체와의 통합 [유전체 내로의 편입], HIV의 여러 생물학적 특성들은 백신 개발의 큰 난제이다. 현재 매우 다양한 HIV 분리주들에 대해 반응할 중화항체를 이끌어낼 수 있는 면역원(immunogens)을 고안해야 할 필요가 있다. 더구나, 백신이 유도해 낸 T 세포들은 자연 HIV 감염 중에 일어나는 [T 세포] 반응보다 HIV 복제를 더 잘 억제할 수 있어야 한다. 이런 어려움에도 불구하고 진전은 이루어지고 있으며, DNA 백신, 재조합 바이러스매개체(recombinant viral vector) 백신, 재조합 단백질 소단위(sub-unit) 백신들이 개발되고 있다.

AIDS의 관리(MANAGEMENT)

- **기회감염의 치료**
  예: 칸디다증에 fluconazole
  Pneumocystis jiroveci 감염에 pentamidine
  거대세포바이러스(cytomegalovirus) 감염에 ganciclovir
- **Kaposi' s sarcoma 및 다른 암의 치료**
  예: 세포독성 약물의 국소 투여
- Highly active anti-retroviral therapy(HAART)
  뉴클레오시드 유사체와(예, azidothymidine)
  단백분해효소억제제의(예, ritonavir) 조합
- **지지 의학**(supportive medicine)
  정신사회(psychosocial)요법

그림 20.27 AIDS 환자 관리의 주요 요소들의 요약

치료

HIV 감염이 진행된 환자의 관리는 까다롭지만, 치료의 주안점들을 그림 20.27에 약술하였다.

근래 여러 종류의 항-레트로바이러스 약물들이 개발되어 왔다(제10장). 이러한 약물에는 뉴클레오시드 역전사효소억제제(nucleoside reverse transcriptase inhibitors [NRTIs]), 비-뉴클레오시드 역전사효소억제제(non-nucleoside reverse transcriptase inhibitors [NNRTIs]), 단백분해효소억제제(protease inhibitors [PIs]), 융합억제제(fusion inhibitors)가 포함된다. 이러한 서로 다른 약물들의 조합이 HIV에 감염된 사람들에서 혈장 HIV 부하(load)의 빠른 하락, CD4 세포수의 상승 등 매우 극적이고 긍정적인 효과를 보이는 것으로 밝혀졌다. 이러한 조합치료는 highly active anti-retroviral therapy(HAART)로 알려져 있다. 이 약물들은 지방(fat) 분포의 변화 등 몇 가지 중요한 부작용이 있으며, 약물 내성 발달이 문제다. 이 약물들은 치유(cure)가 아니고 일생 동안 투여해야 하지만, HIV에 감염 환자들의 전반적인 삶의 질과 수명에 크나큰 향상을 가져왔다.

Further reading

Calarota SA and Weiner DB (2003). Present status of human HIV vaccine development. *AIDS*, 17 (suppl 4), S73-S84.

Centers for Disease Control (1992). 1993 revised classification system for HIV infection and expanded surveillance case definition for AIDS among adolescents and adults. *Morbidity and Mortality Weekly Reports, Recommendations & Reports*, December 18, 1992/41 (RR-17).

Collier L and Oxford J (2000). *Human Virology*, 2nd edn. Oxford University Press, Oxford.

EC Clearinghouse on Oral Problems Related to HIV Infection and WHO Collaborating Centre on Oral Manifestations of Immunodeficiency Virus (1993). Classification and diagnostic criteria for oral lesions in HIV infection. *Journal of Oral Pathology and Medicine* 22, 289-91.

Emond RTD, Welsby PD and Rowland HAK (2003). *Colour Atlas of Infectious Diseases*, 4th edn. Mosby, Edinburgh.

Garber DA, Silvestri G and Feinberg MB (2004). Prospects for an AIDS vaccine: three big questions, no easy answers. *The Lancet Infectious Diseases*, 4, 397-413.

Harrison TJ, et al (2004). Chapter 3, Hepatitis viruses. In AJ Zuckerman, JE Banatvala, JR Pattison, P Griffiths, B Schoub (eds) *Principles and Practice of Clinical Virology*, 5th edn, Chapter 3. Wiley, Chichester.

Mims C, Dockrell HM, Goering RV, Roitt I, Wakelin D and Zuckerman M (2004). Sexually transmitted diseases; and

Gastrointestinal tract infections. In *Medical Microbiology*, 3rd edn, Chapters 21 and 22. Elsevier Limited, London.

Patton LL (2003). HIV disease. *Dental Clinics of North America*, 47, 467-92.

Weiss RA et al. (2004). Human immunodeficiency viruses. In AJ Zuckerman, JE Banatvala, JR Pattison, P Griffiths, B Schoub (eds) *Principles and Practice of Clinical Virology*, 5th edn, Chapter 25. Wiley, Chichester.

Wisnom C and Siegel MA (2003). Advances in the diagnosis and management of human viral hepatitis. *Dental Clinics of North America*, 47, 431-47.

요 점

- A형간염바이러스와 E형간염바이러스는 대변-입 경로로 전파된다. 임상적인 병은 가볍고, 만성 보균 상태도 없다.
- B형간염바이러스(HBV)는 이중껍질 DNA 바이러스이다.
- HBV는 체액으로 전파된다. 혈액-혈액 접촉, 성매개 전파, 출생전후 전파가 주된 경로이다. 아주 적은 양의 혈액으로도 감염될 수 있다.
- HBV 감염이 있는 동안 혈액에는 온전한 virions과 (완전한 바이러스 입자; Dane 입자) 좀 더 작은 관 모양 및 둥근 형태의 B형간염 표면항원(HBsAg)이 나타난다.
- HBV 감염이 불러올 수 있는 가능한 결과들은 임상 증상이 없는 감염(65%), 급성 B형간염(30%), 치명적인 전격간염(fulminant hepatitis; 1%)이다. 5%에서 10%의 환자가 만성 보균자(chronic carriers)가 된다.
- HBV의 만성 보균자들은 감염을 전파시킬 수 있으며 경화(cirrhosis)와 간세포암종(hepatocellular carcinoma)으로 발전할 위험을 안고 있다
- HBV 감염의 진단은 혈청학적으로 내린다. HBsAg를 제일 먼저 검색한다.
- HBV 감염의 예방은 사람-사람 전파의 차단 및 면역화에 근거한다.
- C형간염바이러스(HCV)는 비경구적으로 전파되는 RNA 바이러스로, 대체로 혈액-혈액 접촉으로 확산된다. 아직 백신은 없으며, 예방은 사람-사람 전파의 차단에 근거한다.
- HCV에 감염된 사람의 높은 비율이 만성 보균자이며, 장기적으로는 간질환으로 발전할 수 있다.
- HCV 감염 진단은 혈청학적으로 내린다.
- D형간염바이러스(HDV)는 독립적으로 전파될 수 있는 바이러스로, B형간염바이러스의 존재 하에서만 병을 일으킬 수 있다.
- HDV는 B형간염바이러스 감염의 심한 정도(severity)를 증가시키며, 종종 전격간염(fulminant hepatitis)을 초래한다.
- 레트로바이러스(retroviruses)는 역전사효소(reverse transeriptase)를 갖고 있는, 외피가 있는 RNA 바이러스다.
- 역전사효소는 RNA-의존 DNA 중합효소이며, 이 효소는 바이러스 RNA를 DNA로(프로바이러스[provirus]) 전사한다.
- HIV는 레트로바이러스의 세포병변(cytopathic) lentivirus 소집단(subgroup)에 속한다.
- HIV는 혈액접종이나 성접촉으로, 또는 출생전후기에 전파된다.
- HIV는 CD4 양성 세포, 특히 도움 T 림프구를 감염시키며, 궁극적으로 면역계통의 무력화를 초래한다.
- AIDS의 임상적 특징은 목숨을 위협하는 감염에 대한 취약함, 종양 및 신경계 질환의 발전이 두드러진다는 것이다.
- 구강 소견은 HIV 감염의 일반적이면서 또한 중요한 표지이다.
- 현행 HIV 감염의 진단은 항체 검출에 의존하고 있다
- HIV 감염 관리는 항-레트로바이러스 약물과(HAART), 기회감염 및 그 외 합병증의 신속한 치료를 종합한 것이다.

Section 3

21 구강미생물무리와 치태 (The oral microflora and dental plaque)

- 서론
- 구강미생물무리의 연구
- 구강미생물무리의 구성
- 구강미생물무리의 획득
- 치태 발달
  - 세균 부착
- 치석
- 구강미생물의 증식에 영향을 미치는 요인
  - 음식
  - 침
  - 잇몸틈새액(치은열구액[gingival crevicular fluid; GCF])
  - 기체 환경
  - 숙주
- 항-치태 약제
  - 항미생물 약제
  - 치태분해제제
  - 항부착성 화합물
- 요점

서론

구강미생물무리(oral microflora)는 우리가 알고 있는, 생태적으로 가장 다양한 미생물집단 중 하나이다. 구강미생물무리는 적어도 350가지의 배양 가능한 서로 다른 종을 포함하며, 아직 현행 실험실 기법으로는 배양할 수 없는 종들이 아마도 50% 이상 될 것으로 추정된다. 침(saliva)은 milliliter 당 1억 개까지의 미생물을 포함하고 있다. 이미 1674년에 현대 현미경의 아버지인 Antonie van Leeuwenhoek은 자기 자신의 치태(dental plaque) 안에서 '아주 귀엽게 휘젓고 다니는, 살아 있는 작은 미소동물' ('little living animalcules very prettily amoving')을 관찰하였고(그림 21.1), 비범한 예지로 '전체 왕국 내에 있는 사람보다 더 많은 동물들이, 한 사람의 입 안에 있는 치아 위 더껑이 안에 있다(there are more animals in the scum on the teeth in a man's mouth than there are men in the whole kingdom)' 라고 추정하였다. 이러한 미생물 복잡성(microbial complexity)에 더하여, 구강(oral cavity)은 치아, 점막 표면, 잇몸틈새(치은열구[gingival crevices]) 등, 세균의 집락형성(colonization)을 위한 독특한 서식 환경들(habitats)을 제공해 주고 있다.

이러한 명성이야 어찌되었든 입(mouth)은 많은 수의 무산소성균을 포함하는 특유한 구성의 토박이[상재] 정상 미생물무리를 갖고 있다는 점에서 다른 신체 부위와 비슷하다. 구강미생물무리는 정상적으로 숙주와 사이 좋은 관계에 있다(harmonious relationship). 이 관계는 미생물무리의 안정(stability)에 영향을 미칠 수 있는 어떤 변화, 예를 들어 입안마름증(구강건조[xerostomia])이나 광범위항생제(broad-spectrum antibiotic)의 사용에 의해 교란될(disturbed) 수 있다. 세균 중에는 많은 구강 미생물을 포함하여, 이런 느슨한(lapses) 상황을 이용(exploit)하여 기회감염병원체(opportunistic pathogens)로 행동할 수 있는 것들이 있다(제4장). 숙주와 미생물무리 사이의 [지배]균형(balance) 변화는 점막 감염에까지 이를 수 있으며, 치아우식(dental caries)과 치주병(periodontal disease) 모두 그 유병률(prevalence)이 증가할 수 있다. 치아우식과 치주병은 선진국과 후진국 모두 치료를 위해 한 해에 수 백만 파운드를 치를 정도로 큰 문제이지만 본질적으로 예방 가능한 공중보건(public health) 문제이다.

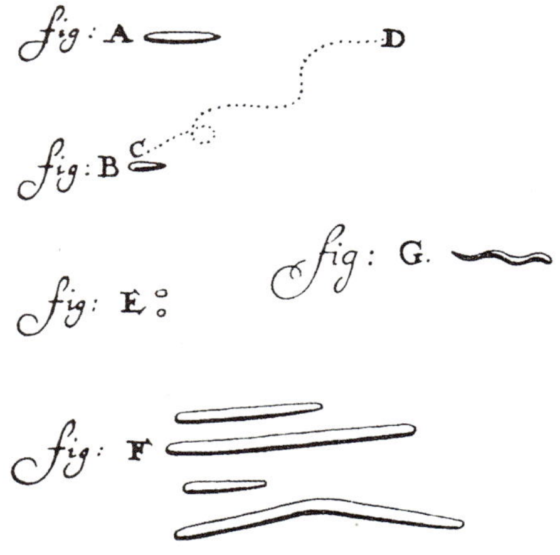

그림 21.1 Antonie van Leeuwenhoek이 그린 최초, 치태세균 현미경 관찰 그림

구강미생물무리의 연구

구강 및 치아의 여러 병의 병인을 이해하고 임상 검사물의 미생물학적 분석의 결과를 설명할 수 있기 위해서는, 구강의 서로 다른 생태학적기생부위(ecological niche)의 토박이균무리(resident flora)를 구성하는 미생물에 대한 지식이 중요하다. 그렇지만 구강미생물무리를 분석하는 모든 단계에서 기술적인 문제가 있으며, 이 때문에 연구의 정확성이 떨어질 수 있다. 검사물 수집과 처리에 관한 갖가지 방법과 관련된 문제들을 그림 21.2에 담았다. 대개 첫 단계인 표본 수집이 미생물학적 조사의 가장 중요한 단계이며, 얻게 될 결과에 중요한 영향을 미친다.

구강미생물무리의 구성

구강에서 발견되는 대다수의 세균은 그람양성(그림 21.3) 아니면 그람음성으로(그림 21.4) 분류가 가능하다. 사슬알균(streptococci)은 입안균무리(oral flora)의 중요한 부분이며 치아우식, 화농구강감염, 감염심내막염(infective endocardits)에서 중요한 역할을 담당한다. 그림 21.5에 요약되어 있듯이, 현행 분류방법은 사슬알균을 여러 주요 집단으로 나누고 있다.

몇 가지 스피로헤타(spirochaetes), 원생동물(protozoa) 및 미코플라스마(mycoplasma) 종(species)들 역시 정상 입안균무리의 구성원이지만 배양이 매우 어렵다. 스피로헤타는 암시야현미경검사(dark field microscopy) 방법으로 가장 잘 입증할 수

구강미생물무리의 분석

연구단계	예	설명	문제점
표본 수집	치과 농양 흡인물 치주주머니 paper point 표본 *Candida* 보균을 평가할 입안 헹굼	표본을 얻은 서식처 및 찾고자 하는 미생물에 따라 방법이 결정된다.	표본채취방법은 표준화되고, 자현가능해야 하고, 검사물의 오염을 방지할 수 있어야 한다.
실험실로 운반	적합한 운반배지, 예를 들어 까다로운 무산소성균을 위한 무산소성균액체배지 등을 이용한다.	운반 시간이 짧으면 짧을수록 더 좋다.	세균이 악조건 하에서는 생존하지 못 할 것이므로, 아주 중요한 단계이다.
표본 관찰	암시야현미경검사 (dark field microscopy)	스피로헤타처럼 키우기 어려운 미생물을 관찰할 수 있게 해준다.	관여된 미생물에 대한 특정한 상세 정보를 얻기는 어렵다.
	그람염색	표본 안에 어떤 미생물이 있는지 '대강 짐작' 하게 해준다.	식별(identification)
	특이 형광	식별까지 할 수 있기도 함	
표본 처리	필요에 따라 작은 유리알들을 넣고 잘 흔들어 표본을 분산시킨다.	치태와 같은 검사물 안에 있는 개별 세균을 서로 떼어놓기 위한 필수적인 단계이다.	치태 내에서 서로 붙어 있는 미생물을 모두 분산시키기는 어렵다. 연약한 미생물들은 터져 죽을 수 있다.
표본 배양	반-선택우무배지, 예를 들어 *Candida* spp.를 위해서는 Sabouraud' s 우무배지를, mutans 사슬알균을 위해서는 Mitis Salivarius Bacitracin (MSB) 우무배지를 사용한다. 무산소성균의 증식을 위해서는 무산소성 배양법을 사용한다.	배양 방법은 찾고자 하는 미생물이 무엇인지에 크게 좌우된다.	많은 미생물들이 각자의 특정한 성장인자 및 공기 조건을 요한다. 빨리 증식하는 종들이 자라서 느리게 자라는 종들을 뒤덮어 버린다.
미생물식별	효소들의 윤곽, 당발효 양식, 세포지질, 항원-항체 윤곽, DNA 탐색자 및 PCR	어떤 검사법들은 빠르고, 또 시판이 되는 것도 있다. 예: 사슬알균의 식별을 위한 API 32 Strep kit	많은 수의 서로 다른 종들을 조사하려면 시간이 매우 많이 걸리고 비용이 많이 든다.

그림 21.2 구강 미생물학 검사물의 수집 및 분석 단계

있다(그림 21.6). 대장균군(coliform)인 *Escherichia coli* 같은 다른 세균은 건강한 구강에 일과성으로만 존재하지만, 노년층이나 면역약화된(immunocompromised) 사람에서는 [무리의 일부로서] 기반을 잡을 수 있다. *Candida albicans*는 가장 흔히 분리되는 진균 분리주(isolate)이며(제27장), 무증상 성인에서 평균 40%의 보균율(carriage rate)이 관찰된다. 면역약화된 사람과 틀니를 한 사람에서, 그리고 몇몇 유형의 항생제 치료 뒤에 칸디다 수가 증가한다. Epstein-Barr 바이러스나 사람헤르페스바이러스 6(human herpes virus type 6) 같은 바이러스들 역시 건강한 사람의 침 안으로 흘러 나온다(shedding).

구강미생물무리에는 다른 많은 생태계(ecosystems)에서와 같이 현재로서는 배양이 불가능한(uncultivable) 세균들이 큰 비율로 들어 있다(약 50%). 그러므로 현재 구강 미생물학과 구강 병에 대한 우리의 지식은 단지 부분적으로만 완전하다. 좀 더 최근에 분자생물학 기법이(제5장) 이들 배양불가 미생물들의 일부를 식별해내었다. 그렇지만 구강 건강과 병에서 이들의

입안의 그람양성 세균			
속(Genus)	형태	공기 조건	설명과 예
Streptococcus spp.	알균(Cocci)	조건무산소성균 (Facultative anaerobe)	구강균무리의 최대 비율을 차지하는 형태. 침과 혀에서는 배양가능 균무리의 50%에 달하지만, 잇몸틈새와 잇몸위치태의 총 균무리 중에서는 30%만을 점한다. 예: *S. oralis*
		절대무산소성균 (Obligate anaerobe)	입안에는 무산소성 사슬알균이 존재하며, 화농 감염에서 자주 분리된다.
Staphylococcus spp.	알균	조건무산소성균	혈장응고효소(coagulase) 음성 포도알균, 예를 들어 *S. epidermidis*는 정상균무리의 일부이다. *S. aureus*는 입안 균무리의 일부로 보지는 않지만, 어린이, 노년층 및 전신질환이 있는 사람에서 자주 분리된다.
Actinomyces spp.	막대균(Bacilli)	조건무산소성균	치태, 특히 치아 접촉 부위에서 큰 부분으로 발견되는 세균. 잇몸염과 치아뿌리면 우식에서 그 수가 증가한다. 예: *A. naeslundii*
Lactobacillus spp.	막대균	조건무산소성균	정상 균무리의 적은 부분을 차지한다. 우식 환부에서 그 수가 증가한다. 예: *L. acidophilus*
Eubacterium spp.	막대균	절대무산소성균	치주염이 있는 부위와 치과 고름집에서 발견된다. 예: *E. brachy*

그림 21.3 구강에서 발견되는 중요한 그람양성 미생물들의 예

역할을 이해하기 위해서는 이들의 분리, 배양 및 연구를 수월하게 하는 새로운 방법이 필요할 것이다.

구강미생물무리의 획득

태아(foetus)의 구강은 무균이며(sterile), 비록 분만(birth) 시 신생아(neonate)가 어머니의 질(vagina) 미생물무리와 접촉하게 되지만 이 미생물들은 대개 머물지 않는다. 입은 세균에 대해 고도로 선택적인(selective) 환경이며, 단지 몇 종(species)만이 갓난아기의 입에 집락을 형성할 수 있다. 첫 수유(feeding)에서 미생물이 어머니의 침이나 어머니 또는 수유하는 직원의 피부균무리 같은 주위 환경으로부터 전달된다.

분만 후 24시간이면 첫(선구[pioneer]) 세균 종이 기반을 잡는다. 사슬알균(streptococci), 특히 상피세포에 결합하는 *S. salivarius*가 대개 처음으로 집락을 형성한다. 초기 집락형성세균들은 선구(pioneer) 미생물 군락(community)으로 발전하여 다른 종들의 증식조건을 강화시키는 세포외 산물을 생산함으로써 그들의 환경을 변경시키기 시작한다. 예를 들어, *S. salivarius*는 설탕(sucrose)으로부터 세포외 중합체(polymers)를 생산하여 다른 세균, 예를 들어 *Actinomyces* 종이 붙을 수 있게 한다. 이러한 미생물 천이(microbial succession) 과정과 다양성(diversity)의 증가는 궁극적으로, 극상군락(climax community)의 성립으로 귀결될 것이다.

한 살이 되어 치아가 맹출하면, *Streptococcus* spp., *Neisseria* spp., *Veillonella* spp., *Staphylococcus* spp.가 지배적인(predominant) 분리 종(isolated species)이 된다. 덜 빈번하게 분리되는 종으로는 *Lactobacillus*, *Actinomyces*, *Prevotella* and *Fusobacterium*이 있다.

치아 표면과 잇몸 조직은 집락형성의 새로운 환경을 제공하게 되며, 그 결과 치태가 발달하게 된다. 그 외 미생물무리의 변화는 개인의 일생을 통해서 일어난다: 예를 들어 5세 어린이들은 18~40%만이 스피로헤타와 흑색 무산소균을 갖고 있는데,

입안의 그람음성 세균			
속(Genus)	형태	공기 조건	설명과 예
Neisseria spp.	알균(Cocci)	산소성(Aerobic)	치아의 초기 집락형성균. 적은 수이지만 구강 대부분의 부위에서 분리된다. 예: *N. subflava*
Veillonella spp.	알균	절대 무산소성균 (Obligate anaerobe)	구강 대부분의 부위에서 분리된다. 혀 위와 치태 내에 많은 수로 존재한다. 예: *V. parvula*
Haemophilus spp.	막대균(Bacilli)	조건 무산소성균 (Facultative anaerobe)	침, 치태 및 상피 표면에 흔히 존재한다. 예: *H. aphrophilus*
Eikenella spp.	막대균	조건 무산소성균	주로 잇몸밑치태 안에서 발견된다. 잇몸염이 있을 때 그 수가 증가한다. 예: *E. corrodens*
Capnocytophaga spp.	막대균	이산화탄소요구균(Capnophilic)	치주병에서 자주 분리된다. 예: *C. gingivalis*
Actinobacillus spp.	막대균	이산화탄소요구균	치주주머니에서 발견되며 청소년치주염에 연루된다. 예: *A. actinomycetemcomitans*
Porphyromonas spp.	막대균	절대 무산소성균	주로 잇몸밑치태에서 발견된다. 성인치주염의 원인으로 여겨짐. 예: *P. gingivalis*
Prevotella spp.	막대균	절대 무산소성균	주로 잇몸밑치태에서 발견된다. 성인치주염의 원인으로 여겨짐. 예: *P. intermedia*
Fusobacterium spp.	막대균	절대 무산소성균	주로 잇몸밑치태에서 발견된다. 성인치주염의 원인으로 여겨짐. 예: *F. nucleatum*
Spirochaetes	나선균	절대 무산소성균	치주주머니에서 주로 발견된다. 배양이나 염색이 매우 어렵다. 암시야현미경법으로 제일 잘 볼 수 있다. 예: *Treponema denticola*

그림 21.4 구강에서 발견되는 중요한 그람음성 미생물들의 예

이는 90%가 이 세균을 갖고 있는 13~16세 아동들과 대조된다. 성인의 미생물무리는 비교적 변하지 않지만 틀니를 사용하는 사람들 중에는 *Candida albicans* 보균 비율이 높다. 대개, 틀니를 사용하지 않는 사람에서 60세부터 침속 *Lactobacillus* 및 *Staphylococcus* 종의 비율이 높아지며, 80세 이후에는 효모의 수가 증가한다.

치태 발달

입 안 표면에 부착하는 것은 구강 세균의 생존에 필수적인 일이다. 잇몸위(supragingival) 치태발달의 경우에는 미생물이 깨끗한 사기질(enamel)에는 [직접] 집락을 형성하지 못하고, 피막(pellicle)으로 불리는 치아표면의 물질 층과 서로 작용한다. 이 피막은 점액소(mucins), 침 당단백질(salivary glycoproteins), 무기질(minerals), 면역글로불린(immunoglobulins)으로 이루어진다. 피막형성은 깨끗하게 만든 사기질 위에서 수초 안에 일어나며, 90~120분에 두께가 최대가 된다.

세균 부착

세균이 표면에 붙는 것은 복잡한 과정이며, 다음과 같이 네 가지 주요단계로 나눌 수 있다.

제1 단계: 운반[수송](Transport)

세균은 먼저, 결합하게 될 표면으로 접근해야 한다. 세균 접근은 액체 흐름(liquid flow), 브라운 운동을 통한 확산(diffusion), 세균 운동(화학쓸림[chemotactic activity]) 등 몇 가지 방법으로 이루어질 수 있다.

제2 단계: 초기 부착(Initial adhesion)

이 단계에는 두 가지 유형의 힘이 관여한다. 10~100 nm의 거

입안 사슬알균의 분류			
사슬알균 그룹	혈액우무배지상의 모양	사람에서 발견되는 종	설명
Mutans	알파-용혈	*S. mutans*	사람 우식에서 가장 자주 분리되는 종이며 우식에 관여. 치아, 특히 틈새(fissures)에 집락을 형성한다.
		S. sobrinus	덜 자주 분리된다.
		S. cricetus	드물게 분리된다.
Salivarius	알파-용혈	*S. salivarius*	각질(keratinized) 표면을 선호한다. 대부분의 구역에서 분리되지만, 특히 혀에서 잘 분리된다.
		S. vestibularis	안뜰(vestibular) 점막에서 자주 분리된다.
Oralis	알파-용혈	*S. oralis*	매끈한 면에 초기 집락을 형성하는 그룹 IgA 단백분해효소와 glucans(포도당의 중합체)을 생산한다.
		S. sanguis	치아에 집락을 형성하고 IgA 단백분해효소를 생산한다.
		S. mitis	치태에서 나타나기도 하지만, 입안의 비-각질 표면을 선호한다.
		S. gordonii *S. parasanguis*	치태 내에서 발견된다. **'Oralis group' 에 속하는 모든 구성원들은 기회감염병원체로 활동할 수 있으며 감염 심내막염의 사례에서 빈번하게 분리된다.**
Anginosus	대부분 베타-용혈	*S. anginosus* *S. intermedius* *S. constellatus*	치태로부터 쉽사리 분리된다. 화농 병의 흔하고 중요한 원인 예: 치과 및 뇌 농양

그림 21.5 입안 사슬알균의 분류

리에서는 van der Waals' forces와(그림 21.7) 정전기힘(electrostatic forces) 같은 약한 힘이 작용한다. 이 힘은 매우 동적이며 주위에 있는 침의 이온 함량에 영향을 받는다. 따라서 이 힘은 쉽사리 소실될 수 있다.

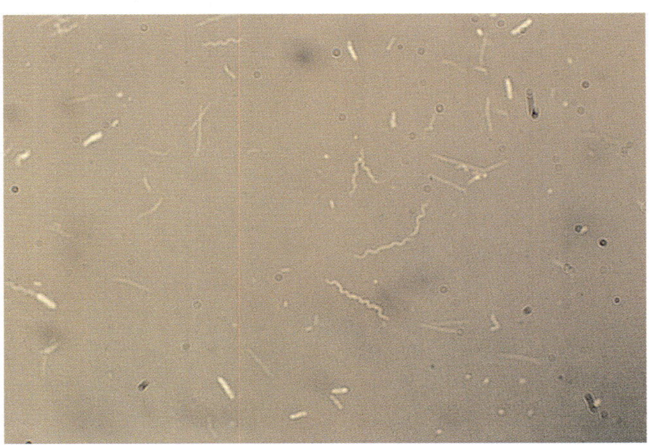

그림 21.6 구강 스피로헤타의 암시야 현미경검사 (x 1000)

세균이 더욱 가까이 접근함에 따라(2 nm) 피막의 hydroxyl groups과 세균 세포벽의 phosphate groups 간의 수소결합(hydrogen bonding) 같은 강한 힘이 작용하게 된다(그림 21.7).

제3 단계: 부착(Attachment)

초기 부착에 이어, 좀더 영구적인(permanent) 부착이 공유(covalent), 이온(ionic), 또는 정전기(electrostatic) 결합(bonding)에 의해 일어날 수 있다(그림 21.8). 이 결합은 ligands로 불리는 숙주 표면의 특이 수용기(receptors)와 부착소(adhesins)로 불리는 세균 표면 성분 사이에 형성된다. 부착소는 대개 가는털(fimbriae)과 같은(제2장) 세균 부속물(appendages) 위에 있다. 구강 세균 부착 그리고 그에 따른 치태발달은 몇 가지 숙주 및 미생물 요소와 침의 영향을 받는다(그림 21.9에 요약).

제4 단계: 집락형성과 균막(biofilm)의 발달

일단 표면에 결합되면 세균은 분열하면서도 [표면에] 계속 부

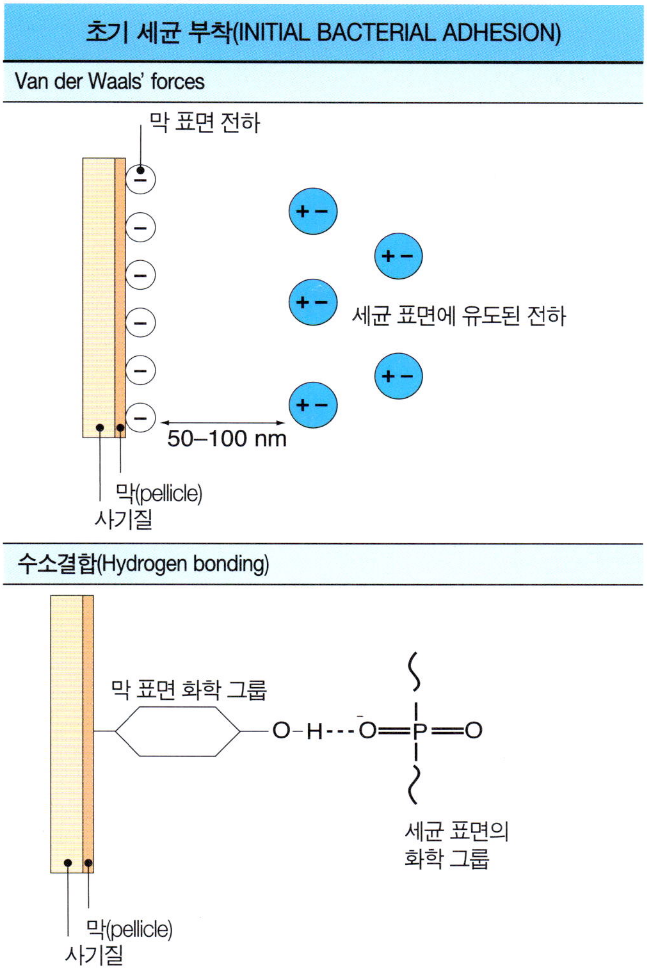

그림 21.7 초기 세균부착에서 형성되는 약한 유형의 결합인 van der Waal's forces와 수소결합(hydrogen bonds)을 나타내는 도해. 수소결합에서는 수소 원자가 두 개의 음전하 원자를 잇는 다리 역할을 한다.

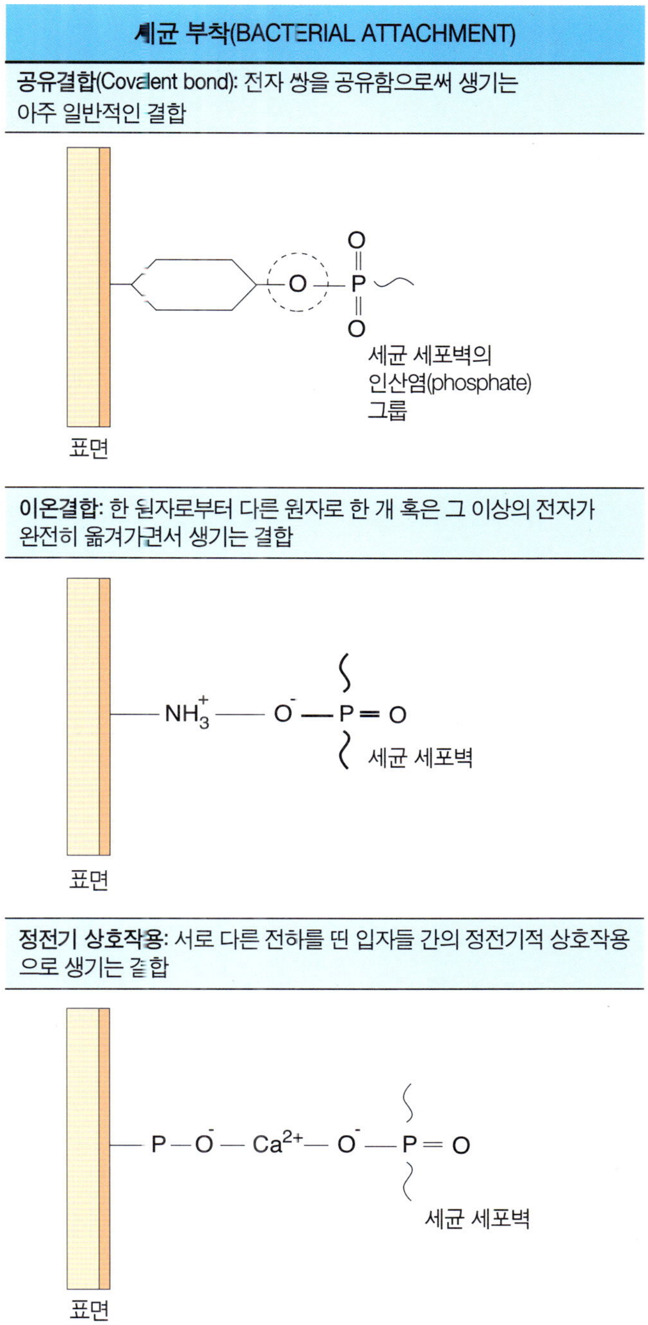

그림 21.8 세균부착의 후기단계(참 부착[true attachment])에 관여하는 결합(bonds)

착해 있을 수 있다. 세포외 산물이 만들어지고, 딸세포들이 이 과정을 반복하여 미세집락(microcolonies)이 발달하게 된다. 침 당단백질과 glucose나 sucrose 같은 음식의 당(sugars)은 대사를 통해 세균 세포벽, 세포내다당류(intracellular polysaccharides [IPS]), 수용성 및 불용성 세포외다당류의 생성에 이용된다. IPS는 미생물의 영양소 저장고 구실을 하며, 분해되어 에너지와 유기산을 방출한다(제23장).

미세집락은 점차 합체하여(coalesce) 더욱 복잡한 삼차원 배열을 만들어낸다. 이는 유사한 종들, 예를 들어 사슬알균들끼리(intrrageneric) 응집(co-aggregation)을 일으키거나, 서로 다른 세균 종들, 예를 들어 *S. sanguis*와 *A. naeslundii* 또는 *Streptococcus* spp.와 *Porphyromonas* spp. 간에 응집이 일어나기 때문이다(intergeneric aggregation)(그림 21.10). 이 결과로 생기는 균막(biofilm)을 치태(dental plaque)라고 부른다. 치태는 치아표면에서 볼 수 있는, 세균 및 침으로부터 온 중합체

부착에 영향을 주는 요인		
숙주 요인(Ligands)	**침(부유 매체[Suspending medium])**	**세균 요인(Adhesins)**
점막세포 표면은 *Streptococcus mitis*와 결합하는 sialic acid를 함유하고 있다.	**기계적 세척작용**은 미생물의 과다증식을 방지한다.	부착소(adhesins)는 표면 원섬유(fibrils) 및 가는털(fimbriae)과 관계 있다. 부착소들의 다수는 렉틴으로 불리는 당-결합 단백질이다.
사기질 막(pellicle)은 albumin, lysozyme, 면역글로불린, proline-rich peptides, statherin 및 점액소(mucins)를 함유하고 있다.	**침 당단백질**은 사기질 막 형성에 기여한다.	세균 세포벽의 **lipoteichoic acid**는 치아 막 당단백에 부착하는 것을 도울 것이다.
산성 proline-rich proteins은 *Actinomyces naeslundii* 및 *Streptococcus mutans* 일부 균주와 결합할 수 있다.	**침 효소는 세균을 억제한다.** **예:** lysozyme (세균 세포벽을 파괴); lactoferrin (철-결합 단백질)	**세포외 중합체(Extracellular polymers)** **예:** 효소 glucosyl transferase는 glucans (다당류)을 생산하며, 이 glucans은 부착에서의 일차역할 및 다른 세균 종의 부착을 도울 수 있다.
칼슘과 인산염 같은 **무기질**은 치석 형성 속도에 영향을 줄 수 있으며, 따라서 치태가 축적될 수 있는 더 넓은 면적을 제공하게 될 수 있다.	**완충능**은 pH를 약 6.7로 안정시킨다. 이는 최대증식을 위해 높거나 낮은 pH를 요하는 미생물들의 과다증식을 방지한다.	**세균효소는 결합부위를 노출시킬 수 있다.** **예:** neuraminidase는 숙주세포 표면의 galactosyl ligand를 노출시켜 그람음성 세균이 결합할 수 있게 한다.
숙주세포나 섭취한 음식의 **렉틴(Lectins)**은 세균을 숙주에 결합시킨다.	**침 면역글로불린**, 특히 분비 IgA는 미생물 부착을 차단할 것이다.	어떤 세균, 예를 들어 *Streptococcus sanguis*는 **IgA 단백**분해효소를 갖고 있어서 점막표면에서 분비 IgA의 차단작용을 극복할 수 있게 한다.

그림 21.9 구강에서 세균 부착에 영향을 주는 요인들의 예

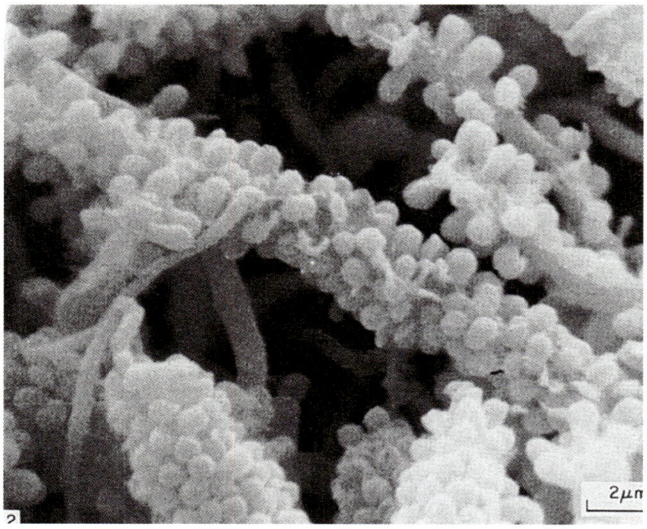

그림 21.10 *Corynebacterium matruchotii*와 *Streptococcus sanguis* 간의 공동응집 현상인 'corn cob' 모양을 보여주는 광학현미경사진. Jones 1972로부터 허락을 받아 게재

(polymers)의 기질(matrix) 안에 박혀 있는(embedded) 복잡한 미생물 군락에 대한 일반적인 용어이다. 치태 성숙(maturation)의 특징은 치아표면 미생물의 양과 다양성이 증가하는 것이다. 7일 후에도 사슬알균은 여전히 주된 미생물이지만, 14일 후에는 무산소성 막대균과 실모양세균(filaments)으로 교대[shift]가 일어나고, 사슬알균은 배양가능 균무리의 15%만을 차지한다. 치태발달의 전 과정이 그림 21.11에 도표로 요약되어 있다.

구강점막세포는 변형 피막이 표면을 덮고 있기 때문에 상황이 좀 다르다. 처음 점막세포에 붙는 세균의 수가 작고 규칙적으로 상피를 벗기 때문에(상피벗음[desquamation]) 미생물 부하가 가볍다.

균막(biofilm) 현상을 연구하는데 치태를 이용할 수 있기 때문에, 치태의 복잡한 생태계에 대한 관심이 높아지고 있다. 균막은 다음과 같이 정의할 수 있다:

미생물유래(microbially derived) 고착군락(sessile community)으로, [미생물]세포가 기층(substratum)이나 접촉면(interface)에 부착하거나 또는 서로 간에 부착되어 있고, 자기

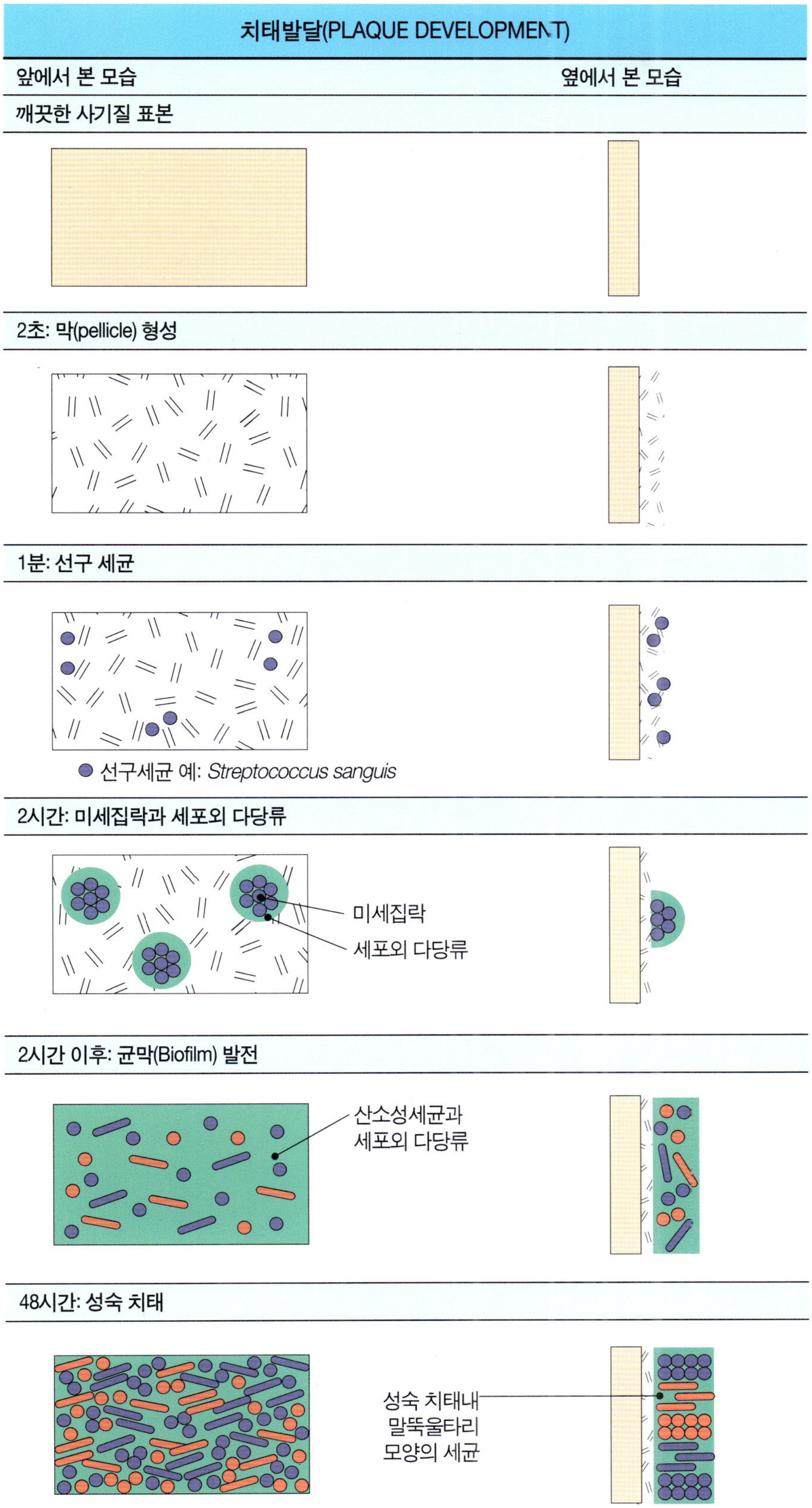

그림 21.11 깨끗한 사기질표면에서 일어나는 치터발달의 요약

가 만든 세포외 중합체 물질로(extracellular polymeric substances) 이루어진 기질(matrix)에 박혀있고(embedded), 증식률(growth rate) 및 유전자 전사(gene transcription)의 측면에서 달라진 표현형(altered phenotype)을 나타내는 특징을 갖고 있다.

균막은 여러 방면에서, 예를 들어 치과치료장치 수관의 오염이나 엉덩관절[고관절] 같은 내재인공기구(indwelling prosthetic devices)와 관련된 감염에서 주요한 문제이다. 미생물이 균막에 붙어 있을 때(고착[sessile])는 액체 안에 떠다니는 (부유기[planktonic phase]) 세포일 때와 전혀 다르게 행동하는 것이 사실이며, 이를 지지하는 증거들이 늘어나고 있다. 이 표현형 변화(phenotypic changes)는 여러 가지 방법으로 발현될 수 있다(그림 21.12). 예를 들어, 특정 유전자가 switch-on 되면 더 많은 세포외 다당류가 생산되는 것처럼 균막의 조성이 바뀔 수 있다. 균막이 가진 더 중요한 임상 효과 중 하나는 균막이 물리적 혹은 화학적 제거에 대해 고유 저항성(inherent resistance)을 갖고 있다는 점이다. 따라서 어떤 미생물은 균막 안에 있을 때, 부유기에 있는 같은 미생물을 죽일 수 있는 농도보다 1000배 높은 농도의 항생제 혹은 소독제를 견뎌낼 수 있다. 이 저항성은 활성 성분이 균막의 세포외성분에 결합하는데 기인하거나, 혹은 세균증식 속도의 감소 때문일 수 있다. 이 현상은 항생제내성 미생물이 생겨나는데 중요할 수 있다.

미생물을 유지(retention)하거나 제거(removal)하려는 힘 사이에는 균형이 존재한다. 거친 면에서는 표면적이 늘어나고 제거하는 힘으로부터 보호 받으므로 더 많은 치태가 붙게 된다. 뿐만 아니라 Teflon®같이 낮은 표면 자유에너지를 갖는(water-repelling) 표면은 높은 표면 자유에너지를 갖는 사기질(enamel) 같은 (water-attracting) 표면에 비해 보다 적은 수의 미생물을 부착시킨다. 그러므로 치태의 축적을 최소화 하려면 구강 내 장치가 매끈한 표면을 갖도록 고안하고, 또 낮은 표면 자유에너지를 갖도록 해야 할 것이다.

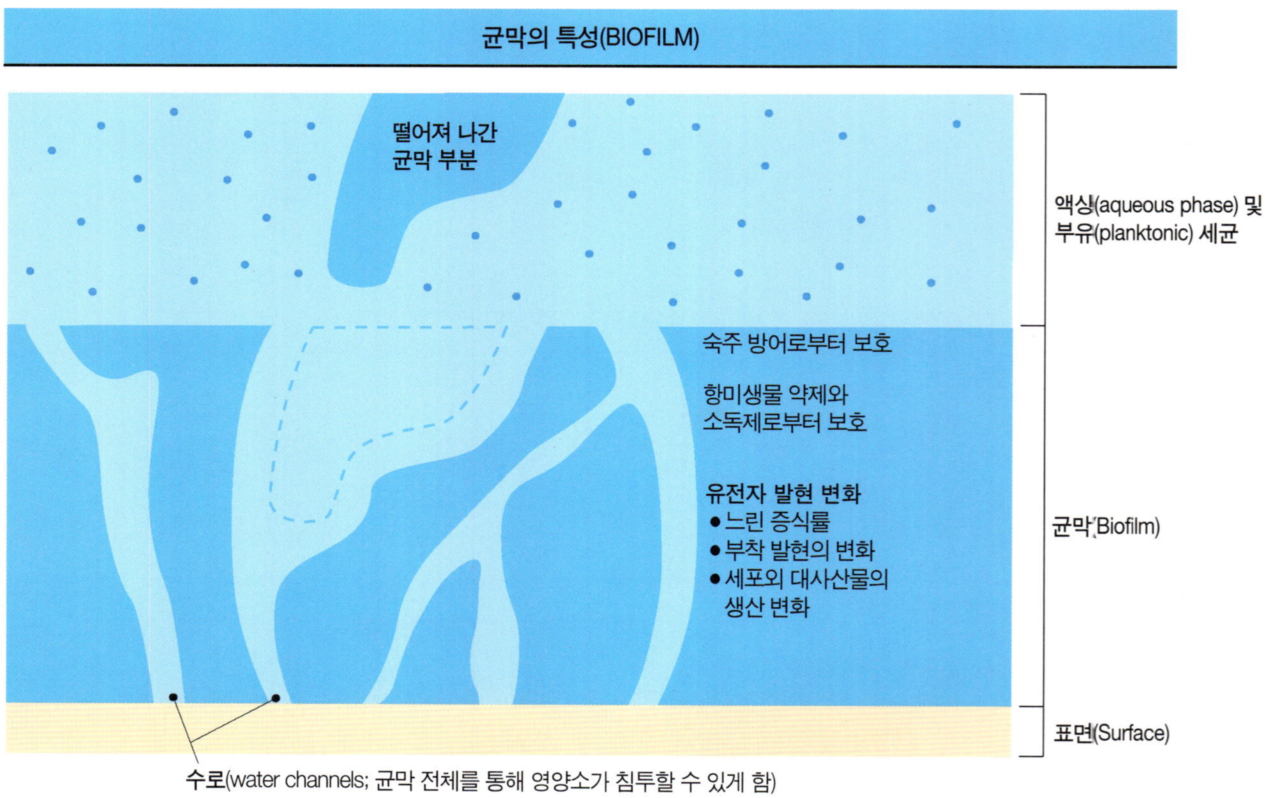

그림 21.12 균막의 구조와 특성을 나타내는 도해

치석

치태는 석회화될 수 있다; 침은 칼슘과 인산염(phosphate) 이온으로 과포화(super-saturated)되어 있어서 칼슘과 인산염 이온이 치태 깊은 층 안에 침착될 수 있다. 치태의 인산분해효소(phosphatases)와 단백분해효소(proteases)가 침 속의 석회화 억제제(statherin과 proline-rich proteins)를 일부 분해하는 동안, 이 이온들은 죽은 미생물에서 나온 유기물 잔해와 함께 치태 기질 내에 축적된다. 이 과정으로 불용성 인산칼슘 결정이 형성되고, 이 결정들이 합체하여(coalesce) 치석이 생긴다. 여러 항-치석 치약에는 pyrophosphate 화합물이 함유되어 있는데, 이 화합물은 과도한 칼슘을 흡착하고 따라서 치태내 무기질 침착을 줄인다. 성숙한 치석은 약 80%의(건조 중량) 무기(mineralized) 물질과(대부분 hydroxyapatite) 20%의 유기 화합물로 이루어진다. 실제 조성은 개인별, 연령, 침착부위, 치아의 위치에 따라 달라진다.

치석과 연관된 세균무리는 비교적 특이성이 없고, 치석과 결합되어 있는 치태의 세균조성을 반영한다. 이를테면, 초기 잇몸위 치석은(2일) 주로 그람양성 알균을 포함하고 있는 반면, 오랜 잇몸밑 치석은 더 많은 그람음성 막대균을 포함할 것이다. 치석은 거칠어진 표면을 갖고 있고 다공성이어서(porous) 세균 및 독소 같은 세균 산물이 흡착될 수 있으므로, 숙주에 해로울 수 있는 물질들의 더할 나위 없는 저장고가 된다. 그러므로 조직손상을 중지시키고 치주병의 치유를 촉진시키려면, 반드시 치아표면에서 치석을 제거해야 한다.

구강미생물의 증식에 영향을 미치는 요인

제4장에 기술되어 있듯이, 미생물 군락을 유지하는 데는 미생물과 숙주 사이에 어느 정도의 공생관계를 필요로 한다. 이 관계는 증식을 북돋우는 요인과 증식을 억제하는 요인들 사이의 균형을 반영할 것이다. 구강균무리는 특히, 음식, 침, 잇몸틈새액(gingival crevicular fluid), 미생물산물 및 숙주요인들과 관련이 있는 광범위한 요인들에 의한 영향을 받는다(그림 21.13).

구강미생물무리에 대한 영향

요인	설명과 예
식이(Diet)	화학 조성, 물리적인 굳기 및 섭취 빈도
침(Saliva)	흐름 속도, pH 균형 및 항미생물 요소 예: lysozyme
잇몸틈새액(Gingival crevicular fluid)	많은 항미생물 성분을 함유, 예: IgG
미생물 상호작용(Microbial interactions)	어떤 것은 이롭고(그림 21.14), 어떤 것은 해로움
기체 환경(Gaseous environment)	상대적인 산소 농도에 따라 종의 분포가 결정된다.
숙주요인(Host factors)	전신 병, 항생제 사용 및 입안 위생수단

그림 21.13 구강미생물무리의 조성에 미치는 중요한 영향

음식

[숙주가] 섭취하는 음식물의 화학 조성은 [미생물의] 영양소 이용 가능성에 영향을 미친다. 이는 큰 분자량의 식품 다당류가 이용될 수 있으려면 반드시 침 효소에 의해 먼저 분해되어야 하기 때문이다. 설탕(sucrose), 엿당(맥아당[maltose]), 젖당(lactose), 포도당(glucose) 같이 발효가능한(fermentable) 탄수화물이 있으면 치태발달이 증가하고 유기산과 덱스트란(dextrans) 같은 미생물 산물의 축적이 일어날 것이다. 따라서 설탕을 자주 먹는 것은 높은 우식활성과 관계있다. 녹말이나 단백질처럼 큰 분자들은 물리적으로 안정하기 때문에 미처 분해되기도 전에 입 안을 떠나므로 세균 이용 가능성이 제한된다. 그렇지만, 식품 중에는 좀더 쉽사리 치아 사이에 남거나 틈새에 박히는 것이 있으며, 세균이 이용 가능한 영양소를 더 길게 갖고 있을수록 더 많이 대사하고, 더 많이 증식하고, 젖산 같은 부산물을 더 많이 방출할 수 있다.

침

침의 필수성질 중 하나는 [입안] 대다수의 표면 pH를 조절해 주는 능률적인 완충액으로서의 작용이다. 비자극 침의 평균 pH는 6.75~7.25이다. 건강한 치태를 지배하는 세균들 중 많은 것들은 낮은 pH에 짧은 시간 노출되는 것은 견딜 수 있지만, 길게 노출되면 죽거나 억제된다. 잦은 당 섭취로 pH가 본격적으로 낮아지면 *S. mutans*와 *Lactobacillus* 종(species)의 증식이 일어나고 치아우식이 증가한다. 침 흐름의 속도 변화는 무기질침착(mineralization)과 광물제거(탈회[demineralization])의 균형

에 매우 중요한 중탄산염(bicarbonate), 요소(urea), 암모늄(ammonium), 칼슘(calcium), 인산염(phosphate) 이온들의 농도에 영향을 미치게 될 것이다.

침은 당단백질, 단백질, 무기질 같이 세균 부착과 대사에 이용될 수 있는 중요한 성장인자(growth factors)를 함유하고 있다. 그렇지만 이 복합물들을 완전히 분해할 수 있기 위해서는 미생물무리가 공동으로(synergistically) 작용해야 한다. 미생물 군락 내에는 서로 다른 종들이 생산하는 산물들 간에 무수한 상호작용이 가능하며, 어떤 작용은 이롭고(그림 21.14) 어떤 작용은 해롭다. 한 종이 생산하는 세포외 최종산물(end-products)이 다른 종의 증식에 필수적일 수 있다; 예를 들어 *Fusobacteria*가 생산하는 세포벽 지방산인 isobutyrate는 *Treponema microdentium*이 이용할 수 있다. 이와 유사하게, *Veillonella parvula*는 *Porphyromonas* spp.의 증식에 필수적인 비타민 K3을 생산할 수 있다. 반대로, *Streptococcus oralis* 집단이 생산하는 과산화수소(hydrogen peroxide)나 *Porphyromonas gingivalis*가 생산하는 butyrate 같은 대사 산물은 다른 세균들을 억제할 수 있다.

침은 또한 침 과산화효소(peroxidase) 계통, 골수세포형과산화효소(myeloperoxidase; 세균 세포대사를 억제하는 과산화효소), 리소자임(lysozyme; 어떤 세균의 세포벽을 용해), 락토페린(lactoferrin; 세균 증식에 필요한 철[iron]과 결합), histidine-rich peptides(*Candida albicans*를 억제), 면역글로불린(immunoglobulins) 등 참으로 많은 항미생물 인자를 함유하고 있다.

잇몸틈새액(치은열구액 [gingival crevicular fluid; GCF])

잇몸틈새액은 혈청 누출액(transudate)으로, 알부민(albumin), 면역글로불린 같은 단백질뿐 아니라 아미노산, 무기질, 비타민 및 포도당도 함유하고 있다. GCF는 그 세정(flushing) 효과와 살아 있는 다수의 다형핵백혈구, 항체, 도움체(보체[complement]) 단백질의(제22장) 작용으로 보호기능을 갖는다.

기체 환경

대다수의 구강미생물은 조건무산소성균(facultative anaerobes)이지만, 산소가 있으면 산소호흡(respiration)을 선호한다. 그렇지만 일부는 절대무산소성균(obligate anaerobes)으로, 산소가 있으면 죽는다.

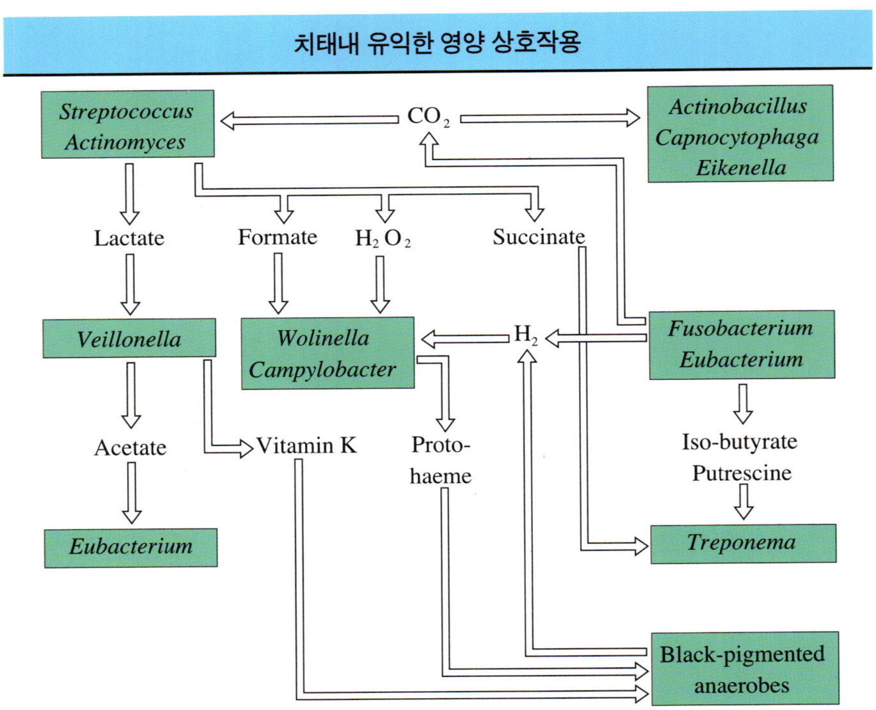

그림 21.14 치태 세균들 사이의 영양 상호작용 몇 가지. Marsh and Martin 1992로부터 허락을 받아 새로 그린 것

상대적인 산소량은 구강 내 몇몇 미생물 종의 분포에 영향을 미친다. 정상 공기의 산소(O_2) 함량은 20%, 혀의 앞 면은 16%, 혀의 뒷면은 12%, 볼주름(buccal folds)은 0.3%이다. 이 상대적인 산소량은 이 부위에서 채집되는 무산소성세균의 수에 반영된다. 때로는 주어진 세균증식 조건을 산화-환원 수준(oxidation-reduction level)으로 표현하며, 대개 mV 값의 산화-환원 전위(redox potential [Eh])로 표시한다. 낮은 Eh는(음의 값) 고도로 환원된 환경이며 무산소성균의 증식에 알맞다. 산소는 전자를 받아들이며, 산화-환원 전위를 높인다. 이를테면, 깨끗한 사기질 표면은 +200 mV의 산화-환원 전위를 가지는 반면, 7일 동안 치태가 축적되면 Eh가 -141 mV까지 떨어진다.

치태의 초기집락형성균은(early colonisers) O_2를 이용하고 CO_2를 생산하여, anginosus집단 사슬알균 같이 CO_2를 요구하는(capnophilic) 세균들이 확립될 수 있도록 한다. 치태의 후기 집락형성균은 H_2 및 황-함유 화합물 같은 다른 환원인자들을 생산하며, 이 환원인자들은 점차 Eh를 낮추어 더 많은 무산소성세균, 예를 들어 *Prevotella* spp.의 집락형성이 일어나게 해 줄 것이다. 따라서 치주주머니(치주낭[periodontal pockets])는 (-48 mV) 건강한 잇몸틈새보다 (+73 mV) 더 환원되어 있다.

숙주

음식이나 침의 흐름 같은 숙주요인 뿐만 아니라 전신병, 광범위항생제 사용, 암 화학요법 같은 다른 요인들도 숙주/미생물무리 상호작용을 교란시킬 수 있다. 숙주가 구강균무리에 영향을 줄 수 있는 가장 쉬운 방법은 잇솔질(tooth brushing) 같은 구강위생법(oral hygiene methods)을 이용하는 것이다. 이 방법은 지속적으로, 조건무산소성 그람양성 세균은 많이 포함하고 절대무산소성균의 수는 제한된, 구강건강에 적합한 균무리로 이루어진 젊은 치태를 만들어낸다. 그렇지만 환자들이 좀더 쉽게 효과적으로 치태를 제거할 수 있도록 치태 축적을 줄이는 화학 약제들이 소개되고 있다.

항-치태 약제

치태 발달을 화학적으로 방해하는데는 주로 세 가지 방법이 이용되어 왔다(그림 21.15).

항-치태 약제	
작용기전	예
항미생물	Chlorhexidine (항-부착작용도 있음)
치태 붕괴	Sodium lauryl sulphate (세제 작용) Delmopinol (치태를 풀어놓는 작용) 치태-분해 효소. 예: dextranase
항-부착	실험중인 화합물들 불소-함유 화합물

그림 21.15 이용 가능한 항-치태 약물 유형들의 요약

항미생물 약제

이 약제들은 치아표면의 세균증식을 방지한다(제23장 참조). 현재 가장 효과적인 항-치태 약제는 chlorhexidine이다. 이 분자는 양쪽 끝에 양전하를 띠고 있으며, 사기질 피막, 점막세포, 세균 세포벽 구조 상의 음전하를 띤 부위와 쉽사리 결합한다. 일단 결합되면 chlorhexidine은 미생물 세포막을 손상시키고, 세포 내용물의 침전을 일으킴으로써 항미생물 효과를 발휘할 수 있다. Chlorhexidine은 미생물 부착 역시 억제한다. 이는 chlorhexidine이 표면 위로 흡착된 후 서서히 방출됨으로써 그 항미생물 활성을 계속 유지할 수 있기 때문이다. 이러한 성질은 substantivity라는 용어로 표현된다.

치태분해제제

Sodium lauryl sulphate은 치태를 용해(solubilize)하여 축적을 감소시키는 음이온 계면활성제(anionic detergent)로, 흔히 치약과 구강세정제의 성분으로 사용된다. 뿐만 아니라, sodium lauryl sulphate은 비록 chlorhexidine보다는 훨씬 떨어지지만 중등도의 substantivity와 항미생물 활성이 있다.

항부착성 화합물

항부착성 화합물은 구강 내 표면 결합을 변화시킴으로써 세균과 구강환경의 상호작용을 예방하거나 차단할 수 있도록 고안되었다. 아직 많은 화합물들이 실험적인 단계에 머물러 있고, 현재 구강위생 제품으로 시판되는 것은 없다. Sodium fluoride나 stannous fluoride 같은 불소-함유 화합물들이 항-부착 성질을 가지고 있는 것으로 보고되고 있으나, 그 기전은 아직 확실하지 않다.

Further reading

Donlan RM and Costerton JW (2002). Biofilms: survival mechanisms of clinically relevant microorganisms. *Clinical Microbiology Reviews*, 15, 167-93.

Lang NP, Mombelli A, AttstrOm R (2003). Dental Plaque and Calculus. In Lindhe J, Karring T, Lang NP (eds) *Clinical Periodontology and Implant Dentistry*, 4th edn, Chapter 23. Blackwell Munksgaard, Copenhagen.

Marsh PD (2004). Dental plaque as a microbial biofilm. *Caries Research*, 38, 204-11.

Marsh PD and Martin MV (1999). *Oral Microbiology*, 4th edn. Butterworth Heinemann, London.

Marsh PD (2003). Are dental diseases examples of ecological catastrophes? *Microbiology*, 149, 279-94.

Sbordone L and Bortolaia C (2003). Oral microbial biofilms and plaque-related diseases: microbial communities and their role in the shift from health to disease. *Clinical Oral Investigations*, 7, 181-8.

요점

- 구강균무리 연구는 종의 수가 아주 많고, 까다로운 영양조건, 느린 증식과 종 식별의 복잡함 때문에 어렵다.
- 치태는 치아표면에서 볼 수 있는 세균 및 침으로부터 온 중합체(polymers)의 기질(matrix) 안에 박혀 있는(embedded) 복잡한 미생물 군락에 대한 일반적인 용어이다.
- 사슬알균(streptococci)은 입안균무리(oral flora) 중 가장 큰 비중을 차지한다.
- 구강사슬알균에는 다음 네 개의 주된 종(species) 집단이 있다: *Streptococcus mutans, Streptococcus salivarius, Streptococcus anginosus, Streptococcus oralis.*
- 잇몸밑 치태에는 *Actinomyces*, *Porphyromonas*, *Prevotella*, *Fusobacterium*, *Veillonella* spp.가 지배적인 배양가능 무산소성균이다.
- 성공적인 집락형성을 위해 미생물은 반드시 먼저 표면에 부착해야 한다. 표면부착에는 미생물 세포표면의 부착소(adhesins)와 숙주 표면의 ligands 사이의 상호작용이 관여한다.
- 치태발달(plaque formation)에는 다음 네 단계가 있다: 운반[수송](transport), 첫 부착(initial adhesion), 비가역부착(irreversible attachment), 집락형성(colonization)
- 치태발달에서, 선구(pioneer) 세균은 미세집락(microcolonies)을 형성하고, 미세집락은 다당류와 침 당단백질 같은 세균 산물에 박히게 되어(embedded), 융합된 균막(biofilm)을 형성한다.
- 치태에 존재하는 세균 종의 종류는 시간이 지남에 따라 변하며, 치태가 성숙해 감에 따라 점점 더 무산소성, 그람음성으로 바뀐다.
- 미생물의 증식에 영향을 주는 요인들로는 음식(diet), 숙주방어, 침 성분, 산소 분압(oxygen tension) 등이 있다.

22 입의 방어기전 (Defence mechanisms of the mouth)

- 구강점막
- 구강 림프계 조직
  - 입밖 림프절(extra-oral lymph nodes)
  - 입안 림프계 조직
- 침
- 잇몸틈새액[치은열구액]
- 요점

숙주방어의 일반적인 면들은 이미 제8장에서 기술하였다. 이 짧은 장에서는, 입 안의 면역에 관련된 몇 가지 특정한 면에 주목하게 될 것이다. 구강건강을 유지하는데 중요한 요소들을 그림 22.1에 나열하였다.

구강점막

구강건강이 잘 유지되기 위해서는 미생물에 대한 효과적인 방벽(barrier) 구실을 하는 구강점막이 건전해야 한다. 만일 이 방벽이 약화되면, 예를 들어 암환자가 화학요법을 받은 뒤 점막염(mucositis)이 생기면 전신감염의 위험이 있는 감염 합병증이 뒤따라 일어난다. 뿐만 아니라, 구강점막은 구강방어가 무너지면 바로 영향을 받게 되는 인두(pharynx) 같은 몇몇 해부학적 구조와 연속해 있다. 주요 위험 영역은 잇몸과 치아 사이의 이음부(junction)이며, 이 부위에서 만나게 되는 여러 형태의 치주병들은 제24장에서 기술된다.

온전한 구강점막은 미생물의 침투를 예방하기 위한 여러 가지 요소들을 구비하고 있다(그림 22.2). 여기에는 입 일부 구역의 각질화(keratinization), 과립층(granular layer)에 의한 피막 과립 배출(discharge), 항원과 항체의 상호작용에 의한 면역복합체(immune complexes) 형성, 바닥막(기저막[basement membrane])의 방벽 기능 등이 있다. 바닥막 부근, 적은 수의 림프계 세포들은 방벽을 뚫고 들어온 미생물들의 처리를 도와줄 것이다.

구강건강에 기여하는 요소

- 구강점막의 무결함(온전함[integrity])
- 림프계 조직
- 침
- 잇몸틈새액
- 체액 및 세포면역

그림 22.1 구강건강의 유지에 기여하는 주요 생물학적 요소

구강 림프계 조직

입밖 림프절(extra-oral lymph nodes)과 입안 림프계 집합체(intra-oral lymphoid aggregations) 모두 입과 관련이 있다.

입밖 림프절(extra-oral lymph nodes)

구강점막, 잇몸 및 치수 내 얕은 표면에서 기원한 림프 모세관(lymph capillaries)들은 합류하여 좀더 큰 림프관(lymphatics)을 만들고, 이 림프관은 나중에 근육이나 혀 같은 다른 얼굴 구조 내 깊은 [림프 모세관] 망으로부터 나온 림프관과 합류한다. 이 림프관들은 차례로 턱밑(아래턱밑, 하악하[submandibular]), 턱끝밑(submental), 상깊은목(upper deep cervical) 및 인두뒤(retropharyngeal) 림프절 안으로 흘러 든다. 구강상피를 통과하여 고유판(lamina propria) 안으로 들어온 미생물들은 바로 림프관 안으로 들어오거나, 포식세포에 의해 운반되어 들어온다. 이렇게 항원이 해부학적으로 인접한 림프절에 도달하게 되면, 이곳에서 면역반응이 일어나게 된다 (제8장).

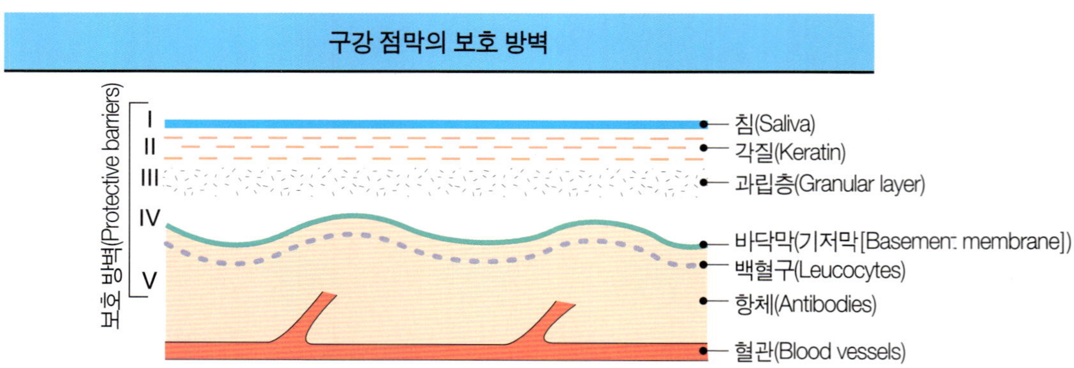

그림 22.2 구강점막의 주 보호 방벽들. Lehner T, *Immunology of Oral Diseases*, 1992; Blackwell Scientific Publications의 허락

입안 림프계 조직	
입천장 및 혀 편도 (tonsils)	전형적인 림프소절의 구조 B세포와 소포주위 T세포 덮고 있는 상피를 뚫고 항원이 들어옴 (들림프관[afferent lymphatics]이 없음)
침샘 림프계 조직	주로 분비 IgA의 합성에 관여
잇몸 림프계 조직	형질세포(plasma cells), 림프구 (lymphocytes), 큰포식세포(macrophages), 다형핵백혈구(polymorphs) 치태에 대한 면역반응에 중요
산재해 있는 점막밑 (submucosal) 림프계 세포	

그림 22.3 모든 입안 림프계 조직의 요약

입안 림프계 조직

입 안에는 네 가지 유형의 림프계 집합체가 있다(그림 22.3). 입안 림프계 조직의 기능이 아직 완전히 이해된 것은 아니지만, 편도(tonsils)는 소화관(digestive tract)과 기도(respiratory tract)의 입구를 지키는 것으로 여겨지며, 반면 잇몸 림프계 조직은 치태에 대해 반응하는 것으로 보인다. 침샘(salivary glands)에서 생산되는 secretory(분비) IgA는 침샘 자체 내 감염 예방을 도울 뿐 아니라, 구강점막과 치아표면을 미생물 집락형성으로부터 보호한다.

침

침은 그 기계적 세척 작용과 함유된 항미생물 요소로써 구강방어에 매우 중요한 성분이다. 침의 중요한 항미생물 작용 및 성분을 그림 22.4에 요약하였다. 분비 IgA는 단연, 침의 가장 중요한 면역글로불린이다. IgA는 침샘 형질세포가 분비하며, IgA 두 분자는 역시 국소 형질세포가 분비하는 J chain(사슬)에 의하여 결합된다(그림 8.10). 이 dimeric(이합체) IgA는 침샘꽈리(salivary acini)의 상피세포가 합성하는 secretory component(분비성분[요소])와 복합체를 이루고, 완성된 분비 IgA는 관내강(duct lumen) 내로, 그리고 거기서부터 입 안으로 운반된다. 분비 IgA는 다른 면역글로불린에 비해 단백질분해에 더 잘 견딘다. 아마도 분비 IgA는 미생물과 결합하여 이들의 숙주표면 부착을 예방하는 기능을 할 것이다.

잇몸틈새액[치은열구액]

백혈구를 포함한 혈액 성분들은 잇몸의 이음상피(junc-tional epithelium)를 통한 액체의 흐름을 타고 구강에 도달할 수 있

침의 항미생물 작용	
기계적 세척	근육 운동이 침과 어우러져서 입안의 접근가능한 구역의 위생을 유지 삼킨 세균은 위에서 불활성화 된다.
Lysozyme	세포벽의 *N*-acetyl glucosamine 산 및 *N*-acetyl muramic 산 사이의 결합을 끊음으로써 살균(bactericidal) 작용을 발휘
Peroxidase	열에 민감한 항-세균 효소
Lactoferrin	열에 안정된 단백질로, 여러 미생물에 대해 정균(bacteriostatic) 작용이 있음
Leucocytes	침에는 많은 백혈구가 들어 있다(99%가 다형혁백혈구). 혈액으로부터 잇몸 틈새를 통해 이동
분비 IgA	IgA는 침 속에서 가장 양이 많은 면역글로불린이다. 침샘 내 형질세포가 생산한다. 주로 분비 성분(secretory component)과 결합되어 있는 이합체(dimeric) 형태로 존재한다. 분비 IgA는 숙주표면 미생물 부착을 방지하는 기능을 한다.

그림 22.4 침의 주요 항미생물 작용들의 요약

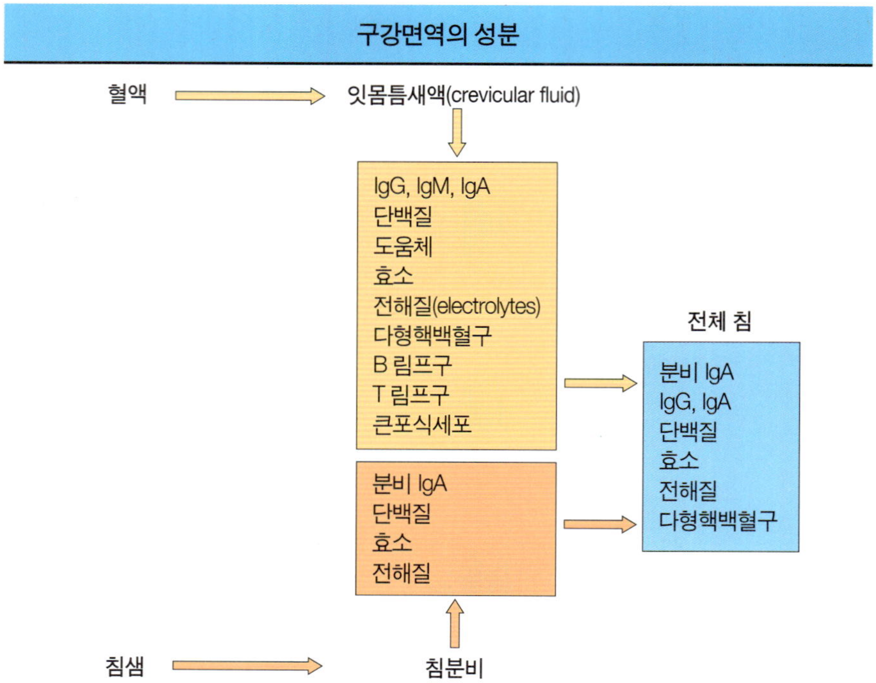

그림 22.5 잇몸틈새액(crevicular fluid), 침샘 분비 및 전체 침의 체액 및 세포면역의 주요 성분들. Lehner T, *Immunology of Oral Diseases*, 1992; Blackwell Scientific Publications의 허락

다. 이러한 소위, 잇몸틈새액(GCF)의 흐름은 치주병에 수반되는 염증과 함께 크게 증가한다(제24장). 방사선표지된 IgG, IgM, IgA 및 호중구(neutrophils)를 이용한 실험에서 혈액의 체액 및 세포 성분 모두 GCF에 포함되어 구강에 도달할 수 있음이 밝혀졌다.

면역글로불린 외에도 도움체 성분이 GCF 내에서 검출되며, 이는 도움체전형적경로(classical complement pathway)와 도움체대체경로(alternative complement pathway)가 모두(제8장) 잇몸틈새 안에서 활성화 된다는 것을 의미하는 것이다. 다른 성분으로는 리소자임(lysozyme), 단백분해효소(proteases), 아교질분해효소(collagenases) 등 숙주와 세균, 양쪽의 세포들에 의해 방출되는 효소들이 있다. IgA를 불활성화하는 특이 단백질분해효소도 있는 것으로 기술되고 있다.

GCF의 세포성분은 주로 호중구이며, 큰포식세포와 B, T 림프구가 적은 수로 존재한다. 이 세포들은 이음상피를 통해 혈액으로부터 잇몸틈새 내로 끊임없이 이동한다. 잇몸틈새 호중구의 80%가 기능을 하며, 미생물을 포식할 수 있다.

그러므로, 대체로 분비 IgA를 통해 매개되는 국소 침 면역기전과 혈액 안에 있는 모든 다양한 면역 성분이 관여하는 전신면역, 양쪽 모두에 의해 치아표면이 영향을 받는다는 것은 분명하다. 구강 내 면역을 제공하는 기여요소들의 작용을 그림 22.5에 나타냈다.

Further reading

Edgar WM, O'Mullane DM and Dawes C (eds) (2004). *Saliva and Oral Health*, 3rd edn. British Dental Association, London.

Lehner T (1992). *Immunology of Oral Diseases*, 3rd edn. Blackwell Scientific Publications, Oxford.

Marsh PD and Martin MV (1999). *Oral Microbiology*. 4th edn. Butterworth Heinemann, London.

Parisi E and Glick M (2003). Immune suppression and considerations for dental care. *Dental Clinics of North America*, 47, 709-31.

요 점

- 구강점막의 건전성(integrity)은 구강건강 유지에 주된 요소이다.
- 입밖 림프절(extra-oral lymph nodes)과 입안 림프계 집합체(intra-oral lymphoid aggregations) 모두 입과 관련이 있다.
- 침은 많은 중요한 항미생물 작용을 갖고 있다.
- Secretory(분비) IgA는 침의 가장 중요한 면역글로불린이다.
- 분비 IgA는 아마도 미생물과 결합하여 이들의 숙주 표면 부착을 예방하는 기능을 할 것이다.
- 항체, 백혈구, 도움체 성분 및 효소가 잇몸틈새액 내에 존재한다.
- 치아표면은 국소 침 면역기전과 전신면역기전 모두에 의해 영향을 받는다.

23 치아우식 (Dental caries)

- 임상 소견과 진단
- 병인
- 숙주요인
  - 사기질(Enamel)
  - 침
- 음식(Diet)
- 미생물
  - *Streptococcus mutans*
  - 젖산균(*Lactobacillus*)종
  - *Actinomyces* 종
  - *Veillonella* 종
  - 비-mutans 사슬알균(non-MS)
- 치태 대사
  - 생태치태가설(Ecological Plaque Hypothesis)
- 치아우식 관리
  - 환자 평가
- 치아우식의 예방
  - 당 대용품(Sugar substitutes)
  - 기계적 세척 기법
  - 대체 요법
  - 항미생물 약제
  - 예방접종
  - 틈새 밀봉재(Fissure sealants)
  - 불소와 치아 용해도(solubility)
- 요점

치아우식은 사기질(enamel) 또는 상아질(dentine)의 만성 감염(chronic infection)으로 생각할 수 있다. 다만 감염 미생물이 [내인성인] 정상 편리공생균무리(normal commensal flora)의 일원이다. [우식]환부는 치태미생물이 음식 탄수화물을 대사하면서 생산하는 산으로 사기질이나 상아질이 탈회(광물제거[demineralization])되는 것에 기인한다. 일단 사기질 표층이 상실되면 감염은 거의 예외 없이 상아질을 경유 계속 진행되어, 치수가 우선 염증에 빠지고, 다음으로 괴사가 일어난다. 치아우식은 모든 서방국가에서 발생하지만 인구집단 내 우식분포는 고르지 않다. 예를 들어, 20세기 끝 무렵 스코틀랜드에서는 54% 어린아이들이 모든 우식 치아를 가지고 있는 것으로 밝혀졌고, 단 10%의 어린아이들이 치료되지 않은 전체 우식의 절반 이상을 갖고 있었다. 음식, 특히 탄수화물 함량에 변화가 있는 덜 발전된 나라에서는 유병률(prevalence)이 증가하고 있다.

치아우식의 병인, 진단, 관리, 예방에 관한 문헌들은 방대하다. 이 장에서는 단지 주 요인들만을 논의한다.

임상 소견과 진단

치아우식은 환부의 부위에 따라 분류될 수 있으며, 그 예가 그림 23.1에 있다. 사기질 우식의 주요 단계는 그림 23.2에 도표로 나타내었다. 이 병의 가장 초기 [외관적인] 임상 징후는 경계가 분명한(well-demarcated) 분필처럼 흰(chalky-white) 환부로(그림 23.3), 아직까지 사기질 표면 연속성은 훼손되지 않았다. 이 소위 '흰 반점[얼룩](white spot)'은 치유(혹은 재광화[remineralize])될 수 있으므로, 병의 이 단계는 가역적(reversible)이다. 그렇지만 환부가 발전함에 따라 표면이 거칠어지게 되고 공동화(cavitation)가 일어난다. 조직 파괴의 속도에 따라 우식을 광범위(만연[rampant]), 느린 진행성(slowly progressive), 정지(arrested)로 표현할 수 있다. 환부를 치료하지 않으면 미생물이 병을 상아질로 확대시키고, 치수를 감염시켜 치수가 죽을 수 있고, 뒤이어 치아끝주위고름집(근첨주위농양[periapical abscess])으로 발달할 위험이 커진다(제25장).

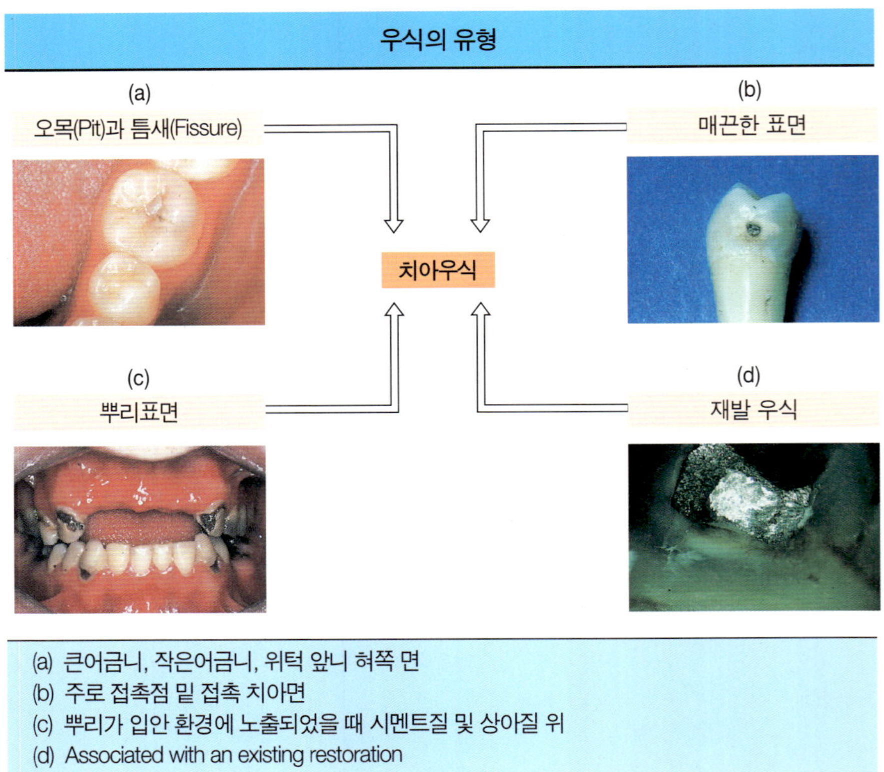

그림 23.1 서로 다른 유형의 우식의 임상 사진들의 조합. 임상 사진은 Dr S. Creanor와 Dr A. J. Hall의 호의로 게재

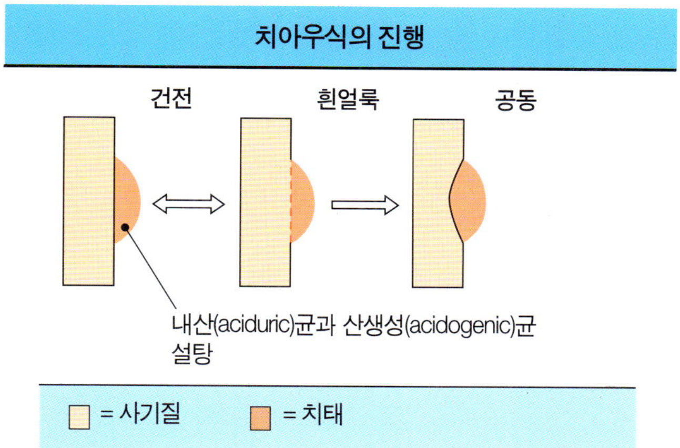

그림 23.2 치아우식의 시작과 진행을 보여주는 도표. 당섭취량을 줄이고 불소요법을 사용하면 흰얼룩 환부가 가역적일 수 있음에 주목한다.

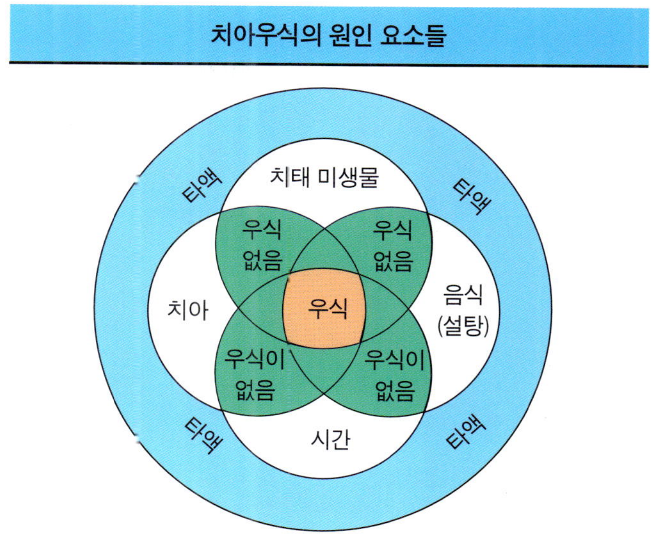

그림 23.4 치아우식의 원인 요소들 사이의 상호작용을 나타낸 도해

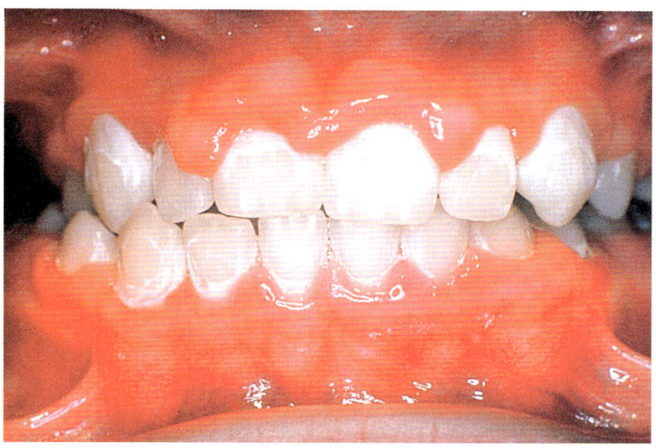

그림 23.3 흰얼룩 환부의 임상 사진. 이 사례에서는 고정장치를 이용한 치과교정 치료를 받으면서 일어났다. Dr S. Creanor의 호의로 게재

진단은 전통적으로 직접관찰(direct observation) 및 방사선사진(radiographs)을 함께 이용하여 내리지만, 이 방법들만 이용하면 초기 흰얼룩 환부를 쉽사리 놓칠 수 있다. 또한 임상적인 증거를 거의 보이지 않으면서 오목(pits)과 틈새(fissures)에 큰 우식 환부가 발달할 수도 있다. 최근 laser fluorescence법(buccal/lingual caries)과 electrical resistance법(occlusal caries) 등 획기적인 우식검출 방법이 알려지게 되었으며, 두 가지 방법 모두 유망하다. 하지만 현재 어느 것도 일상적으로 사용하기는 어렵다.

병인

치아우식의 주 요인는 치아, 침(saliva), 잇몸위 치태(supragingival plaque), 음식(diet) (특히 설탕 섭취량) 및 우식 발달에 필요한 시간이다(그림 23.4). 이 복합적인 요인들은 서로 매우 다양한 방법으로 작용할 수 있지만, 어떤 형태의 상호관련성이 다른 것들보다 일어날 가능성이 더 높으면, 이에 따라 우식환부의 개시 및 진행이 일어나게 되거나, 아니면 초기 흰얼룩 환부의 치유가 일어나게 된다.

숙주 요인

두 가지 주된 숙주 요인은 사기질과 상아질(치아뿌리면 우식)의 구조와 침의 조성 및 흐름이다.

사기질(Enamel)

In vitro 표준 산 처리에 대한 동일 치아 내, 서로 다른 구역들의 산 취약성은 서로 상당히 다를 수 있다. 이외 다른 자료들도 동일 치아 내 몇 구역이 다른 구역에 비해 우식 공격에 더 취약할 수 있음을 강하게 시사한다. 즉, 취약한 표면에 대해 미생물 공격이 일어나면 초기 우식 환부가 생길 수 있는 반면, 광화가 더 잘된 구역에 대한 미생물 공격은 병을 일으킬 수 없을 것이

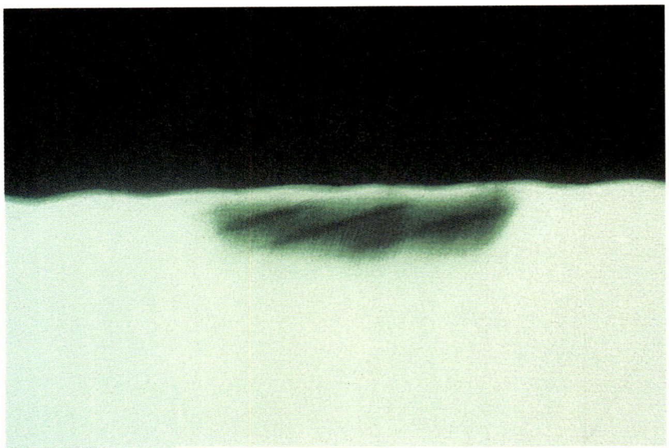

그림 23.5 미세방사선촬영술에 의한 초기 사기질 우식환부의 양상. 표면 밑(sub-surface) 우식환부와 Retzius의 선(줄[striae])이 선명하다. Dr S. Creanor의 호의로 게재

다. 우식발생에서 미생물의 역할을 *in vivo*나 *in vitro*에서 연구할 때 이러한 상호작용은 대개 무시된다. 산 탈회에 대한 취약성은 아마도, 무기질과 불소를 포함한 많은 요인들과 함께 사기질 특정 구역의 구조와도 연관되어 있을 것이다. 미세방사선촬영술(microradiography)로 볼 수 있는 전형적인 사기질 우식환부의 양상이 그림 23.5에 나타나 있다.

침

혼합 혹은 전체 침은 큰(major) 침샘(귀밑샘[parotid], 턱밑샘[submandibular], 혀밑샘[sublingual])과 작은(minor) 침샘에서 나온 침으로 이루어지며, 일정치 않은 양의 잇몸틈새액이 섞여 있다. 또한 탈락(exfoliated) 상피세포, 구강 미생물과 그 산물, 음식물 찌꺼기가 들어 있다. 혼합 침의 분비 속도와 조성은 연령, 성별, 하루 중 시점뿐 아니라 유전적 차이의 가능성 등, 광범위한 변수들의 영향을 받을 수 있다. 침 성분들 중 몇 가지를 그림 23.6에 실었다. 침의 pH 및 완충능(buffering capacity)은 중탄산염(bicarbonate)과 인산염(phosphate)의 농도에 의해 결정되며 혼합 침의 정상 pH는 5.6~7.8, 평균은 6.7이다. 침은 두께 약 0.1 mm의 천천히 움직이는 얇은 막으로 간주되어야 한다. 침이 움직이는 속도는 부위마다 다르다(침 흐름을 자극하지 않았을 때 위 입술 구역은 0.8 mm/min, 아래 앞니와 어금니의 혀쪽 면은 5.0~8.0 mm/min). 실제 입안에서는 이 복합적인 침 성분들이 잘 섞이지 않으며, 움직이는 얇은 막은 치태로부터 물질을 제거하고, 또 동시에 침착시킨다. 최근 연구들은 침이 뚜렷이 다른 일련의 액체 환경(fluid environments)을 조성하며, 이 중에는 치태와 서로 작용하여 치아우식을 일으키는 환경도 있고, 치석 발달과 초기 우식환부의 재광화에 유리한 환경도 있음을 시사해주고 있다.

혼합 침의 주요 구성 물질	
항미생물 요소	IgA, histidine-rich proteins, cystatins, lysozyme, peroxidase systems
무기질	Sodium, chloride, fluoride, calcium, phosphate, bicarbonate
그 외 구성 물질	Amylase, glucose, urea, albumin

그림 23.6 혼합 침의 성분

침은 구강건강과 치아건강을 유지하는데 몇 가지 중요한 역할을 하며, 이 중에는 치아우식과 관련된 역할이 있다. 예를 들어, 침의 기계적인 세척 작용은 음식물찌꺼기와 부착되지 않은 미생물을 입안에서 제거하는데 매우 효과적인 기전이다. 이러한 침의 보호 역할은 심한 Sjogren's syndrome[증후군](침샘의 퇴행병[degenerative disease])을 갖고 있는 환자에서 잘 나타난다. 이 환자들은 침 흐름 속도가 매우 낮으며, 입안에 음식물찌꺼기를 오래 가지고 있으며, 광범위[만연]치아우식(rampant dental caries)으로 고통 받는다. 침은 치아 표면에서 치태 세균이 생산하는 산을 중화하는데 도움이 되는 높은 완충능을 갖고 있다. 침은 또한, 칼슘과 인(phosphorus)으로 과포화(supersaturated) 되어 있으며, 이는 불소와 함께 흰얼룩 환부를 재광화하는데 중요하다. 다른 몇몇 항미생물 침 요소들, 예를 들어 리소자임(lysozyme), lactoperoxidase 계통, 면역글로불린(immunoglobulins)의 정확한 역할은 아직 분명치 않다.

음식(Diet)

몇몇 역학 연구 결과들이 치아우식과 탄수화물 섭취량 사이에 존재하는 직접적인 연관성을 분명히 보여준 바 있다. 가장 중요한 우식원성 당(cariogenic sugar)은 설탕(sucrose)으로, 치아우식의 개시에 있어서 설탕의 중추적인 역할에 대한 증거로는 다음과 같은 것들이 있다:

- 고립된 인구집단에 설탕이 많이 들어 있는 식품이 도입된 데에 따른 우식 유병률의 증가
- 임상 연관성 연구
- 자원자를 대상으로 한 단기간의 설탕물 입 헹굼 실험 결과
- 실험동물 연구

뿐만 아니라, 설탕은 매우 잘 녹으며 치태 내로 쉽사리 확산되어 들어가 세포외 다당류 및 산 생성의 기질이 된다. *Streptococcus mutans*는 설탕으로부터 불수용성 글루칸(water-insoluble glucans)을 생산하며, 이 다당류는 치태 바탕질(기질[matrix])의 일부가 되고, 세균 세포의 치아표면 부착을 공고히 하고, 산성 발효산물을 치태 안에 국한, 집중시킨다. 설탕과 치아우식의 직접적인 연관성은 단순히 총 설탕소비량만으로 설명할 수 있는 것보다 더 복합적이다. 총 설탕소비량보다는 설탕 섭취의 빈도가 우식 발달에 결정적인 중요성을 갖는다는 확실한 증거들이 있다. 소비되는 설탕의 점착도(stickiness)와 농도(concentration) 역시 중요하며, 이 두 요인 모두, 당이 입안에서 치아 표면과 밀접하게 유지되는 기간에 영향을 미친다.

설탕 이외 탄수화물들, 예를 들어 포도당(glucose)과 과당(fructose) 역시 우식원성이지만 정도가 낮다. 낮은 우식원성(cariogenicity) 탄수화물도 있다. Mannitol, sorbitol, xylitol이 그 예이다.

미생물

만일 미생물이 치태의 형태로 존재하지 않는다면, 생체 내에서 치아우식은 발생하지 않는다; 치아우식이 치태-관련 병(plaque-associated disease)이라는 것은 분명하다. 그렇지만 여러 해를 두고, 치아우식이 개시되는데 주로 소수의 특정 세균들이 관여하는지(특정치태가설[specific plaque hypothesis]), 혹은 불특정 다수 세균의 혼합체가 병을 일으키는지(불특정치태가설[non-specific plaque hypothesis])에 관하여 논란이 지속되어 왔다. 첫째 가설에서는 *S. mutans*가 사실상 사기질 우식 환부의 거의 전부를 일으키며, 반면 두 번째 가설에서는 우식이 *S. mutans*의 존재에 의존하지 않는다. 이 두 가지 견해를 종합한 것이 이 장의 후반에 설명될 Ecological Plaque Hypothesis(생태치태가설)이다(그림 23.10 참조). 이 서로 다른 가설들을 입증하거나, 반증하는데 요구되는 증거들은 불충분하지만, 각 가설이 특정 상황에서 타당할 수 있음을 보여주는 충분한 자료들이 있다. 동일한 입, 동일한 부위에서 수집한 잇몸위치태(supra-gingival plaque)라도 그 미생물 조성은 시간에 따라 상당히 달라질 수 있으며, 치태 미생물의 폭넓은 다양성을 감안하면, 모든 우식 환부의 개시 및 진행이 동일한, 심지어는 비슷한 치태와 연관되어 있을 것으로 기대하는 것은 질적으로나 양적으로나 무리이다. 그렇지만, 전반적으로 몇몇 세균이(*S. mutans*, *Lactobacillus* spp., 아마도 *Actinomyces* spp.까지) 다른 세균들보다 사기질 및 치아뿌리면 우식에서 더 중요하다는 확실한 증거들이 있다.

Streptococcus mutans

최근 우식에서의 미생물의 역할에 관한 연구의 대다수는 mutans 사슬알균, 특히 *S. mutans*에 집중되어 왔다.

Mutans 사슬알균이라는 용어는 몇 가지 세균 종(*S. mutans*, *S. sobrinus* *S. cricetus*, *S. ferus*, *S. rattus*, *S. macacae*, *S. downei*) 및 8 가지 혈청형(serotypes a—h)으로 이루어진 집단을 일컫는다. *S. mutans*(혈청형 c/e/f)와 *S. sobrinus*(혈청형 d/g)는 사람에서 가장 흔히 발견되는 종이며, 그 중 혈청형 c 균주의 빈도가 가장 높고, d와 e가 그 뒤를 따른다. 나머지는 사람에서 드물게 나타난다. 치아우식 병인으로서 *S. mutans*의 역할에 대한 증거를 그림 23.7에 실었다.

*S. mutans*와 사람 우식 사이의 상관관계는 틈새 우식(fissure caries)에서 가장 높게 나타나지만, *S. mutans*와 다른 형태의 우식과의 관련성 역시 매우 크다. 초기 연구에서는 *Actinomyces* spp.가 치아뿌리면 우식 병인과 관련된 것으로 나타났지만, 좀 더 최근 연구결과는 [*Actinomyces* spp.보다는] *S. mutans*를 관련시키고 있으며, 젖산균의 관련 가능성도 있다. *S. sobrinus*의 사람 우식에서의 역할은 덜 확실한데, 이는 주로 임상연구에서 bacitracin을 함유한 선택배지를 사용하기 때문이며, bacitracin은 *S. mutans*의 분리를 돕지만 *S. sobrinus*의 증식은 억제한다. 또한 사람 우식 연구에서는 두 세균 종을 구별하는 연구가 없었다. 그렇지만, 비록 *S. mutans*에 비해 낮은 빈도이기는 하지만 *S. sobrinus*는 치태에서 흔히 분리되며, 우식을 일으키는데 필요한 것으로 여겨지는 병원성 특징을 다수 보유하고 있다.

모든 *S. mutans* 균주가 그림 23.7에 기술된 범위의 성질들을 모두 보유하고 있지는 않으며, 따라서 *S. mutans* 균주들의 치아우식을 일으키는 잠재적 능력은 고르지 않다. 어떤 *S.*

STREPTOCOCCUS MUTANS의 우식원성(CARIOGENICITY)과 관련이 있는 요소들

- 침과 치태 속 *S. mutans*의 수와 우식 유병률(prevalence) 및 발생수(incidence) 사이의 상당한 상관관계
- 우식이 일어나기 전, 우식이 일어나게 될 정확한 치아표면 부위로부터 *S. mutans*를 분리할 수 있다.
- 우식환부의 진행과 *S. mutans* 수 사이의 상관관계
- 설탕으로부터 수용성 및 불수용성 다당류를 만들어 미생물 부착을 공고히 함으로써 치아표면 집락형성을 돕는다.
- 동물(설치류와 영장류)을 이용한 우식 실험에서 가장 우식을 잘 일으키는 사슬알균이다.
- 다른 치태세균과 경쟁하여 당을 빠르게 세포 내로 운반하는 능력이 있다. 낮은 pH에서도 이 능력이 발휘된다.
- 낮은 pH에서 미생물 증식, 대사 및 산 생산을 시작하고 유지할 수 있는 능력이 있다.
- 산 생성(산을 강하게 생산한다) 및 내산성(산을 좋아한다)
- 당을 젖산 및 그 외 유기산으로 효율적이고 빠르게 대사한다.
- 다른 일반적인 치태세균에 비해 사기질 탈회가 시작되는 결정적인 pH에 더 빠르게 도달할 수 있다.
- 식이 탄수화물이 줄어들었을 때 저장 음식이 될 수 있는 세포내 다당류를 생산한다.
- 동물을 *S. mutans*로 면역하면 우식 발생수를 줄일 수 있다.

그림 23.7 Mutans 사슬알균, 특히 *Streptococcus mutans*의 우식원성과 관련이 있는 요소들

mutans 균주가 다른 균주들에 비해 병원성이 더 높고, 적은 수의 사람에서는 우식이 감염병일 가능성이 있다. 즉, 고도로 병원성이 높은 균주가 한 사람에서 다른 사람으로, 예를 들어 입맞춤을 통해서 전파될 수 있다. 아직 이 가설을 뒷받침할 증거는 별로 없지만, 세균유형을 정하는 분자기법에 의해 *S. mutans* 균주들이 출생 후 6개월 동안 어머니로부터 아기에게로 전파된다는 것과 성인들의 구강균무리에 존재하는 유전형(genotypes)의 수가 고르지 않다는 것이 알려지게 되었다.

모든 증거들이 *S. mutans*와 우식의 개시 및 진행 사이의 외관상의 강한 관련성을 뒷받침해주는 것은 아니다. 그렇지만, 임상 연구에는, [우식]초기 단계의 접촉면의 '흰얼룩' 환부를 정확하게 진단하는 어려움, 발전 중인 환부 표면에서 직접, 주변 치태가 섞이지 않은 치태 표본을 얻는 어려움, 치태 미생물무리의 식별 및 계수의 기술적인 어려움과 같은 많은 문제가 관련되어 있다. 우식을 진단하는 새로운 방법과 혁신적인 분자생물학 기법이 합쳐지면 자연우식 발생에 대한 새로운 중요한 지식이 나타나게 될 것이다.

젖산균(*Lactobacillus*) 종

젖산균은 다음 두 집단으로 나눌 수 있다: 포도당 발효로부터 주로 젖산을 생산하는(>65%) 동종발효(homofermentative) 종과(예를 들어, *L. acidophilus*과 *L. casei*) 젖산뿐 아니라 상당한 양의 acetate(아세트산염)을 생산하는 이형발효(heterofermentative) 종(예를 들어, *L. fermentum*). 비록, 현재 검사법이 고가이고 특이성이 의심스럽기 때문에, 분리주를 종 수준까지 나누는 일은 거의 행해지지 않지만, 구강 표본에서 가장 흔히 분리되는 종은 *L. casei*, *L. fermentum*, *L. acidophilus*인 것으로 보인다.

여러 해 동안 젖산균은 치아우식의 원인균으로 여겨져 왔다. 비록 우식원성 세균으로서 갖추어야 할 유용한 성질을 몇 가지 보유하고 있지만(그림 23.8), 이 세균은 대개, 치아 표면에 대한 친화력이나, 건강한 부위 및 초기 우식 환부와 관련되어 있는 치태 내에서 그 수가 낮다. 현재 일반적인 의견은 젖산균이 사

LACTOBACILLUS 종의 우식원성과 관련이 있는 요소들

- 대다수의 사기질 및 뿌리표면 우식공동 내에 많은 수로 존재한다.
- 침 속 세균수와 우식 활성 사이에 비례 상관관계가 있다.
- 기지균외무감염상태(gnotobiotic) 쥐에서 몇몇 균주가 우식을 일으킨다.
- 낮은 pH에서 증식을 시작하고 유지할 수 있다(내산성).
- pH 5.0 이하인 조건에서 젖산을 만든다(산생성).
- 어떤 균주는 세포외 다당류를 합성한다.

그림 23.8 *Lactobacillus* 종의 우식원성과 관계있는 요소들

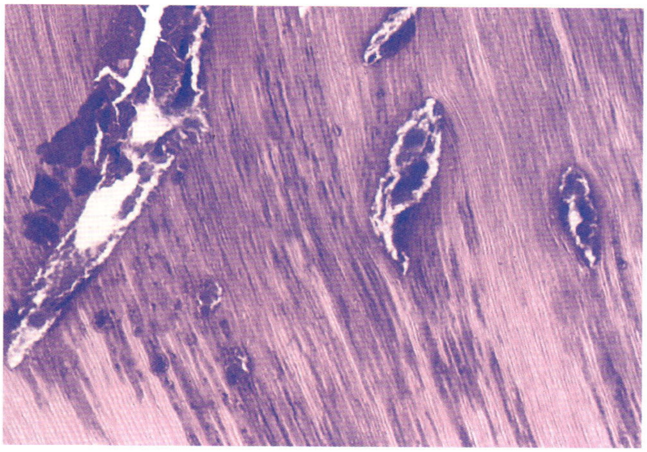

그림 23.9 Haematoxylin 및 eosin으로 염색한 우식 상아질 절편의 사진. 가는관(tubules) 안에 있는 세균을 볼 수 있다. Prof D. G. MacDonald의 호의로 게재

기질 우식의 개시에는 관련되어 있지 않고, 사기질과 상아질 깊은 곳, 이 세균들이 우식과정 진전의 선구 미생물로 존재하는 곳에서(그림 23.9) 우식환부가 진행되는데 더 많이 관여한다는 것이 지배적이다. 젖산균은 치아뿌리면 우식의 병인과도 관련이 있다.

사람의 *in vivo* 연구 결과에 의하면 침 젖산균 수는 집단 수준에서 통계적으로 우식활성(caries activity)과 관계 있다. 그렇지만 개인별로 젖산균 수를 검사하여 우식활성을 예측하는데 사용하면 전반적으로 통계유의성 수준이 비교적 낮고, 또 이러한 검사의 결과는 해석이 어렵다. 구강 젖산균은 그 특성이 잘 밝혀져 있지 않고, *L. acidophilus*를 세 개의 새로운 종으로 나누는 것을 포함하여 분류에 대한 상당한 이론이 제기되었지만, 최근 임상 분리주들에 대한 심층적인 실험실 조사가 실시된 적은 아주 드물다. 좀더 많은 자료를 얻을 수 있기까지는, 치아우식의 개시와 진행에서 젖산균의 정확한 역할을 분명히 정의하기는 어렵다.

Actinomyces 종

Actinomyces spp.는 치태, 특히 인접면과 잇몸틈새부위 미생물무리의 주된, 그리고 복잡한 부분이다. 최근 Actinomyces의 분류에 변화가 있었고 새로운 종이 몇 개 추가로 기술되었지만, 이 새로운 자료를 사용한 상세한 임상 연구는 별로 보고된 바 없다. 따라서, 치아우식에서 *Actinomyces* spp.의 역할, 특히 종 수준에서의 역할은 불확실하다. *Actinomyces odontolyticus*는 탈회의 아주 초기단계와 관련지어져 왔다. *Actinomyces naeslundii*(특히 genospecies 2)는 중년층과 노년층 성인의 병인 치아뿌리 표면의 우식 발달과 관련지어져 왔다. 잇몸뒤물림(gingival recession)으로 인해 뿌리표면이 입안으로 노출되면, 미생물 집락형성이 일어나게 되고, 탈회가 뒤따른다. 이 환부는 대개, 석회화 조직이 분명한 공동화(cavitation) 없이 연화되는(softened) 것으로, 사기질 우식과 임상적으로 구별된다. 이 환부는 잇몸 가장자리 가까이 뺨 및 혀쪽 표면에 생기는 경향이 있고, 서서히 옆으로 치아의 목 주변을 따라 진행된다. 사람 *A. naesludii* 분리주는 기지균외무감염상태(gnotobiotic)의 쥐(rats)와 햄스터(hamsters)에서 뿌리표면 우식을 일으키는 것으로 나타났다. *Actinomyces* spp., 특히 *A. naeslundii*가 대개 우세한 세균으로 분리되기는 하지만, 뿌리표면 우식의 개시와 발달에서 *A. naeslundii*의 역할은 아직 분명하지 않다. 연구 결과들 중에는 *Actinomyces* 종보다는 mutans 사슬알균과 젖산균이 뿌리표면 우식과 강한 연관성이 있음을 나타내는 것들도 있다. 더욱이 *S. mutans*와 젖산균이 분리되는 부위는 다른 부위에 비해서 뿌리표면 우식 발달 위험성이 더 큰 것으로 보인다. 뿌리표면우식은 우식이 진전되는 전면에 *Prevotella* 및 *Capnocytophaga* spp. 같은 단백질분해 그람음성 막대균을 포함한 다양한 세균 종이 나타나는 여러균(polymicrobial) 우식[감염]으로 보인다. 이러한 형태의 치아우식에서는 음식의 역할, 침의 흐름속도 및 성분 같은 요소들은 거의 주목 받지 못했고, 상세하게 조사된 적이 없다. 임상연구에 새로운 *Actinomyces* 분류법을 적용하여, 각 특정 미생물의 역할을 밝히는 일은 초기 단계에 있다.

Veillonella 종

대다수의 잇몸위 치태 표본 내에 상당한 수로 존재하는 *Veillonella* spp.가 치아를 우식으로부터 보호해 줄 수 있음을 시사하는 증거가 있다. *Veillonella* spp.는 증식을 위해 젖산(lactate)을 필요로 하지만, 탄수화물을 대사하는 능력이 없다. 이 세균은 따라서, 치태 세균이 생산하는 젖산과 다른 중간대사산물을 에너지 원으로 이용하며 이들을 더 약하고, 아마도 우식원성이 덜한 종류의 유기산, 주로 아세트산(초산[acetic])과 프로피온(propionic)산으로 전환한다. 이 보호효과는 *in vitro* 및 동물실험에서 입증되었지만 임상에서 기술된 적은 없다.

비-mutans 사슬알균(non-MS)

최근 연구들은 우식 과정에서 '낮은 pH' 비-mutans 사슬알균의 역할에 관심을 기울이고 있다. 이 미생물들은 대개 잇몸위 치태 안에서 수적으로 우세하며, *S. mitis* 집단과 (특히 몇몇 *S. mitis* 균주와 *S. gordonii*) *S. anginosus* 집단에 속한다. *S. sanguis* 균주는 일반적으로 산생성(acidogenic)균이 아니다. *S. mutans* 균주들이 4 정도의 최종 pH를 만들어낼 수 있는 반면, 다수의 비-MS들은 4.25 정도의 pH에 도달할 수 있다. 이 '낮은 pH' 비-MS들은 초기 단계의 탈회 및 환부를 일으키거나 치태 내에 mutans 사슬알균의 집락형성과 증식에 적합한 산생성 환경을 조성함으로써 우식진행에 영향을 미칠 수 있다. 이 미생물 집단은 생태치태가설(ecological plaque hypothesis)에서 중요한 역할을 할 수 있다(그림 23.10).

치태 대사

침은 구강 미생물의 주 영양원이다. 탄수화물은 침 안에 당단백질로 존재하지만(예; 점액소[mucin]), 어떤 세균 종도 이 기질들을 이용하는데 필요한 효소 전부를 홀로 보유하고 있지 않으므로 공동 활동(synergistic activity)이 필요하다. 그렇지만, 산 생성 속도는 느리고, 현저한 탈회를 일으키지는 못할 것으로 보인다. 식후, 침 탄수화물 양은 극적으로 증가하게 되며, 구강 미생물은 이렇게 높은 탄수화물 수준에 의한 가능한 독성 효과를 피하고 최대한 이익을 얻기 위해 몇 가지 조절 기전을 발달시켜 왔다. 이 조절 기전은 주로, 다음 세 가지 수준에서 작용한다.

- 미생물 내부로의 당 운반
- 해당 경로(glycolytic pathway)
- 피루빈산염(pyruvate)의 전환에 의한 대사 최종산물 생성

탄수화물의 세균 대사, 특히 많은 산업국가에서 한해 일인당 약 50 kg의 수준으로 소비되는 설탕의 대사는 그 산성 최종산물이 사기질 탈회를 초래하므로 우식의 병인에 중요하다. 입안에서 음식에 포함된 설탕 및 그 외 탄수화물이 대사경로를 거쳐 맞이하게 되는 결과는 복잡하다. 처음에 설탕은 여러 세균 세포외효소(glucosyl- 및 fructosyl-transferases)에 의해 분해되면서 포도당과 과당이 방출되며, 이 중 일부는 수용성 혹은 불수용성 다당류(glucans 또는 fructans)로 중합된다. 불수용성 다당류는 치태발달, 세균의 치아부착 강화, 세포외 저장화합물로서 중요하다. 설탕의 일부는 이당류(disaccharide)인 그대로, 혹은 이당류인산염(disaccharide phosphate)으로 치태세균 안으로 운반되어, 세포 안에서 역전효소(invertase)나 설탕인산염 가수분해효소(sucrose phosphate hydrolase)에 의해 포도당과 과당으로 쪼개진다. 대다수 치태세균들은 이 당을 내부에서 해당작용(glycolysis)으로 pyruvate로 이화(catabolise)하여 에너지 요구에 즉시 부응하지만, 과잉 탄수화물을 세포내 다당류(intracellular polysaccharides [IPS])로 저장할 수도 있다. 당은 동화경로(anabolic pathways)를 거쳐 생물자원(biomass)을 생성하는데 이용될 수도 있다. 대다수 구강세균들은 해당작용에서 pyruvate를 무산소성으로 대사하여 유기산으로 만든다. *S. mutans*의 경우에는 당이 과잉일 때 젖산탈수소효소(lactate dehydrogenase)를 이용하여 pyruvate을 lactate로 전환한다 — 포름산염(개미산염[formate])과 초산염(acetate)도 역시 생산된다. 일찍이 언급되었듯이 *S. mutans*는 아마도 치태 내에서 가장 내산성(aciduric), 산생성성(acidogenic)인 세균이며, 다른 세균에게는 치명적인 환경조건을 조성할 수 있다. 탄수화물이 부족해지면, IPS를 만드는 세균은 이 비축물을 이용할 수 있으며, 이로써 생산되는 산은 사기질과 상아질의 용해를 일으키기에 충분하다. 따라서 치태 세균과 탄수화물의 상호작용은 치태 pH의 빠른 하락을 가져오고, 이로부터 원래 pH 값으로 되돌아가는 것은 훨씬 느려, 약 한 시간이 소요된다.

생태치태가설(Ecological Plaque Hypothesis)

이 가설은 앞에서 논의된, 치아우식과 관련되어 있는 것으로 여겨지는 주 요인들(치아표면, 침, 음식, 치태의 생태)에 대한 공식적으로 발표된 보고 자료들을 통합하여, 생체내에서(*in vivo*) 일어나는 예측할 수 없고 다소 무작위적인 치아우식의 경향을 설명하기 위하여 개발된 것이다. 이 가설의 주안점들은 그림 23.10에 표시하였으며 다음과 같이 요약될 수 있다. 침의 조성과 기능, 그리고 발효가능한 당의 섭취[량]이 정상범위 안에 있을 때 치태의 생태는 pH가 약 6~7 정도일 때 나타나는 세균 종들(*S. oralis* and *S. sanguis*)을 지지하고, 온전한 사기질 및 상아질 표면을 유지한다. 그렇지만 발효가능한 당의 섭취량 및 섭취빈도가 현저히 증가하면, 침의 조성과 기능에 변화가 있건 없건, 치태의 생태는 낮은 pH(5 이하)와 연관된 산-내성 세균(*S. mutans*와 *Lactobacillus* spp.)을 지지하게 되고 치아표면의

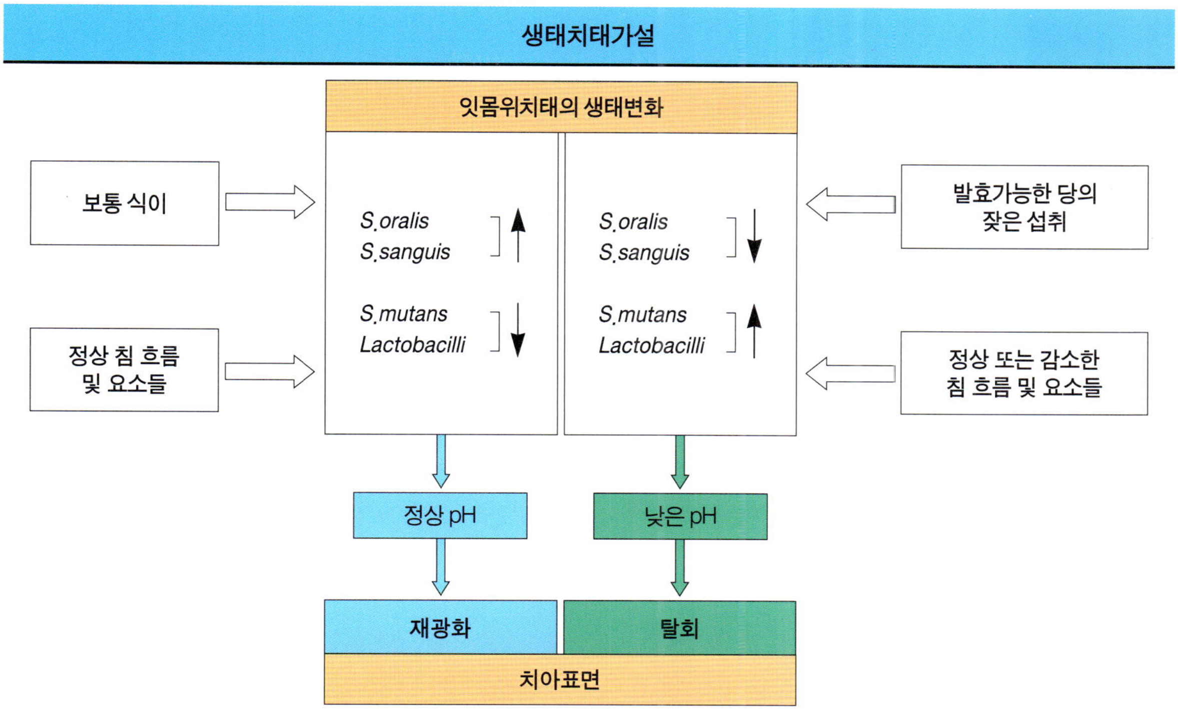

그림 23.10 치아우식과 관계된 생태치태가설

탈회가 초래된다. 그림 23.10은 이러한 매우 복잡한 과정을 단순화한 설명으로 단지 극단적인 두 상황만을(건강과 병) 나타내고 있지만, 실제로는 아주 광범위한 주요 병인요소들의 상호작용이 일어나는 것이 가능하며, 이 중에는 재광화와 건강에 도움이 되는 방향으로 기여하는 것과 탈회와 병의 방향으로 기여하는 것이 있을 것이다. 결론적으로 우식은 잠정 병원체를 표적으로 삼는 것 뿐만 아니라, 그 병원체가 선택되게 하는 요인들을 방지하는 것으로도 예방할 수 있다.

치아우식 관리

치아우식의 임상 관리와 예방은 지금까지 제시된 과학적인 정보들을 이해하고 실제로 적용하는데 그 기반을 둔다. 과거에는 치아우식 치료의 일반적인 방법은 병든 조직을 제거하고, 그 조직을 불활성 수복물질로 대체하는 것이었다. 이런 형태의 관리는 병을 치유하려는 시도가 아니며, 환자는 흔히 새로운 우식이나 재발 우식 때문에 1~3년 후에 돌아와 더 많은 충전을 요구하게 된다.

현재 치아우식 관리의 개념은 정확한 조기진단(early diagnosis), 적절한 재광화(remineralization) 촉진, 최소 치아삭제(cavity preparation) 기법, 적극적인 예방이다. 이러한 조치의 최종결과는 시간의 경과에 따라 개개 환자들이 수복치료를 덜 필요로 하게 되는 것이라야 한다.

환자 평가

우식 발생수(incidence)가 낮은 환자는 병력(사례 기록)과 함께 임상 및 방사선 검사만으로 충분히 치료계획을 세울 수 있을 것이다. 그렇지만 광범위[만연]우식 및 재발우식 환자나 광범위한 치아관 및 가공의치(crown and bridge) 치료가 계획된 환자를 위해서는 추가 조사가 필요하다. 추가 조사에는 식이습관(dietary habits), 침 흐름 속도 및 완충능 측정, 미생물학적 검사가 있다. 이러한 서로 다른 요소들이 어떻게 우식 위험도(caries risk)를 평가하는데 이용되며, 이어서 어떻게 치료계획에 포함되는지를 설명하는 것은 이 책의 범위 밖이지만, 표준적인 미생물학적 방법 자체는 환자의 혼합 침 안에 있는 *S. mutans*와 *Lactobacillus* spp.의 수를 하나하나 세는 것이다. 요약해서 설명하면, 파라핀밀랍으로 자극하여 나온 혼합 침 표본을 수집하여 실험실로 보내 소용돌이혼합기로 섞고(vortexmixed) 희석한 후에, 선택배지에 *S. mutans*와 (Mitis Salivarius Bacitracin Agar) *Lactobacillus* spp.를 (Rogosa SL Agar) 배양한다. 각 미생물에 대해 침 1 millilitre 당 세균 수를 계산하여 아래와 같이 해석한다:

높은 값: *S. mutans* > 백만개, *Lactobacillus* spp. > 십만개

낮은 값: *S. mutans* < 십만개, *Lactobacillus* spp. < 천개

시중에 젖산균과 mutans 사슬알균을 위한 dip-slide kits이 (그림 23.11) 나와 있는데, 실험실 평판 계수(plate counts)와의 연관성이 좋다. 이 kits은 특별한 시설을 갖출 필요 없이 치과진료실에서 실행할 수 있다.

집단을 대상으로 했을 때 우식 유병률(prevalence) 및 증가량(increment)과 젖산균 및 mutans 사슬알균의 실험실 계수 사이에 좋은 통계적 상관관계(statistical correlations)가 있지만, 개인을 대상으로 진단이나 병을 예측하기 위해 분석하는 경우에는 상관관계의 설득력은 줄어든다. 침 속의 mutans 사슬알균이나 젖산균 계수가 높은 수준이라는 것이 반드시, 이 환자의 치아우식 발생수(incidence)가 높다거나 치아우식을 일으킬 위험도가 높은 것을 의미하지는 않는다. 왜냐하면 음식, 완충능, 사기질의 불소 함량 및 구강위생 정도가 합쳐져 보호효과가 생겨 숙주–기생체 균형을 병으로부터 건강의 방향으로 옮길 수 있기 때문이다. 그렇지만 비정상적으로 높은 젖산균 혹은 mutans 사슬알균 계수를 가진 환자를 식별함으로써, 개인의 우식경험에 기여할 수 있는 모든 요인들을 평가, 장단기 치료를 결정할 때 이 사실을 고려할 수 있게 된다. 이 검사는 이후, 식이 및 구강위생 권고, chlorhexidine 요법 같은 예방 기법의 효능을 관찰할 때에도 이용될 수 있다.

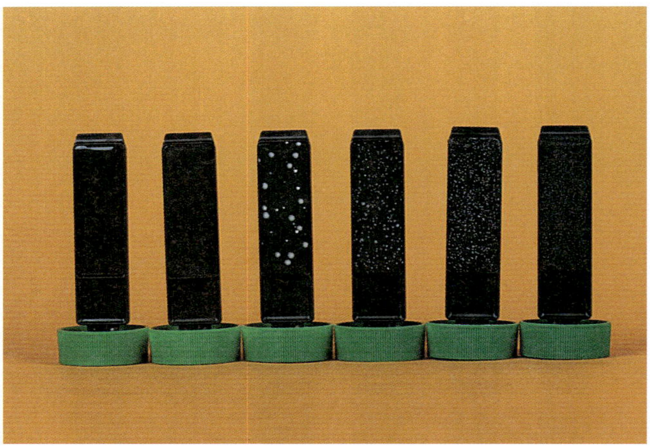

그림 23.11 Dip slides를 이용하여 침 젖산균 계수를 실행할 수 있다. Prof K. W. Stephen의 호의로 게재됨

치아우식의 예방

우식 예방에 이용되는 가장 일반적인 방법들을 그림 23.12에 실었다. 각 절차의 논리적 근거는 다음과 같다.

당 대용품(Sugar substitutes)

발효가능한 당을 인공감미료(artificial sweeteners)로 대체하는 것은 치태세균이 이 감미료를 흡수하거나 대사하지 못하여 산이 생산되지 않는다는 전제에 근거한다. 두 가지 유형의 당 대용품이 있다: 강력한 감미료(intensive sweeteners)는 saccharine의 예처럼, 극도로 달고 음료 용으로 권장되며, xylitol, sorbitol, mannitol 같이 부피가 있는 감미료(bulk sweeteners)는 과자제조업(confectionery industry)에서 이용된다. Xylitol은 침의 흐름을 자극하고 따라서 재광화를 촉진하게 됨으로써 우식을 줄이는데 효과가 있고, 또한 mutans 사슬알균의 산 생산을 방해한다.

기계적 세척 기법

비록 환자의 동기(motivation)와 기술에 크게 의존하는 것이기는 하지만, 불소함유 치약을 사용하는 종래의 잇솔질은 우식 발생수(incidence)의 전반적인 감소와 관련이 있다. 치태 제거를 돕는 다른 수단, 예를 들어 치간 치솔(interdental brushes), 나무 이쑤시개, 치과용실(dental floss)은 치간 우식을 다소 감소시킬 수도 있겠지만 확실한 증거는 없다. 분경히 기계적 세척 방법만으로 틈새(fissures)나 오목(pits)의 우식을 감소시키거나 예방할 것으로 보기는 어렵다.

대체 요법

비병원성 세균을 이용하여 병원균을 억제하고 병을 예방한다는 개념은 한 세기 전부터 있었다. 우식예방을 위해서는 두 가지 방법이 제시되어 왔으며, 비록 사람에서 대규모 연구가 시도되지는 않았지만 실험실 및 동물 실험으로부터 긍정적인 증거들이 나왔다. 한 방법은 어린 나이에 발병력이 낮은 mutans 사슬알균 균주를 숙주에 접종하는 것으로, 이 균주가 집락을 형성하여, 후일 발병력이 높은 균주의 집락형성을 배제

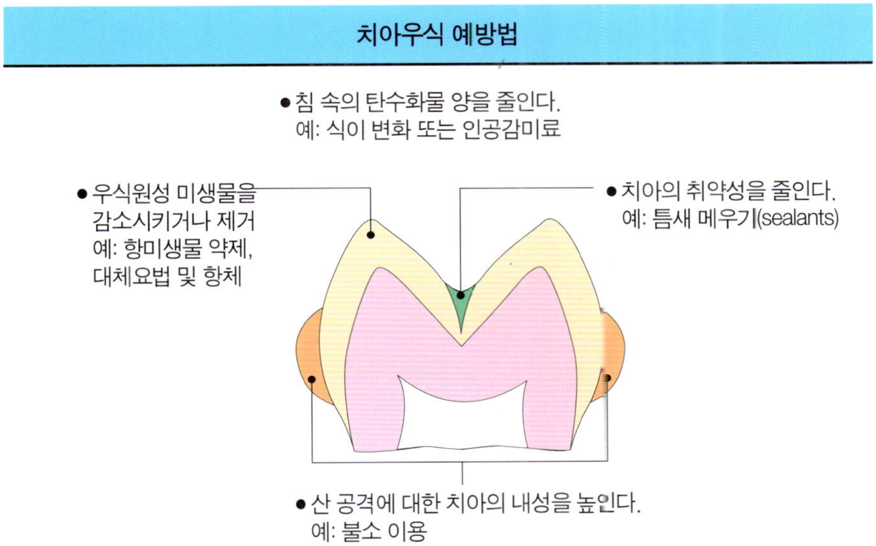

그림 23.12 치아우식 예방법

하는 것이다. 두 번째 방법은 숙주에 접종하면 기존 병원균과 경쟁하여 추방할 수 있는 세균 균주를 개발하는 것이다. 예를 들어 한 *S. salivarius* 균주는 쥐(rats)의 치아로부터 성공적으로 *S. mutans*를 추방하고, 이후 우식 공격을 억제하였다.

항미생물 약제

Chlorhexidine은 0.12~0.2% 구강세정제로 사용되며, 지금까지 치태 발달을 억제하는데 가장 효과적인 약제이다. Chlorhexidine은 많은 그람양성 및 그람음성 구강세균에 대해 활성이 있다. 이 항균제는 겔 형태로 특별한 쟁반에 담거나 서서히 방출되는 유약(varnish)으로서 치아에 적용할 수 있다. 이 항균제는 높은 농도에서는 세포막을 손상시킴으로써 세균을 죽인다(bactericidal). 또한 chlorhexidine은 구강 표면에(특히 치아에) 결합한 다음 여러 시간 동안 정균(bacteriostatic) 농도로 침 안으로 서서히 방출되어, 특정 세균 당 운반(sugar transport) 계통의 활성을 없애버림으로써 치태 내 산 생산을 감소시킬 수 있다. 사기질 표면과 침에 chlorhexidine이 존재하면 치태 형성 세균의 부착을 방해하며, 따라서 치태 축적 속도를 줄이는 것도 가능하다. Mutans 사슬알균은 다른, 치태발달에 흔히 참여하는 사슬알균들, 예를 들어 *S. sanguis*에 비해 chlorhexidine에 더 민감한 경향이 있다. 이 사실은 이 항균제가 주요 우식원성 세균 집단의 세균 수와 대사 최종산물을 효과적으로 감소시킬 뿐만 아니라, 건강과 관계 있는 사슬알균의 증식을 지지한다는 점에서 편리하다. 그렇지만, 치아 착색과 불쾌한 맛 문제, 그리고 구강미생물무리에 대한 해로운 효과 가능성 때문에 chlorhexidine은 보통 단기간 요법으로만 사용된다. 고위험군에 속한 사람들, 예를 들어 입안마름증(구강건조증[xerostomia]) 환자에서는 더 긴 기간 동안 사용될 수도 있다.

예방접종

쥐와 영장류를 대상으로 한 치아우식 실험에서, *S. mutans*의 세포벽 항원이나 glucosyltransferases로 면역화(immunization)하여 치아우식이 효과적으로 줄어듦은 잘 입증된 사실이다. 어떻게 백신이 보호효과를 일으키는지 전부 분명히 밝혀지지는 않았지만, 다음과 같은 가능성들이 제시되었다:

- 분비 IgA에 의한 사기질 세균 집락형성의 억제
- 세균대사 방해
- IgA나 IgG에 의한 *S. mutans*의 옵소닌화(식균촉진화[opsonization])에 따른 잇몸틈새영역 포식활성의 강화

이 기전들 중 어느 것도 *in vivo*에서 치아우식 발달을 예방한다는 설득력 있는 증거는 아직 없다. 영장류에서 몇 가지 세포벽-관련 백신이 시험되었고, 모두 우식에 대해 만족할 만한 보호를 제공하였다. 비록 *S. mutans*에 대한 백신이 법적 허용 기

준에 맞게 생산되기는 했지만, 아직까지 사람에 대한 본격적인 실증시험(field trials)이 행해진 적은 없다. 검사된 항원 중에 심장 조직과 교차반응하는 항체를 유발하는 것이 있었지만, 실제로 일어날 수 있는 이 바람직하지 않은 문제는 개별 정제 항원의 면밀한 선택을 통해 제거되었다. 그렇지만 이론적으로 다른 부작용이 나타날 수 있으며, 이는 해로울 가능성이 있는 백신을 목숨을 위협하는 것이 아닌 병의 예방에 사용하는데 따르는 위험도를 저울질해야 하는 문제를 제기한다.

예방접종 계획을 실행에 옮기는 데 있어서 또 하나의 문제는 대다수의 산업화 국가에서 치아우식 발생수(incidence)가 아마도 불소 덕분에 극적으로 감소하여 예방접종이 불필요한 것으로 여겨지고 있다는 사실이다. 그렇지만 백신이 인구집단 내 특정 고위험군에 유익한 것으로 간주될 수 있다고 주장할 수 있을 것이다. *In vivo*에서 검사가 이루어지기 전에는 면역화가 단지 치아우식을 예방하는 가능한 하나의 방법으로 밖에는 생각될 수 없을 것이다.

관심을 끄는 하나의 발전으로서 수동 면역화를 이용하는 것이 있다. 자원자들을(미리 *S. mutans*가 없는 상태로 만듦) transgenic 식물에서 생산한 항원 I/II(*S. mutans*의 표면 단백질)에 대한 단클론성 분비항체로 수동면역하여, 몇 달 동안 *S. mutans*의 구강 내 재집락형성을 예방할 수 있었다.

틈새 밀봉재(Fissure sealants)

틈새 밀봉재는 괴어 있는 구역을 없애고 치아 깊은 곳의 구강세균 감염이 가능한 경로를 차단함으로써 오목(pits)과 틈새(fissures)의 우식을 예방한다. 밀봉된 틈새의 초기 우식 환부는 아마도 미생물 영양 공급원이 차단됨으로써 진행하지 않는 것으로 보인다. 그렇지만 좀더 광범위한 환부는 세균이 우식 상아질로부터 충분한 영양소를 얻을 것이기 때문에, 아마도 치수로 확장될 것이다.

불소와 치아 용해도(solubility)

불소가 우식 공격으로부터 사람 치아를 보호하는 여러 가지 방식을 그림 23.13에 요약하였다. Mutans 사슬알균은 알맞게 낮은 pH 값에서, 낮은 수준의 불소에 각별히 민감하다. 그렇지만 이러한 상황에서 mutans 사슬알균이 입에서 제거되지는 않

불소의 항-우식 활성

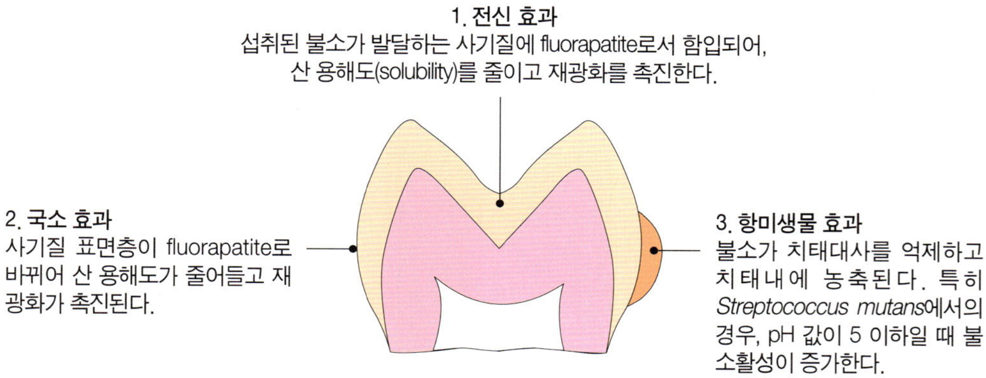

KEY

1. 불소는 물(자연 혹은 인공적으로 1 ppm 농도)이나 어떤 음식 속, 알약 또는 우유에 첨가되어 존재한다.
2. 불소함유 치약, 겔(gel) 및 어떤 충전재, 예를 들어 glass ionomers
3. 억제 기전으로는 해당작용 감소, 간접적인 당운반 억제, 세균 투과성 방해 및 세포내 저장용 glycogen 합성 억제 등이 있다.

그림 23.13 불소의 항-우식 활성을 나타낸 단순 도해

고 다만, 불소가 없었다면 증식이 자극 받을 것으로 기대되는 환경 조건에서, 치태 내 mutans 사슬알균의 증식이 억제되는 것으로 보인다.

Further reading

Axelson P (2000). *Diagnosis and Risk Prevention of Dental Caries.* Quintessence Books, Chicago.

Fejerskov O (2004). Changing paradigms in concepts on dental caries: consequences for oral health care. *Caries Research,* 38, 182-91.

Fejerskov O, Ekstrand J and Burt BA (eds) (1996). *Fluoride in Dentistry.* 2nd edn. Munksgaard, Copenhagen.

Hamilton IR (2000). Ecological Basis for dental caries. In Kuramitsu HC, Ellen RP (eds) *Oral Bacterial Ecology-the Molecular Basis.* Horizon Scientific Press, Wymondham.

Kidd EAM, Joyston-Bechal S (2005). *Essentials of Dental Caries,* 3rd edn. Oxford University Press, Oxford.

Marsh PD (2003). Are dental diseases examples of ecological catastrophes? *Microbiology,* 149, 279-94.

Marsh PD and Martin MV (1999). Oral Microbiology, 4th edn. Butterworth Heinemann, London.

Smith DJ (2002). Dental caries vaccines: prospects and concerns. *Critical Reviews in Oral Biology & Medicine,* 13, 335-49.

Stookey GK, Jackson RD, Zandona AG and Analoui M (1999). Dental caries diagnosis. *Dental Clinics of North America,* 43, 665-77.

요점

- 치아우식은 다인성의(multifactorial) 널리 퍼져있는 사기질 또는 시멘트질/상아질의 치태-관련(plaque-related) 만성 감염이다.
- 치아우식 발달에 관여하는 주된 요인은 취약한 치아 표면, 음식 탄수화물(특히 설탕), 침, 구강미생물무리이다.
- 치아우식의 가장 초기 임상 징후는 가역적인 '흰얼룩' 환부이다; 공동화(cavitation)는 비가역적 병을 나타낸다.
- 동일한 사기질 표면의 몇몇 구역은 다른 구역에 비해 탈회(demineralization)에 더 취약하다.
- 심한 입안마름증(구강건조증[xerostomia])은 빠르고 광범위한 치아우식의 선행요인이다.
- 치아우식의 발달에서 당 섭취의 빈도(frequency)는 총 소비량(total consumption)보다 더 결정적인 요인이다.
- Mutans 사슬알균, 특히 *S. mutans*과 *S. sobrinus*는 대부분의 사기질 및 치아뿌리표면 우식 환부의 개시에 연루되어 있다(특정치태가설[Specific Plaque Hypothesis]).
- 치아우식은 *S. mutans*가 없는 치태와 관련되어 일어날 수 있다(불특정치태가설[Non-specific Plaque Hypothesis]).
- 생태치태가설(Ecological Plaque Hypothesis)은 우식이 국소 환경 조건의 변동에 따른 토박이 치태미생물무리의 자연균형에 생긴 변화의 결과로서 발생하는 것임을 제안하였다.
- *Lactobacillus* 종은 우식의 개시기(initiation phase)보다는 우식 과정이 상아질로 확장되는 데 관련되어 있다.
- 우식 환부의 치과치료는 병의 영구적인 치유와 한 사람의 입으로부터 병을 근절하는데 목표를 두어야 한다.
- 광범위한 우식이나 재발 우식이 있는 환자는 치료 전에 관련 위험 요인을 식별할 수 있는 평가를 해야 한다. 평가에는 미생물학적 검사가 포함되어야 한다.
- *Lactobacillus* 종이나 mutans 사슬알균의 침, 혹은 치태 계수가 높은 것은(high salivary or plaque counts) 많은 사례에서 병의 높은 위험도(high risk)와 관련이 있다.

24 치 주 병 (Periodontal diseases)

- 서론
- 잇몸염(Gingivitis)
  - 치태-연관 잇몸염
- 치주(치아주위)염
- 치주병의 병인
  - 숙주 및 미생물 요인
  - 치주병에서 미생물의 역할
  - 특정 및 불특정치태가설
- 치주병의 치료
- 요점

서론

치주병(치아주위조직병)은 아주 넓은 의미에서 치아 지지 구조(supporting structures) 즉, 잇몸(치은), 치아주위(치주)인대, 지지 이틀뼈(치조골)의 모든 질환(장애)을 포함한다. 치주병은 잇몸염(치은염)으로 불리는 잇몸만의 염증으로부터(그림 24.1), 치아주위조직염(치주염 ; periodontitis)으로 불리는 이틀뼈의 파괴 및 궁극적인 치아 상실을 초래하는 치주인대의 심한 염증에 이르기까지(그림 24.2) 다양하다.

많은 의학분야 감염과는 달리 치주병은 일차 서식환경(primary habitat)이 숙주 몸 밖인 병원체가 일으키는 병이 아니다. 오히려 치주병은 치아우식처럼(제23장), 토박이 미생물무리의 세력 균형의 변화와 연관이 있다. 이 미생물들은 직접 조직을 침범하여 병을 일으키거나, 간접적으로 세균 독소를 이용하여 일으킨다. 이러한 도전에 대한 숙주의 반응은 침범하는 세균을 포식하는 작용처럼 보호적이거나 면역복합체(immune complex)에 의한 뼈파괴세포(파골세포; osteoclasts)의 활성화처럼 파괴적일 수 있다. 대개, 임상적으로 볼 수 있는 광범위한 치주병의 양상을 결정하는 것은 이 두 요소의 조합 및 상호작용이다.

잇몸염(Gingivitis)

그림 24.3에서 볼 수 있듯이 잇몸염에는 몇 가지 유형이 있다. 가장 일반적인 유형은 치태-연관 만성 가장자리잇몸염(변연치은염; chronic marginal gingivitis)이다.

치태-연관 잇몸염

건강한 잇몸틈새(gingival crevice)의 미생물무리는 비교적 희박하고, 주로 그람양성 알균, 특히 *Streptococcus* spp.로 이루어져 있다. 잇몸틈새는 구강 내 대부분의 부위보다 낮은 산화환원전위(redox potential)를 가지며(제21장), 이는 처음부터 *Actinomyces* spp.의 증식과 *Actinobacillus actinomycetemcomitans* 같은 capnophilic 한(이산화탄소를 요구하는) 세균의 증가를 촉진한다. 이러한 세균이 방출하는 독소는 잇몸조직의 염증반응을 유발, 결과적으로 잇몸틈새액의 흐름이 증가하여, 치태 균무리의 요구가 변화하는 대로 필수 영양소를 제공하게 된다. 결국, 환경은 절대무산소성 세균과 스피로헤타(spirochaetes)의 증식을 지지할 수 있는 환경으로 변한다. 잇몸의 염증반응은 만성 가장자리잇몸염으로 진행한다. 잇몸염은 임상적으로 발적(redness), 잇몸 출혈(gingival bleeding), 부종(oedema)이 특징이다.

잇몸염의 세균 병인에 대해서는 이를 뒷받침하는 강력한 증거가 있다. 단면조사(cross-sectional) 및 추적(longitudinal), 구강위생 연구 모두, 특히 1960년대 Loe의 실험적인 잇몸염 연구는 치태의 발달과 축적이 임상적으로 나타나는 잇몸염과 연관성이 있음을 입증하였다. 그렇지만 잇몸염과 연관된 것은 치태의 존재 그 자체이며, 어떤 특정 세균 종이 잇몸염의 원인이라고 할 만한 증거는 없다.

급성 궤양잇몸염(acute ulcerative gingivitis)은 잇몸염의 특별

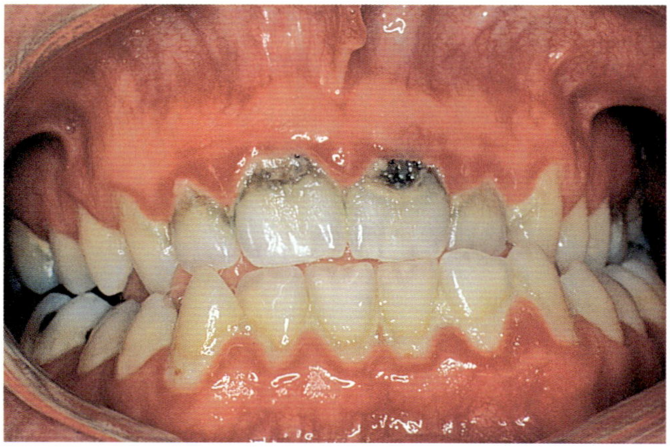

그림 24.1 치태-연관 잇몸염의 임상사진. Dr M. Kjeldsen의 호의로 게재

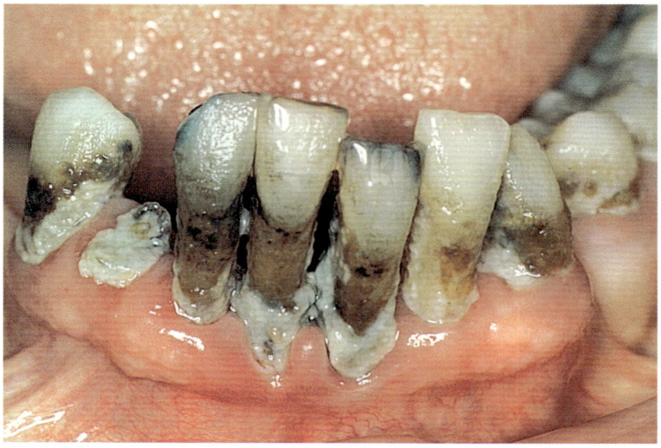

그림 24.2 치주염의 임상사진

잇몸염의 분류	
잇몸염의 유형	설명과 예
만성가장자리잇몸염 (Chronic marginal gingivitis)	치태에 대한 비특이 염증반응으로 잇몸 가장자리에 나타난다. 초기 잇몸염으로서 *Streptococcus* spp.와 *Actinomyces* spp.가 관여한다. 잇몸염이 지속되면 그람음성 무산소성균과 스피로헤타가 더 많이 나타난다.
급성궤양잇몸염 (Acute ulcerative gingivitis [AUG])	급성잇몸감염으로 잇몸유두 끝 괴사, 자연출혈, 통증, 입냄새가 특징이다. 선행요인으로는 스트레스와 흡연 등이 있다. 잇몸조직을 침범하는 미생물들을 볼 수 있으며, 스피로헤타와 방추균이 많이 나타난다는 것이 연구를 통해 알려졌다. 그 외 배양되는 세균으로는 *Prevotella intermedia, Veillonella* spp. 및 *Fusobacterium* spp.가 있다.
스테로이드호르몬-유발 잇몸염(Steroid hormone -induced gingivitis)	치태에 대한 과다 반응이 임상 특징으로 심한 염증, 발적, 부기 및 비대가 나타난다. 사춘기와 임신 중에, 그리고 스테로이드 요법 때문에 일어날 수 있다. 스테로이드 호르몬이 올라가면, 잇몸밑 *Porphyromonas gingivalis* 증식이 증대될 수 있다.
투약영향 잇몸염 (Medication influenced gingivitis)	잇몸 가장자리 및 유두의 작고 둥근 비대로서 시작된다. 치아 표면 대부분을 덮을 때까지 진행되어, 거짓 치주주머니를 형성할 수 있다. Phenytoin, cyclosporin 및 nifedipine 투약으로 유발된다.
전신병 관련 잇몸염(Gingivitis associated with systemic disease)	급성 백혈병은 임상적으로 잇몸의 강한 발적, 부기 및 출혈로 나타날 수 있다.
급성헤르페스잇몸입안염 (Acute herpetic gingivostomatitis)	급성 잇몸염의 가장 일반적인 원인 중 하나는 단순헤르페스바이러스이다. 임상적으로는, 윤곽이 뚜렷한 잔물집이 나타나고 곧 이어 궤양이 된다.
박리(상피벗음)잇몸염 (Desquamative gingivitis)	강한 붉은 표면을 남기는 잇몸의 상피벗음(desquamation)이 특징이다. 대다수의 사례는 lichen planus, pemphigus vulgaris 또는 pemphigoid 같은 피부과 병의 구강 소견으로 나타난다.

그림 24.3 일반적인 잇몸염 형태들의 요약

한 형태로서, 잇몸유두(gingival papillae) 끝의 괴사(necrosis), 자연 출혈(spontaneous bleeding), 통증, 입냄새(구취[halitosis])가 있다(그림 24.4). 진단은 잇몸 깊은 곳의 바른표본(gingival smear)에서 특징적인 방추스피로헤타 복합체(fusospirochaetal complex)를 입증함으로써 내릴 수 있다(그림 24.4).

면역약화된 사람들의 잇몸염은 대개 임상적으로 비정형(atypical)이다. 이를테면 급성 백혈병이 있는 환자는 갑작스러운 잇몸 부종, 궤양, 출혈이 나타날 수 있고, 점출혈(petechial haemorrhages) 같은 다른 구강 소견도 함께 나타난다. HIV-관련 잇몸염 역시 비정형 잇몸염으로 띠-모양의(band-like) 가장자리 홍반(marginal erythema)이 특징이며, 대개 안뜰 점막(vestibular mucosa)까지 확장된, 광범위한 발적을 동반한다.

잇몸염 발전 단계

치태-연관 잇몸염은 치태가 잇몸 가장자리에 축적됨으로써 일어나게 되는 조직병리적 변화가 나타나는 순서에 따라 세 단계로 나뉘어진다(그림 24.5).

제1 단계: 초기환부(initial lesion)

치태 축적 4일 이내에 초기환부가 생긴다. 관련 미생물무리

급성궤양잇몸염(ACUTE ULCERATIVE GINGIVITIS)

임상 소견

잇몸유두 괴사,
자연출혈, 통증,
입냄새

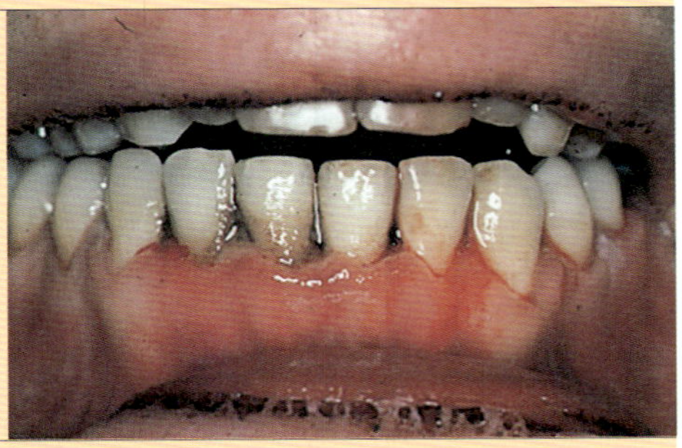

잇몸 깊은 곳의 바른표본(smear)

방추균, 스피로헤타,
다형핵백혈구

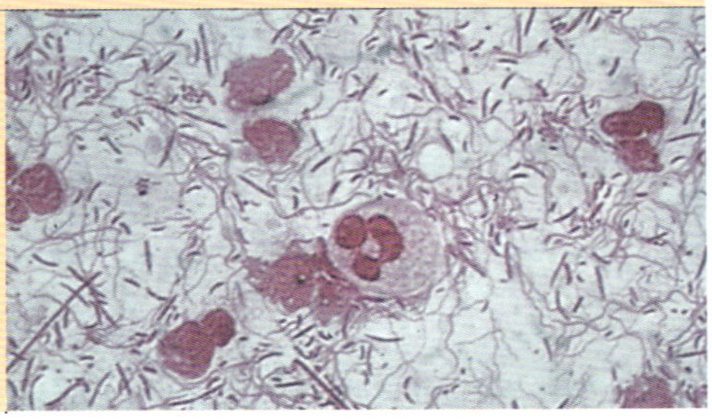

그림 24.4 급성궤양잇몸염. 임상 사진과 잇몸 깊은 곳 바른표본 그람염색의 현미경검사 소견. 방추균, 스피로헤타 및 다형핵백혈구가 뚜렷하다.

는 주로 그람양성 알균(*Streptococcus* spp.)으로 이루어져 있다. 조직학적으로는 급성 염증반응이 있다. 환부에는 특징적으로 잇몸틈새액의 흐름이 증가하고(그림 24.5), 다형핵백혈구가 국소 혈관으로부터 잇몸틈새로 이동한다. 이음(junctional)상피와 고랑(sulcular)상피 인근에는 염증 침윤물이 잇몸 결합조직의 5~10%를 차지한다. 초기환부는 임상적으로는 드러나지 않는다.

제2 단계: 조기환부(early lesion)

조기환부는 치태 축적 약 7일 후, 임상적으로 탐지 가능한 잇몸염으로 나타난다. 환경 내 산소 분압이 낮아지고, 치태균무리 내에는 *Actinomyces* spp., 스피로헤타, 이산화탄소-요구(capnophilic) 미생물이 더 많아진다. 조직학적으로 조기환부의 잇몸 침윤물은 림프구(75%)와 큰포식세포(macrophages)가 지배하고, 환부 주변에는 약간의 형질세포(plasma cells)가 나타난다(그림 24.5). 침윤 구역은 가장자리 잇몸 결합조직의 약 15%를 차지하며, 다소간의 국소적인 아교질(collagen) 파괴가 일어난다. 임상적으로 탐지 가능한 잇몸염이 발생한 후 6일 내지 12일에 다형핵백혈구의 잇몸고랑 내로의 이동과 틈새액의 흐름이 최고조에 달한다.

제3 단계: 확립환부(established lesion)

일정치 않은 기간 후, 잇몸밑 미생물무리는 *Porphyromonas gingivalis*나 *Prevotella intermedia* 같은 절대 무산소성균의 증식이 일어날 수 있는 환경으로 발전한다. 조직학적으로는 병에 걸린 잇몸 내 염증 환부의 크기가 더 커지고, 형질세포와 B 림프구의 우세로 기울게 된다. 주머니 상피로 된 치주 주머니(periodontal pocket)가 생길 수도 있다(그림 24.5). 이음상피와 주머니 상피는 호중구(neutrophils)로 심하게 침윤되어 있다. 형질세포는 환부 주변에서 발견되는 반면, 큰포식세포와 림프구는 주머니 벽의 고유판(lamina propria)에 존재한다. 확립환부는 몇 달 혹은 몇 년 동안 치주염으로 진행하지 않는 채, 그 상태에 그대로 머물 수 있다.

치주 환부의 발달

초기환부(Initial lesion)

치태 축적 4일 이내
급성 염증
염증세포가 잇몸 결합조직의 5~10%를 차지한다.

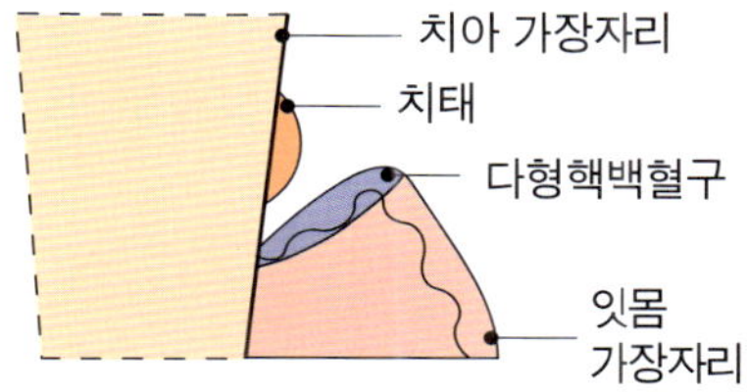

조기환부(Early lesion)

치태 축적 7일 후
림프구와 큰포식세포가 우세염증세포가 잇몸 결합조직의 15%를 차지한다.
아교질 파괴 초기

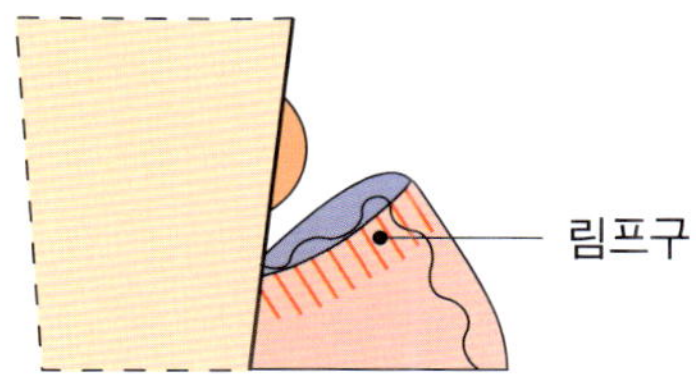

확립환부(Established lesion)

형질세포가 우세
치아잇몸 상피의 증식으로 치주주머니가 형성된다.

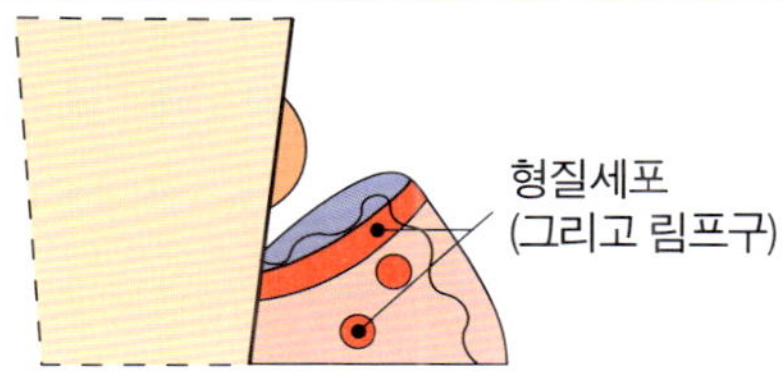

그림 24.5 발달 중인 치주 환부의 조직학적 특징들의 요약

치주(치아주위)염

치주염은 임상적으로 치아 지지조직의 염증으로 정의할 수 있다. 임상적으로 치주염은 몇 그룹으로 세분될 수 있으며(그림 24.6), 가장 일반적인 그룹은 성인 치주염(adult periodontitis)이다.

성인 치주염 환부는 잇몸 확립환부의 모든 특징을 다 가지고 있으면서, 치아뿌리표면을 따라 일어나는 이음상피의 이동(migration), 이틀뼈 흡수(alveolar bone resorption) 및 그에 따른 주머니 형성(pocket formation)이 더해진다(그림 24.7). 뿐만 아니라, 성인 치주염 환부는 이틀뼈와 치주인대를 파괴하는 진행성의 파괴적 변화가 특징이며, 3 mm 이상의 부착손실(attachment loss)이 발생한다. 잇몸 확립환부의 치주염 전환의 조직학적 특징은 뿌리표면 부착 결합조직의 파괴와 이틀뼈의 손실이다. 잇몸염에서 치주염으로 이행되는 정확한 기전은 알려져 있지 않다.

치주 주머니가 만들어지면 고도의 무산소성 환경이 조성된다. pH는 6.9로부터 7.4~7.8로 변하고, 주머니는 단백질이 풍부한 잇몸틈새액으로 항상 적셔져 단백질분해 세균의 증식이 촉진된다. 잇몸밑 치태는 대부분 그람양성 세균인 치아표면 부착 밀집 지역과 주로 그람음성 미생물로 이루어진 잇몸 면과 닿은 덜 밀집한 지역이 있는 것으로 보인다.

잇몸밑 치태는 석회화(calcification)되어 잇몸밑 치석(calculus)이 될 수 있다(제21장). 임상적으로 잇몸밑 치석은 잇몸위 치석에 비해 색이 더 검고, 뿌리면에 더 단단하게 붙어있다. 잇몸밑 치석은 미생물 층으로 덮여 있고, 다공성(porous)인 까닭에 세균 항원, 독소, 효소의 저장고 역할을 한다.

치주병의 병인

치주병의 원인체(causative agent[s])를 찾는 일에는 항상 어려움이 따라다닌다. 이러한 어려움으로는:

치주염 분류		
분류	**임상소견**	**실험실 검사결과**
이른 시작 치주염 (Early onset periodontitis)	사춘기 전, 청소년 및 빠른 진행 형태를 보이는 병을 포함. 결합조직 부착의 빠른 손실과 심한 이틀뼈 손실, 특히 첫 영구 큰어금니 및 아래 앞니 둘레에 나타나는 심한 뼈 손실이 특징이다.	세포면역결함이 있을 수 있다. *A. actinomycetemcomitans, P. intermedia, E. corrodens* 및 *C. sputigena*가 빈번히 분리된다. 이 병들은 유전자 결함과 관련이 있을 수 있다.
성인 치주염 (Adult periodontitis)	인구의 8% 내지 10%가 상당한 파괴성 병을 갖고 있으며, 부착 손실이 6mm 이상되는 부위가 하나 이상 나타난다. 연령 증가에 따라 유병율 및 병의 정도가 증가한다.	치주 파괴 속도, 병의 활성 및 숙주 저항에 따라 다양한 세균이 관련되는 것으로 나타나고 있다. (그림 24.11).
불응 치주염 (Refractory periodontitis)	치료 후에도 여러 부위에서 부착 손실이 계속되는 병을 일컫는다.	*B. forsythus, F. nucleatum, P. intermedia, E. corrodens* 및 *P. gingivalis*에 의한 감염이 잔류함.
HIV-관련 치주염 (HIV-associated periodontitis)	병이 심하고 빠른 것이 특징이다. 대개 통증이 있고, 잇몸유두가 패이고, 궤양, 뼈 손실 및 출혈이 동반된다.	관련된 세균으로는 *Streptococcus* spp., *P. gingivalis, P. intermedia, A. actinomycetemcomitans* 및 *F. nucleatum*이 있다.
가쪽 치주 고름집 (Lateral periodontal abscess)	세균이 조직을 침범한 결과로 치아주위조직에 급성염증이 생긴 것. 침범 구역의 통증과 부기가 나타날 수 있다.	미생물무리는 혼합 무산소성균으로 이루어지며, 대부분 *P. gingivalis*와 *F. nucleatum* 같은 그람음성 막대균이다.
치주염과 전신질환 (Periodontitis and systemic disease)	당뇨병, Down 증후군 및 호중성백혈구감소증 같은 상태에서는 빠른 진행을 보이는 심한 치주염이 나타날 수 있다.	미생물무리는 다른 치주병 형태에서와 비슷하다.

그림 24.6 여러 형태의 치주염들의 요약

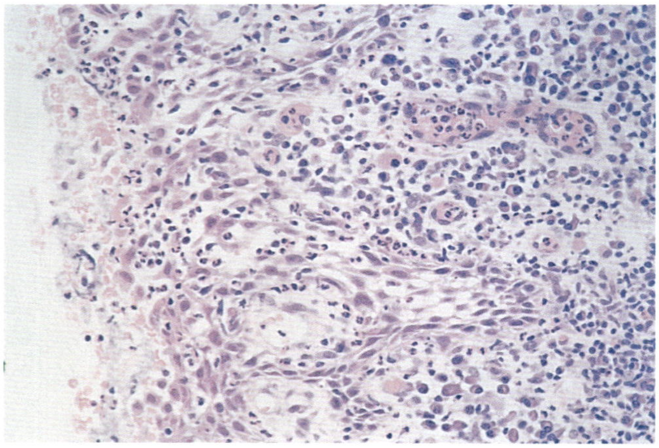

그림 24.7 진전된 치주염의 조직학 소견. 주로 형질세포인 염증세포들로 빽빽이 침윤된 결합조직에 둘러싸여 있는 주머니 상피를 볼 수 있다.

- 기술적인 문제, 예를 들어 바로 치주병의 활동 단계에서 오염되지 않은 치태 표본을 채취하고 이를 배양, 300개 이상의 후보 세균 종들 중에서 치주병 원인체를 분간해내야 하는 어려움
- 치주병 진행에 대한 이해 부족
- 원인 미생물이 정상균무리의 일부일 수 있기 때문에 Koch의 조건(제1장)을 적용할 수 없다는 점
- 적합한 치주병 동물모델이 없는 점, 등이다.

이 장에서는 치주병의 병인에 관한 현 상태의 지식을 요약을 할 것이다. 그렇지만 이 지식이 현재로서는 불완전한 것임을 알아야 한다.

숙주 및 미생물 요인

치주병의 병인을 찾는 일은 반드시 숙주와 미생물 요인들을 함께 고려해야 한다. 각자의 정확한 역할이 아직 분명치는 않

치주병의 숙주 요인		
숙주 요인	유익한 영향	해로운 영향
면역글로불린 (Immunoglobulins)	IgG는 세균의 옵소닌화로 포식작용을 강화한다. IgA는 세균 부착을 감소시킨다.	항체/항원 복합체로 인해 제3형 과민 반응이 일어날 수 있다. 이끌려온 백혈구들이 단백질분해효소를 방출하여 조직손상이 초래된다.
도움체 단백질 (Complement proteins)	내독소 또는 항원/항체 복합체가 도움체 단백질을 활성화시킬 수 있다. 활성화로 염증반응이 일어나, 세균 용해, 화학쏠림, 호중구 및 큰포식세포 탈과립 활성화로 이어진다.	도움체 활성화의 결과로 제2형 과민반응이 일어날 수 있다.
Cytokines	여러 가지 다양한 활성. 예를 들어, IL-2는 면역계통의 다른 구성원들을 동원한다.	Osteoclast activating factor 같은 cytokines의 방출로 세포매개 조직파괴가 일어날 수 있다.
다형핵백혈구와 큰포식세포 (Polymorphs and macrophages)	세균을 포식	중성 단백질분해효소와 반응성 산소 대사산물의 방출로 조직 손상이 일어날 수 있다.
T 세포	T 도움세포는 B 세포의 항체생산에 협력한다.	
B 세포	여러 치주 병원체에 대한 항체를 생산한다.	

그림 24.8 치주병의 원인과 관련이 있는 숙주 요인들의 요약

지만, 치주병의 임상적 귀추는 대다수 다른 감염에서처럼 광범위한 숙주 및 미생물 요인들 사이의 복잡한 상호작용에 기인할 것이다.

숙주 요인

감염병이 발생하려면 반드시 숙주가 해당 병원체에 취약해야 한다. 감염에 대한 숙주 취약성을 높이는 요인으로는 불충분한 또는 조절되지 않는 면역반응, 당뇨병, 스트레스, 흡연 등이 있다. 그림 24.8에 요약되어 있듯이 이들 중 다수가 치주병과 관련이 있다.

미생물 요인

치주병에서 미생물의 역할과 연관된 중요한 세균 요인들이 그림 24.9에 요약되어 있다.

치주병에서 미생물의 역할

개를 이용한 연구에서 만성 치태-연관 잇몸염이 치주염으로 진행될 수 있음이 밝혀졌다. 그렇지만 사람의 역학연구에서는 인구집단의 85~96%가 잇몸염이 있는 반면, 적은 비율(12%)만이 심한 치주염을 앓고 있음이 밝혀졌다. 사람에서 치주염 발달에 잇몸염이 꼭 선행되어야 하는 것인지는 분명치 않다.

청소년기(adolescence)에 성인 치주염이 발생하여 일생 동안 지속되면서, 연령 증가에 따라 계속 심해질 수 있다. 초기 연구는 병의 진행이 느리고 일정하며, 조직이 점진적으로 파괴되는 것으로 제시하였다. 그렇지만 좀더 최근에는 병이 짧은 파괴 기간들로 나뉘어 일어나며(bursts), 그 사이에는 비활동 기간이 따르는 것으로 제시되고 있다. 그리고 이 기간들은 개인마다 시간과 부위가 불규칙적이다. 현재, 치주병이 언제 활동을 시작할지를 정확하게 알아내는 방법을 개발하는 데 많은 관심이

치주병의 세균 요인	
세균 요인	예와 설명
숙주 조직 부착 (Attachment to host tissues)	가는털(fimbriae)과 피막(capsules)이 매개
취약한 부위에서 증식 (Multiplication at a susceptible site)	박테리오신(bacteriocins) 같은 억제제를 생산
숙주 방어 회피(Evasion of host defences)	피막과 점액(slimes)이 포식작용을 억제
효소(Enzymes)	미생물 아교질분해효소가 치주인대 내 아교질을 파괴하는 것으로 여겨지고 있다. *Porphyromonas gingivalis*는 trypsin-like protease (gingivain), collagenase, fibrinolysin, hyaluronidase, heparitinase 등 다양한 단백질분해효소를 생산한다.
내독소(Endotoxin [lipopolysaccharide])	그람음성 세균이 생산한다. 도움체 활성화를 통해 염증반응을 일으키고, 뼈 흡수를 매개하고, 큰포식세포를 죽일 수 있다.
Leukotoxins	다형핵백혈구를 죽인다. 일부 *Actinobacillus actinomycetemcomitans* 균주가 생산한다.
IgA 및 IgG 단백질분해효소	IgA와 IgG를 분해한다. *Streptococcus oralis, Porphyromonas gingivalis, Capnocytophaga* spp.가 생산한다.
세포독소(Cytotoxins)	*Porphyromonas gingivalis*가 생산하는 부티르산(butyric acid) 및 프로피온산(propionic acid)
간접 효과	치태 항원에 대한 반응으로서 일어나는 염증반응의 유발 및 IL-1 생산으로, 결합조직을 분해하는 숙주 아교질분해효소 및 stromolysins의 활성화를 초래할 수 있다.
Superoxide dismutase	Hydroxyl radicals 같은 해로운 산소 산물로부터 산소성 세균을 보호해 준다.

그림 24.9 치주병의 원인과 관련이 있는 세균 요소들의 요약

기울여지고 있다. 만일 임상가나 공중보건 관리자가 미리 치주병 활동이 있게 될 부위, 사람 및 집단을 식별할 수 있다면 치주병 예방의 효율을 크게 증대시키고, 치주병 치료를 더 잘 집중시킬 수 있을 것이다. 치주병 활동(activity)이란 특별히 병의 역동적인 단계를 일컫는 말로서, 임상적으로 치아를 지지하는 뼈와 결합조직부착의 손실이 일어나고 있는 단계이다.

특정 및 불특정치태가설

치주병은 정상적으로 수많은 세균들이 서식하는 300~400종류의 서로 다른 세균 종들이 기술되고 있는 부위에서 일어난다. 심지어는 300~400이라는 숫자도 아직 많은 종들이 배양되지 않고 있기 때문에 과소평가된 것으로 여겨지고 있다. 그렇지만 치주병에서 치태세균의 정확한 역할에 관하여 의견이 일치되지 않고 있으며 다만 미생물의 역할을 설명하기 위한 몇 가지 가설의 발전이 있었다.

특정치태가설

배양가능한 우세 미생물무리에 대한 단면조사 및 추적 연구로 구강에 서식할 수 있는 300~400 세균 종들 중에서 단 몇 종만이 치주병과 규칙적으로 연관되어 있음이 밝혀졌다. 특정치태가설에 따르면, 각 치주병 유형은 각각의 특정 미생물 종이 일으킨다. 예를 들어, 초기 연구자들은 급성궤양괴사잇몸염

치주병원체

- 치주병원체는 치주병이 있을 때 많이 존재하며, 이는 치주조직이 건강한 사람에서 이 미생물이 없거나 훨씬 적은 수로 존재하는 것과 비교된다.
- 치주병원체에 감염된 환자는 혈청, 침, 잇몸틈새액 안에 특이항체가 있으며, 이 잠정 병원체에 대한 세포매개면역을 일으키기도 한다.
- 치주병원체는 *in vitro*에서 임상 조직병리와 관련 지을 수 있는 발병 인자를 생산한다.
- 이 미생물을 실험적으로 적합한 동물모델의 잇몸틈새 안으로 이식하면, 자연 발생하는 병의 특징들 중 적어도 몇 가지, 예를 들어 염증, 결합조직 파괴, 뼈 손실을 일으킨다.
- 이 미생물을 치주 환부에서 제거하는 임상 치료를 하면 임상적인 개선이 있어야 한다.

그림 24.10 Koch의 조건에 근거하여 주어진 미생물을 치주병원체로 분류할 수 있기 위한 변형 기준

파괴성 치주병에서 분리되는 세균	
그람양성	*Eubacterium brachy*
	Eubacterium nodatum
	Eubacterium timidum
	Peptostreptococcus micros
그람음성	*Actinobacillus actinomycetemcomitans*
	Porphyromonas gingivalis
	Bacteroides forsythus
	Fusobacterium nucleatum
	Prevotella intermedia
	Capnocytophaga spp.
	Selenomonas spp.
	스피로헤타(Spirochaetes)

그림 24.11 파괴성 치주병이 있는 환자의 치주 주머니로부터 일반적으로 분리되는 세균

(acute necrotizing ulcerative gingivitis) 조직절편 안에서 다량의 스피로헤타를 관찰하였으며, 이 미생물이 주된 역할을 할 것으로 믿었다. 후에 국소 청소년 치주염에 대한 연구에서는 *Actinobacillus actinomycetemcomitans*가 병원체일 가능성이 있는 것으로, 최근의 성인 치주염에서는 *Porphyromonas gingivalis*가 중요 인자일 것으로 각각 제안된 바 있다. 치주병병인 미생물 식별의 어려움 때문에 특정 미생물을 치주 병원체로 간주할 수 있기 위한 변형 기준이 마련되었다(그림 24.10). 이 기준에 의거, 여러 연구자들이 치주병과 연관된 것으로 보고한 세균 종들을 그림 24.11에 요약하였다. *Porphyromonas gingivalis*, *Actinobacillus actinomycetemcomitans*, *Bacteroides forsythus*, *Prevotella intermedia*는 현재 주류 치주 병원균으로 간주된다. 이 분야에서는 많은 연구가 진행되어 왔으며, 관심이 있는 독자는 이 장 말미의 읽기 추가를 참고하기 바란다.

비특정치태가설

비특정치태가설은 제안된 바로는 세균이 치주조직 파괴를 일으키는데 필요한 전체 발병인자를, '집단으로서[집합적으로]' 갖추고 있으며, 병원성 공동체 안에 들지 않은 세균들은 다른 세균들로 대치될 수 있다는 가설이다. 이 가설은 치태가 그 조성에 관계없이 병을 일으킬 수 있음을 암시한다. 치주병과 관련되는 광범위한 세균 종들이(그림 24.11) 이 견해를 반영한다.

생태치태가설

이 가설은 치주 주머니 안의 환경조건이 미생물 발병인자의 발현 및 기존 특정 소수 미생물의 증식을 허용하며, 이러한 균형의 변화가 이 부위를 병에 걸릴 수 있게 만듦을 제시한다(그림 24.12). 이 설은 특정치태가설과 비특정치태가설을 결합한 것으로 볼 수도 있지만, 생태치태가설은 또한, 치주병 활동과 관계 있는 최근 발견들을 설명하는데 도움을 준다. 이를테면, 만일 일정 부위에 유리한 생태조건이 갖추어지면 다양한 치주병원체이 선택되는 일이 일어나게 된다. 이 미생물들은 주어진 기간 동안 숙주 방어를 압도하기에 충분한 발병인자들을 생산

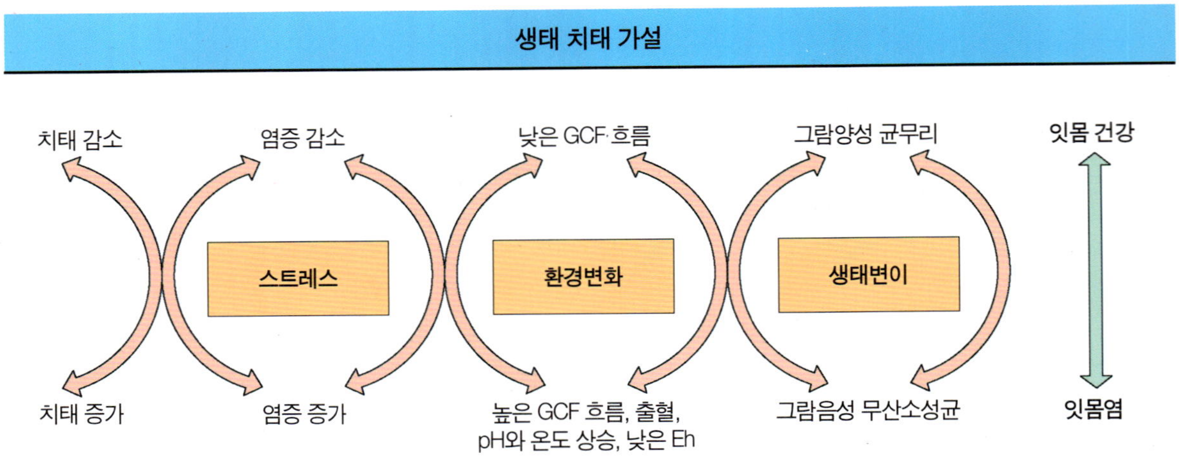

그림 24.12 치주병의 생태 치태 가설

치주 미생물무리 분석	
검출:	**예와 설명**
생육가능 세균	치태 미생물 조성 규명의 기준이 되는 방법은 세균 배양이다. 단점: 표본채취, 치태 분산, 배양 및 계수에서 일어날 가능성이 있는 오류. 시간이 많이 걸리고 노동집약적이며, 인접한 실험실이 있어야 한다.
미생물 효소	*Treponema denticola*, *Porphyromonas gingivalis*, *Bacteroides forsythus* 및 몇몇 *Capnocytophaga* 균주는 합성 펩티드인 무색의 benzoyl-DL-arginine-naphthylamide (BANA)를 가수분해하여 청색/흑색으로 전환시키는 효소를 갖고 있다. 잇몸밑 치태표본에서 이 효소 활성을 검출할 수 있으며, 이 효소 활성은 치태내 스피로헤타와 무산소성균의 수준과 비율 및 주머니 탐색 깊이와 연관지어져 왔다.
미생물 항원	특이 세균 항원에 대한 항체를 사용한다. 다음, 항원-항체 복합체는 형광표지법 등으로 검출할 수 있다. 이 방법들은 특이 항원을 인식하는데 의존하므로, 이 항원이 차단되거나 없어진 균주들은 검출하지 못하며, 따라서 거짓음성의 오류가 생길 수 있다. 뿐만 아니라, 유사한 항원과의 교차반응으로 거짓양성의 결과를 얻게될 수도 있다.
미생물 DNA/RNA	DNA/RNA 탐색자는 특이성이 알려진 DNA 또는 RNA 순서로서, chemiluminescent 표지가 되어있다. 이 탐색자는 치태 표본 내 특정 미생물의 존재를 탐색하는데 이용된다. 미생물이 존재하면 DNA 탐색자가 빠져나가지 않고 유지되어 검출될 수 있을 것이다. 이 탐색자들은 종-특이하며, 세균의 생육상태에 무관하다. PCR 법은 지배적인 미생물무리가 무엇인지 분석하는데 적용된다.

그림 24.13 치태내 특정 미생물을 검출하는데 이용되는 실험실 방법들의 요약

할 것이며, 그 기간 동안 조직 파괴 혹은 병 활동이 있게 될 것이다. *In vivo*에서 이러한 조건들은 계속 변하며, 따라서 치주병의 진전이 불규칙한 양상을 보이는 것은 치주 주머니 내 생태계의 변화를 반영하는 것일 수 있다. 이 가설은 적절한 증식

및 생존 특징을 가진 미생물이면 어떤 것이라도 병의 진행에 기여할 수 있을 것으로 예측한다.

이 가설들의 타당성 여부는 치주병 치료의 적절성과 관련이 있다. 비특정치태가설과 생태치태가설은 적절한 치주병 치료 방법이 전체 치태를 억제하거나 잠정 병원체의 증식을 조장하지 않는 '환경 친화적' 인 치주 치태를 촉진시키는 것임을 암시한다. 특정치태가설은 특정 병원체나 그 산물을 제거하는 방향으로 치료를 해야 하고, 바람직하기로는 치주병원체의 검출과 정량이 이루어져야 한다는 것을 제시한다(그림 24.13). 실험실 검사는 치료계획을 세울 때 병 활동을 평가하고, 치료의 효과를 관찰하고, 치료가 잘 안 되는 부위나 환자를 식별하고, 종래의 수단으로는 박멸하기 어려운 미생물의 항생제 감수성 양상을 파악하는데 이용될 수 있을 것이다.

어느 가설이 올바른 것으로 판명되는 가에 무관하게, 최근 자료들은 치은염이 서로 영향을 주고 받는 세균들이 이루는 혼합체의 활동 결과에 기인하는 것임을 말해주고 있다. 치주병이 사람과 부위마다 그 정도가 다르며, 건강상태로부터 치은염, 치주염에 이르기까지 균무리 조성에 점진적인 변화가 있다는 것에 대해서는 모든 연구결과가 일치한다. 균무리 조성의 변화는 호산소성, 비운동성, 그람양성 알균에서(잇몸염), 무산소성, 운동성, 그람음성 막대균으로의(치주염) 변환으로 나타난다.

치주병의 치료

다양한 형태의 치주병들의 정확한 병인은 아직 완전히 식별되지 않고 있지만, 치료는 여전히 이루어져야 한다. 치주병 예방 및 치료의 주요 방법은 다음과 같다.

- 잇몸위 치태 억제(제21장)
- 치아뿌리표면 죽은조직제거술(debridement)
- 수술; 더 좋은 환부 접근이 요구될 때
- 보조 항미생물 약제사용도 고려된다.

Further reading

Loomer PM (2004). Microbiological diagnostic testing in the treatment of periodontal diseases. *Periodontol* 2000, 34, 49-56.

Marsh PD (2003). Are dental diseases examples of ecological catastrophes? *Microbiology* 149, 279-94.

Marsh PD and Martin MV (1999). *Oral Microbiology*, 4th edn. Butterworth Heinemann, London.

Socransky SS and Haffajee AD (2003). Microbiology of periodontal disease. In Lindhe J, Karring T, Lang NP (eds) *Clinical Periodontology and Implant Dentistry*., 4th edn. Blackwell Munksgaard, Copenhagen.

요점

- 치태-연관 잇몸염은 치태에 대한 비특이 반응이며, 임상적으로 잇몸의 발적(redness), 출혈(bleeding), 부종(oedema)이 특징이다.
- 치태-연관 잇몸염에서는 미생물무리가 점진적으로 더 다양해지고 치태 덩어리가 커져, 잇몸 건강 시의 사슬알균 지배에서 *Actinomyces* 종, capnophilic 한(이산화탄소를 요구하는) 세균, 절대 무산소성 그람음성 미생물의 우세로 변화한다.
- 잇몸염이 필연적으로 치주염이 되는 것은 아니다.
- 치주염은 임상적으로 치아 지지 조직의 염증으로 정의되며, 일반적으로 뼈와 치주인대(periodontal ligament)의 손실을 일으키는 진행성의 파괴적 변화가 일어나 3 mm 이상의 부착손실(attachment loss)이 발생한다.
- 치주염은 특정 세균에 의한 감염(특정치태가설), 치태세균에 대한 비특이 반응(비특정치태가설), 또는 조직 파괴를 초래하기에 충분한 발병인자가 발현될 수 있는 생태 조건 확립(생태치태가설)의 결과일 수 있다.
- 치주염에서는 미생물무리의 조성이 호산소성(aerobic), 비운동성(non-motile), 그람양성 알균(Gram-positive cocci)에서 무산소성(anaerobic), 운동성(motile), 그람음성 막대균(Gram-negative bacilli)으로 점진적으로 변화한다.
- 치주병의 병인과 연관된 그람음성 세균들 중에는 *Actinobacillus actinomycetemcomitans, Porphyromonas gingivalis, Prevotella intermedia, Bacteroides forsythus, Fusobacterium nucleatum, Capnocytophaga* spp.가 포함된다.
- 치주 주머니(periodontal pockets) 안에 있는 세균은 미생물배양 기법, 특정 미생물 효소 검출, 면역학적 방법, DNA/RNA 탐색자를 이용하여 검출할 수 있다.
- 치주병의 임상적 귀추는 광범위한 숙주 및 미생물 요인 사이의 복잡한 상호작용에 기인하는 것일 것이다.
- 치주병 치료 방법에는 잇몸위 치태 억제, 치아뿌리표면 죽은조직제거술(debridement), 치주 수술, 항미생물 약제의 사용 등이 있다.

25 치수, 치아끝주위 조직 및 턱뼈의 감염 (Infections of the pulp, periapical tissues and bone of the jaw)

- 치수염
- 이이틀고름집(치아치조농양; Dentoalveolar abscess)
- 잇몸고름집(치주농양; Periodontal abscess)
- Ludwig 앙기나(angina)
- 턱 골수염(뼈속질염; Osteomyelitis)
- 방선균증
- 요점

앞 장에서 논의되었던 것처럼 치아우식과 치주병을 일으키는 것은 세균이다. 이 병들이 확대되면 인접 조직, 특히 치수(pulp), 치아끝주위(치근단주위[periapical]) 영역 및 입-얼굴 조직의 감염을 초래하게 된다. 좀 드물게는 턱뼈 안에 감염이 성립됨으로써 골수염(뼈속질염; osteomyelitis)이 초래되기도 한다. 이러한 감염들은 대개 급성이고 또 치과의사가 가장 자주 보게 되는 것으로서 이 장에서 다룬다.

치수염

치수의 염증(치수염; pulpitis)은 치수가 여러 가지 자극(irritants)에 노출됨에 따라 일어날 수 있다. 자극에는 온도(thermal), 기계적(mechanical) 및 화학적(chemical)인 것과 더불어, 바로 이 장의 주제인 미생물이 있다. 치수는 치아의 경조직이 에워싸고 있기 때문에 치수염의 급성 염증기에 팽창할 수 없으며, 결과적으로 내부 압력이 올라가게 된다. 이로 인해 심한 통증이 초래될 뿐 아니라, 염증 치수 내 순환 장애를 일으켜 치수 괴사와 그에 연이은 치아끝주위 병이 생긴다. 여러 결과의 가능성들이 그림 25.1에 나타나 있다. 치수 괴사의 가장 일반적인 원인은 치아우식이며, 그 외 사고에 의한 치아의 외상(trauma), 기구조작(instrumentation) 중 치수 노출, 깊은 치주 주머니(periodontal pocket)로부터의 감염의 파급 등이 있다.

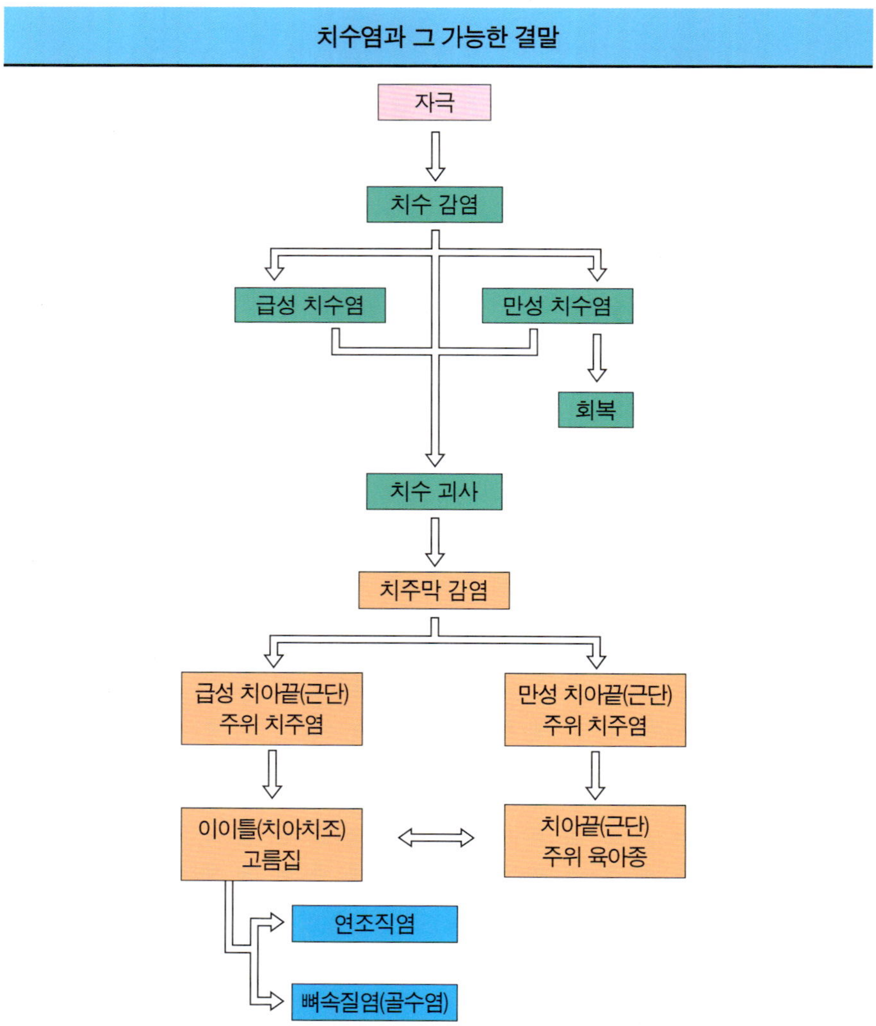

그림 25.1 치수염의 가능한 결말을 나타내는 흐름 도표

치아우식에 따른 치수염

그람양성 세균, 특히 젖산균과 몇 사슬알균은 우식 환부가 진전되는 전면의 우세한 집단이다. 세균이 상아질 세관을 침투하는 것은 느리지만, 산과 그 외 미생물 독성 산물들은 빠르게 확산되어 상아질모세포(odontoblasts)와 국소 치수 조직에 손상을 입힌다. 세균이 실제로 치수를 감염시키지 않았다면, 이 효과는 일과성으로 끝날 수도 있다.

치수 조직이 세균 침입을 받으면(처음에는 젖산균과 사슬알균), 세균이 증가하고 많은 다형핵백혈구가 나타난다. 미세고름집(미세농양)이 생기고 커져(그림 25.2), 결국 치수 조직이 죽게 되고 액화(liquefaction)가 일어난다.

열린 공동(cavity)을 통한 치수염

만일 치수가 치아우식, 기구조작 또는 다른 외상에 의해 입안으로 노출된다면, 여러 유형의 세균이 자리잡게 되고 독성 산물이 더 높은 농도로 생산되어 치수 전체로 확산된다. 세균 자체도 조직 전체로 퍼져 나가, 치수의 빠른 붕괴 및 액화를 초래할 수 있다. 이 경우에는 대개, 주로 무산소성 균무리로 이루어진 혼합 균무리가 나타난다(그림 25.3).

치아끝 구멍(apical foramen)을 통해 일어나는 치수염

치수는 치아끝 구멍을 통해 감염될 수 있다. 이러한 감염은 깊은 치주 주머니와 연결된 가쪽굴(가쪽관; lateral canal['치주-endo' 환부])이나 인근 치아끝주위 환부로부터, 또는 혈액 확산을 통해서도 일어날 수 있다. 치수 장애 상태는 이러한 유형의 감염이 성립되기 위한 전제조건이며, 이로 인해 대개 신속한 치수 괴사(pulpal necrosis)가 뒤따르게 된다.

치수 괴사(Pulpal necrosis)

괴사 치수는 다양한 기간 동안 무균 상태로 남아 있을 수 있지만, 조직이 괴사로 인해 숙주 방어가 결여된 상태이기 때문에 아주 쉽사리 감염되어 빠른 세균 확산이 일어날 수 있다. 가능한 감염 경로는 생활치수(vital pulp)에서와 같다. 입의 미생물무리와 접한 괴사 치수는 대개 한꺼번에 여러 세균 종으로 감염되며, 절대 무산소성균이 중요한 역할을 한다. 감염 괴사 치수에서 분리되는 주요 세균 속들이 그림 25.3에 나와 있다.

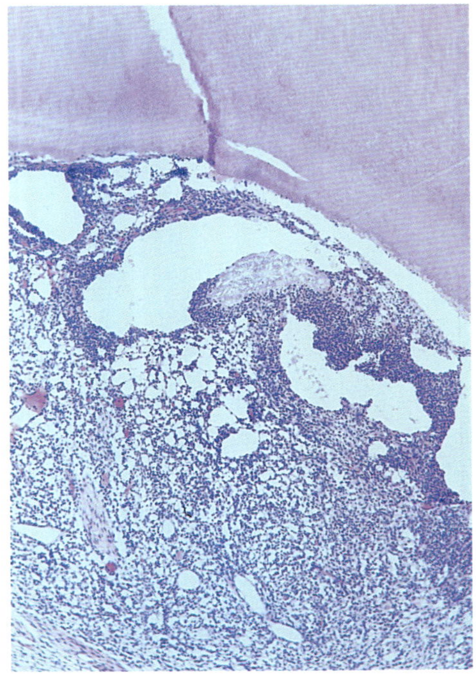

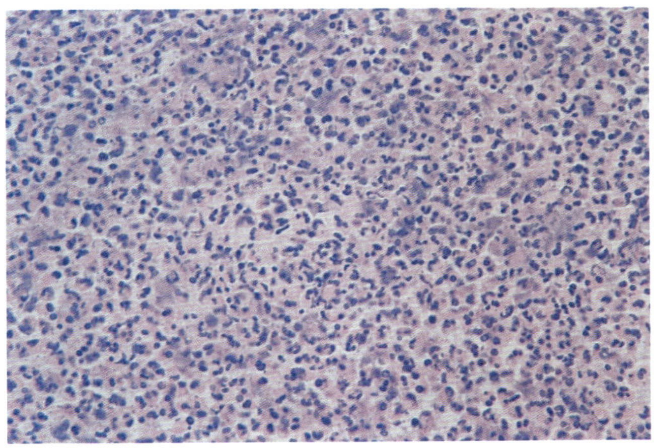

그림 25.2 치수 고름집을 보여주는 저배율 및 고배율 광학현미경 사진. Haematoxylin과 eosin으로 염색된 부러진 치아의 탈회 절편. 다형핵백혈구의 조밀한 침윤과 충혈(hyperaemia)에 주목. Prof D. G. MacDonald의 호의로 게재됨

이이틀고름집 (치아치조농양; Dentoalveolar abscess)

이 일반적인 감염은 전형적으로 치수 괴사의 뒤를 따라 치아뿌리 꼭대기에 생긴다(그림 25.4). 임상 소견은 대체로 국소 부위의 해부학적 구조에 좌우되지만, 감염 미생물의 병원성과 치료가 충분하였는지 여부에도 역시 영향을 받는다.

괴사 치수로부터 분리되는 세균	
구분	속(Genus)
절대 무산소성균:	
그람양성 알균	*Peptostreptococcus*
그람음성 알균	*Veillonella*
그람양성 막대균	*Eubacterium*
	Propionibacterium
	Arachnia
그람음성 막대균	*Porphyromonas*
	Prevotella
	Fusobacterium
	Campylobacter
	Wolinella
조건 무산소성균:	
그람양성 알균	*Streptococcus*
그람양성 막대균	*Lactobacillus*
그람음성 막대균	*Eikenella*
	Capnocytophaga

그림 25.3 괴사 치수로부터 분리되는 가장 일반적인 세균 속(genera). 절대 무산소성균이 지배적인 세균이다.

고름집(농양)은 새로(*de novo*) 생기거나, 기존 육아종(granuloma) 내에서 발달할 수 있다(그림 25.1과 그림 25.5). 고름집은 이틀뼈(alveolar bone) 내에 국소화된 채로 머물러 있을 수 있으며, 이 경우 치아는 대개 압력(pressure)에 매우 민감하다(누름통증, 압통; tenderness). 아니면, 감염이 이틀뼈를 뚫고 연조직 안으로 터져 나올 수 있다. 그 결과 입안, 혹은 입밖으로 종창(swelling)이 생기거나(그림 25.6), 나중에 설명되듯이 매우 위험하게, 근막 면(fascial planes)을 통해서 감염이 확산될 수 있다.

미생물학

이이틀고름집의 미생물학은(그림 25.7) 최근 개선된 표본채취 방법과 무산소 배양기술의 적용으로 더 잘 알 수 있게 되었다. 전반적으로 관련 미생물무리는 괴사 치수에서 분리된 것과 유사하다(그림 25.3). 환부는 정상 구강균무리를 이루는 미생물들의 일부가 일으키는 전형적인 내인감염(endogenous infections)이다. 대개 혼합 세균들이 분리되며, 흔히 절대 무산

치아끝(치근단) 감염

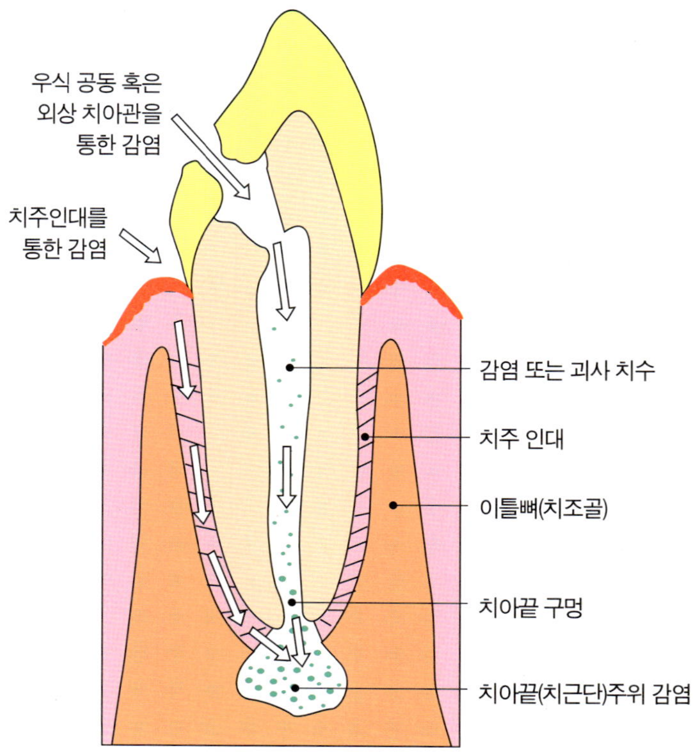

그림 25.4 치아끝에 이이틀 고름집이 생기는 것을 나타내는 도해. 치수 감염은 치수 방을 통해 가장 빈번히 일어난다.

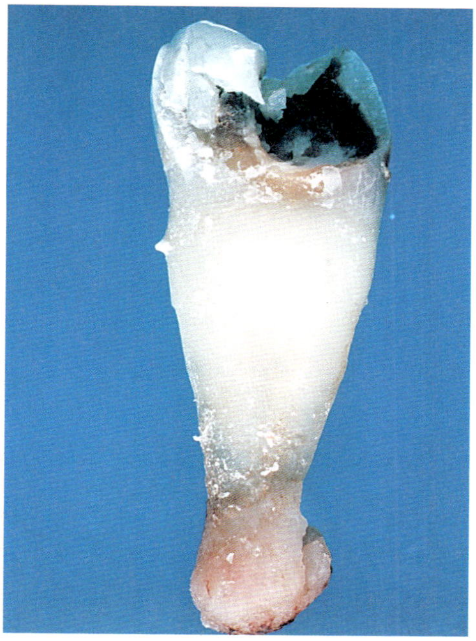

그림 25.5 심한 치아우식과 치아끝(근단)주위 육아종 때문에 뽑은 작은 어금니

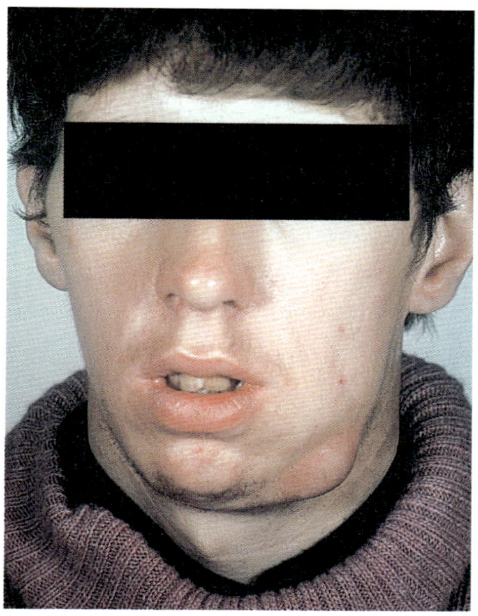

그림 25.6 이이틀고름집이 있는 환자에서 볼 수 있는 얼굴의 분명한 부기

소성균이 포함되어 있다. 조건무산소성균(facultative anaerobes), 특히 anginosus 집단의 사슬알균들이(*S. anginosus*, *S. intermedius*, *S. constellatus*) 역시 자주 발견된다.

치아 고름집의 미생물학

- 내인 감염
- 대개 혼합 감염
- 절대 무산소성균이 중요

바람직한 검사물(specimen): 흡인된 고름(aspirated pus)

그림 25.7 이이틀고름집 미생물학의 주요 특징

좀더 최근에는 연구자들이 분자생물학적 방법을 근관감염(endodontic infections) 및 이이틀고름집과 관련된 미생물무리 연구에 적용하고 있다. 이로써 배양이 안 되는 다수의 미생물들이 검출되었으며, 이는 이러한 감염의 미생물학이 전통적인 배양 방법이 제시하는 것보다 더 복잡할 것임을 시사한다.

검사물 수집

이이틀 감염에서 나온 고름의 미생물학적 분석을 시도한다면 올바른 검사물의 수집이 결정적으로 중요하다. 과거에는 면봉을 많이 이용했지만, 이 방법은 두 가지 이유에서 전적으로 적절치 못하다. 첫째, 이러한 감염은 대표적인 내인 감염이기 때문에 면봉이 침 미생물로 오염되면 배양 결과가 혼동되어 해석이 어렵다. 둘째, 절대 무산소성균은 산소의 효력에 매우 민감하여, 면봉표면에서 빨리 죽는다.

이러한 오염 및 산소 접촉의 문제를 극복하는 최상의 검사물은 주사기와 바늘을 이용하여 흡인한 고름이다(그림 12.7). 흡인 후 바늘을 조심스럽게 제거하고 hub에 뚜껑을 씌운 후, 주사기와 내용물을 실험실로 보낸다.

치료

치료의 기본적인 요소는 고름이 배출되도록(drainage) 하는 것이다(그림 29.1). 고름의 배출은 임상 상황에 따라 여러 가지 방법으로 할 수 있다. 치아를 희생시켜도 된다면 이를 뽑는 것으로 배출이 이루어질 것이다. 치아를 유지해야 한다면 뿌리관(근관)을 통해서 배출이 이루어지도록 해야 할 것이며, 볼 고랑(buccal sulcus) 같이 고름이 수집되어 출렁이는 부분(fluctuant collections of pus)이 있으면 절개해야 할 것이다.

많은 경우 항미생물 약제는 필요없다. 항미생물 약제는 얼굴이 많이 부었지만(gross facial swelling) 당장 고름을 배출할 수 없는 환자의 첫 치료 시도로서 유용하며, 또한 열이 있는 환자

에서 고름 배출의 보조 치료약으로서 중요하다. 더 이상의 지침은 제29장에 제공되어 있다.

잇몸고름집(치주농양; Periodontal abscess)

임상 특징

잇몸고름집은 대개 확립된 치주 주머니가 있는 환자에서 일어난다. 관련 치아는 생활치아일 수도, 아닐 수도 있다. 치주 주머니의 입구가 막혀 정상적인 배출이 이루어지지 않아 이렇게 급한 사건이 생기는 것으로 여겨진다. 치아주위조직(periodontium)에 이물질이 굳게 박히는 것(impaction)도 병인의 하나가 될 수 있다. 잇몸고름집은 갑자기 발생한다. 대개, 덮고 있는 잇몸에 부기(swelling), 발적(redness), 누름통증(tenderness)이 있다. 이런 고름집들은 자주, 스스로 뿌리면을 따라 주머니 입구로 배출되지만, 주머니 폐쇄(occlusion)가 완벽하면 감염의 국소 확산이 일어나 뼈와 연조직이 파괴될 수도 있다.

미생물학

잇몸고름집으로부터 오염되지 않은 검사물을 수집하는 것은 지극히 어렵다. 따라서 관련 미생물무리는 잘 규명될 수 없었고, 일상적인 미생물학적 검사도 실행되지 않는다. 잇몸밑 치태가 잇몸고름집 미생물의 근원이며, 무산소성 그람음성 막대균, 알파용혈 무산소성 사슬알균 및 스피로헤타 같은 미생물들이 역할을 담당하는 하는 것으로 여겨진다.

치료

환자 치열(dentition)을 전반적으로 고려하면서 치료한다. 선택할 수 있는 치료에는 이 뽑기, 고름집의 배출 등이 있으며, 적절한 치주 치료가 뒤따라야 한다. 항생제는 이이틀고름집 치료에서처럼 치료 보조약으로 생각해야 한다(그림 29.2).

Ludwig 앙기나(angina)

임상 특징

Ludwig 앙기나는 양쪽(bilateral) 혀밑(sublingual)과 [아래]턱밑(sub-mandibular) 공간의 감염이다. 이 감염은 흔히 고름집 형성보다는 근막공간(fascial spaces)의 연조직염(cellulitis)으로 나타난다. 주요 임상 특징은 혀의 융기(oedema)를 수반하는 절인 고기모양(brawny)의 부종(oedema), 숨길 막힘(기도 폐쇄[airway obstruction])과 고름이 거의 없다는 것이다. 흔치 않기는 하지만, 치료받지 않는 경우 사망률(mortality)은 거의 100%에 달한다.

사례의 90%에서 치아 감염이 원인 요인이지만 다른 감염, 예를 들어 턱밑침샘염(submandibular sialadenitis)에 이어 이차적으로 발생할 수도 있다.

미생물학

이 감염으로부터 포도알균, 사슬알균, 장내세균 등 광범위한 미생물들이 보고되고 있다. 그렇지만, 구강 공생균, 특히 무산소성 그람음성 막대균과 무산소성 사슬알균이 가장 자주 분리된다. 이이틀고름집처럼 이 감염은 대개 혼합감염이다.

치료

Ludwig 앙기나는 목숨을 위협하는 감염으로서 급박한 치료를 요한다. 치료는 주로 조기 진단, 숨길 유지, 고용량 항생제 치료, 감염원 제거(대개 이 뽑기), 비경구 수분보충(parenteral hydration), 조기 외과적 배출로 이루어진다. 가능하면, 미생물학적 검사를 위해 고름 표본을 수집해야 한다. 비경구로 광범위 항생제, 예를 들어 ceftriaxone을 metronidazole과 함께 투여하는 것이 적절할 것이다(그림 29.2). 그러나 미생물학적 검사 결과에 따라 바뀔 수도 있다.

턱 골수염(뼈속질염; Osteomyelitis)

한 때는 꽤 흔한 병이었지만, 이제 턱 골수염은 아주 드물게만 볼 수 있게 되었다. 턱 골수염은 골수공간(뼈속질공간 ; medullary cavity)의 염증으로 정의할 수 있지만, 대개 확산되어 겉질뼈(피질골[cortical bone])와 뼈막(골막[periosteum])까지 관련된다. 허혈(ischaemia)이 일어남에 따라 감염된 뼈는 괴사에 빠진다. 골수염은 급성 또는 만성 감염으로 나타날 수 있으며, 위턱뼈(상악골[maxilla])보다 아래턱뼈(하악골[mandible])에서 훨씬 더 자주 발생한다.

골수염의 한 특수한 형태로 머리와 목 부위, 특히 아래턱뼈에 방사선치료(radiotherapy)를 받았던 사람에게 특별한 문제를 일으키는 것이 뼈방사선괴사(방사선골괴사[osteo-radionecrosis])이다(그림 25.8). 이 합병증은 대체로 그 부위의 혈액 공급이 줄어듦으로써 일어나며, 전형적으로 방사선치료 후 3년 이내에 발생하지만, 환자는 무기한으로 위험을 안는다. 치료는 매우 어렵고 때때로 실패하며, 환자에게 상당한 병의 부담을 더 지우게 된다. 방사선치료 전 철저한 치과 평가 및 치료를 행하고, 구강 위생에 면밀한 주의를 기울여, 이후 이를 뽑게 되거나 뼈방사선괴사가 일어날 소지를 없애는 것이 필수적이다.

병인과 선행요인

치원성(odontogenic) 감염이 흔하고 치아가 골수공간(뼈속질공간[medullary cavity])과 가까운 관계에 있음을 감안하면, 턱 골수염이 그렇게 드문 것이 오히려 놀라운 일이다. 이는 숙주 저항성과 관련이 있는 것으로 여겨지며, 숙주 방어를 약화시키는, 예를 들어 당뇨병(diabetes)이나 무과립구증(agranulocytosis) 같은 전신질환이 턱 골수염의 소인이 된다는 것은 잘 알려져 있다. 뼈의 혈관분포(vascularity)는 방어계통의 필수적인 부분이며, 이러한 혈관분포를 떨어뜨리는, 예를 들어 머리와 목의 방사선치료, 혹은 Paget's disease(병) 같은 상태는 골수염의 위험을 증가시킨다.

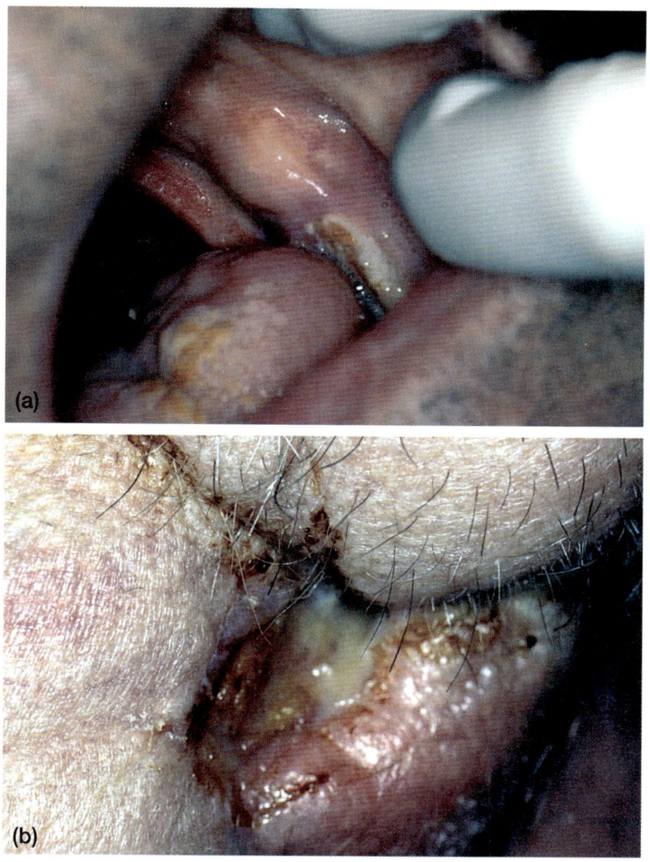

그림 25.8 머리와 목 방사선치료를 받은 환자의 뼈방사선괴사. 환자의 입안으로부터(a) 뺨의 바깥 면까지(b), 열린[개방]샛길(patent fistula)이 생겼고, 이를 통해 음식과 음료가 새나간다. Dr M. P. Sweeney의 호의로 게재

미생물이 골수공간에 당도하면 증식하고 급성 염증반응을 자극한다. 충혈(hyperaemia), 모세혈관 투과성(capillary permeability) 증가, 과립백혈구(granulocytes)의 침윤, 조직괴사가 생긴다. 고름이 축적되어 골수공간내 압력이 증가하고, 결과적으로 정맥울혈(venous stasis)과 허혈(ischaemia)이 오게 된다. 고름은 중심관(하버스관[haversian canal])과 영양관(nutrient canal)을 통해 이동하고, 뼈막(골막; periosteum) 밑에 축적되어 혈액 공급에 더욱 더 큰 차질을 가져온다. 결국 뼈막이 뚫리고, 점막 또는 피부 고름집과 샛길(fistulae)이 만들어진다. 치료하지 않고 방치하면, 감염은 새로운 뼈 형성 및 부골형성(sequestration)에 의한 죽은 뼈의 손실이 수반되는 만성 골수염으로 진행할 수 있다.

임상 특징

아래턱뼈의 초기, 급성 화농(suppurative) 골수염의 네 가지 중요한 특징은 강렬한 통증, 간헐적인(intermittent) 높은 열, 턱끝 신경(mental nerve)의 감각이상(paraesthesia) 또는 무감각(anaesthesia), 그리고 마지막으로 명확한 병인이다. 이 시점에서 부기는 아주 작다(minimal swelling).

치료하지 않고 방치하면 상태는 진행하여 확립된 화농 골수염이 된다. 환자는 깊은 통증, 권태감(malaise), 열, 식욕부진(anorexia)을 호소한다. 관련 구역의 치아가 흔들리고(loose), 타진(percussion)에 대해 아프고(tender), 고름이 잇몸 고랑(gingival sulcus)이나 샛길(fistulae)을 통해 배어 나올 수 있다. 환자는 열이 있고(febrile), 부위림프절(regional lymph nodes)이 비대해지고, 뺨 연조직염(cellulitis) 및 입벌림장애(trismus)가 일어날 수 있다.

급성 골수염 초기 단계에는 방사선사진에 특별한 이상이 나타나지 않는다. 골수염이 발생한지 약 3주가 지나면 뼈 파괴의 전 범위를 방사선사진에서 볼 수 있으며, '좀먹은(moth-eaten)' 양상으로 나타난다(그림 25.9).

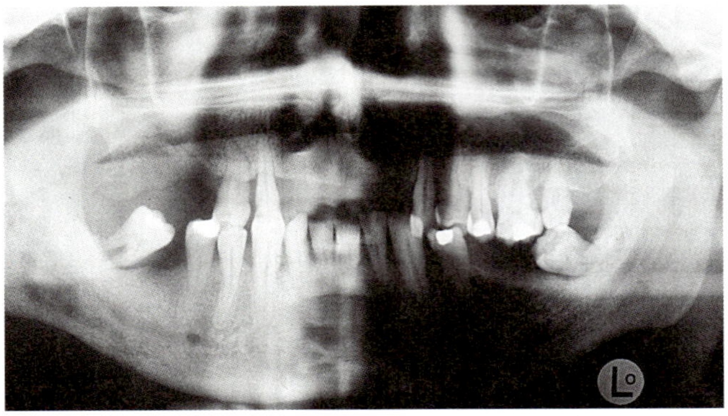

그림 25.9 골수염에 의한 뼈 파괴로 '좀먹은' 양상을 보이는 아래턱뼈의 방사선사진

미생물학

역사적으로 턱 골수염에서는 포도알균(staphylococci)이 중요한 세균으로 여겨져 왔다. 좀더 현대적인 연구결과들은 대개 정상구강균무리 구성원들, 특히 무산소성 그람음성 막대균과 무산소성 사슬알균이 중요한 미생물인 것으로 가리키고 있다. 이들 감염은 대표적인 혼합감염이다.

광범위한 미생물들이 분리되기 때문에 비록 초기 단계에서 검사물을 얻기가 어려울 수 있지만, 배양과 감수성 검사는 급성 골수염 치료의 중요한 부분이다. 나중에는 고름을 수집할 수 있지만, 정상 피부 미생물과 구강균무리에 의한 오염을 피하려면 많은 주의를 기울여야 한다.

치료

턱 골수염의 치료에는 대개 의약과 수술에 의한 치료가 다 필요하다. 성공적인 치료는 조기진단, 고름의 배출, 세균 배양과 감수성 검사, 항생제 요법, 지지 치료(supportive treatment), 죽은조직제거술(debridement), 그리고 가능성에 따라 수술 재건술(reconstruction)에 기반을 둔다. 선행요인에 대해서도 역시 주의를 기울여야 한다.

골수염 치료에 유용한 항생제로는 amoxicillin-clavulanate와 clindamycin이 있다. 고름 표본을 수집할 수 있기 전 초기단계에는 경험에 의한 치료, 예를 들어 penicillinase-저항성 페니실린을 제공한다. 그 이후의 항생제 요법은 미생물학적 검사결과에 근거해야 한다.

방선균증

목얼굴(cervicofacial) 영역은 방선균증(actinomycosis)이 제일 잘 나타나는 부위로(그림 25.10), 기록된 사례의 90%에 해당한다. 나머지 사례의 대부분은 복부 방선균증이다. 이 병은 대개 만성의 오래 지속되는 감염으로, 때때로 이 뽑기 같은 가벼운 선행 외상의 병력이 있으며, 내인성 감염의 좋은 예이다.

대개 아래턱의 턱뼈각에 전형적인 부종으로 나타나며(그림 25.11), 젊은 사람 특히 남성에서 더 흔하다. 치료하지 않고 방치하면 여러 개의 배출 굴(multiple draining sinuses)이 발달하게 된다. 이 굴에서 나오는 삼출물(exudate)은 '유황과립(sulphur granules)' 이라고 불리는 뚜렷한 노란색 입자를 함유한다. 유황과립은 방선균미세섬유(actinomyces filaments)의 집합체로, 석회화된 중심을 가질 수 있다(그림 25.12). 느리게 자라는 *Actinomyces* 종(species)은 환부 주변에 육아종(granulomatous)-유형의 반응을 유발하며, 결과적으로 부종 안팎에 섬유성 벽이 형성된다. 치료가 효과적이기 위해서는 반드시 이 벽을 허물어야 한다.

미생물학

가장 빈번하게 분리되는 균주는 *Actinomyces israelii*이며, *A. naeslundii*와 *A. bovis*도 역시 검출된다. *Actinomyces* 종 외, *A.*

목얼굴 방선균증	
원인	*Actinomyces israelii* ± 다른 미생물, 예: *Actinobacillus actinomycetemcomitans* 외상
임상 특징	젊은 사람, 남성에 더 자주 나타남 부기, 턱뼈각이 대표적인 부위 배출 굴(sinuses) 감염 병터(focus)가 치아 유래
실험실 진단	고름 속 유황과립을 볼 수 있는 그람염색 필름: 그람양성인 분지하는 미세섬유 무산소 배양
치료	감염 병터(focus)가 된 치아를 뽑기 외과적 배농 페니실린의 연장 투여

그림 25.10 목얼굴 방선균증의 중요한 특징들의 요약

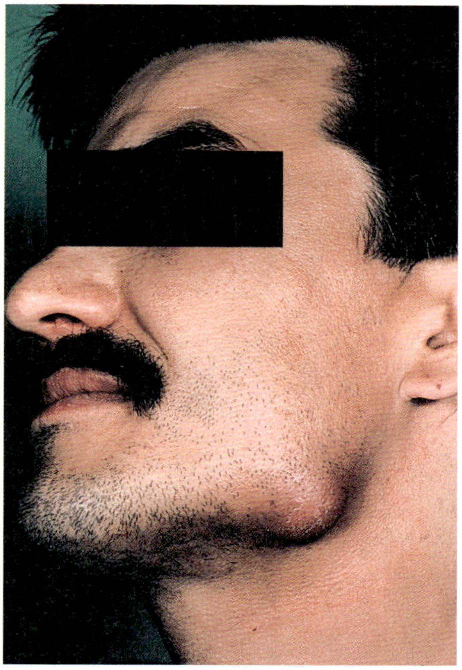

그림 25.11 젊은 남성 환자의 아래 턱뼈각(하악각)에 부종으로 나타난 방선균증(actinomycosis)

actinomycetemcomitans, *Haemophilus* 종 및 절대 무산소성균 등 다른 세균들도 흔히 함께 존재한다.

진단

진단을 위해 가장 바람직한 검사물은 바늘로 흡인하여 수집한 오염되지 않은 고름 표본이다. 실험실에서 이 표본 안에 '유황과립' 이 존재하는지 여부를 육안으로 검사한다. 과립이 검출되면 두 장의 유리 슬라이드 사이에 놓고 짓눌러 뭉그러뜨린 후 그람염색한다(그림 25.12). 그람양성 분지 미세섬유(branching filaments)가 나타나면, 방선균증을 추정진단할 수 있다. 진단은 고름을 무산소성 배양하여 확인할 수 있다. *Actinomyces israelii*는 대개 절대 무산소성균인 반면, 나머지 다른 *Actinomyces* 종들은 조건무산소성균이다. 우무평판 위에서 집락이 나타나는데 몇 일이 걸리며, '큰어금니' 와 비슷한 모양의 형태를 갖는다. 일단 미생물이 분리되면 항생제 감수성 검사도 수행할 수 있다.

치료

Actinomyces 종은 *in vitro*에서는 광범위한 종류의 항생제에

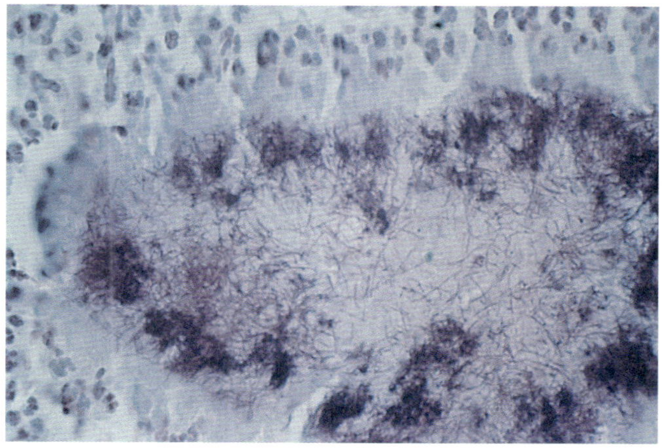

그림 25.12 짓누른 '유황과립(sulphur granules)' 의 그람염색. 분지하는 그람양성 미세섬유에 주목

대해 감수성을 보이지만, *in vivo*에서는 유황과립 안이나 섬유사이막(fibrous septa)이 에워싸고 있는 작은 주머니 고름(locules of pus) 안에 있는 세균 세포들은 항생제로부터 보호받고, 생존할 수도 있을 것이다. 그러므로, 방선균증의 치료는 장기간의 항생제, 대표적으로 페니실린 또는 에리트로마이신 투여와 함께 철저한 외과적 배농 및 죽은 조직의 제거가 함께 이루어져야 한다.

Further reading

Jereczek-Fossa BA and Orecchia R (2002). Radiotherapy-induced mandibular bone complications. *Cancer Treatment Reviews*, 28, 65-74.

Lewis MAO, MacFarlane TW and McGowan DA (1990). A microbiological and clinical review of the acute dentoalveolar abscess. *British Journal of Oral and Maxillofacial Surgery*, 28, 359-66.

Marsh PD and Martin, MV (1999). *Oral Microbiology*, 4th edn. Butterworth Heinemann, London.

Rolph HJ, Lennon A, Riggio M, Saunders WP, Mackenzie D, Coldero L and Bagg J (2001). Molecular identification of micro organisms from endodontic infections. *Journal of Clinical Microbiology*, 39, 3282-9.

요점

- 치수 괴사의 가장 일반적인 원인은 치아우식이다.
- 치수 세균감염은 대개 혼합감염(mixed infection)이며, 대체로 무산소성균이 많다.

- 이이틀고름집(dentoalveolar abscesses)은 대개, 절대무산소성균을 포함한 혼합세균이 일으키는 내인(endogenous) 감염이다.
- 미생물학적 검사를 위한 머리와 목 부위의 고름 검사물은 바늘 흡인(needle aspiration)으로 수집해야 한다.
- 고름 배출은 이이틀 및 잇몸고름집 치료에서 필수적인 요소이다.
- Ludwig 앙기나는 혀밑 공간 및 [아래]턱밑 공간에 생기는 생명을 위협하는 감염이다.
- Ludwig 앙기나의 치료에서 가장 중요한 것은 숨길(기도) 유지이다(maintenance of the airway).
- 턱 골수염(osteomyelitis)은 흔치 않지만, 대표적으로, 숙주방어가 결여되거나 뼈의 혈관분포정도(vascularity)가 감소된 환자들 중에서 발생한다.
- 턱 골수염은 대개 혼합감염(mixed infection)이며, 의약 치료와 외과 치료가 모두 요구된다.
- 방선균증(actinomycosis)은 *Actinomyces israelii*가 관련된 내인 감염이며, 대개 아래턱뼈의 턱뼈각(angle of the mandible)에 부기(swelling)로 나타난다.
- '유황과립(sulphur granules)' 은 방선균증 환부의 고름 안에서 볼 수 있는 입자로, 방선균 미세섬유(filaments)의 집합체를 포함하고 있다.
- 방선균증은 외과적 배농과 장기간의 항생제(페니실린이 가장 바람직) 투여로 치료한다.

26 침샘의 감염 (Salivary gland infections)

- **침샘의 바이러스 감염**
  - 볼거리(Mumps)
  - 사람면역결핍바이러스(human immunodeficiency virus ; HIV)
- **침샘의 세균감염**
  - 급성 세균 귀밑샘염(parotitis)
  - 만성 세균 귀밑샘염
  - 어린이의 재발(recurrent) 귀밑샘염
  - [아래]턱밑 침샘염(sialadenitis)
  - 다른 흔치 않은 침샘 감염
- **요점**

침샘 감염은 바이러스성이거나 세균성이다. 침샘 감염을 분류하는 방법은 급성과 만성, 세균성 또는 바이러스성, 그리고 폐쇄성 또는 비폐쇄성 등 여러 가지가 있다(그림 26.1). 가장 흔한 침샘 감염은 볼거리(mumps) 바이러스가 일으키는 것이지만, 급성 침샘염(sialadenitis)의 원인은 대개 세균성이다.

침샘 감염의 발병기전에는 몇 가지 요인들이 관여한다(그림 26.2). 숙주 저항성 감소가 특히 중요하며 탈수(dehydration), 이전의 방사선치료(radiotherapy) 같은 전신 요인(general factors)들이나 침샘염, 관 협착(ductal strictures), 그 외 침샘 병리(pathology) 등, 국소 요인과 관련이 있을 수 있다.

침샘의 바이러스 감염

볼거리 바이러스 외에도 몇 가지 바이러스가 침샘을 감염시켜 임상 병을 일으킬 수 있다. 거대세포바이러스(cytomegalovirus; 제19장)는 세포거대포함물(cytomegalic inclusion) 병(세포거대포함병)을 일으키며 echo 및 coxsackie 바이러스는 비-화농 침샘염과 관련이 있다.

침샘 감염	
세균성	급성 귀밑샘염(parotitis)
	만성 귀밑샘염
	어린아이들의 재발 귀밑샘염
	아래턱밑 침샘염
	결핵
	방선균증
바이러스성	볼거리(유행귀밑샘염[mumps])

그림 26.1 침샘 감염의 분류

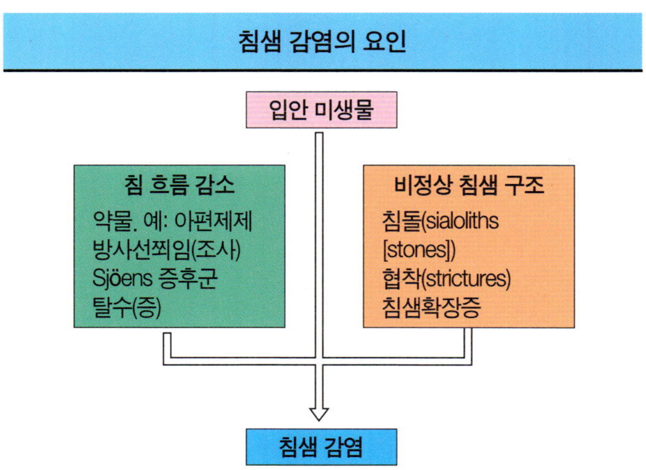

그림 26.2 침샘 감염의 발병기전의 선행요인

볼거리(Mumps)

볼거리 바이러스는 RNA paramyxovirus이다. 볼거리 바이러스가 잠복중인 환자의 침은 귀밑샘염이 나타나기 전 며칠 동안 감염성이 있으며, 임상 증상이 시작된 후에는 2주까지 감염성이 있다. 이 병은 감염성이 매우 높으며 침과의 직접 접촉이나 비말의 확산으로 전파된다.

임상 소견

볼거리는 침샘의 염증과 비대가 특징이며, 노출 후 15~18일 후에 나타난다(그림 26.3). 발열(pyrexia)이 있는 전구기(prodromal phase), 목앓이(인후통; sore throat), 씹을 때 때때로 통증이 있다. 귀밑샘 관 구멍의 발적, 아래턱의 턱뼈각 밑에서 위로 압력을 가했을 때 통증이나 압통(누름통증; tenderness)이 있으면 볼거리의 초기 징후일 수 있다. 귀밑샘 한쪽 혹은 양쪽에 모두, 아픈 종창(swelling)이 발생하며, 대개 귓불(earlobe)의 위치가 변한다. 턱밑샘의 종창 역시 전형적으로 귀밑샘 다음 며칠 뒤에 생길 수 있다.

귀밑샘의 임상 진행 경로는 무증상(subclinical)으로부터 가벼운 감염, 10~14일까지 지속되는 심한 열병에 이르기까지 다양하다. 통증과 열에 대한 대증요법과 함께 탈수 예방이 필요하다. 5~10일 이내에 완전히 회복하는 것이 정상이지만, 이자염(췌장염; pancreatitis), 고환염(orchitis; 고환(testes)의 염증, 젊은 남자의 약 20%), 볼거리 수막염(meningitis; 제17장) 등의 합병증이 있다.

진단

진단은 대개 임상적인 근거로 내린다. 한쪽에만 종창이 있는 것 같이 드문 임상 소견이 있는 경우에는 혈청학적 검사로 확인한다. 대표적으로 특이 IgM 항체를 검출한다.

사람면역결핍바이러스

침샘병은 몇몇 HIV 환자에서 HIV 감염의 한 특징으로 보고되고 있다(제20장). 병의 소견은 입안마름증(구강건조; xero-

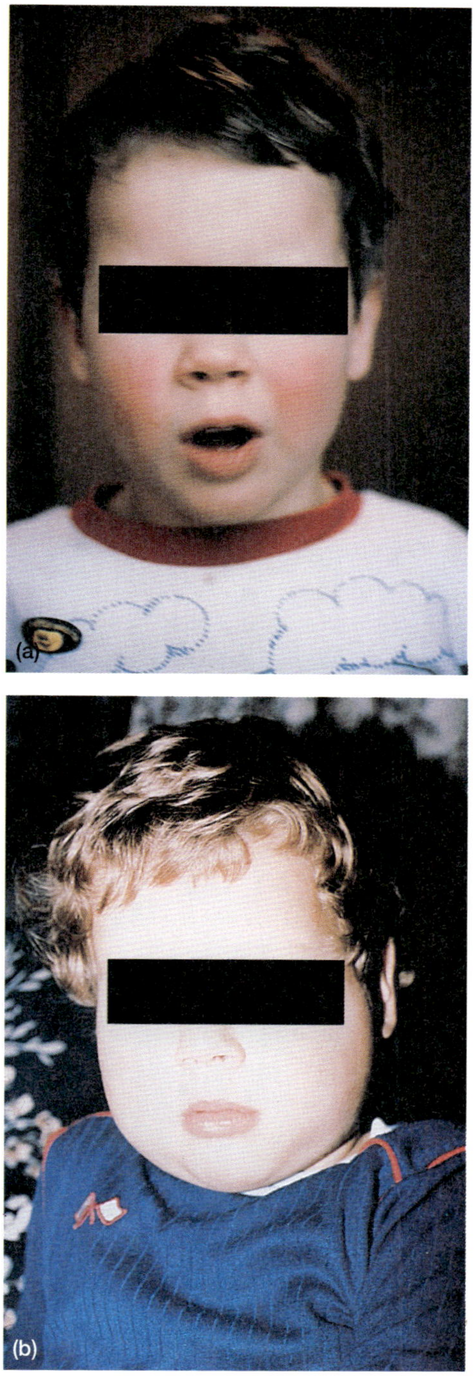

그림 26.3 건강한 어린이(a)와, 볼거리로 귀밑샘과 턱밑샘이 비대해진 동일한 어린이(b)의 사진

stomia)과 큰 침샘의 비대(enlargement), 두 종류이다.

AIDS 환자의 약 10%는 입안마름증을 호소한다. 귀밑샘이나 턱밑샘의 비대는 대개 양쪽에 다 나타나며, Sjogren' s syndrome(증후군) 같은 병에 따라 나타날 수도 있다. 조직학적 양상은 지극히 다양하며, 림프구 침샘염(lymphocytic sialadenitis) 외에도 귀밑샘림프절(parotid nodes)의 과다형성(증식[hyperplasia]), Kaposi' s sarcoma(육종), 림프종(lymphoma) 같은 병증이 나타날 수 있다. 종창의 병인은 대개 불분명하지만 몇몇 사례에서는 거대세포바이러스(cytomegalovirus)나 Epstein-Barr 바이러스에 의한 감염의 뒤를 따라 일어나는 것으로 보인다.

침샘의 세균 감염

급성 세균 귀밑샘염(Parotitis)

건강할 때는 침의 자연 세정작용에 의해 구강세균이 귀밑샘 관을 거슬러 올라가 침샘조직을 침범하는 것이 예방된다. 만일 이 흐름이 상당히 감소된다면 귀밑샘 관의 역방향[역행] 감염(retrograde infection)이 가능해진다. 따라서 세균 귀밑샘염은 일반적으로 침의 흐름이 감소된 환자나 침샘 구조에 이상이 있는 환자에서 발생한다(그림 26.2).

임상 소견

귓바퀴앞과 귓바퀴뒤(pre- 및 post-auricular) 영역에 갑자기 굳은 홍반 부종이 생기고, 부종이 아래턱뼈각까지 확대된다(그림 26.4). 부종은 극심한 국소 통증과 압통(누름통증[tenderness])을 수반한다. 귀밑샘 관을 짜면 진한 화농 분비물(purulent discharge)이 관 구멍(duct orifice)으로 나온다(그림 26.5). 환자는 열이 있거나, 오한(chills)을 느끼거나, 백혈구증가증(leucocytosis)이 있다.

미생물학을 위한 검사물 수집

이런 유형의 감염으로부터 오염되지 않은 고름 검사물을 수집하는 것은 어렵다. 가장 바람직하기로는 주사기에 연결된 지름이 작은 카테터로 [침샘] 관으로부터 고름을 흡입하는 것이지만, 귀밑샘염을 앓는 환자들이 대개 경험하는 통증 및 이와 관련된 입벌림장애(trismus)를 고려하면, 이 방법은 거의 실행할 수 없다. 아니면 관 구멍을 고립시킨 후 고름 방울을 면봉 위에 수집하고 즉시 실험실로 운반한다.

표본 채취의 어려움 때문에 원인 미생물들은 잘 밝혀지지 않았다. *Staphylococcus aureus*와 알파-용혈 사슬알균이 가장 흔히 보고되지만, *Haemophilus* 종과 무산소성균들도 역시 연루

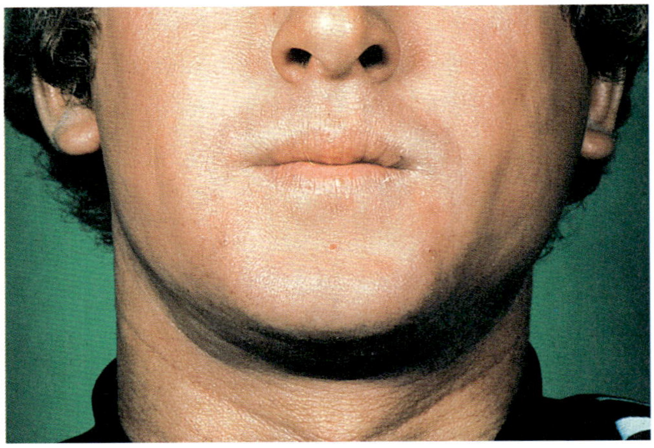

그림 26.4 세균 귀밑샘을 앓는 환자의 왼쪽 귓바퀴앞 영역의 부종

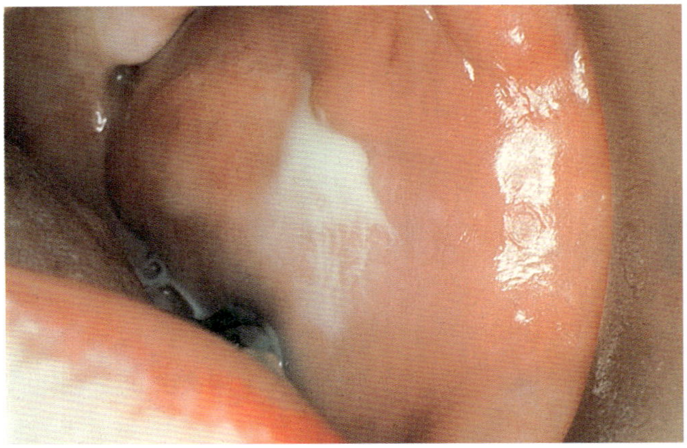

그림 26.5 세균 귀밑샘을 앓는 환자의 왼쪽 귀밑샘 관으로부터 나오는 고름

되어 있다.

관리

치료는 적절한 항미생물 요법에 의지하며, 고름 검사물의 배양과 감수성 검사 결과에 따르는 것이 바람직하다. 이러한 검사 결과를 이용할 수 있을 때까지는 flucloxacillin, cefuroxime, amoxicillin-clavulanate를 투여해야 한다. 수액 섭취를 늘리는 것이 중요하다. 심한 사례에서는 항생제 치료 외에 추가로 외과적 배농이 필요할 수 있다.

급성 감염이 소실되면 환자를 검사하여 무엇이 감염의 소인이 되었는지 알아보아야 한다. 이를 위한 환자 검사에는 대표적으로 침샘조영술(sialography)이나 관련 영상기술이 있으며, 이러한 검사로 결석(calculi)이나 협착(strictures) 등, 고칠 수 있는 침샘 이상(abnormalities)을 찾아낸다. 급성 감염이 있을 때는 절대로 침샘조영술을 시행해서는 안 된다.

만성 세균 귀밑샘염

성인들 중에는 귀밑샘염이 자주 재발하는 사람들이 있다. 이 병은 대개 계속 병인이 남아 있기 때문에 일어나는 것이며, Sjogren' s syndrome(증후군) 환자의 손상된 침샘에서 그 예를 볼 수 있다. 귀밑샘 한쪽 혹은 양쪽에서 모두 일어날 수 있으며, 몇 일에서 몇 달까지 지속된다. 임상진행은 간헐적으로 악화(exacerbations)와 완화(remissions)가 반복되는 것이다. 이 정도가 낮은 만성 감염은 침샘을 기능적으로 파괴한다.

처음에는 항생제를 이용하는 보존적 요법이 권장되지만, 장기간의 만성 귀밑샘염에는 귀밑샘절제술(parotidectomy)이 적합할 수도 있다.

어린이의 재발(recurrent) 귀밑샘염

이 감염은 사춘기(puberty) 전에 관찰된다. 어린이는 반복적으로 한쪽 혹은 양쪽 귀밑샘의 고통스러운 급성 비대를 경험하게 된다. 병인은 불분명하지만 선행요인(predisposing factors)으로 제시되고 있는 것은 침샘 관 계통의 선천 이상(congenital abnormalities), 선행(preceding) 볼거리, 귀밑샘관 내 이물질, 치아교정 장치로 인한 외상 등이 있다.

모든 선행요인을 제거하는 것이 치료의 중요한 요소이다. 특발(원인불명[idiopathic]) 사례에서는 항생제 투여와 대증요법(symptomatic therapy)이 권장된다. 대다수는 사춘기에 자연히 소실될 것이기 때문이다. 드물게 외과적 배농이 필요할 수도 있다.

턱밑 침샘염(submandibular sialadenitis)

세균 침샘염은 귀밑샘 외 침샘에서도 일어날 수 있다. 비록 턱밑샘염이 귀밑샘염에 비해 덜 일반적이기는 하지만, 턱밑샘은 대개 비슷한 미생물로 감염되며 침샘에 부종과 통증이 있다. 그렇지만, 대다수의 사례는 결석(calculi)이나 협착(strictures)처럼 관이 폐쇄됨에 따라 일어난다.

따라서, 치료는 이러한 폐쇄의 제거와 그 외에 수화(hydration) 및 적합한 항생제 제공에 달려 있다.

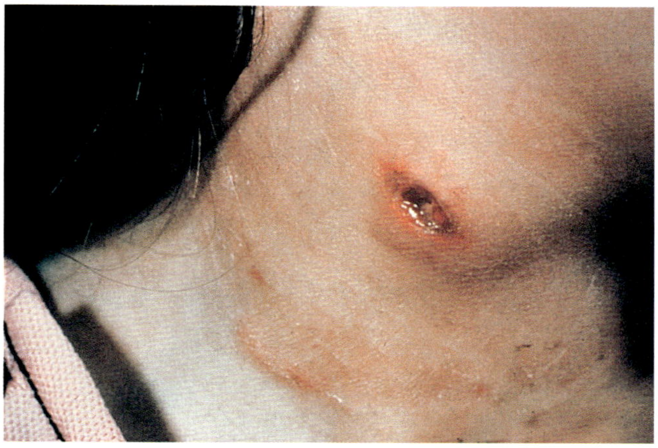

그림 26.6 비정형 항산균인 *Mycobacterium intracellulare*의 림프절 감염으로 생긴, 배출이 일어나고 있는 어린 소녀의 목 부종

그 외 흔치 않은 침샘 감염

결핵

아주 드물게 침샘 자체가 결핵에 걸리거나 침샘에 연결된 림프절이 감염될 수도 있다. 침샘의 결핵은 일차 결핵의 속발(secondary)로 일어날 수 있으며, 진단에서 고려해야 하는 중요한 사항이다(제16장). 귀밑샘에서 제일 잘 일어나며 단단한, 누름통증이 없는(non-tender) 종창으로 나타난다. 드물게, 얼굴마비(facial paralysis)가 나타날 수도 있다.

큰 침샘과 관련 림프절들이 비정형 항산균(atypical mycobacteria)에 감염될 수도 있다(제16장). 어린아이에서 가장 흔하게 나타나며, 대개 자연 배출되는 얼굴 또는 목의 덩어리(mass)로 나타난다(그림 26.6). 피부검사로 *Mycobacterium tuberculosis*가 일으키는 참 결핵과 비정형 항산균에 의한 감염을 구별할 수 있다. 후자는 항-결핵 약물처치에 상당한 저항성이 있고, 절제(적출 ; excision)하는 것이 최선이다.

방선균증(actinomycosis)

이 감염은 제25장에서 자세히 다뤘다. *Actinomyces israelii*가 다른 유형의 침샘염과 임상적으로 구별하기 어려운 침샘 감염을 일으킬 수 있다. 실제로 목얼굴 방선균증(cervicofacial actinomycosis) 사례의 10%까지 침샘이 관련될 수 있다.

Further reading

McQuone SJ (1999). Acute viral and bacterial infections of the salivary glands. *Otolaryngologic Clinics of North America*, 32, 793-811.

요점

- 가장 일반적인 침샘 감염은 볼거리(mumps) 바이러스에 의한 감염이다.
- 볼거리 바이러스는 침 접촉과 비말 확산(droplet spread)으로 전파된다.
- 볼거리는 침샘의 염증과 비대(enlargement)가 특징이다.
- 임상 볼거리의 진단은 특이 IgM 항체의 검출로 확인할 수 있다.
- HIV 감염은 입안마름증(xerostomia)과 큰(major) 침샘의 비대를 일으킨다.
- 세균 귀밑샘염(bacterial parotitis)은 침 흐름(salivary flow)이 감소하거나, 침샘 구조에 이상(abnormalities)이 있는 환자에서 일어난다.
- 세균 귀밑샘염의 종창(swelling)은 극심하게 아프며, 고름이 관 구멍으로부터 나올 수 있다.
- 급성 세균 귀밑샘염 치료는 수화(hydration), 항생제, 필요에 따른 수술적 배농(drainage)이다.
- 급성 귀밑샘염이 소실되면 침샘조영술(sialography)을 시행하여 고칠 수 있는 침샘 이상을 찾아내야 한다.
- 어린아이들의 재발(recurrent) 귀밑샘염은 대다수의 사례가 사춘기(puberty)에 자연히 소실되므로, 보존적으로(conservatively) 치료해야 한다.
- 턱밑 침샘염은 대개 관 폐쇄(ductal obstruction) 뒤에 일어난다.
- 결핵(tuberculosis)과 방선균증(actinomycosis)은 덜 흔한, 침샘 감염의 세균 원인이다.

27 구강 진균 감염 (Oral fungal infections)

- **칸디다의 입안 보유(carriage)**
  - 칸디다 보유에 영향을 주는 요소와 감염의 선행요인
- **입안 칸디다증(Oral candidosis)**
  - 거짓막칸디다증(Pseudomembranous candidosis; PMC)
  - 홍반칸디다증(Erythematous candidosis)과 틀니-관련 칸디다증
  - 구석입술염(Angular cheilitis)
  - 만성과다형성[증식]칸디다증(Chronic hyperplastic candidosis ; 칸디다백색판증(candidal leukoplakia))
  - 갖가지 입안 칸디다증
- **만성점막피부칸디다증(Chronic mucocutaneous candidosis)**
- **전신진균증(곰팡이병)의 입안 소견**
- **요점**

입과 입주위부 진균감염은 일차(primary) 국소환부이거나 전신진균증의 한 소견으로 나타난다. 진균감염 중 치과의사가 가장 자주 진단하고 치료하는 진균감염은 *Candida* spp.가 일으키는 감염이다. 구강 소견이 있는 좀더 드문 진균증, 예를 들어 히스토플라스마증(histoplasmosis)은 거의 전적으로 미국 내에서만 발견되는 반면, 다른 진균증 예를 들어 털곰팡이증(mucor-mycosis)은 특히 면역약화된(immunocompromised) 사람에서 발견된다. 그러므로, 이 장에서는 칸디다 감염에 집중할 것이며, 그 외 다른 덜 일반적인 진균병은 선택해서 짧은 설명만 남기기로 한다.

칸디다의 입안 보유(carriage)

Candida spp.의 입안 보유 비율은 비교적 높지만, 단 몇 사람들만이 입안 칸디다증을 일으킨다. 보유 상태(carrier state)에서 감염(infection)으로의 전환은 일부 효모(yeast) 세포로 하여금 보통은 억제되어 있는 발병인자(virulence factors)를 발현하게 만드는 환경 요인과 숙주방어의 변화에 따르는 것으로 보인다. *Candida* spp.의 입안 보유율(carriage rate) 보고에는 큰 폭의 변동이 있다; 건강한 자원자에서는 2~71%이며(중앙값[median] 35%), 입원 환자(hospitalized patients)나 입안 보철물(prostheses)이 있는 사람에 대한 연구 결과에서는 13~76%(중앙값 55%) 정도이다. 혀의 등(dorsum of the tongue)이 이 미생물 보유자들의 일차 입안 저장소이지만, 치태(dental plaque) 속이나 입안 장치(appliances) 표면에서도 역시, *Candida* spp.가 발견된다. 여덟 *Candida* 종이 의학적으로 중요하며, 그 중에서도 *C. albicans*, *C. glabrata*, *C. dubliniensis*, *C. tropicalis*, *C. krusei*가 가장 빈번하게 분리된다. *Candida albicans*는 다른 종들보다 입안에서 자라는 데 있어서, 특히 입안과 아크릴수지면(acrylic surfaces)에 부착할 수 있는 능력을 통해 더 잘 적응했으며, 건강과 병을 막론하고 가장 일반적인 종이 되었다. *Candida dubliniensis*는 대개 다른 *Candida* spp.와 함께 AIDS 환자들과 연관되어 있지만, 다른 환자 집단에서의 감염 역할은 불확실하다.

칸디다 보유에 영향을 주는 요소와 감염의 선행요인

이와 관련된 제7장의 내용에(특히 그림 7.4, 7.5) 입안 점막을 *Candida* spp. 감염에 취약하게 만드는 숙주 요인들을(그림 27.1) 추가하여, 함께 고려하고 변경해 볼 수 있을 것이다. 선행요인을 많이 가지고 있는 사람일수록 *C. albicans*가 더 쉽게 집락을 형성할 수 있게 될 것이며, 이에 따라 *C. albicans*는 그 발병 요인을 발현할 수 있게 되고, [결국] 입안 칸디다증(candidosis)을 일으키게 될 것이다.

입안 칸디다증의 선행요인		
선행요인	**숙주 방어에 대한 효과**	**일어날 수 있는 숙주 변화**
보철물	상피 흘림(shedding)과 침의 기계적 세척작용이 약화된다.	점막 위축(atrophy), 과다형성(증식[hyperplasia]) 및 염증
Sjögren 증후군 **방사선치료** **세포독성 약물**	침의 세척작용 및 그와 관련된 방어기전이 억제됨	입안마름증(xerostomia) 점막 위축. 예: 혀 점막염
당 다량 섭취 **당뇨병**	한정된 영양소로 인해 효모와 세균 사이의 경쟁억제가 사라짐	좀더 산성인 환경 내에서 칸디다의 수가 증가
항생제	칸디다에 대항하는 편리공생 세균이 억제됨	칸디다 수의 증가
악성 병, 세포독성 약물	호중구와 큰포식세포에 의한 포식작용의 부전	호중성백혈구감소증과 입안의 궤양

그림 27.1 환자 입안의 칸디다증 발생의 선행요인

입안 칸디다증(ORAL CANDIDOSIS)의 치료	
치료	상세 사항 및 설명
입안 위생 수단 —틀니 위생 —잇솔질	틀니는 감염의 저장고로 작용하므로: ● 매일 부드러운 솔로 세척 ● 밤에는 끼지 말고 빼서 소독제제, 예를 들어 희석 차아염소산 (플라스틱 틀니)이나 chlorhexidine에 담가둔다. 부드러운 솔로 구강점막을 솔질하면 칸디다증의 해소를 돕고 재발을 방지할 수 있을 것이다.
식이 권고	탄수화물을 많이 섭취하면 치태발달과 칸디다 증식을 조장하게 되므로 줄여야 한다.
틀니에 의한 외상	현재 지니고 있는 틀니의 질을 점검해야 하며, 임상 증상이 해소되면 틀니를 새로 만들어야 한다.
그 외 전신 요인	약물, 내분비 병, 면역결핍, 영양결핍, 흡연 등의 기여 요인들에 주의를 기울여야 한다.
항진균 약물	국소 치료의 보조약으로 사용한다. 국소 약물로는 nystatin과 amphotericin B, 전신 약물로는 fluconazole을 이용한다(그림 29.3).

그림 27.2 입안 칸디다증(oral candidosis)을 치료하기 위해 취해야 할 방법들의 요약

입안 칸디다증의 분류	
입안과 접합부(commissure)에 국한	
거짓막(Pseudomembranous)	—아구창(thrush)
홍반(Erythematous)	—위축(atrophic; 예, HIV 관련)
	—틀니 관련
과다형성[증식](Hyperplastic)	—칸디다 백색판증(leukoplakia)
구석입술염(Angular cheilitis)	
구강소견이 있는 전신 칸디다증	
만성 점막피부(mucocutaneous)	

그림 27.3 입안 칸디다증의 분류

항진균 약물

입안 칸디다증의 치료와 예방에 관한 정보를 그림 27.2와 그림 29.3에 제시하였다. Nystatin, amphotericin B, miconazole은 국소 약물로 처방되며, 이 약물들은 흡수되지 않기 때문에 입안 점막에 활성 물질을 전달하고 방출할 수 있는 여러 형태의 제제로 사용된다. 이 약물들은 면역약화되지 않은 숙주의 대다수 형태의 입안 칸디다증 치료에 효과적이다. 다만 환자를 지시에 따르게 하는데 문제가 있을 수 있다. Azole 약물들은(예를 들어 fluconazole과 itraconazole) [면역]약화된 환자에게 더 효과적이며 대개 경구를 통해 전신적으로 투여된다. Itraconazole은 국소 도포하는 용액으로도 사용되며, 바르고 삼켜, 국소 및 전신 효과를 함께 볼 수 있다. 칸디다 종들 중에는 고유하게(intrinsically) fluconazole과 itraconazole에 내성이 있는 종이 있는 반면(예: *C. krusei*), *C. albicans*를 비롯하여 대개 azole에 감수성이 있는 다른 종들은 입안 혹은 인두 칸디다증 치료를 위해 장기간 azole을 투여 받은 후 내성을 획득하게 될 수 있다. 환자가 항진균 치료에 반응하지 않으면 감수성 검사를 실행하고, 필요에 따라 약물 요법을 바꾸어야 한다.

입안 칸디다증(Oral candidosis)

입안에만 국한된 칸디다 감염은 비교적 흔하며, 그림 27.3에서 보는 것과 같이 분류할 수 있다. 그렇지만 구강 소견이 있는 전신 칸디다증(generalized candidosis)은 흔치 않다. 입안 칸디다증의 실험실 진단을 그림 27.4에 요약하였다.

거짓막칸디다증(Pseudomembranous candidosis; PMC)

아구창(thrush)으로도 알려져 있는 이러한 형태의 칸디다증

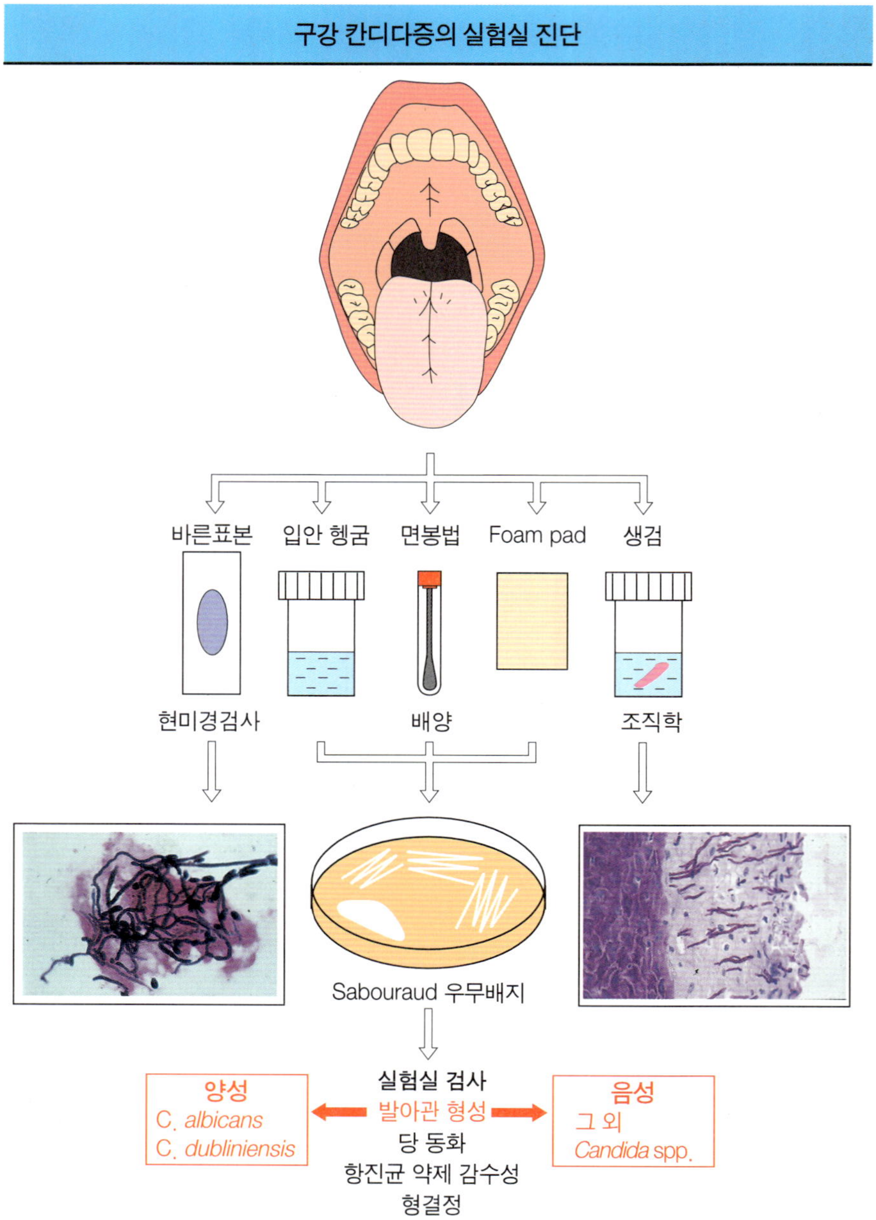

병도말표본	바른표본	면봉법	생검
급성 거짓막칸디다증	+	+	—
급성 홍반칸디다증	±	+	—
만성 홍반칸디다증			
입천장	+	+	—
틀니	+	+	NA
구석입술염	+	+	NA
만성 과다형성(증식) 칸디다증	+	±	+

+ = 유용함　± = 유용할 수 있음　— = 부적절　NA = 적용할 수 없음

그림 27.4 입안 칸디다증의 실험실 진단방법들의 요약. 거짓막칸디다증 환자의 바른표본 그람필름 내 균사 및 효모 세포와 증식 칸디다증 환자의 생검 점막 내 칸디다 균사에 주목할 것. 생검결과는 Prof D. G. MacDonald의 호의로 게재

은 영유아들(infants), 노년층(the elderly), 쇠약해진(debilitated) 환자들 중에 널리 퍼져 있으며, 급성 혹은 만성 감염으로서 나타날 수 있다. 나이가 아주 어리거나 많지 않은 사람들에서는 내재하는 다른 병(underlying disease)이 있음을 나타내주는 중요한 표시이다. 선행요인으로는 악성 암(malignancy), AIDS, 당뇨병(diabetes mellitus), 머리와 목의 방사선요법(radiation therapy), 에어로졸 스테로이드 흡입기 사용 등이 있다. 병은 무증상 HIV-1 감염이 있을 때, 그리고 AIDS 환자의 50~90%에서 나타난다. 최근에는 항-레트로바이러스 약물 사용으로 환자의 면역 회복이 유도되어 이 숫자가 감소했다.

PMC는 표면에 점막세포, 호중구(neutrophils), 효모로 이루어진 크림 같은 흰 막(creamy-white plaques)이 있는 것이 특징이고(pseudomembranes, 그림 27.5), 이 막은 혀 표면, 물렁입천장(연구개), 뺨, 잇몸 혹은 인두(pharynx) 위에 나타나며, 문지르면 쉽사리 떨어져 그 아래 붉고, 껍질이 벗겨져 피가 나는 부분이 드러난다. 환부는 작고 여러 개로 분리된(discrete) 구역으로부터 넓은 영역을 덮는 융합된(confluent) 흰 반(patches)에 이르기까지 크기가 다양하다(그림 27.5). 증상이 나타나는 일은 흔치 않지만, 때에 따라 환자는, 특히 환부가 인두(pharynx)와 식도(oesophagus)로 확장되면, 점막이 건조하거나 거칠고, 통증이 있음을 호소할 수 있다.

전신으로 또는 국소적으로, 항진균제를 처방할 수 있다(그림 29.3). 면역약화된, 예를 들어 AIDS가 있는 환자에서 보는 심한 사례에서는 fluconazole 같은 전신 항진균약제가 요구된다. 감염은 치료와 함께 빨리 해소되지만, 치료에 반응하지 않는 환자는 가용한 임상 및 실험실 수단을 동원하여, 지금까지 의심해 보지 않았던 내재하는(underlying) 병이나 그 외 선행요인을 조사해야 한다.

홍반칸디다증(Erythematous candidosis)과 틀니-관련 칸디다증

홍반칸디다증(Erythematous candidosis)

이러한 형태의 칸디다증은 다음과 같은 몇 가지 서로 다른 요인 및 국소 조건에 따라 생긴다:

- 급성 거짓막칸디다증에서 흰 막이 떨어져 나간 후 감염이 지속될 때
- AIDS 환자에서 새롭게(*de novo*)
- 국소 스테로이드나 광범위 항생제 같은 약물 요법을 오랜 기간 동안 받는 환자
- 가장 일반적으로는 틀니착용과 관련되어 나타난다.

홍반칸디다증 환부는 다양한 크기의 발적 영역으로, 입안 점막 어디에라도 나타날 수 있다. 틀니와 관련이 없는 감염에서는 혀의 등(dorsum of the tongue)이 가장 흔히 침범 받는 부위이며, 환부는 통증이 있거나 타는 듯이 붉고(fiery-red), [혀] 유두(papilla)의 현저한 손실(depapillation)이 있음을 나타내는 윤이 날 수 있다(shiny) (그림 27.6). 이러한 홍반 환부 중에는 위축성 변화(atrophic changes)가 특징적으로 나타나는 것도 있지만 일정한 특징은 아니며, 따라서 이 책에서는 이러한 형태의 칸디다증을 분류할 때 '위축성(atrophic)' 이라는 용어를

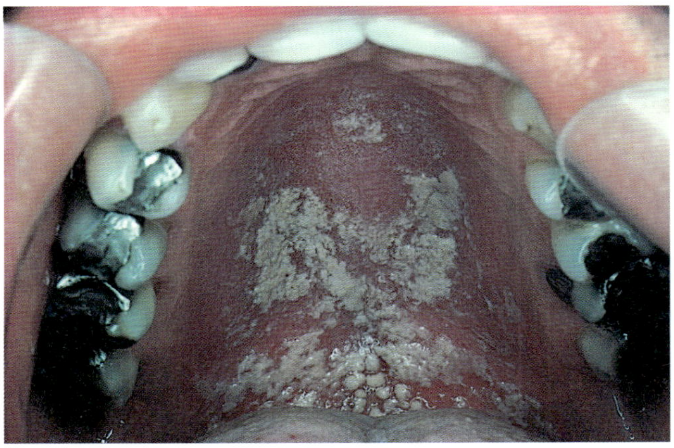

그림 27.5 입안 급성 거짓막칸디다증. Prof D. Wray의 호의로 게재

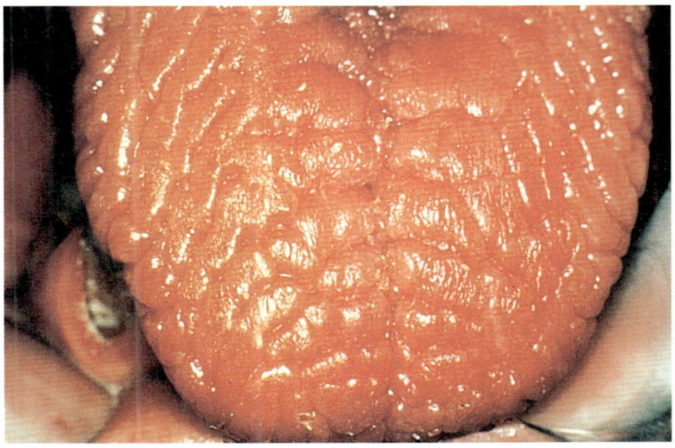

그림 27.6 Sjören 증후군이 있는 환자의 혀에 생긴 입안 홍반칸디다증

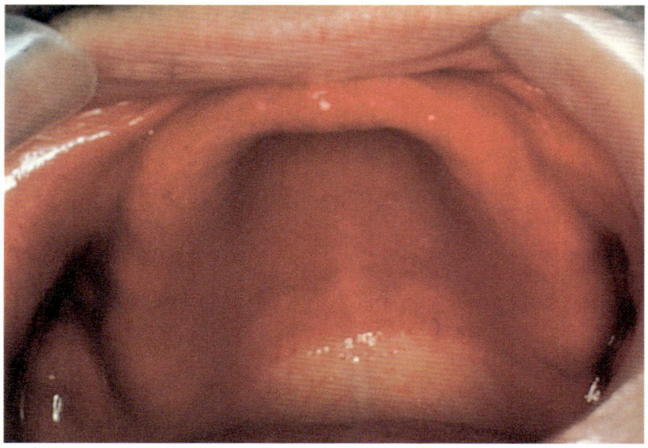

그림 27.7 틀니가 닿는 입천장 점막의 모든 구역에 생긴 틀니-관련 홍반칸디다증

쓰지 않았다. 홍반칸디다증의 지속기간과 심한 정도는 매우 다양하며, 치료하지 않으면 몇 주에서 몇 달까지 지속될 수 있으므로 환부를 급성 또는 만성으로 진단하는 것은 별 의미가 없을 것으로 보인다.

틀니와 관련된 홍반칸디다증은 가장 흔한 형태의 입안 칸디다증이며, 틀니 착용자의 약 50%에서 나타난다. 홍반칸디다증은 치과교정장치나 입천장갈림증(구개열[cleft palate]) 닫개(막는 것[obturator])를 착용하는 환자들과도 관련이 있다. 홍반칸디다증을 '틀니 입앓이(denture sore mouth)' 라고 부르기도 하지만, 이 말은 잘못된 호칭이다. 왜냐하면 환자 본인은 대개 이 상태를 잘 모르고 있기 때문이다. 침범을 받은 구역은 일반적으로, 완전틀니나 부분틀니 모두, 위 틀니의 착용(fitting) 표면과 맞닿는 입천장 점막에 붉고, 붓고, 염증이 있는 부분으로 나타난다(그림 27.7). 아래턱 능선은 좀처럼 침범 받지 않는다. 입천장 환부는 그 정도에 따라 세 가지 유형으로 분류된다:

- 제1 유형: 아주 작은(pinpoint) 국소 충혈(hyperaemia)
- 제2 유형: 틀니를 받치는 입천장 점막의 확산홍반(diffuse erythema)과 부종(oedema)
- 제3 유형: 과다형성(hyperplastic) 염증 상피

틀니-관련 칸디다증의 선행요인은 대체로 외상, 나쁜 틀니위생, 탄수화물 함량이 큰 음식과 같은 국소 요인이다. 때때로 입안마름증(xerostomia), 철(iron) 및 엽산결핍(folate deficiency), 당뇨병(diabetes mellitus) 등의 요인이 관여한다.

홍반칸디다증의 실험실 진단에 필요한 표본은 그림 27.4에서 설명하였다. 홍반칸디다증의 치료는 항진균 약제 처방 및 그 병인에 관여하는 요인들을 바로잡는 것이다. 예를 들어, 현재 항생제 혹은 스테로이드 약물치료 및 혈액학적 결함(haematological deficiences)을 바로 잡고, 틀니 위생법을 소개하는 것 등이 있을 것이다(그림 27.2). 틀니-관련 칸디다증에서 틀니의 착용면은 바로 *Candida* spp.의 주 저장소이다. 환자로 하여금 매일 저녁 착용면을 칫솔로 철저히 씻고, 밤 동안 아크릴수지 틀니는 묽은 차아염소산염 용액에, 금속 틀니는 2% chlorhexidine 항균 용액에 담가 놓도록 해야 할 것이다. 환자가 잠 자는 동안 틀니를 착용하지 않도록 해야 한다. 이와 함께, 항진균 요법을(그림 29.3) 시작해야 하며, 국소 요법은 적어도 3~4주 동안 지속되어야 한다.

구석입술염(Angular cheilitis)

구석입술염은 어떤 유형의 입안 칸디다증과도 연관될 수 있지만, 이 없는(edentulous) 환자의 틀니-관련 칸디다증의 합병증으로 가장 잘 나타난다. 그렇지만, 이가 있는(dentate) 젊은 성인에서도 이 상태가 나타날 수 있다. 다른 모든 입안 칸디다증과 마찬가지로, 구석입술염은 다인성(multifactorial) 병인을 갖고 있지만(그림 27.8), 여러 요인들의 상대적인 중요성은 불확실하다. 이 병의 틀니-관련 형태에서는 점막 주름(fold)에 갇힌 침 때문에 입 구석(angle) 상피의 짓무름(maceration)이 일어나는 것이 특히 중요한 요인으로 보인다. 임상 징후는 입 구석에 염증이 있는 구역이 나타나는 것으로부터 궤양이 있고 딱지가 앉은 틈새(fissures)에 이르기까지 다양하다(그림 27.9). 고름딱지증(농가진[impetigo])의 그것과 다르지 않은, 특유의 노란 딱지는 *Staphylococcus aureus*의 관여를 시사하는 것일 수도 있다. 환부는 단지 가볍게 귀찮은 정도이기 때문에 대다수의 환자들은 의과나 치과 치료를 찾지 않는다. 이 환부의 병인에서 *Candida* 종, *S. aureus*, 또는 베타용혈성 사슬알균의 중요성은 분명하지 않지만, 많은 경우 특정 항미생물 약제를 사용하면 상태가 상당히 개선된다. 이 미생물들의 근원은 주로 입이며, *S. aureus*의 경우에는 코도 역시 근원이 된다.

구석입술염의 실험실 진단의 자세한 사항은 그림 27.4에 나타나 있다. 성공적인 치료를 위해서는 감염의 저장소와 이 병의 선행요인, 예를 들어 부적합한 틀니 같은 것을 제거하는 것이 필요하다. 만일 입안 칸디다증이 있다면, 국소 및 전신 선행

구석입술염의 발병기전

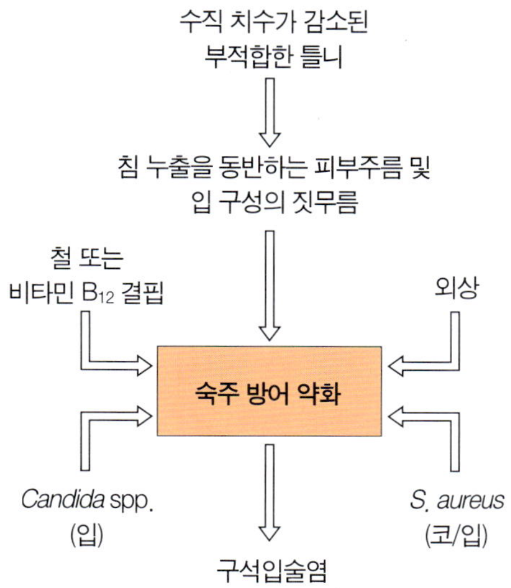

그림 27.8 구석입술염의 발병기전에 관여하는 요인

요인을 바로 잡고, 적절한 항진균 요법의 시작과 함께 항진균 연고(ointment)를 입 구석 환부에 국소 도포 해야 한다(그림 29.3). 포도알균과의 혼합감염이 있거나 감염 미생물을 모른다면, 항진균 활성과 항포도알균 활성을 함께 갖고 있는 miconazole gel(겔)을 사용할 수 있다. 약물 치료법의 자세한 사항은 제29장에 주어져 있다.

만일 통상적인 치료로 병이 낫지 않는다면 환자가 지시에 잘 따르는지(환자 순응도; patient compliance), 그리고 내재하는 전신병, 예를 들어 철결핍빈혈(iron deficiency anaemia) 같은 것을 고려해야 한다. 또한 만성적인 코-입 사이 포도알균 이동 가능성을 규명해야 할 것이다.

만성과다형성[증식]칸디다증(Chronic hyperplastic candidosis; 칸디다백색판증(candidal leukoplakia))

이 형태의 칸디다증은 대개 개별 환부로 접합부(commissure) 부근 뺨의 입안 점막, 입 구석 또는 혀 표면에 나타난다. 흰 반(patches)은 거짓막칸디다증의 환부와는 달리 문질러도 떨어지지 않으며, 다른 원인으로 생기는 백색판증들(leukoplakias)과 구별이 잘 안 된다(그림 27.10). 환부 내 얼룩반점 모양의(speckled) 붉고-흰 영역은 이런 모양을 갖는 영역의 높은 악성 전환(malignant transformation) 가능성 때문에 임상적인 중요성을 갖는다. 조직학적으로 표면 상피는 이상각질화되고(parakeratinized), 현저한 과다형성을 보이며(hyperplastic), 칸디다 균사(hyphae)가 비교적 표재성으로(superficial) 표면에 대해 수직 방향으로 이상각질화 층을 침범한다(그림 27.11). 이 상피 변화의 병인에서 *C. albicans*의 역할은 아직 미해결로 남아있다. *Candida* spp.는 상피 과다형성의 보조인자이거나, 세포의 악성전환에서 어떤 역할을 하거나, 단순히 비정상 상피의 이미 비후해진 구역을 중복감염한 것일 수 있다. 장기간의 항진균 요법으로 일부 환부가 해소된다는 사실은 칸디다가 적어도 일부 사례에서는 원인적 역할을 한다는 것을 시사한다. 칸

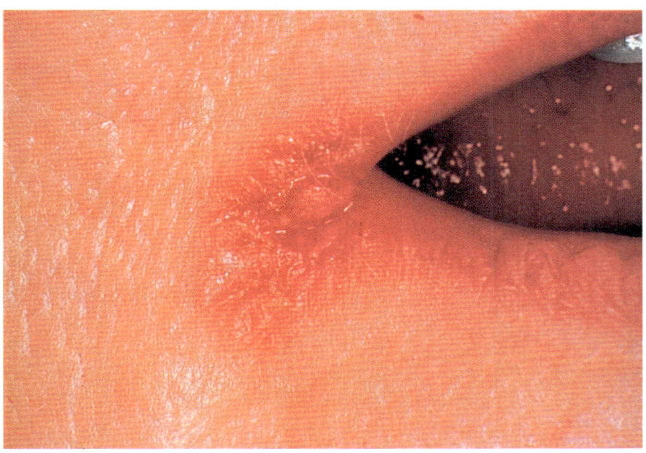

그림 27.9 구석입술염. 구석입술염은 칸디다 감염, 포도알균 감염 혹은 진균 및 세균 혼합감염일 수 있다.

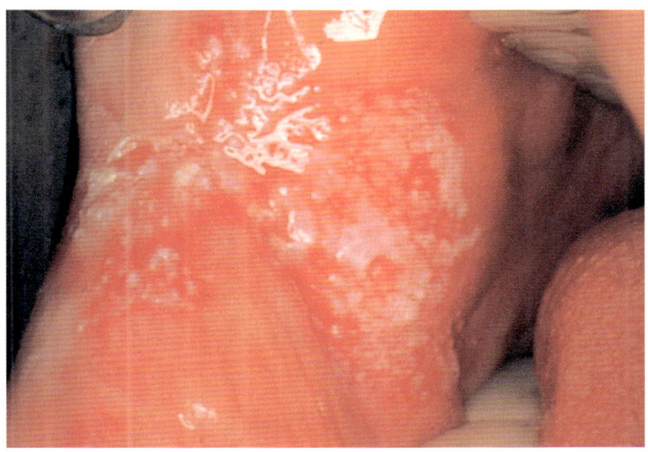

그림 27.10 만성 증식 칸디다증. 연결부위(commissure)에 잘 생긴다.

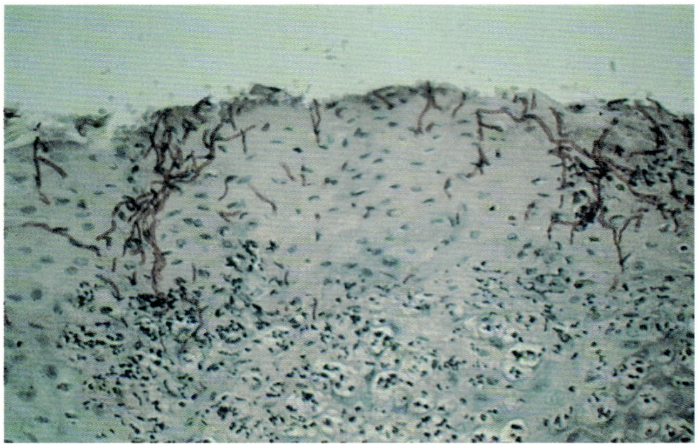

그림 27.11 만성 과다형성 칸디다증의 조직학. 상피 깊은 곳의 미세고름집(microabscesses)과 함께 표면 칸디다 균사(hyphae)를 볼 수 있다.

디다 백색판증 환부의 5~11%가 악성전환 되므로, 칸디다 백색판증의 정확한 진단이 중요하다.

실험실 진단이 내려진 후(그림 27.4) 선행요인, 예를 들어 흡연, 엽산 혹은 철결핍 등을 줄이는 일반적인 조치를 시작해야 할 것이다. 환부를 가장 적합한 방법 즉 수술, 냉동요법(cryotherapy) 또는 레이저(laser)로 제거하기 전에는, 장기간 항진균 요법을 처방해야 한다(그림 29.3). 악성 변화의 위험이 있으므로 환자를 장기간에 걸쳐 평가하는 것이 필수적이다.

갖가지 입안 칸디다증

임상적으로 항진균 요법에 잘 반응한다는 것을 근거로 *Candida* spp.가 주요 역할을 하는 것으로 보는 입안 및 입주위 환부가 있다. 입술칸디다증(cheilocandidosis), 청소년(juvenile) juxtavermillion 칸디다증, 만성 입안 다초점(multifocal) 칸디다증, 정중마름모혀염(median rhomboid glossitis)이 여기에 속한다.

만성점막피부칸디다증 (Chronic mucocutaneous candidosis)

만성점막피부칸디다증은 입, 그 외 점막 표면, 피부, 손발톱에 지속적으로 표재 칸디다 감염이 나타나는 것이 특징인 보기 드문 질환 집단이다. 입안 환부는 만성과다형성칸디다증과 비슷하며, 점막 아무데나 생긴다. 임상 소견은 그 양상에 따라 몇 가지 방법으로 분류할 수 있으나, 임상 특징과 발병 연령에 근거하여 네가지 소그룹으로 나눌 수 있다(그림 27.12). 만성점막피부칸디다증(CMC)은 반드시, 환부의 면봉 및 도말표본과 생검 조직학 검사로 재확인해야 한다. 뿐만 아니라 적절한 임상 및 실험실 조사를 통하여 면역 혹은 내분비 기능장애 정도를 명확히 밝혀내야 한다.

CMC는 아마도 가장 뿌리뽑기 어려운 칸디다 감염일 것이다. 이 병은 그 병인(aetiology)의 복합성으로 인해 그 치료관리가 한편으로는 선행요인을 제거하고, 또 한편으로는 *Candida* spp.를 비록 박멸하지는 못하지만 그 수를 감소시키려는 서로 다른 방법들의 결합이다. 면역결함을 바로 잡으려는, 예를 들어 *Candida*-specific transfer factor를 이용한 시도가 있었고, 또 비록 병-관련 내분비병증이 통상적인 내분비 요법에 반응하기는 하였지만, 장기간의 이익을 제공해주는 것은 별로 없었다.

만성점막피부칸디다증(CHRONIC MUCOCUTANEOUS CANDIDOSIS [CMC]) 증후군

유형	특징
가족 CMC	첫 10년–지속적인 칸디다증: 입안, 손발톱, 피부. 철 결핍
광범위 CMC(칸디다 육아종)	첫 5년–만성 칸디다증: 입안, 손발톱, 피부, 인두 세균 감염에 취약
칸디다증-내분비병증 증후군	갑상샘(방패샘)저하증, 부신겉질저하증 및 입안의 가벼운 만성 증식 칸디다증
칸디다증-가슴샘종 증후군	혈액학 질환 거짓막 또는 증식 칸디다증: 입안, 피부, 손발톱

그림 27.12 만성점막피부칸디다증(CMC) 증후군

몇몇 전신진균증의 구강소견			
	히스토플라스마증 (Histoplasmosis)	파라콕시디오이데스진균증 (Paracoccidiomycosis)	털곰팡이증 (Mucormycosis)
미생물	*Histoplasma capsulatum*	*Paracoccidioides brasiliensis*	*Mucor* spp.
진균 유형	두형태(Dimorphic)	두형태(Dimorphic)	곰팡이(Mould)
주 감염 부위	구강 점막, 혀, 입천장, 잇몸, 뿌리끝주위 영역	단단입천장과 물렁입천장, 잇몸, 혀	위턱굴로부터 입천장을 통해 입안으로 확대
주요 소견	결절, 경화 또는 과립성 조직덩어리 파괴로, 뼈의 침식을 수반	궤양으로 이어지는 솟음(구진) 또는 잔물집. 심한 국소 파괴	괴사딱지가 생기고 뼈(특히 위턱뼈)의 노출이 일어나는 딱지형성 궤양. 한쪽 얼굴 통증
입안 감염의 빈도	사례의 40%	흔함	흔함
항진균 요법	Amphotericin B Itraconazole	Amphotericin B Itraconazole	Amphotericin B

그림 27.13 몇몇 전신진균증의 구강소견

전신 azole 항진균 약물이 CMC 치료의 중요한 요소이다.

전신진균증(곰팡이병)의 입안 소견

하기도를 감염시키는 진균은 제16장에서 기술되었고(그림 16.15), 이 중 일부 및 그 외 전신 감염을 일으키는 다른 진균 감염의 구강소견들을 그림 27.13에 설명하였다. 전신진균증 다수는 두형태(양형; dimorphic) 진균이 일으키며, 유럽에서는 극히 드물지만, 아메리카의 몇몇 지역에서는 풍토병(endemic)으로 토착화되어 있다. 대다수의 경우 입안 환부는 일차감염의 속발(secondary) 형태이며, 일차감염은 전형적으로 허파나 피부의 육아종(granulomatous) 환부이다. 그렇지만 히스토플라스마증(histoplasmosis)에서처럼 입안 환부가 첫 징후로 나타날 수도 있다. 일반적으로 이 미생물들의 주 서식 환경은 토양이며, 감염은 대개 흡입(inhalation)을 통해 일어나 일차 환부가 허파에 나타난다. 대다수의 사례에서 이러한 환부는 질병을 일으키지 않고 치유되지만, 진행성이며 때때로 허파 공동화(cavi-tation)와 관련된 병에서는 피부, 점막, 내부 장기로 감염의 파종(dissemination)이 일어난다. 환부는 만성 육아종이 되는 경향을 보이고, 진단은 직접 가래 도말 표본이나 생검 검사물 안에서 효모 같은 형태의 진균을 입증함으로써 내린다. 임상 표본으로부터 병원체를 배양, 식별하면 진단을 내리는데 도움이 되며, 또한 특정 감염에서는 혈청학이 유용하다. 다수의 두형태(dimorphic) 진균은 amphotericin B에 감수성이 있지만, 어떤 감염에서는 azole 약물, 예를 들어 fluconazole이 ampho-tericin B를 대체한다.

Further reading

Akpan A and Morgan R (2002). Oral candidiasis. *Postgraduate Medical Journal*, 78, 455-9.

Calderone RA (ed.) (2002). Skin and mucous membrane infections. In *Candida and Candidiasis*. Chapter 22. ASM Press, Washington DC.

Finch RG, Greenwood D, Norby SR and Whitley RW (eds) (2003). Antifungal agents; and Fungal infections. In *Antibiotic and Chemotherapy*, 8th edn, Chapters 35 and 62. Churchill Livingstone, Edinburgh.

Richardson MD and Warnock DW (2003). *Fungal Infection-Diagnosis and Management*, 3rd edn. Blackwell Science, Oxford.

Samaranayake LP and MacFarlane TW (eds) (1990). *Oral Candidosis*. Wright, London.

Sitheeque MA and Samaranayake LP (2003). Chronic hyperplastic candidosis/candidiasis (candidal leukoplakia). *Critical Reviews in Oral Biology & Medicine*, 14, 253-67.

Wray D and Bagg J (1997). *Pocket Reference to Oral Candidosis*. Science Press Ltd, London.

Wray D, Lowe GDO, Dagg JH, Felix DH and Scully C (1999). *Textbook of General and Oral Medicine*. Churchill Livingstone, Edinburgh.

요 점

- 가장 일반적인 입안 진균감염은 *Candida* spp., 특히 *C. albicans*가 일으키는 칸디다증(candidosis)이다.
- 인구집단의 약 50%가 증상이 없는 *Candida* spp.의 입안 보유자(oral carriers)이지만, 단지 작은 비율의 사람들만 감염의 징후와 증상을 나타낸다.
- 입안 칸디다증의 발병기전에는 숙주방어기전과 진균 발병요인의 복합적인 상호작용이 관여한다.
- 입안 칸디다증의 일반적인 형태는 거짓막(pseudomembranous), 홍반(erythematous ; HIV-관련 감염과 틀니-관련 칸디다증을 포함), 과다형성(hyperplastic) 및 구석입술염(angular cheilitis)이다.
- 입안 칸디다증의 확정 진단을 내리기 위해서는 대개 실험실 조사가 필요하다.
- 치료는 선행요인을 바로 잡는 것과 입안 또는 전신 항진균 약제의 처방으로 이루어진다.
- 장기간의 치료를 통해서, *Candida* spp.에서 fluconazole 같은 azole 약물에 대한 내성이 일어날 수 있으며, 치료 실패와 관련이 있다.
- *Candida* spp. 이외의 진균에 의한 입안 환부는 드물고, 대개 허파의 일차 감염에 속발하는 형태이다.

28 입안 점막의 세균 및 바이러스 감염 (Bacterial and viral infections of the oral mucosa)

- **입안 점막의 세균감염**
  - —임질(gonorrhoea)
  - —매독(syphilis)
  - —결핵
  - —포도알균 점막염
- **구강 점막의 바이러스 감염**
  - —헤르페스바이러스 감염
  - —Coxsackievirus 감염
  - —유두종바이러스(papillomavirus) 감염
- **요점**

입안 점막의 세균감염

미국과 유럽에서는 입안 점막의 특정 세균 감염을 찾아 보기 어렵고, 있다면 대개 전신병, 예를 들어 매독(syphilis), 임질(gonorrhoea), 또는 결핵(tuberculosis)의 [구강]소견이다. 후진국에서는 이러한 감염을 좀더 쉽게 찾아볼 수 있다.

임질(gonorrhoea)

Neisseria gonorrhoeae(*N. gonorrhoeae*)가 일으키는 이 성병의 미생물학은 제14장에서 다루었다. 이 성병의 환부가 구강에 나타날 때는(그림 28.1) 인두(pharynx)에서 제일 많이 발견되지만, 입안 점막 어디에나 나타날 수 있다. 임균 인두염(gonococcal pharyngitis)의 주 선행요인(risk factor)은 입-생식기관 성적 접촉이다. 따라서 입안 환부는 신체의 먼곳으로부터 *N. gonorrhoeae*가 확산되어 온 것보다는, 일차 감염에 의한 것이 쉽다.

임상 특징

환자는 처음 입안에서 타는 듯한 감각을 호소한다. 하루나 이틀 이내에 입이 갑자기 몹시 아프고, 아래턱밑 림프절이 비대해진다. 입안 환부는 다양한 양상을 보이며, 염증, 부종(oedema), 물집형성(vesiculation), 궤양형성(ulceration), 거짓막(pseudomembranes)의 징후가 나타난다. 말하거나 삼키는 것 같은 입의 기능에 통증이 수반된다.

진단

임질의 입안 환부가 임상적으로 다양한 양상을 보이므로, 실험실 검사는 필수적이다. 직접 입안 환부의 그람염색 도말표본을 검사하면 그람음성 세포 내 쌍알균의 존재를 찾을 수 있지만, 입안에 있는 많은 편리공생 *Neisseria* spp.가 진단을 어렵게 만드는 요인으로 작용한다. 환부에서 채취한 면봉표본은 세균 운반배지에 담아 신속하게 실험실로 보내 배양을 의뢰한다. 배양에는 준 선택배지인 Thayer—Martin 우무평판을 이용한다. 분리된 균주는 산화효소(oxidase) 검사를 하고, 양성이면 탄수화물 이용 검사 또는 형광항체 검사를 시행한다. 비뇨생식 감염의 증거를 함께 찾아보아야 할 것이다.

치료

항생제는 대체로 지역의 내성 양상에 따라 선택한다. 입-인두 임질은 ceftriaxone, ciprofloxacin 또는 ofloxacin 1회 용량으로 치료할 수 있다.

매독(syphilis)

임상 특징

*Treponema pallidum*이 일으키는 이 성병의 미생물학은 제14장에서 다루었다. 매독은 다양한 구강소견을 나타낼 수 있다(그림 28.2). 발달 중인 치배(tooth germs)의 *T. pallidum* 감염으로 인한 치아 이상(dental abnormalities)도 여기에 포함된다. *T. pallidum* 스피로헤타가 발달 중인 치아 조직을 침범할 무렵

구강 임질(GONORRHOEA)	
일차 감염	입-성기 접촉
가장 잘 일어나는 부위	인두
임상 특징	다양한 입안 환부—염증, 부종, 물집형성, 궤양형성, 거짓막 턱밑 림프절병증 통증
진단	배양
치료	페니실린 또는 테트라사이클린

그림 28.1 *Neisseria gonorrhoeae*로 의한 입안 감염의 특징

매독(SYPHILIS)	
구강 소견	
일차 매독	굳은 궤양(chancre)—대표적으로 입술 위
이차 매독	점막반(mucous patches) '달팽이 자국'('snail track') 궤양 고무처럼 탄력이 있는, 비대해진 목 림프절
삼차 매독	고무종(gumma)—주로 입천장 혀염(설염[glossitis]) 매독 백색판증
진단	혈청학적
치료	페니실린 또는 테트라사이클린

그림 28.2 매독의 각 단계의 구강소견

이면, 젖니(deciduous teeth)는 대개 충분히 발달한 후이므로 별로 영향을 받지 않는다. 대개 첫 영구치인 큰어금니가 관여되며, 치아는 빈약한 발달을 보이는 교두(cusps), 거친 저형성(hypoplastic) 교합면(occlusal surfaces)을 갖고, 크기가 보통 치아보다 작다. 위 가운데 앞니(upper central incisors)도 침범을 받을 수 있으며(Hutchinson 앞니), 앞니의 절단 모서리 가운데 반달모양의 패임(crescentic notches)이 있고, 치아 폭이 절단 모서리에서보다 잇몸 쪽에서 더 넓어 'screwdriver' 모양을 한다(그림 28.3).

매독의 임상 진행경로는 크게 세 단계로 나눌 수 있으며, 모든 단계에서 특징적인 구강소견이 나타난다:

1. 일차 매독의 특징적인 환부는 굳은궤양(chancre)이다(그림 28.4). 생식기관 밖의 굳은 궤양은 입술에서 가장 잘 나타나며, 입안 굳은 궤양도 볼 수 있다. 이러한 환부는 대개 입-생식기관 성행위에 의해 *T. pallidum*이 전파된 결과이다. 이 환부들은 감염성이 매우 높고, 많은 운동성(motile) 스피로헤타를 포함하고 있으며, 나타난 지 1~5주가 되면 치유된다. 지역(regional) 림프절의 비대(enlargement)가 있다.
2. 약 6주 후 매독의 제2 단계가 시작된다. 입안 환부는 구강점막에 나타나는 반짝이는 회색-흰색 반(patches)으로, 이 중 몇 개는 합쳐져 소위 '달팽이 자국 궤양(snail track ulcers)'을 만든다. 목 림프절이 비대해지고 고무처럼 탄력이 있게 된다(rubbery). 2기 매독 환부는 감염성이 있으며 6주 내에 치유된다.
3. 3기 매독은 첫 감염 후 3~10년에 나타나며, 현대적인 치료 덕분에 이제는 아주 드물다. 특징적인 환부는 고무종(gumma)이며, 돋아진(raised) 고무종 초기 환부에는 궤양이 생기고, 이어 괴사가 일어난다. 입안에서 가장 흔히 나타나는 부위는 단단입천장(경구개[hard palate])이며, 이 곳으로부터 코안(비강; nasal cavity)으로 천공(perforation)이 일어날 수 있다. 위축혀염(atrophic glossitis)과 혀 등(dorsum of the tongue)의 매독 백색판증(syphilitic leukoplakia) 역시 또 다른 후기 특징이며, 요즘은 거의 찾아보기 어렵다.

진단

실험실 검사는 매독 진단에 필수적이다(제14장). 매독의 입안 환부 진단에서 암시야현미경검사(dark ground microscopy)의 효용성은 입안 내부(endogenous) 스피로헤타의 존재로 인해 제한적이다. 진단은 대개 혈청학적 조사결과에 근거한다.

치료

매독의 모든 단계에서 페니실린이 일차약이지만 페니실린-알레르기 환자들은 doxycycline을 사용할 수 있다.

결핵

호흡기 결핵은 제16장에서 기술하였다. 그렇지만 *Mycobacterium tuberculosis*는 체내 모든 장기를 다 감염시킬 수 있으며, 그림 28.5에 입안 결핵의 주요 특징을 요약하였다. 사람

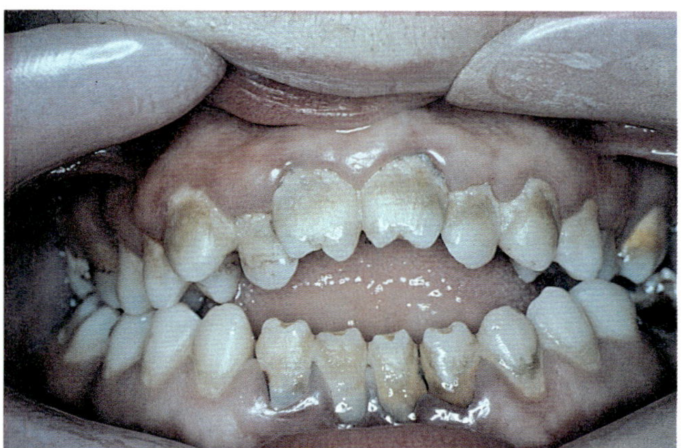

그림 28.3 Hutchinson 앞니: 선천매독의 구강소견. D. G. MacDonald 교수의 호의로 게재

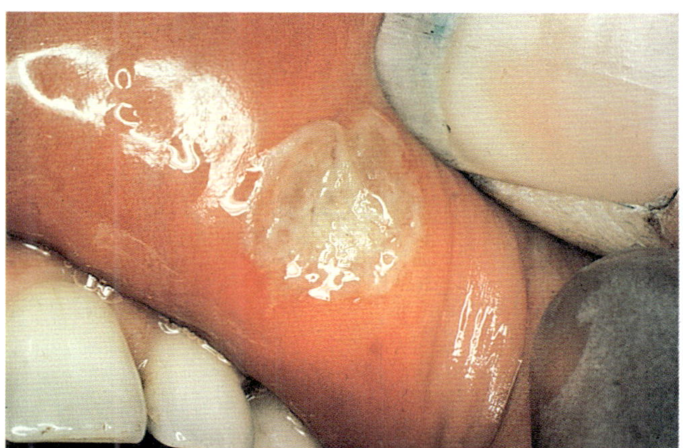

그림 28.4 입술의 일차 매독(굳은 궤양[chancre])

구강 결핵(TUBERCULOSIS)	
임상 특징	일차 감염은 대개 허파에서 일어난다. 입안 환부는 다양하다—흔히 궤양형성과 통증이 있다. 혀에 가장 잘 나타난다. 목 림프절병증
진단	생검, 배양 및 피부에 대한 검사
치료	항-결핵 약물들의 조합 화학요법

그림 28.5 결핵의 입안 환부의 특징

에서 구강점막의 일차 감염은 드물며, 입안 환부는 대개 일차 허파 감염에 속발한(secondary) 것이다.

임상 특징

구강점막 결핵 환부의 임상 특징은 다양하지만, 궤양형성(ulceration)과 통증이 일반적인 증상이다. 가장 자주 침범 받는 장소는 혀이지만 입안의 모든 부위에서 보고되며, 특히 입 뒷부분의 환부가 보고되고 있다. 이는 림프계 조직의 분포와 관련이 있을 수 있다.

결핵 림프절염(lymphadenitis)은 목 림프절에 잘 나타난다. 종창은 몇 센티미터에 달할 수 있으며, 처음에는 단단하지만 움직여진다. 나중에는 고름집과 굴이 형성되면서 고정된다. 어린아이들의 목 림프절염에는 비정형 항산균(mycobacteria), 예를 들어 *Mycobacterium avium-intracellulare*이 빈번히 관여되는 반면(그림 26.6), 성인에서는 *M. tuberculosis*가 더 일반적이다.

진단

구강점막의 결핵 환부는 진단이 어렵고, 대개 생검이 시행된다. 생검시에 결핵이 의심되면, 검사물의 절반은 보통 식염수에 넣어야 하며, 나머지 절반을 조직학적 검사를 위한 포르말린 식염수에 넣는다. 미코박테륨(mycobacteria)은 Lowenstein-Jensen 배지 위에 배양한다. 집락이 나타나기까지는 3개월까지의 장기간 배양이 필요하다.

포르말린-고정 조직의 조직학적 검사에서는 건락육아종(caseating granulomata)이 나타날 것이며, Ziehl-Neelsen 염색한 절편에서는 항산- 및 항알코올-막대균이 보일 수 있다.

투베르쿨린검사(Mantoux test)가 결핵 입안 환부의 진단에 때때로 도움이 될 수 있으며, 어린이의 목 림프절염 진단에는 감별 검사(differen-tial testing)가 유용할 수 있다. 가슴 방사선사진을 포함, 적절한 방사선사진 검사는 입안 결핵이 있는 모든 환자에서 의무적으로 시행되어야 한다.

치료

결핵이 있는 모든 환자는 반드시 경험 있는 의사에게 평가와 치료를 의뢰해야 한다. 항결핵 약물, 예를 들어 rifampicin, isoniazid, ethambutol, pyrazinamide을 배합하여 수 개월 동안 사용한다. *M. tuberculosis*의 다약제내성 균주(multidrug-resistant strains)의 경우, 약물 치료는 정식 감수성 검사가 완료될 때까지 그 지역의 감수성 양상에 대한 지식에 의거해야 한다. 비정형 미코박테륨은 빈번히 보통 항결핵 약물요법에 내성을 보이며, 이 미생물에 의한 어린아이의 림프절염에서는 수술로 림프절을 절제하는 것이 대개 더 적합한 치료이다.

포도알균 점막염

면역약화된 숙주에서 구강점막 감염을 일으킬 수 있는 세균 병원체가 바로 *Staphylococcus aureus*이다. 이 세균은 흔히 *Candida albicans*와 함께, 오랫동안 구석입술염(angular cheilitis)과 관계를 맺어 왔다(제27장). 좀더 최근에는 *S. aureus*에 의한 구강점막 감염이 몇몇 전신질환이 있는 집단—탈수되어 정맥내로 수액을 받고 있는 부양되어야 하는 반-혼수 노년층 환자 및 Crohn 병 환자를 포함—에서 심한 점막염의 원인으로 지목되어 왔다(그림 28.6). 임상 소견은 입안 불편(discom-

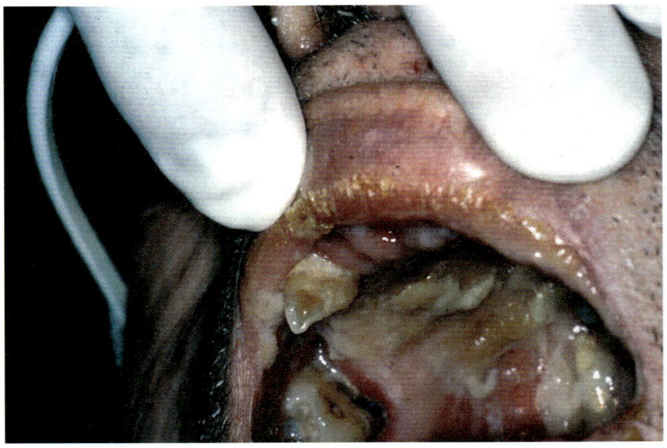

그림 28.6 포도알균 점막염이 있는 노년층 환자의 임상 사진

fort)과 점막 홍반(erythema)으로 시작하여, 구강점막의 광범위한 딱지형성과 출혈로 진행된다. 국소적인 불편뿐만 아니라, 감염된 섬유소 딱지를 흡인, 흡인폐렴(aspiration pneumonia)이 일어날 심각한 위험이 있다. 포도알균 점막염은 규칙적인 입안 세척(oral lavage)에 잘 반응하며, 필요에 따라 flucloxacillin 같은 항포도알균 항생제로 치료한다. 부양해야 하는 환자에서는 환자 입안 관리를 높은 수준으로 유지함으로써 이 상태를 대체로 예방할 수 있다.

구강점막의 바이러스 감염

구강점막 바이러스 감염은 흔하며, 가장 빈번히 관여되는 바이러스들을 그림 28.7에 나열하였다.

헤르페스바이러스 감염

단순헤르페스바이러스(Herpes simplex virus) 감염

일차 헤르페스잇몸입안염

일차 헤르페스잇몸입안염(gingivostomatitsis)은 가장 흔한, 입의 바이러스 감염이다. 대개 단순헤르페스바이러스(HSV) 유형 1에 의하지만, 평소에는 생식기관 헤르페스에서 분리되는 HSV 유형 II도 적은 수로 나타난다. 이 바이러스는 감염된 침이나 재활성화 환부와의 직접 접촉에 의해서 확산된다(아래를 볼 것). 잠복기는 약 5일이다. 초기 아동기감염은 대개 무증상 감염으로 끝나지만, 좀더 나이가 든 어린이나 성인에서는 증상이 더 심하다. 비대해진 목 림프절 및 입안 통증과 함께 초기에 열이 발생한다. 다음 잔물집(vesicles)이 구강점막 특히 잇몸, 혀, 뺨 점막에 나타난다. 이 잔물집은 상피 내에 생기며(intraepithelial) 재빠르게 터져, 가장자리에 홍반(erythematous margins)이 있는, 회색-노란색 바닥의 얕은 궤양(superficial ulcers)을 형성한다(그림 28.8). 입에 통증이 있어서, 먹고 마시는 것이 어렵다. 또한 입술이 붓고, 핏자국이 있는 딱지로 덮일 수 있다.

휴식, 수액섭취 유지, 해열제 공급이 치료의 중요한 요소이다. 면역력이 있는 사람에서는 환부가 스스로 제한되며(self-limiting), 흉터형성(scarring) 없이 10일 이내에 치유된다. 감염 초기의 aciclovir 처방은 감염 기간을 짧게 해주고, 증상을 완화시킨다.

구강점막의 바이러스 감염

- Herpes simplex virus(단순헤르페스바이러스)
- Varicella zoster virus(수두대상포진바이러스)
- Epstein-Barr virus
- Group A coxsackieviruses
- Measles virus(홍역바이러스)
- Papillomaviruses(유두종바이러스)

그림 28.7 구강점막에 감염을 일으키는 주요 바이러스

이차(재활성화) 단순헤르페스 감염

HSV에 감염된 환자의 약 3분의 1은 일생 중 언젠가, 삼차신경절(trigeminal ganglion)에 잠복해 있는 바이러스의 재활성화로 인한 2차 감염을 경험한다. 햇빛에 노출되는 것과 월경(menstruation) 등 HSV의 재활성화와 관계된 몇 가지 요인이 있다. 가장 흔한 환부는 '입술물집(cold sore)' (그림 28.9)으로 알려진 입술헤르페스이며, 이 환부는 입술의 점막피부이음(mucocutaneous junction)이나 콧구멍(nostril) 가까운 피부 위에 나타난다. 잔물집이 생기기 전 24시간 전에 경고성(premonitory)의 타는 듯한 감각(burning sensation)이 있다. 잔물집은 터지고, 딱지가 앉게 되며, 10~14일 이내에 치유된다. 타는 듯한 경고 감각이 있는 동안 aciclovir나 penciclovir 크림을 국소도포하면 환부의 심한 정도를 줄일 수 있다.

입안에도 재활성화 환부가 생기는 것으로 알려져 있지만, 면

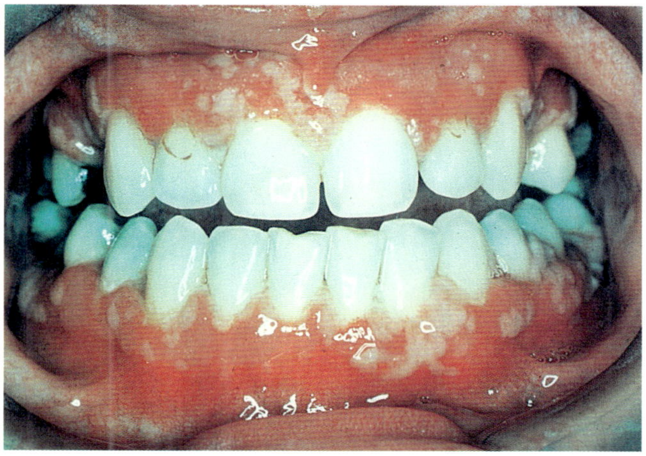

그림 28.8 일차 헤르페스잇몸입안염의 임상 사진. 잇몸의 환부가 명확하며, 흔히 다른 부위도 관여된다.

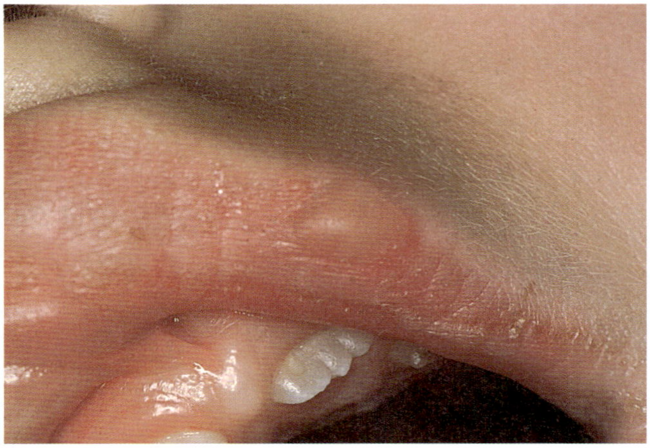

그림 28.9 단순헤르페스바이러스의 재활성화에 의한 입술헤르페스(입술물집병). 처음 환부는 사진에서처럼 잔물집이지만, 곧 터져서 그 위에 딱지가 생기며, 흉터형성없이 치유된다.

역력이 있는 사람에서는 드물다. 입안의 재활성화 환부는 대표적으로 입천장 점막에 작은 군집으로 나타난다.

면역억제된 사람의 HSV 감염

다른 많은 헤르페스바이러스처럼 HSV는 면역억제된 사람에서 중요한 병원체이다. 이 사람들의 입안 환부는 대개, 숙주—기생체 관계의 변화로 말미암아 일어나는 잠복 바이러스의 재활성화이다. 임상 소견은 대개 비정형적이므로(그림 28.10), 진단이 내려지기까지 많은 의심이 따라야 한다. 치료는 긴급하게 전신 acyclovir 투여부터 시작하며, 임상 진단을 확인하기 위해 실험실 검사를 실시한다.

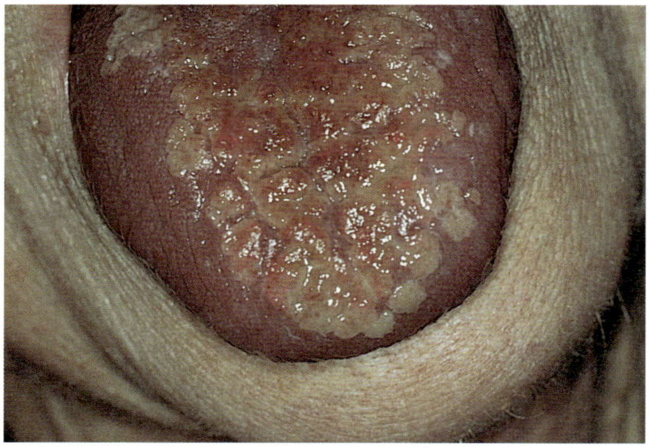

그림 28.10 종말 단계의 암 환자에서 일어난 단순헤르페스바이러스의 재활성화

입안 HSV 감염의 진단

제19장에서 설명했듯이, HSV 감염은 바이러스 배양, 항원 검출 검사, 혈청학 또는 PCR로 확인할 수 있다.

수두대상포진바이러스 감염(Varicella zoster virus infections)

수두대상포진바이러스(VZV)의 일차감염은 수두(chickenpox)이며, 재활성화 병은 대상포진(shingles)이다(제19장).

수두(chickenpox)

피부발진(skin rash)이 있기 전에 입안, 특히 입천장, 목구멍기둥(pillars of the fauces), 목젖(uvula)에서 환부가 먼저 나타날 수 있다. 입안 환부는 홍반테(erythematous halo)를 두른 직경 2~4mm의 작은 궤양으로 나타난다.

대상포진(띠헤르페스; shingles)

얼굴과 입의 대상포진은 삼차신경절에 잠복해 있는 VZV의 재활성화에 기인한다. 삼차신경절의 위턱과 아래턱 분지가 침범을 받았다면, 대상포진 환부는 피부와 구강점막에 다 나타날 것이다(그림 28.11). 일반적으로 피부발진이 나타나기 며칠 전에 심한 국소 통증과 감각이상(paraesthesia)이 나타나며, 이 초기 상태에서는 진단을 내리기가 아주 어렵다. 실제로 심한 전구통증(prodromal pain)을 치통(toothache)으로 잘못 진단할 수 있다. 그렇지만 이후 전적으로 한쪽에만 홍반바닥의 잔물집 피부환부 무리들이 나타나면 진단이 분명해진다(그림 28.11). 잔물집들은 수 일 내로 말라 딱지(scabs)가 되고, 딱지는 흉터를 남기지 않고 떨어져나가 치유된다. 이후 일부 환자들 특히 노년층의 환자들이 대상포진후신경통(post-herpetic neuralgia)으로 알려진, 치료가 어려운 얼굴 통증으로 고생하게 된다.

대상포진의 진단은 대개 임상적으로 내린다. 그렇지만 필요에 따라, 전자현미경검사와 바이러스 분리를 위해 잔물집액, 면역형광법을 위해 면봉표본, 특이 IgM 항체 검출을 위해 혈청을 각각 채취함으로써 진단을 확인하는 검사를 할 수 있다.

치료를 위해 전통적으로 고 용량 aciclovir(800 mg 하루 5회)가 권장되어 왔다. 그렇지만 famciclovir(500 mg 하루 3회) 또

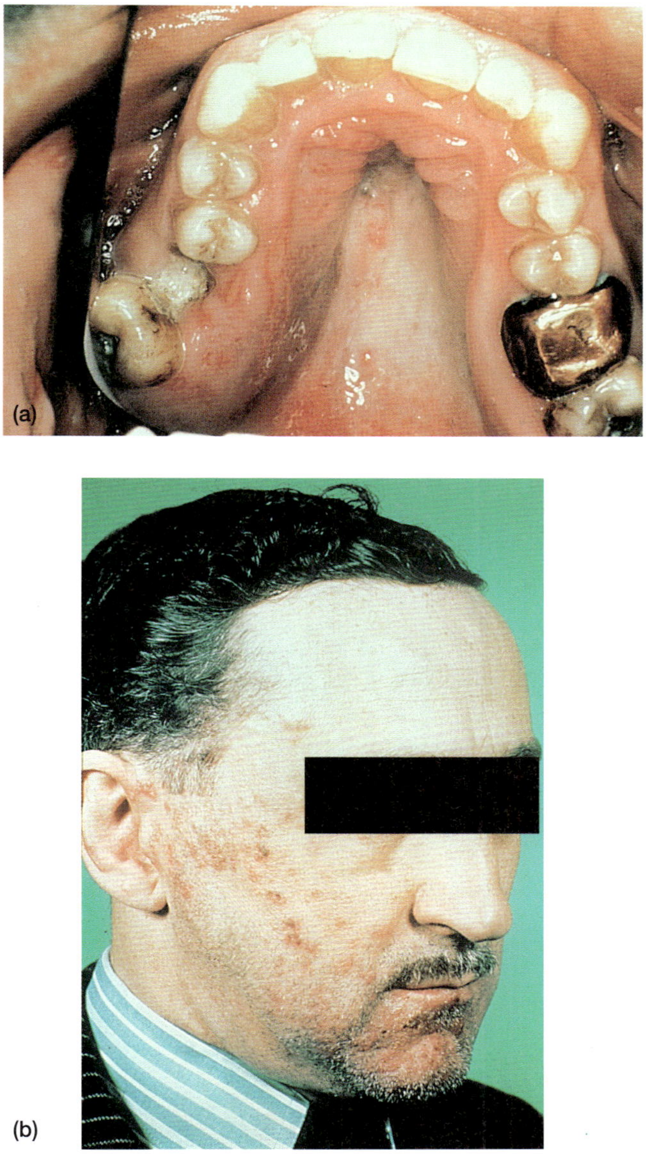

그림 28.11 (a) 구강점막과 (b) 얼굴 피부의 대상포진(수두대상포진바이러스의 재활성화). 환부가 전적으로, 한쪽에만 분포하는 것을 분명히 볼 수 있다.

는 valaciclovir(1000 mg 하루 3회)가 투약하기에 더 간편하며, 경구 aciclovir보다 더 높은 혈장 농도에 도달한다. 항바이러스 약제가 선택되면 가능한 빨리, 가장 바람직하기로는 피부 발진이 나타나기 전에 처방을 내린다. 그렇지만 초기 단계에서의 진단이 어렵기 때문에, 이렇게 할 수 있을 가능성은 쉽게 배제된다.

Epstein-Barr 바이러스 감염

Epstein-Barr 바이러스(EBV)는 다양한 구강 병증과 관련이 있다(그림 28.12). 가장 중요한 것은 이 바이러스가 전염단핵구증(Infectious mononucleosis; glandular fever)의 원인이라는 것이다(제19장).

전염단핵구증(Infectious mononucleosis)

임상적인 병이 나타난 사람에서 이 병의 전형적인 특징은 림프절 비대, 열, 인두 염증이다. 입안에서는 목구멍이 아프고 초기 단계에 울혈이 있다(congested). 단단입천장(경구개[hard palate])과 물렁입천장(연구개[soft palate])의 이음부(junction)에서 미세한 점출혈 군집을 볼 수 있다. 나중에 흰 거짓막(pseudomembrane)이 편도(tonsil)에 나타날 수 있다.

전염단핵구증의 진단은 실험실 검사에 근거한다(그림 19.4).

EBV와 다른 구강점막 질환

EBV는 종양발생 바이러스이며, 말라리아가 풍토병인 세계 일부 지역에서 볼 수 있는 턱의 급진성(aggressive) 종양인 Burkitt 림프종(lymphoma)의 발병기전에서 어떤 역할을 한다. 이 바이러스는 특히, 중국 남부의 코인두암종(nasopharyngeal carcinoma)과도 관련이 있다.

마지막으로, EBV는 HIV 감염이 있는 환자와(제20장) 그 외 다른 형태의 면역억제 상태에서 볼 수 있는 입안 털백색판증(hairy leukoplakia)과의 관련으로, 치과의사의 관심을 불러일으키고 있다.

EBV와 구강병

- 전염단핵구증(Infectious mononucleosis)
  - 목 림프절병증(cervical lymphadenopathy)
  - 인두(pharyngeal) 염증
  - 편도 거짓막(tonsillar pseudomembrane)
  - 입천장 점출혈(palatal petechiae)
- Burkitt 림프종
- 코인두암종(nasopharyngeal carcinoma)
- 입안 털백색판증(hairy leukoplakia)

그림 28.12 Epstein-Barr 바이러스와 관련된 여러 형태의 구강병

그 외 헤르페스바이러스 감염

거대세포바이러스(Cytomegalovirus: CMV, 제19장)는 세포거대포함병(cytomegalic inclusion disease)으로 불리는, 잠재적으로 치명적인 선천감염을 일으키며, 이 병에서는 침샘비대를 포함, 광범위하게 파종된 장기들의 관여가 있다.

사람 헤르페스바이러스 8은 아주 최근에 기술되었으며, Kaposi' s sarcoma(육종)의 병인에서 어떤 역할을 하는 것으로 여겨지고 있다. 이 종양은 HIV 감염의 중요한 구강 소견이다(제20장).

Coxsackievirus 감염

그룹 A Coxsackie 바이러스에 속하는 구성원들은 손발입병(hand, foot and mouth disease)과 물집앙기나(herpangina)의 원인으로, 두 병 모두 구강 소견이 있다(그림 28.13).

손발입병

이 감염은 특히 어린아이들 중에서 작은 국한된 유행으로 나타난다(localized epidemics). 병은 대개 아주 가볍다. 초기 증상은 얼굴 통증이며, 귀밑샘관(parotid duct)의 경로를 따라 누름통증(tenderness)이 나타나고, 관구멍 주변에 작은 잔물집이 생긴다. 다양한 정도의 전신 혼란(systemic upset)이 있다. 입안 환부는 밝은 붉은색 반(macules)으로 시작하여 잔물집이 되고, 이것이 터져서 가장자리 홍반이 있는 작은, 얕은 궤양이 된다. 입안 모든 부위에 나타날 수 있다.

손바닥 면과 발바닥 면, 역시 관여된다. 진단은 대개 임상적으로 내려지지만, 실험실 확인이 필요하다면 침, 잔물집, 대변으로부터 바이러스를 분리할 수 있다. 또한 질병이 진행되는 동안 중화항체 역가(neutralizing antibody titre)가 상당히 상승하는 것을 뚜렷이 볼 수 있다.

물집앙기나(herpangina)

3~4일간 지속되는 이 전신 바이러스 감염은 어린아이들에게 아주 흔하게 나타난다. 임상적으로, 열과 목앓이(인후통; sore throat)가 갑자기 발생하고, 입과 인두에 환부가 나타난다. 그 외 다른 증상으로는 식욕부진(anorexia), 구토(vomiting), 복통(abdominal pains)이 있다.

입안에는 작은 구진물집(papulovesicular) 환부가 목구멍의 앞쪽(anterior pillars of the fauces), 단단입천장과 물렁입천장,

COXSACKIEVIRUS 감염	
손발입병(Hand, foot and mouth disease)	
원인	Coxsackie A (대개 A16 유형)
임상 특징	유행병
	주로 어린이
	입안 잔물집 및 궤양(어느 부위에도 생긴다)
	피부 환부: 손바닥 면
	발바닥 면
	가벼운 질병, 5~8일간 지속
치료	지지요법
물집앙기나(Herpangina)	
원인	Coxsackie A(유형 A2, A4, A5, A6, A8)
임상 특징	열과 목앓이
	인두 충혈
	인두와 입 뒷 부분의 잔물집과 궤양
	가벼운 질병, 3~4일간 지속
치료	지지요법

그림 28.13 손발입병(hand, foot and mouth disease)과 물집앙기나(herpangina)의 임상 특징

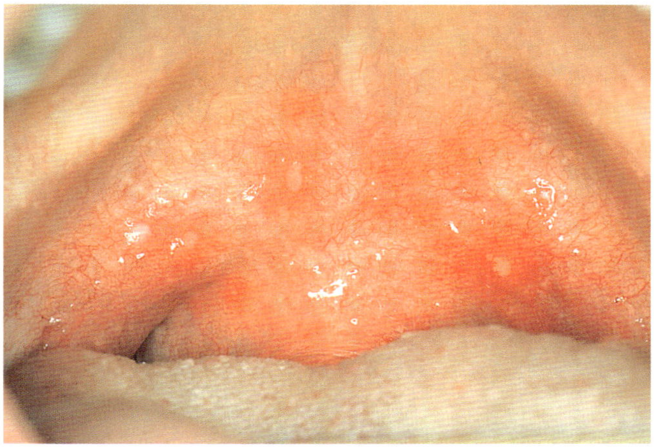

그림 28.14 물집앙기나(herpangina)의 입안 환부

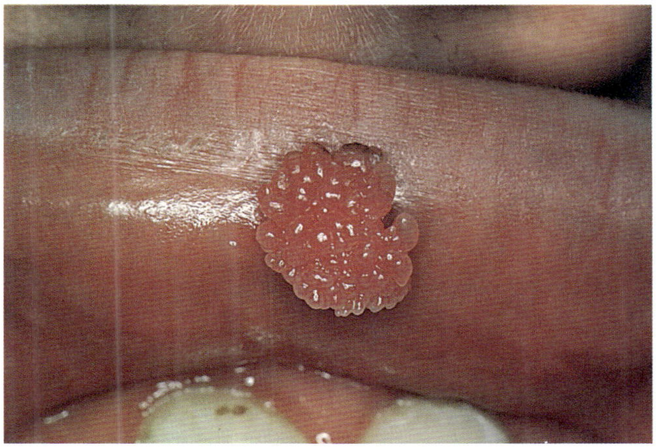

그림 28.15 위 입술 점막의 보통사마귀, verruca vulgaris

혀, 목젖, 인두 벽, 편도의 점막 위에 생긴다(그림 28.14). 이 전형적인 입안 뒷부분 환부 분포는 진단을 내리는데 유용하다.

손발입병에서 설명한 대로, 바이러스 배양 또는 혈청학 실험실 검사로 진단을 확인할 수 있다.

Morbillivirus(홍역바이러스) 감염

홍역(MEASLES)바이러스

홍역은 일반적인 어린아이 병 중 하나다. 바이러스는 비말감염(droplet infection)으로 퍼진다.

병은 카타르 단계(catarrhal stage)로 시작된다. 이 단계에서 뺨(buccal) 점막은 홍반성(erythematous)이며 약 2일 후, 붉은 가장자리의 작은 푸른-흰색 반점이 큰어금니 맞은 편, 뺨 점막에 나타난다. 이 반점은 Koplik' s spots(반점)으로 불리며, 1~2일 동안만 지속된다. 카타르 단계 후 3~4일이 지나 붉은 반구진성발진(maculopapular rash)이 피부에 나타나면서, Koplik 반점은 사라진다. 피부 발진은 2~3일 지속된 후 희미해지면서 사라지고, 이후에는 빠르게 회복된다.

유두종바이러스(papillomavirus) 감염

지금까지 70종이 넘는 사람유두종바이러스(papillomavirus [HPV]) 유형이 식별되었다. 사람유두종바이러스는 피부와 점막에 사마귀(wart) 모양의 환부를 만든다. 이 환부들 대부분은 양성(benign)이지만 일부는, 예를 들어 자궁목 암종(carcinoma of the cervix)은 악성(malignant) 환부이며, 특정 HPV 유형과 관계 있는 것으로 알려져 있다(제14장).

보통사마귀(common wart; verruca vulgaris)는 피부에 잘 나타나며, 특히 어린아이들에서 손가락으로부터 자가접종(auto-inoculation)을 통하여 입술이나 입안에 생길 수도 있다(그림 28.15). 전형적인 환부는 표면 각질화(keratinization)로 인해 흰색을 띤다. 보통사마귀는 대개 HPV 유형 2 또는 4와 관계 있다.

성병사마귀(venereal warts; 뾰족콘딜로마[condyloma acuminatum]) 역시 입안에서 볼 수 있으며, 연성의(soft), 부드럽고 연분홍색인 유두모양의 환부를 만든다. 성병사마귀는 대개 HPV 유형 6, 11, 16과 관계 있다.

Further reading

Bagg J (1994). Virology and the mouth, *Reviews in Medical Microbiology*, 5, 209-16.

Bagg J, Sweeney MP, Harvey-Wood K and Wiggins A (1995). Possible role of Staphylococcus aureus in severe oral mucosicis among elderly dehydrated patients. *Microbial Ecology in Health and Disease*, 8, 51-6.

Smith AJ, Jackson MS and Bagg J (2001). The ecology of Staphylococcus species in the oral cavity. *Journal of Medical Microbiology*, 50, 940-6.

Stoopler ET and Greenberg MS (2003). Update on herpesvirus infections. *Dental Clinics of North America*, 47, 517-32.

요 점

- 대다수의 구강점막 세균 감염은 전신병의 소견들(manifestations)이다.
- *Neisseria gonorrhoea* 입안 감염은 입-생식기관 접촉(oro-genital contact)으로 일어날 수 있으며, 임균 입안염(gonococcal stomatitis)을 초래한다.
- 매독(syphilis)의 구강소견은 선천성이거나(congenital), 일차 매독(굳은궤양 ; chancre), 이차 매독(달팽이 자국 궤양[snail track ulcers]) 및 삼차 매독(고무종[gumma], 위축혀염[atrophic glossitis], 매독 백색판증[syphilitic leukoplakia])의 소견일 수 있다.
- 결핵(tuberculosis)의 입안 환부는 대개 허파의 일차 감염(primary infection)에 속발(secondary)한 것이다. 가슴 방사선사진은 의무적인 사항이다.
- 궤양형성(ulceration), 통증, 림프절염(lymphadenitis)은 구강 결핵의 일반적인 특징이다.
- 사람 헤르페스(herpes)바이러스는 면역억제된(immunosuppressed) 사람들에서 심각한 병을 일으킬 수 있다.
- 유형 I 단순헤르페스바이러스(herpes simplex virus)는 헤르페스잇몸입안염(herpetic gingivo-stomatitis ; 일차 감염[primary infection])과 입술헤르페스(herpes labialis ; 재활성화 감염[reactivation infection])를 일으킨다.
- 수두대상포진바이러스(varicella zoster virus)의 일차 감염으로 수두(chickenpox)가 발생한다.
- 수두대상포진바이러스의 재활성화로, 윤곽이 뚜렷한, 피부분절들(dermatomes) 한쪽에서만 발진(unilateral eruption)이 나타나는, 띠헤르페스(대상포진 ; shingles)가 초래된다.
- Epstein—Barr 바이러스는 림프절 비대, 열, 인두 염증이 있는 전염단핵구증(infectious mononucleosis)을 일으킬 수 있다.
- Epstein—Barr 바이러스는 Burkitt' s lymphoma(림프종), 코인두암종(nasopharyngeal carcinoma), 입안털백색판증(oral hairy leukoplakia)과 관계 있다.
- Coxsackie A 바이러스는 손발입병(hand, foot and mouth disease)과 물집앙기나(herpangina)를 일으킨다.
- 유두종바이러스(papilloma viruses) 모두 보통사마귀와 성병사마귀를 만들며, 이 두 가지 사마귀는 입안에 나타날 수 있다.

29 치과의료에서 사용되는 항미생물 약제 (Antimicrobial agents in dentistry)

- **급성 이이틀(dentoalveolar)감염**
  - –치관주위염(pericoronitis)
  - –입안위턱굴샛길(구강상악동누공[Oro-antral fistulae])과 굴염(동염, 부비동염[sinusitis])
- **치주병**
  - –급성 치주병
  - –만성 잇몸염과 치주염
- **예방 항미생물제제**
- **항바이러스(antiviral) 요법**
- **항진균(antifungal) 요법**
- **요점**

잘못된 진단, 맞지 않는 항미생물(antimicrobial) 약제, 용량 및 치료[투여]기간의 선택에 따른 부적절한 약물 처방은 병원체와 편리공생균(commensal)무리 모두에서, 항미생물제제 내성 발달이 증가하는데 기여한다. 다른 많은 의료전문인들과 마찬가지로, 치과의사들 역시 빈번히 항미생물 약제를 부적절하게 이용한다는 충분한 증거가 있다(Further reading 참조). 이 장의 목적은 치과의사에게 일상적인 치과의료에서 올바른 항미생물약제 사용에 대한 길잡이를 제공하려는 것이다.

급성 이이틀(dentoalveolar)감염

급성 이이틀(dentoalveolar)감염의 정확한 진단은 감염의 성공적인 관리(management)에 결정적으로 중요하다. 특히 감염의 해부학적인 범위를 명확하게 아는 것은 필수적이다. 왜냐하면, 감염이 확산되어 해부학적으로 중요한 구조가 관여될 경우 병원 시설에 의뢰해야 할 필요가 생길 수 있기 때문이다.

급성 이이틀감염 관리원칙의 윤곽을 그림 29.1에 표하였다. 급성 이이틀감염의 과반수는 치과의원에서 관리할 수 있으며, 그 대다수는 수술만으로 치료될 수 있다. 항미생물 약물은 수술 치료의 보조약(adjunct)으로 생각해야 하며, 심한 감염 확산이 있거나, 배농을 시도했으나 실패한 경우에만 처방해야 한다. 항미생물 약물이 일상적인 치과응급 환자들이나 기술적으로 외과적 배농(surgical drainage)이 가능한 환자에 대한 임시변통의 수단으로 사용되어서는 안 된다. 그림 29.2에 적합한 일차약의 본보기를 제공하였다.

2~3일 후 환자를 다시 보게 되었을 때 감염이 해소되지 않았다면, 이는 진단이 틀렸기 때문이거나 적절한 배농이 이루어지지 않았기 때문이다. 다시 임상력(clinical history)을 검토하고 검사를 시행해야 하며, 만일 실패 이유가 분명하지 않고 여전히 명백한 감염 징후가 있다면, 전문의에게 환자를 의뢰해야 할 것이다.

근관치료를 받고 있는 환자에게는 심한 감염의 징후가 있거나(그림 29.1), 의학적으로 약화된 상태이거나, 감염심내막염(infective endocarditis)을 예방하기 위한 항미생물 예방요법이 요구되는 경우가 아니라면, 항미생물제제는 필요하지 않다.

치관주위염(pericoronitis)

치관주위염(부분적으로 맹출한 치아, 대개 사랑니[wisdom tooth] 주변의 연조직 염증)의 치료는 죽은조직제거(debridement), 세척(irrigation; chlorhexidine 용액 이용), 맞물림(교합)을 완화시키기 위한 대합치(opposing tooth)의 삭제(grinding)나 뽑기(extracting)로만 이루어져야 한다. 항미생물 약물은 심각한 감염 확산의 징후가 있는 경우에만 고려되어야 한다(그림 29.1, 29.2).

입안위턱굴샛길(구강상악동누공[Oro-antral fistula])과 굴염(동염, 부비동염[sinusitis])

입안위턱굴샛길(OAF)은 이 뽑기나, 가끔씩 그 외 다른 수술치료의 합병증으로 생긴다. 만일 OAF의 진단이 내려지면, 일차적으로 결손 부위를 막는 것이 최선의 치료이지만, 이것이 불가능하면 구강외과의에게 의뢰해야 한다. 항미생물제제는 일상적으로는 권장되지 않는다.

급성 이이틀감염(ACUTE DENTOALVEOLAR INFECTIONS): 관리 원칙	
1. 진단 확정	증상의 원인을 확정하고, 이 증상이 감염에 의한 것인지 확인한다.
2. 병이 어느 정도 심한지를 파악	임상력. 임상 검사를 통해 감염 분포 및 범위를 파악. 심각한 감염임을 나타내 주는 증상으로는 빠르게 확산되는 연조직염, 삼키기와 호흡이 어려워지는 것, 패혈증(체온상승과 빠른 맥이 나타날 수 있다) 등이 있다.
3. 환자의 취약성 파악	임상력. 환자가 감염과 싸울 능력을 약화시킬 수 있는 당뇨병이나 약물처치에 주목한다.
4. 수술	감염의 원인을 제거한다. 이를 위해 절개와 배농, 이 뽑기, 근관치료가 필요할 수 있다. 미생물학 검사 표본 수집을 고려한다.
5. 환자평가	2~3일 후 환자를 평가한다.

그림 29.1 치아끝주위 고름집 또는 치주고름집 같은 급성 이이틀감염의 관리원칙 요약

급성 이이틀감염: 항미생물제제 선택		
환자 그룹	선호 우위	항미생물제제
외래환자	일차선택	Amoxicillin 250 mg, 하루 세번(5일까지) 또는 amoxicillin 3 g, 8시간 간격을 두고 2용량
	이차선택 (또는 beta-lactams에 알레르기가 있는 환자)	Metronidazole 200 mg, 하루 세번(3일까지) 또는 clarithromycin 250 mg, 하루 두번(5일까지)
입원환자	일차선택	Ceftriaxone, metronidazole 및 gentamicin
	이차선택(또는 beta-lactams에 알레르기가 있는 환자)	Vancomycin, metronidazole 및 ciprofloxacin

그림 29.2 급성 이이틀감염의 관리를 위한 항미생물제제 선택지침

위턱굴염(상악동염[maxillary sinusitis]) 관리에서 치과의사가 맡는 역할은 굴염과 혼동될 수 있거나 또는 굴염을 일으키는 치과감염 근원을 배제하는 일로 제한된다. 치과감염이 배제되거나, 치료된 뒤에도 굴염의 징후를 지속적으로 보이는 환자는 적합한 전문의에게 의뢰해야 한다.

치주병

급성 치주병

급성 잇몸고름집(치주농양[periodontal abscess])

급성 치주감염의 관리는 급성 이이틀감염의 관리와 유사하다(그림 29.1, 29.2). 가장 바람직한 치료는 고름의 배출(drainage)과 그 부위의 죽은조직제거(debridement)이며, 이를 위해, 이를 뽑거나 혹은 그 이상의 수술을 요하는 치주치료가 필요할 수도 있다.

급성 궤양잇몸염

이 병은 무산소성균, 대표적으로 방추형균(fusiforms) 및 스피로헤타(spirochaetes)의 혼합체와 관계 있다(그림 24.4). 상태에 따라, 국소 죽은조직제거술과 chlorhexidine 용액으로 세척하는 것만으로 치료가 가능할 수도 있다. 그렇지만 많은 사례에 있어서, 국소요법 외 항미생물 약물 치료가 필요하다. 일차치료약은 metronidazole이며, 사흘 간 200 mg씩 하루 3회 투여한다. 급성기(acute phase)가 해소되면, 치주치료가 필수적으로 뒤따라야 한다.

만성 잇몸염과 치주염

일상적인 만성 잇몸염 및 치주병 치료에서 항미생물 약물은 (전신 약물인지 국소 약물인지를 막론하고) 아무런 역할이 없다. 만성 치주병의 치료는 치주 미생물무리가 발병요인(virulence factors)을 만들도록 조장하는 조건들을 알아내어, 이를 제거하고 억제하는데 초점을 맞추어야 한다(그림 24.12). 그렇지만, 치주병 중에는 종래의 죽은조직제거술의 보조약(adjunct)으로서 전신 항미생물 약물이 필요한 병이 있다. 다음과 같은 치주병들이 여기에 해당된다:

- 빠르게 진행하는(rapidly progressive) 치주병: 일상적인 치료방법에 반응하지 않는다. 일차 항미생물 약물은 metronidazole이다.
- 청소년 치주염: 일차 항미생물 약물은 대개 doxycycline이다(*A. actinomycetemcomitans*를 표적으로 함); metronidazole은 이차선택약이다.

항미생물제제의 국소전달(local delivery)

치주병 치료를 위해 장기간 항미생물제제를 사용하는 것은 바람직하지 않으며, 많은 부작용을 동반한다. 그렇지만, 몇몇 연구자들이 치주병 치료의 보조약으로서 항미생물제제의 국소전달을 제안해 오고 있다. 항미생물제제를 국소로 전달하려면 치주 주머니(periodontal pocket)를 세척(irrigation)하거나, 그 안에 겔(gel) 혹은 약물이 스며들어 있는 물질(impregnated materials)을 집어 넣는다. 이 요법의 목표는 병이 있는 부위에 항미생물 약제의 높은 국소 농도를 생성함으로써 병원성 세균을 죽이는 것이다. 전신 경로로는 대개 이러한 높은 농도를 얻을 수 없다. 국소전달 항미생물제제를 사용하면 전신 투여에 따르는 좋지 않은 효과의 발생을 또한, 줄일 수 있을 것이다. 그렇지만, 이렇게 높은 국소농도라도 균막(biofilms) 내 미생물 제거에는 불충분할 수 있으며(그림 21.12), 항미생물제제가 스며나오면 신체 다른 부위의 항미생물 내성 발달을 조장할 수도 있다. 항미생물제제의 전신투여에 관한 연구에서 보듯이, 모든 항미생물 요법의 긍정적인 효과는 요법의 중단과 더불어 곧 사라져 버린다.

예방 항미생물제제

감염을 예방하기 위하여 항미생물 약물을 사용할 수 있다. 이러한 용도는, 만일 약제가 독성이 없고(non-toxic), 정확한 시간(correct time)에 투여되고(수술 무렵에 최고 수준에 도달하도록), 그 항미생물 약제에 계속 감수성을 보이는 하나의 병원체 혹은 좁은 범위의 병원체를 지향하고(directed), 정상균무리에 최소한의 혼란만 가져온다면, 가장 성공적일 것이다.

1. 특별한 취약성을 갖는 집단의 감염 예방. 이러한 집단에는, 감염심내막염(infective endocarditis; 제18장)의 발생을 예방하기 위해 예방항생제요법(antibiotic prophylaxis)이 필요한 심장 결손(cardiac defects) 환자와, 머리와 목에 방사선요법을 받은 환자로서 일부 치과 치료절차에 따르는 뼈방사선괴사(osteoradionecrosis; 그림 25.8)의 발생을 예방하기 위해 예방항생제요법이 필요한 환자들이 포함된다. 감염심내막염 예방요법에 대한 현재 권장사항은 그림 18.8 참조.
2. 정상인의 감염 예방. 입안 소수술 절차, 예를 들어 제3 큰어금니 제거, 뿌리 적출, 근관치료, 치주 수술을 받는 건강한 환자들에게 예방항미생물요법(antimicrobial prophylaxis)을 일상적으로 사용하는 것은 정당화될 수 없다. 감염에 대한 최선의 방어는 조직손상을 최소화하고, 혈액과 조직액의 체류(accumulations)가 없는 숙련된 수술이다.

예방요법(prophylaxis)은 수술 후 감염(post-operative infection)이 높은 비율로 일어나는 수술(surgical operations)을 위해 필요하다. 수술 시간이 길어질수록 감염의 공산이 더 커진다. 머리와 목의 특정 유형의 큰 수술을 받는 환자에서 예방항미생물요법이 권장된다. 예방요법은, 수술직전에 적절한 혈액내 항미생물제제 수준을 달성할 수 있도록, 투여시간을 정해야 한다. 증거에 의하면, 수술 바로 직전 단일 용량으로 항미생물제제를 투여하는 것이 같은 용량을 여러 번에 나누어 투여하는 것과 효과가 같았다.

항바이러스(antiviral) 요법

입안 바이러스 감염 관리를 포함한 자세한 사항들은 제28장에 주어져 있다. 치과진료에서 만날 수 있는 바이러스 감염 중 가장 일반적인 것은 단순헤르페스[바이러스](herpes simplex)에 의한 일차 및 이차 감염이다. 일차 헤르페스잇몸입안염(herpetic gingivostomatitis)의 많은 사례들은 충분한 수액섭취, 진통제(analgesics), 연한 음식(soft diet) 등의 지지(supportive) 수단만으로 관리될 수 있지만, 일부 사례에서는 전신 aciclovir 투여가 필요할 수도 있다. 재활성화(reactivation) 단순헤르페스 감염(입술헤르페스[입술물집, cold sores])은 뉴클레오시드 유사체(nucleoside analogues)인 aciclovir나 penciclovir를 이용하여 국소적으로 치료할 수 있다. 면역약화 환자들의 단순헤르페스 재활성화는 전신 항바이러스 약물의 사용을 포함하는 전문적인 관리가 필요하다.

재활성화 수두대상포진[바이러스](varicella zoster) 감염의 경우(제28장), 지체 없이 전신 항바이러스제제로 치료하면 대상포진후신경통(post herpetic neuralgia) 같은 심각한 합병증을 예방할 수도 있다. Famciclovir(500 mg씩 하루 세번)나 valaciclovir(1000 mg씩 하루 세번)가 편리한 치료법이다. 이러한 치료는 구강내과 전문의나 의사들에게 의뢰하는 것이 최선이다.

항진균(antifungal) 요법

진균감염의 대다수는 *Candida* 종이 일으킨다(제27장). 입안 칸디다증(candidosis)의 치료는 항진균 요법과 함께 국소 및 전신 선행요인들(predisposing factors)의 교정에 의존한다.

입안 칸디다증 치료에 가장 일반적으로 사용되는 항진균 약물들을 그림 29.3에 표하였으며, 임상에서 이 약물들을 다양한 유형의 입안 칸디다증 관리에 이용하는 것에 대해서는 제27장

항진균 약물		
약물	제제	활성
Nystatin Amphotericin B	**국소제제:** 부유액, 알약(pastilles), lozenges 및 연고(ointment)	• 모든 *Candida* spp.가 감수성이 있음 • 내성은 드물고, 항세균 활성은 없다. • 환자의 순응도가 대개 좋지 않다.
Miconazole	**국소제제:** 입안용 겔(gel)이나 크림	• *Candida* spp.: 감수성이 일정하지 않음 • 항-포도알균 활성이 있음
Fluconazole	**전신제제:** 캡슐약(capsules)	• *C. albicans*는 대개 감수성이 있지만 내성 균주가 나타날 수 있음 • *C. krusei*와 *C. glabrata*는 자연 내성이 있음 • 경구투여 후 흡수가 잘 된다. • 환자의 순응도가 좋다.
Itraconazole	**전신제제:** 캡슐약 **전신 및 국소제제:** cyclodextrin 용액	• *Candida* spp.는 일반적으로 감수성이 있다. • Fluconazole에 비해 항균범위가 넓다. • 경구투여 후 약물수준이 일정하지 않다.

그림 29.3 입안 진균감염 관리에 이용될 가능성이 높은 항진균 약물들의 요약

에서 좀더 자세히 논하였다.

구석입술염(angular cheilitis)

구석입술염의 원인미생물에는(그림 27.8, 27.9) *Candida* 종, *Staphylococcus aureus*, *Streptococcus agalactiae*가 포함된다. 이 상태는 틀니로 인한 입안염(구내염[stomatitis])과 관련이 잦다. 따라서 구석입술염은 틀니-유래 입안염을 치료하면서, 입술연결(commissures) 부위에 국소적으로 miconazole 크림을 발라 치료한다. 끈질긴(persistent) 사례에서는 미생물학적 검사결과에 따라 치료하는 것이 타당하다. 이런 경우에는 mupirocin이나 neomycin 같은 항-포도알균 약제의 국소적인 사용과 *S. aureus* 콧속 보균자(nasal carriers)의 앞 콧구멍(anterior nares) 치료가 따르게 된다. Mupirocin과 neomycin 모두 MRSA에 대해 대개 유효하다. 국소 fusidic acid 단독 사용은, 포도알균이 이 약제에 대해 내성을 빨리 발달시키므로, 바람직하지 않다.

Further reading

Addy M and Martin MV (2003). Systemic antimicrobials in the treatment of chronic periodontal diseases: a dilemma. *Oral Diseases,* 9 Suppl 1, 38-44.

Dailey YM and Martin MV (2001). Are antibiotics being used appropriately for emergency dental treatment? *British Dental Journal*, 191, 391-3.

Longman LP, Preston AJ, Martin MV and Wilson NH (2000). Endodontics in the adult patient: the role of antibiotics. *Journal of Dentistry*, 28, 539-48.

Martin MV, Longman LP and Palmer NAO (2000). *Adult Antimicrobial Prescribing in Primary Dental Care for General Dental Practitioners*. Faculty of General Dental Practitioners (UK), The Royal College of Surgeons of England.

Palmer NO, Martin MV, Pealing R and Ireland RS (2000). An analysis of antibiotic prescriptions from general dental practitioners in England. *Journal of Antimicrobial Chemotherapy*, 46,1033-5.

Palmer NO, Martin MV, Pealing R, Ireland RS, Roy K, Smith A and Bagg J (2000). Antibiotic prescribing knowledge of National Health Service general dental practitioners in England and Scotland. *Journal of Antimicrobial Chemotherapy*, 47, 233-7.

Palmer NA, Pealing R, Ireland RS and Martin MV (2000). A study of prophylactic antibiotic prescribing in National Health Service general dental practice in England. *British Dental Journal,* 189, 43-6.

Seymour RA, Lowry R, Whitworth JM and Martin MV (2000). Infective endocarditis, dentistry and antibiotic prophylaxis; time for a rethink? *British Dental Journal,* 189, 610-16.

요 점

- 항미생물 약제를 성공적으로 사용하기 위해서는 감염상태를 정확하게 진단해야 한다. 정확한 진단은 항미생물 약제를 올바르게 선택할 수 있게 해 줄 것이다.
- 급성 이이틀(dentoalveolar)감염에서는 배농(drainage)과 원인(causative agent) 제거가 성공적인 결과를 얻기 위한 기본이다. 항미생물 약물은 좀처럼 필요하지 않다.
- 치주병 관리에서 전신 혹은 국소 항미생물 약물의 일상적인 사용은 필요하지 않다.
- 예방항미생물요법(Antimicrobial prophylaxis)은 판막심장병(valvular heart disease) 같이 약화된 [사람들의] 특정 감염의 심각한 후유증을 예방하기 위하여 필요할 수 있다.
- 건강한 환자의 일상적인 입안 소수술 절차를 위하여 예방항미생물요법을 사용할 필요는 거의 없다.
- 전신 항바이러스(antiviral) 약물은 심각한 일차 단순헤르페스바이러스(herpes simplex)감염의 치료에 필요할 수 있으며, 면역약화된(immunocompromised) 환자들의 단순헤르페스 감염에는 언제나 필요하다.
- 국소 aciclovir 또는 penciclovir는 면역력이 있는(immunocompetent) 사람들의 재활성화(reactivation) 단순헤르페스 감염에 유용할 수 있다.
- 전신 항바이러스 약물은 전문가의 가료 하에, 재활성화 수두대상포진바이러스(varicella zoster virus)의 감염 관리에 이용될 수 있다.
- 항진균(antifungal) 약제는 nystatin처럼 국소적으로, 혹은 fluconazole처럼 전신적으로 이용될 수 있다. 이러한 약제의 사용은 국소 치료수단의 보조약(adjunct)으로 간주되어야 한다.

30 치과의료에서 감염방지 (Infection control in dentistry)

- 서론
- 감염방지를 위한 예방조치
- 감염방지의 주요소
- 치과기구(Dental instrument)의 오염제거(decontamination)
  - 기구 조달(procurement)
  - 기구 세척(cleaning)
  - 치과기구 멸균(sterilization)
  - 기구 보관(storage)
  - 한 환자 사용 및 쓰고 버리는(disposable) 품목
- 직업적으로 얻게 되는 감염
  - 날카로운 것에 의한 상해관리
- 혈액-매개 바이러스로 감염된 의료종사자
- 요점

서론

감염 발생을 억제하는 것(감염방지[infection control])은 치과진료의 안전성 여부(safe dental practice)를 결정하는 중요한 요소이다. 최근 몇 년 동안, 치과의원(dental surgery) 내 교차감염(cross-infection) 가능성에 대한 전문분야(professional) 및 공공의 인식이 높아졌다. 1980년대 사람면역결핍바이러스(human immunodeficiency virus [HIV])의 출현은 치과의료 감염억제절차의 대폭적인 재검토를 촉구하는 계기가 되었다. 이에 다른 의료환경과의 공동 보조로 혈액-매개 바이러스(BBVs) 전파를 예방하기 위한 보편적 예방조치(universal precau-tions)가 채택되었다(지금은 '표준 예방조치[standard precautions]'로 알려져 있음–아래 note 참조). 세척(cleaning), 소독(disinfection), 멸균(sterilization)은 감염방지 절차의 주된 요소이며, 이 처리과정들(processes)의 자세한 고려사항에 대해서는 제11장을 참조하기 바란다.

좀더 최근에는, 프리온(prion) 병이 감염통제의 새로운 위협이 되고 있다. 영국 내 의료인들은, 자국 내 variant CJD(vCJD)(제17장)의 발견 및 이 vCJD와 '광우병(mad cow disease)'으로 알려진 소해면뇌병증(소갯솜형뇌병증[bovine spongiform encephalopathy])과의 연관성으로 인해, 이 문제를 특히 잘 인식하고 있다. 이 프리온 단백질의 열 저항성과 의료 장치(medical devices)에 잘 부착하는 성질은 기구 오염제거(instrument decontamination)에 큰 문제를 안겨주고 있다. 중추신경계통(central nervous system [CNS])의 조직과 눈 뒷부분을 수술하는 절차가 가장 높은 위험도를 수반하는 것으로 알려져 있다. 이론적으로는 치과치료 절차를 통해서도 전파가 일어날 수 있는 위험이 있지만, 현재로서는 이러한 전파가 일어난다는 증거는 없다. 적절한 증거자료를 수집하는 데 어려움이 있는 것도 사실이다. 입안 및 치아 조직의 감염성을 조사하는 연구가 아직 진행 중이기는 하지만, 산발성(sporadic), 가족 내(familial), 혹은 의원(iatrogenic) CJD가(그림 17.8) 있는 사람에서, 입안 조직 내 비정상 프리온 단백질(PrP^{sc})의 양은 CNS나 편도(tonsil) 조직에 비해 매우 낮을 것으로 여겨지고 있다. 그렇지만 감염이 전파되는 정확한 조건이 무엇인지 잘 알려지지 않았고, 감염을 일으킬 수 있는 양(감염용량[infectious dose])이 아주 낮을 수도 있다. vCJD 사례에서 시도된 몇몇 방법으로는 입안 조직에서 PrP^{sc}가 검출되지는 않았지만, 삼차신경절(trigeminal ganglion)에는 PrP^{sc}가 있는 것으로 보고되고 있고, 또한 림프계 조직(lymphoid tissue)에도 PrP^{sc}가 있다. 입안 및 주변 점막 밑에는 림프계 조직이 많이 모여있다. 입안 조직의 감염성이 어떻게 판명되던 간에, CJD는 현재 치과의료에서 행해지는 기구 오염제거 절차가 유효적절한지를 재검토하지 않으면 안되게 만들었다.

많은 치과의원들이 거주용 또는 상업용 건물을 개조하여 이용하고 있다. 또한 치료절차는 비-침습적(non-invasive) 치과검사로부터 일상적인 수술 치과진료, 나아가 뼈결합인공치아이식물(osseointegrated dental implants)의 삽입에 이르기까지 다양하다. 많은 환자의 처리(patient throughput), 작고 복잡한 장치 사용, 사용지점 멸균시설(point-of-use sterilization facilities) 등도 사태를 어렵게 만드는 요인들이다.

그림 30.1에 임상 치과의료에서 감염이 전파될 수 있는 경로(route of transmission)들을 나타냈다. 치과의사는 직접 접촉, 또는 오염된 기구나 표면 접촉을 통하여 간접적으로, 자신이 치료하는 환자로부터 B형간염(hepatitis B) 같은 직업감염(occupational infections)을 받을 수 있다. 좀더 최근에는 환자가 BBVs 보균자(carriers)인 의료종사자로부터 감염을 옮겨 받을 수 있는 위험이 강조되고 있다.

현대 치과의료 장비들, 특히 고속 핸드피스(high-speed handpieces)와 초음파치석제거기(ultrasonic scalers)는 에어로졸(aerosols)을 만들어낸다. 미생물들 중에는, 여러 기도 병원체(respiratory tract pathogens)들을 포함하여, 비말 확산(droplet spread)으로 전파되는 것들이 있으며, 에어로졸은 치과의료에서 감염확산이 일어날 수 있는 중요한, 대표적인 방식이다.

마지막으로, 이전 환자를 치료하는 동안 오염된 기구나 그 외 품목으로 다음 환자가 감염될 수 있을 위험이 있다. 이러한 전파경로를 차단하는 것이 기구의 효과적인 오염제거이며, 오염제거는 모든 감염방지방책(infection control policies)의 중심이 된다.

감염방지를 위한 예방조치

이상과 같은 여러 전파경로에 비추어, 치과의료에서의 현대적 감염방지 절차에는 기본이 되는 주요 원칙이 몇 가지 있다(그림 30.2). 첫째, HIV 같은 BBVs에 대한 우려가 널리 퍼져 있

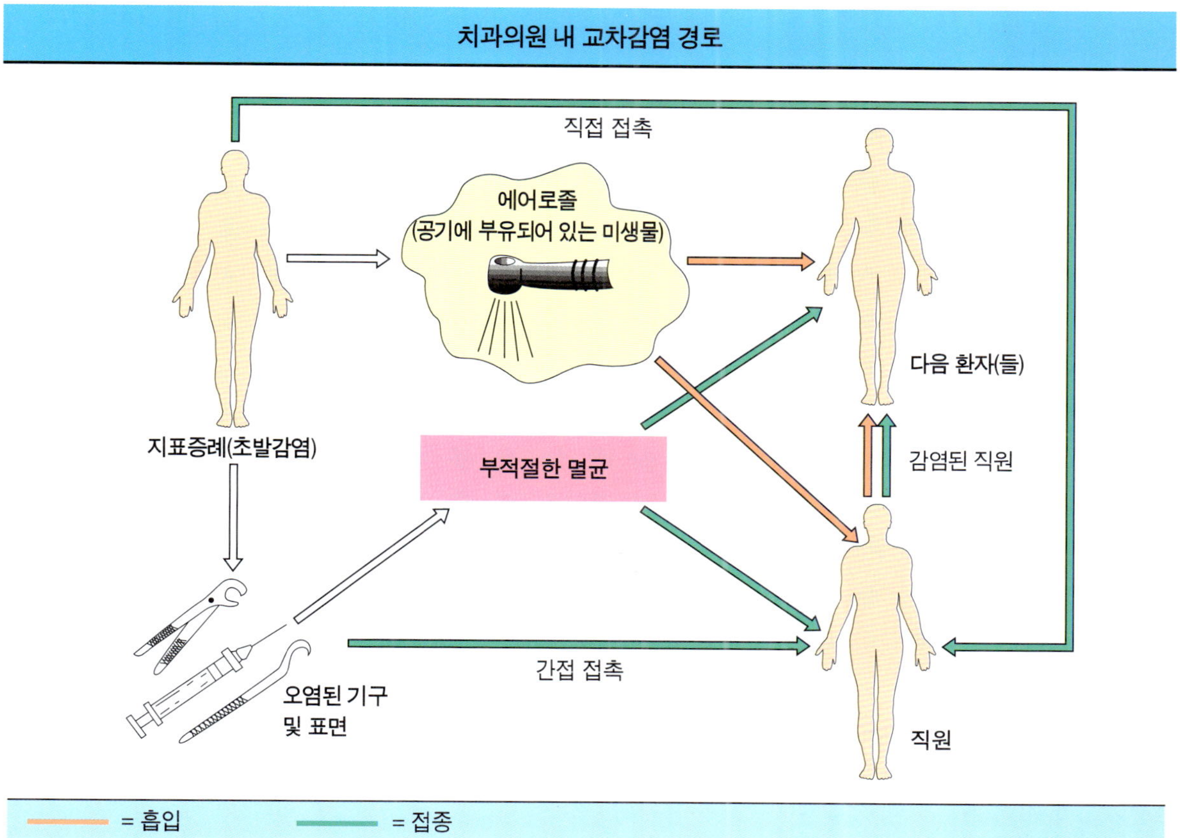

그림 30.1 치과의원 내 미생물 전파가 일어날 수 있는 경로. Samaranayake, 1989; George Warman Publications (UK) Ltd.의 허락을 받아 게재

표준 예방조치(보편적 감염방지)

- 문제가 되는 많은 종류의 병원체들이 있다.
- 대개 아직 파악되지 않은, 많은 감염의 근원이 있다.
- 어떤 환자라도 보균자일 수 있다.
- 일상적 절차는 반드시 유효 적절해야 한다.
- 모든 혈액은 감염을 일으킬 수 있다.

모든 환자에게 동일한 교차감염방지 절차가 적용되어야 한다.

그림 30.2 표준 예방조치의 원칙

기는 하지만, 치과의사가 임상환경에서 항상 만나게 되는 것은 일반적인 기도(respiratory tract) 감염 바이러스 같은 넓은 범위의 병원성미생물이다. 따라서 드문 감염 및 일반 감염, 양쪽의 확산에 모두 주의를 기울여야 한다.

둘째, 감염의 근원(sources of infection)이 될 수 있는 것이 많으며(그림 30.3), 이 중 대부분은 미처 인식되지 않고 있다. 대체로 임상적으로 건강해 보이고, 본인의 감염상태를 알지 못하는 B형간염바이러스 보균자들의 경우가 좋은 예이다. 따라서 모든 환자는, 경력이나 의료력(medical history)을 막론하고, 보균자일 가능성이 있는 것으로 여겨져야 한다.

치과의료에 적절한 감염방지 예방조치를 논하기 전에, 최근 용어(terminology)의 변화에 대한 설명이 필요한 것으로 보인다. 영국 치과의료계에서는 모든 환자들을 광범위한 감염체들 중 한 보균자로 간주하기로 하고 절차를 채택하여, 여러 해 동안 '보편적 예방조치(universal precautions)' 로 불러왔다. 1990년대 미국에서는 의료종사자와 환자들 간 BBVs 전파를 줄이기 위하여 혈액과 체액(body fluid)에 대한 예방에 초점을 맞추었으며, 이 절차를 역시 '보편적 예방조치(universal precautions)' 라고 불렀다. 그렇지만 1996년 미국 Centers for Disease

감염의 근원	
급성기 감염 환자	쉽사리 식별된다. 예: 인플루엔자와 감기
전구기 감염 환자	쉽사리 식별되지 않음 예: 홍역, 볼거리, 수두
건강한 병원미생물 보균자	쉽사리 식별되지 않음 회복기 보균자와 무증상 보균자 포함 예: HIV, B 및 C형간염, 헤르페스바이러스

그림 30.3 감염의 근원이 될 수 있는 환자 및 직원

Control은 '보편적' 예방조치(혈액과 체액)와 '신체 물질 분리(body substance isolation)' 사전주의 조치(신체 물질, 예를 들어 점액[막]을 통한 병원체 전파 위험을 줄이기 위한 절차)를 '표준 예방조치(standard precautions)' 로 알려진 일련의 절차로 통합하였다. 그런데 이 '표준 예방조치' 에 포함된 절차들은 영국 내에서 여러 해 동안 '보편적 예방조치' 로 불려왔던 것과 본질적으로 동일한 것이다. 이 책에서는 교과서로서의 목적과 용어의 표준화를 위하여 '표준 예방조치' 라는 문구를 사용하기로 한다. 이 조건 아래에서는 모든 환자들을 보균 가능자(potential carrier)로서 치료하며, 반드시 감염이 거의 일어날 수 없는(highly unlikely) 수준으로 환자나 직원(staff)의 오염 위험을 줄일 수 있는 충분히 엄격한 감염방지 절차(infection control protocol)를 채택해야 한다. 또한 이 절차를 채택하면 이미 알려진 혈액-매개 바이러스의 보균자라도 더 이상의 위험을 제기하지 않으며, 동일한 수술 조건 아래에서 안전하게 치료받을 수 있다.

감염방지를 위한 절차
• 의료력(medical history) • 치과기구의 오염제거(dental instrument decontamination) • 쓰고 버리는(disposables) 품목 사용하기 • 진료[수술] 면(surgery surfaces)의 오염제거 • 개인 보호 장비(personal protective equipment) • 바늘찔림(needlestick)과 그 외 날카로운 것에 의한 손상(sharps injuries) 피하기 • 직원들의 면역화(immunization of staff) • 효과적인 흡인(aspiration)과 환기(ventilation) • 폐기물(waste)의 안전한 처리(safe disposal) • 기공실[실험실] 품목(laboratory items)의 소독 • 직원들을 위한 효과적인 현장 교육(effective training) • 효과적인 감염방지관리(effective management) • 감사(audit)

그림 30.4 현대적 보편적 감염억제 방책의 주요 요소

감염방지의 주요소

치과진료에 적합한 현대 표준 감염방지 절차의 중요한 요소들이 그림 30.4에 요약되어 있다. 각 요소들을 개별적으로 다루기로 한다.

의료력(medical history)

정확한 의료력을 수집하는 것은 좋은 임상진료의 일부이며, 면역약화(immunocompromised) 환자들을 식별하는데 도움이 된다. 그렇지만 임상의는 의료력이 환자의 이전 감염병에 대한 유용한 정보를 제공해 주기는 하지만, 직원과 다른 환자들에 대한 감염성의 관점에서, 환자가 '고위험(high risk)' 인지 '저위험(low risk)' 인지를 구별해주지는 않는다는 것을 명심해야 한다. 프리온(prion) 병과 관련하여 현재 영국 내 권고사항(recommendation)은 적절한 세척과 멸균 절차를 밟는 것을 조건으로, 일상적인 치과 기구 재처리(re-processing) 후, CJD가 '확인된(confirmed)', '의심되는(suspected)' 또는 CJD의 '위험이 있는(at risk)' 환자의 일반 치과진료를 허용하고 있다. 그렇지만 프리온 병에 관한 지침(guidelines)은 새로운 사실이 밝

혀짐에 따라 정규적으로 갱신되며, 치과의사는 이 문제를 각 의원 별로 감염방지 팀과 논의해야 할 것이다.

치과기구의 오염제거(dental instrument decontamination)

재사용이 가능한(re-usable) 치과기구의 오염제거는 안전한 치과진료의 근본이다. 오염제거에는 몇 가지 처리과정이 포함되며, 매우 중요한 절차이므로, 이 장의 후반에서 별도로 다루어 질 것이다.

쓰고 버리는(disposables) 품목 사용하기

바늘(needles)은 제대로 세척하거나 멸균하기가 어렵고, 한 환자에서 사용하고 나면 언제나, 반드시, 날카로운 것을 담는 용기(sharps bin) 안에 버려야 한다. 비슷한 이유로, 국소마취제 카트리지(local anaesthetic cartridge)는 절대로 한 환자 이상을 치료하는데 사용해서는 안 된다. 일반적으로 플라스틱으로 만든 입안 헹굼 잔(mouth rinse beakers), 공기-물 세척기 끝부분(syringe tips), 침 배출기(saliva ejectors), 인상 접시(impression trays) 등, 쓰고 버리는(disposables) 품목들이 권장된다. 제조자(manufacturer)가 일회용 기구(single-use equipment)로 판매한 것을 절대로 술자(operator)가 오염제거하여 재사용해서는 안 된다.

진료[수술] 면(surgery surfaces)의 오염제거

치과치료의자(dental chair) 주변 표면은 치과치료 중에 혈액과 침으로 오염된다(그림 30.5). 오염의 대부분은 손과 기구가 직접 닿아서 발생하지만, 에어로졸이 떨어져 일어날 수도 있다. 치과장치(dental units)의 표면은 감염을 매개할 가능성이 있는 물질들을 손쉽게 제거할 수 있도록, 반드시 불침투성(impervious)이고 일반 세제(detergents)와 소독제(disinfectants)를 견딜 수 있어야 한다. 구입하기 전에 구매자가 치과장비의 구조(design)를 검토하고, 어느 정도까지 세척이 가능한지를 평가하고, 제조자로부터 관련 정보를 얻을 수 있는지, 그리고 그 요구에 따를 수 있는지를 확인하는 것이 중요하다.

오염된 진료 면을 통한 교차감염을 예방하는 데는 두 가지 방법이 있다. 치과장치를 조종하는 부분은 매 환자 사이에 세척이 유효 적절하게 이루어져야 한다. 잘 설계되고 정돈된, 그리고 유지가 잘 된 표면에서만 효과적인 세척이 가능하다. 표면에 세제를 가하고 물리적으로 닦아냄으로써 세척이 이루어

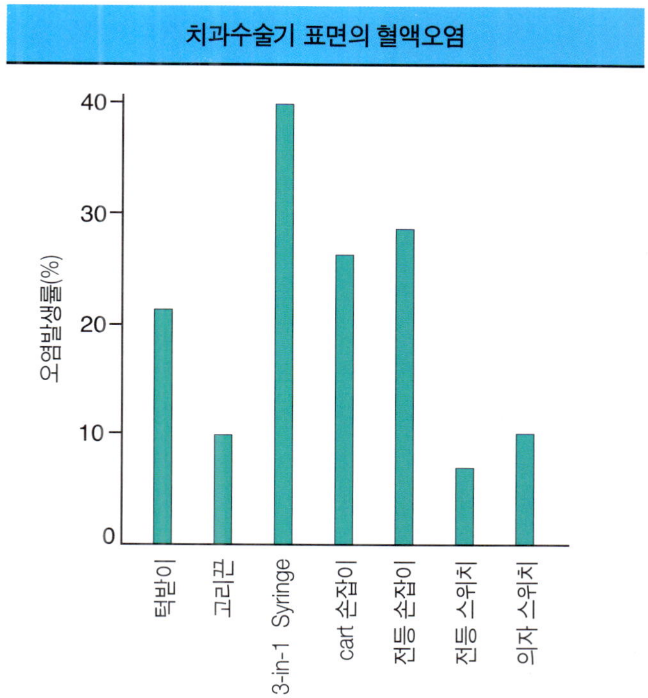

그림 30.5 치주치료 후 치과진료 면 혈액오염 발생률을 나타낸 도표. 혈액은 혈색소(haemoglobin)를 찾아내는 민감한 법의학 검사인 Kastle-Meyer 방법으로 검출하였다. British Dental Journal의 허락을 받아, McColl E. et al 1994에서 차용

진다. 일정 치료기간 후 소독이 필요하다고 여겨지면 제조자의 지시(manufacturer' s instructions)에 따라 소독제 용액을 사용할 수 있다. 알코올류(alcohols), 차아염소산염(hypochlorite), 산화제(oxidizing agents), 제4(급) 암모늄 화합물(quaternary ammonium compounds) 등을 비롯하여 많은 종류의 표면 소독제(surface disinfectants)가 시중에 나와 있다(그림 11.3). 이 소독제들 중 일부는 금속(metals)을 손상시키므로 치과의료에서는 사용이 제한된다. 현재 일반적인 견해는, 특정 소독제의 항미생물 작용범위(antimicrobial spectrum)에 의존하기 보다는, 적합한 세제로 표면을 철저하게 세척하는 것의 필요성을 강조하는 추세이다.

두 번째 방법은 좋지 않은 설계로 인해 접근이 어려운(inaccessible) 구역이 있거나, 복잡한 부속품(attachments)이 달려 있어, 쉽사리 세척할 수 없는 장비에 적용한다. 조명(light)이나 치료의자의 조종장치(chair controls)처럼 세척이 어려운 구역은 플라스틱 막(film)처럼 쓰고 버리는 불침투성 덮개(coverings)로 보호할 수 있으며, 매 환자마다 바꿔 준다. 많은

현대적인 치과치료의자들은 손 작동 스위치(hand-operated switches)를 발 조종 장치(foot controls)로 바꾸어, 우려되는 부분의 수를 줄였다.

개폐장치(switchgear), 손잡이(handles), 치과치료의자 주위 작업표면의 오염제거뿐 아니라 매번 치료기간이 끝날 때마다 제조자 지시에 따라 모든 흡입장치(aspirators), 배수설비(drains), 타구(spittoons)를 세척해야 한다. 거품이 일지 않는(non-foaming) 소독제 및 계면활성제(surfactants)를 기반으로 하고, 표면에 생기는 모든 균막(biofilm)을 파괴할 수 있다고 주장하는 오염제거 방식이 시중에 나와 있어 널리 이용되고 있다. 치과치료의자는 의료 장치(medical devices)로 분류되며, 제조자는 반드시, 환자와 환자 진료 사이 적절한 장치오염제거에 관한 지시사항을 제공해야 한다.

혈액이나 그 외 체액이 많이 엎질러졌을 경우에는 흡수성 천(absorbent cloth)으로 빨아들이고 차아염소산염(hypochlorite; 유효 염소[available chlorine] 10,000 ppm) 같은 소독제를 가한다. 아니면, 시중에서 구할 수 있는 spillage granules을 사용할 수도 있다.

보호 작업복(protective workwear)

치과직원들은 외출복(outdoor clothes)의 오염 방지를 위해 임상 덧옷(clinical jackets)을 입어야 한다. 환자와 직접 접촉하거나 체액, 조직 또는 이들로 오염된 물체를 다루는 모든 치과 인력들(personnel)은 반드시, 일상적으로, 수술 장갑(operating gloves)을 착용해야 한다. 반드시 매 환자마다 한 벌씩 새 장갑을 착용한다. 치과의사와 치과의사를 가까이에서 돕는 직원은 잘 맞는 수술용 얼굴가리개(surgical face mask)와 함께, 눈을 보호하는 장비(eye protection)를 착용해야 한다. 얼굴가리개는 적어도 한 시간에 한번은 바꿔야 한다. 기구를 손으로 세척할 때는 방수처리 된(waterproof), 쓰고 버리는 앞치마(aprons)를 착용해야 하며, 환자 치료 시 에어로졸이 발생할 때에도 이런 앞치마의 착용을 고려할 수 있다.

바늘찔림(needlestick)에 의한 손상 피하기

직업적으로 바늘찔림이나 이와 비슷한 날카로운 것에 의한 손상에 따라 B형 및 C형간염바이러스나 HIV 감염을 얻게 된 사례가 보고되고 있다(이 장의 후반 참조). 바늘찔림 손상은 치과의사들 사이에서 비교적 자주 일어난다. 이 중에는 피할 수 없는 것도 있지만, 대다수는 본질적으로 예방이 가능하며, 모든 날카로운 것들을 다루거나 처리할 때는 반드시 큰 주의를 기울여야 한다.

바늘을 사용한 후, 안전한 장치를 이용하여 [바늘에] 다시 뚜껑을 씌우지 않는 한, 결코 [바늘에] 뚜껑을 씌워서는 안 된다. 또한 치과의사와 치과간호사 사이에 날카로운 기구가 건네질 때처럼 주의가 요구되는 경우에는, 반드시 다른 직원들이 다치지 않도록 조심해야 한다. 뚜껑이 씌워지지 않은 바늘은 절대로, 다른 사람이 다칠 수 있는 곳에 방치해서는 안 된다. 모든 오염된 날카로운 품목들은 날카로운 것을 담는 상자(sharps box; 아래 참조) 안에 버려야 하며, 직원들이 상자 안으로 손을 집어넣는 일은 결코 없어야 한다. 제조자의 지시에 따라 사용하면 바늘찔림 손상 위험을 줄일 수 있도록 설계된, 좀더 안전한 국소마취제 주사 방식이 시중에 나와 있다(그림 30.6).

직원들의 면역화(immunization of staff)

B형간염은 의료종사자들에게 심각한 직업적인 위험이 되고 있다. 따라서 HBV에 대한 면역화는 환자와 접촉하거나, 치과 인상체(dental impressions)처럼 혈액이나 침으로 오염된 물품과 접촉하는 모든 치과의료 인원들의 보호를 위한 필수 요소이다. 그 외, 결핵(tuberculosis; 영국), 파상풍(tetanus), 회색질척

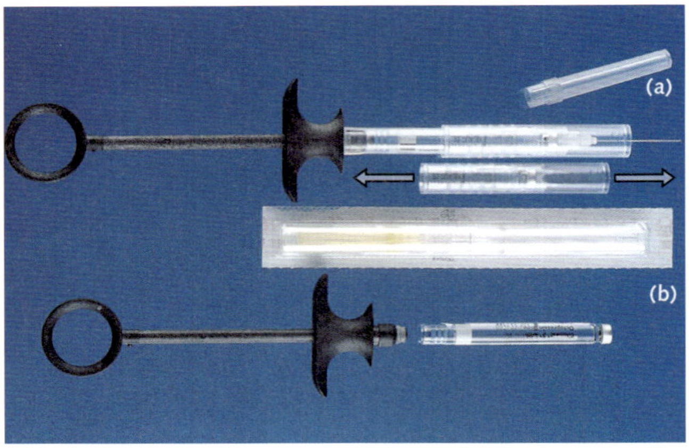

그림 30.6 치과의료에서 사용하는 국소마취제 용액 주사용으로 설계된 안전 주사기. (a) 부분 조립–플라스틱 바늘뚜껑이 벗겨진 후, 화살표는 어떻게 소매 부분(sleeve)이 왼쪽으로 가서 주사기 몸통(barrel)을 고정시키고, 다음으로, 사용 후 오른쪽으로 가서 바늘을 완전히 덮게 되는지를 보여준다. 완전히 조립된 상태의 주사기 몸통, 바늘, 카트리지를 날카로운 것을 담는 상자 안으로 버림으로써 손상을 방지한다; (b) 부품–막대(plunger), 마취제 카트리지, 무균 포장된 안전장치

수염(poliomyelitis) 같은 다른 감염병에 대한 면역화도 권장되며, 임신 중이 아닌 임신가능나이(childbearing age)의 여성 치과인력들은 풍진(rubella)에 대해 보호받도록 해야 한다(제9장). 영국 보건성은 최근 수두대상포진바이러스(varicella zoster virus)에 대한 자연면역이 없는 모든 의료종사자들에게 이 바이러스에 대한 예방접종을 받을 것을 권고하였다.

효과적인 흡인(aspiration)과 환기(ventilation)

어떤 미생물, 예를 들어 인플루엔자바이러스(influenza virus) 같은 기도(respiratory tract) 바이러스와 *Mycobacterium tuberculosis* 세균은 호흡 경로(respiratory route)로 확산된다. 현대 치과치료가 만들어내는 다량의 에어로졸은(그림 30.7), 따라서, 위협을 제기한다.

에어로졸은 고 용량 흡인기구를 사용함으로써 방지할 수 있다(high volume aspiration; 그림 30.7). 흡인장비는 반드시 적절하게 세척, 유지, 수리되어야 하고 [흡인된 에어로졸은] 밖으로 배출되어야 한다. 만족스러운 공기 질(air quality)을 유지하려면 진료실 환기를 잘 하는 것 역시 중요하다. 뿐만 아니라, 고무댐(rubber dam)을 하고 치과치료를 행하면 대기 중으로 발산되는 미생물의 수가 줄어든다.

이와 관련된 문제가 치과치료장치 송수관(water lines)의 미생물 오염이다. 송수관은 고속치과드릴(high-speed dental drills)과 초음파치석제거기에 냉각수(coolant)로 사용되는 물을 공급한다. 그 결과로서 에어로졸이 발생하며, 구강은 이 에어로졸에 포함된 미생물들의 중요한 근원이지만, 송수관 역시 중요한 기여를 한다. 치과치료장치 송수관의 미생물 오염 문제는 알려진 지 30년이 넘었지만 아직도 해결되지 않고 있다. 치과치료장치 내부의 내경이 가는 배관에 균막(biofilms; 그림 21.12)이 형성되면, 핸드피스, 초음파치석제거기 및 공기/물 세척기의 끝으로 전달되는 물에는, 물 1 millilitre 당 10^5 집락형성단위(colony forming units)에 이르는 미생물이 존재하게 된다. 이 미생물들이 면역력이 있는(immunocompetent) 환자나 직원들에게 공중보건문제를 제기한다는 증거는 별로 없지만, 의학적으로 약화된 사람들에게는 위험이 될 가능성이 있다. 또한 *Legionella* spp.가 송수관에 집락을 형성하고, 이에 따라 치과직원이나 환자들에게 위험이 될 가능성에 대한 우려가 제기되고 있다. 근래 균막을 제거하고 소독하는 약제의 사용에 있어서 진척이 있기는 했지만, 결국 이 문제는 치과치료장치 제작자들이 풀어야 할 공학적인 문제이다. 모든 송수관과 송기관(air lines)에는 관내 오염 방지를 도와줄 항-역류 밸브(anti-retraction valves)를 붙여야 한다. 물 분무장치가 붙어 있는 핸드피스는 매 환자치료 후에 20~30초 간 개수대 안으로 물을 배출시키고, 물 분무장치가 붙은 핸드피스에 연결된 배관은 하루 일과 시작 전에 적어도 2분간 배출시킴으로써 밤새 누적된 미생물을 줄여 주어야 한다. 그렇지만 이 절차가 문제를 해결해 주는 것은 아니다. 치료의자 중에는 수도관에 연결하지 않고 병에 든 물을 공급하는 방식이 있으며, 정제된 물을 사용한다면 미생물 오염을 줄여줄 수 있을 것이다. 물 공급을 필요로 하

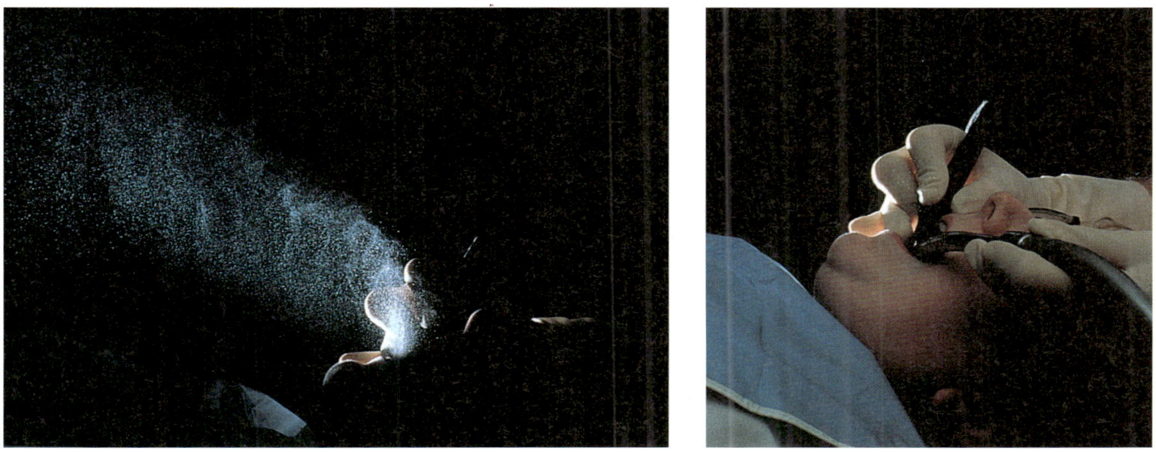

그림 30.7 현대 치과장비가 만들어 내는 에어로졸은(왼쪽) 고 용적 흡인의(오른쪽) 대체로 제어될 수 있다.

는 치과 장비의 설계상 오염된 물이 송수관을 따라 수도관으로 거꾸로 흐를 수도 있다(역류[backflow]). 의원 내로 들어가는 송수 설비에 물리적인 단절(physical break; 공극[air gap])을 부여하면 역류 가능성을 막을 수 있으며, 많은 나라에서는 이것이 법정 요건(legal requirement)이다.

폐기물(waste)의 안전한 처리(safe disposal)

치과의사는 의원 내에서 생긴 모든 오염 폐기물들을 관련 법률에 따라 안전하게 처리해야 할 의무(responsibility)가 있다. 절대로 가사 쓰레기 계통(domestic waste system)을 통해 오염 폐기물들을 버려서는 안 되며, 그 지역 당국(local authority)이나 사설 처리업자(private contractor)와 최종 수집 및 처리에 대한 계약을 맺어야 한다. 미국에서는 오염된 날카로운 품목, 액체상태의 혈액과 그 외 체액, 조직, 체액으로 흠뻑 젖어 있거나 체액과 함께 굳은 날카롭지 않은 고형 폐기물, 체액으로 오염된 미생물학적 재료 등이 통제 대상 폐기물(regulated waste)이다.

모든 날카로운 품목은 딱딱하고 뚫어지지 않는(puncture-resistant) 용기에 넣어 두어야 하며, 절대로 이 용기의 3분의 2 이상 채우지 말아야 한다. 채워진 용기는 소각(incineration)을 위해 들어 나르기 전에 잘 닫고, 단단히 잠가야 한다. 혈액이나 침으로 오염된 부드러운 폐기물들은 불침투성의, 튼튼하고 봉해진 주머니 안에 넣고, 감염성 폐기물임을 명기해 놓아야 한다.

치과의료에서는 두 가지 측면에서 특별한 폐기물처리 문제가 제기된다. 첫 번째 문제는 국소마취제 카트리지와 관련이 있다. 많은 의원에서 날카로운 것을 담는 상자(sharps box)에 사용한 카트리지를 버린다. 그렇지만 임상 치료절차가 끝난 후, 다 사용하지 않은 카트리지가 남는 경우가 종종 있다. 국소마취제 용액은 처방약이며, 따라서 특수 폐기물로 취급되어 부가적인 처리 규제를 받고 추가비용이 든다. 즉 완전히 빈 국소마취제 카트리지는 특수 폐기물이 아니므로, 임상 폐기물로서 처리될 수 있다. 그렇지만 완전히 비지 않은 국소마취제 카트리지를 sharps box에 담아 처리한다면, 이 용기는 반드시 특수 폐기물로 처리되어야 한다.

치과의료에서 폐기물처리와 관련된 두 번째 문제는 아말감-충전된 뽑은 이(amalgam-filled extracted teeth)로서, 아말감은 소각(incineration)할 때 수은을 방출하기 때문에, 이런 치아는 sharps box에 넣어 처리해서는 안 된다. 이런 치아는 폐 아말감과 함께 처리해야 하지만, 치아는 혈액으로 오염되어 있기 때문에 주의해야 한다. 폐기물 수집 서비스를 하는 기관에서는 대개, 아말감-충전된 치아의 폐기를 위해 특수한 용기를 제작한다.

기공실 품목(laboratory items)의 소독

틀니, 인공치아관, 가공의치, 교정장치의 제작을 위해서는 치과의원과 치과기공실 사이에 빈번한 물품 왕래가 있게 되며, 감염이 전파될 위험이 부수적으로 따르게 된다. 인상(impressions)이나 장치(appliances)를 입안에서 꺼내면 바로 흐르는 물에 헹궈, 침, 혈액, 찌꺼기를 제거하고, 적합한 소독제에 담근 후 다시 헹궈서, 이 품목은 소독되었다는 설명서(statement)와 함께 기공소로 보낸다. 소독제에 담근 인상의 크기 안정성(dimensional stability)에 대한 우려가 있기는 하지만, 치과 재료와 소독제의 적절한 조합을 사용하면 이는 큰 문제가 아니다.

치과기공소 자체에도 역시, 지켜야 할 감염방지 절차의 요건이 있다. 이는 마무리 단계 연마 wheel에 사용되는 속돌 반죽(pumice slurry)이 미생물에 오염되어 치과기공사들의 감염 및 치과 장치들 간의 감염 전파의 한 근원으로 작용할 가능성이 있기 때문이다. 이 문제는 속돌 반죽을 규칙적으로 갈고 반죽에 소독제를 넣는 것으로 해결할 수 있다.

직원들을 위한 효과적인 현장 교육(effective training)

문서로 된 감염방지 방책(infection control policy)이 반드시 있어야 하며, 포함된 절차는 정기적으로 재검토되어야 한다. 모든 치과직원들은 감염전파를 막는 절차에 대해 알고 있어야 하며, 왜 이 절차들이 필요한지 이해해야 한다. 치과 간호사는 많은 감염방지 절차를 수행하는 주된 역할을 맡으며, 적절한 훈련을 받아야 한다. 모든 신규 직원에게는 감염방지 역할 관련 직무내용설명(job description)이 주어져야 하며, 진료실 업무 시작 전에 필요한 절차에 대한 충분한 현장교육이 이루어지는 것이 무엇보다도 중요하다. 이러한 활동에 대한 정기적인 감독과 이를 문서로 남기는 일은 필수적이다.

치과기구(Dental instrument)의 오염제거(decontamination)

'오염제거 주기'의 단계는 그림 11.1에 주어져 있다. 현재 영국에서는 재사용하는 의료 장치의 오염제거를 집중화, 자동화하는 방침이 세워져, 견실한 품질 관리 및 감독이 제고되고 있다. 그렇지만 치과의료에서는 이 방법의 실행에 보급(조달, 배포, 유지, 대체)이라는 중요한 문제가 걸려있다. 처리해야 할 많은 환자(high patient throughput)와 각 환자마다 요구되는 많은 기구 숫자가 결합되면 전체적으로 사용되는 기구가 엄청난 수에 달한다는 사실을 알 수 있다(스코틀랜드에서만 한 해에 1억 8천만 개). 그럼에도 불구하고, 즉시 이용 가능한 적합한 설비가 있다면, 특정 임상 구역마다 중앙화된 치과기구 오염제거 도입을 고려하는 것이 현명한 선택일 수 있다.

대다수의 치과개원진료에서는 개별 오염제거 방침을 계속 유지할 것이다. 그렇지만, 이 방침으로는 현재 사용하고 있는 오염제거 방법 및 적용되는 품질 관리 절차를 모두, 재평가 받아야 한다는 요구를 받게 된다. 고려해보아야 할 또 하나의 문제는 치과의원 내 오염제거 구역의 위치이다. 가장 바람직한 배치는 진료실과 독립된, 별도의 전용 오염제거 방을 갖는 것이다(그림 30.8b). 큰 의원에서는 이러한 방 하나로 진료실 몇 개의 요구를 충족시킬 수 있을 것이다. 그렇지만 대다수 의원에서는 기구 오염제거를 진료실 내에서 수행하고 있다(그림 30.8a). 시설의 설계는 일의 흐름이 불결한 곳에서 청결한 곳으로 향하는 일방 통행이 되도록 해야 하며, 분명하게 식별되는 전용의 지정된 구역들로 나눔으로써, 오염된 장치를 세척, 멸균된 장치와 혼동하는 것을 피할 수 있어야 한다(그림 30.8b). 진료실 내 기구를 적절하게 배치하는 일 외에도, 모든 직원들은 반드시 문서로 남기는 현장교육을 받고, 교차오염 위험의 가능성을 분명히 이해하고, 기구 오염제거, 멸균 물품의 배출 및 보관에 대해 합의된 서면 절차를 철저히 준수해야 한다.

기구 조달(procurement)

어떤 장치이건 기구 조달은 오염제거 주기의 한 주요 단계이다. 반드시 제조자 지시에 세심한 주의를 기울여야 한다. 장비를 구입하기 전에 의원의 기존 오염제거 절차와 제조자의 지시사항이 서로 잘 맞는지 확인하는 일이 긴요하다; 그렇지 않다면 일회용 장비를 이용할 수도 있을 것이다. 각 의원은 재사용 장비 구입에 대한 문서로 된 방침을 갖고 있어야 하며, 이 방침에는 구입 전 장비 제조자의 지시를 검토할 필요성, 가용한 오염제거방법의 적용가능성에 대한 기록, 구입하는 장비의 문서화된 시방서(specification)가 포함되어야 한다.

의료장치훈령에 따르면, 장치를 제대로 재처리하는데 필요한 기술에 대해 지시를 제공하는 것은 제조자가 갖추어야 할 요건이다. 이 지시의 표준 형식은 EN ISO 17664에 그 윤곽이 제공되어 있다. 많은 치과장비 품목들은 복잡한 구조를 갖고 있기 때문에, 세척 및 멸균 전에 해체할 필요가 있다. Matrix bands나 근관 파일(endodontic files) 같은 품목들은 효과적으로 세척하기가 어려울 수 있으므로, 일회용 장치로 봐야 할 것이다.

기구 세척(cleaning)

치과기구는 체액으로 심하게 오염되기 때문에 멸균 전, 실효성이 입증된 절차로 철저히 세척해야 한다. 치과의료에서 가장 빈번히 사용되는 방법은 손으로 닦는 것(manual scrubbing)과 초음파 처리(ultrasonic bath)이다. 그렇지만 앞으로, 작업대 위에 올려 놓는(benchtop) 세척–소독기가 치과의료계의 중요한 발전이 될 가능성이 있다. 사용중인 세척방법을 불문하고 기구는 멸균 전에 반드시, 남아 있는 찌꺼기가 없는지, 기능이 온전한지를 눈으로 검사해야 한다. 이 일은 오염제거 주기의 불가결한 요소이지만, 바쁜 치과의원 내에서 가끔씩 실행 우선 순위에서 밀려나기도 한다.

손 세척(manual cleaning)

손 세척은 장치 제조자 지시사항이 요구하고 있고, 자동화 세척 처리를 이용할 수 없는 경우에만 사용해야 한다. 손 세척은 가장 바람직하지 않은 세척방법이지만, 치과의료에서 가장 일반적으로 사용되는 방법이다.

손 세척은 시설 내에서 술자의 안전을 지켜주고, 효과적이고 입증된 세척방법을 제공하고, 세척하는 장비들의 교차오염의 가능성을 최소화하고, 처리과정에서 남은 화학물질로 장비가 오염될 가능성을 최소화하고, 세척하는 동안 장비를 손상시키지 않는 절차에 따라 수행한다. 손 세척이 이용된다면 장비의 구조에 따라, 잠금(immersion) 방법이나 잠그지 않는 방법을 이용하게 될 것이다. 잠그지 않는 방법을 이용한다면 세척하는 직원에게 튀거나 에어로졸이 발생하는 위험을 줄일 수 있는 세척절차를 택해야 할 것이다. 장비는 손을 씻는 등 다른 목적으로는 사용되지 않는 별도의 개수대에서 세척해야 한다. 가장 바람직하기로는 하나는 세척하는 용도로, 하나는 헹구는 용도로, 별개의 개수대가 있는 것이다. 이것이 불가능하다면, 장비

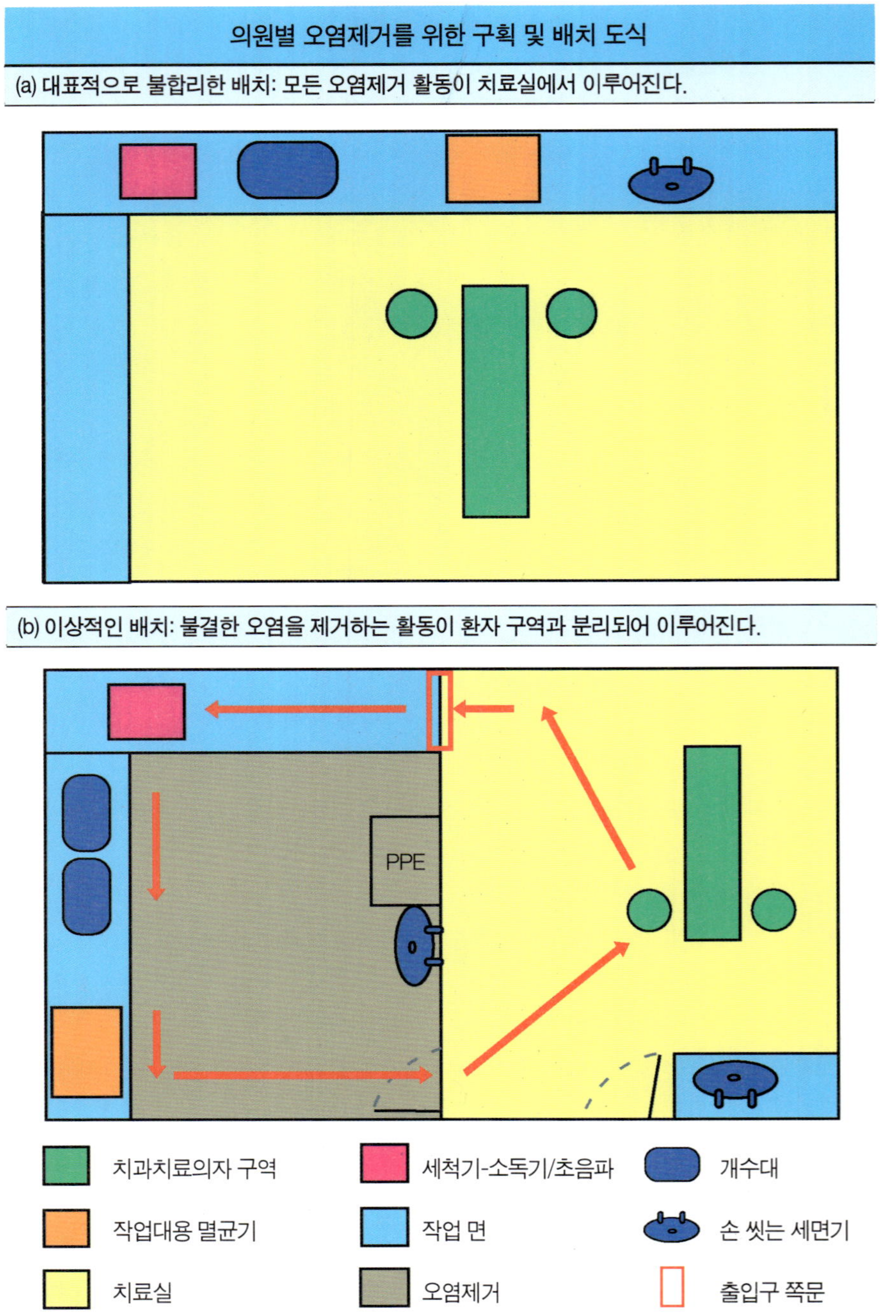

그림 30.8 의원내 오염제거 설비의 배치 및 구획 도식 (a) 치과의원의 일반적인 배치로, 모든 오염제거 활동이 임상 구역에서 수행된다. (b) 좀더 만족스러운 배치로, 오염제거 활동이 환자 구역과 독립되어 수행되며, 기구가 불결한 곳에서 깨끗한 구역, 멸균 구역으로 가는 명확한 흐름이 있다. 붉은 화살표는 기구의 흐름을 나타낸다. PPE, personal protective equipment

를 헹구기 전에 세척에 사용한 개수대를 비우고 씻는 것으로써 세척 및 헹굼과정을 시간적으로 분리할 수 있을 것이다.

세제 제조자는 수술 기구를 세척하는 목적에 적합한 지를 구체적으로 명시해야 한다; 그릇 닦는 세제나 수술용 손 닦는 세제를 사용해서는 안 된다. 세제 희석비율과 물 온도는 제조자의 지시를 따라야 할 것이다. 물 온도는 중요하다. 이는 단백질이 45℃ 이상에서 응고하기 시작하며, 그 이후에는 제거가 더 어려워지기 때문이다. 장비는 수면 아래에서 세척해야 하며, 기구의 날카로운 끝이 신체로부터 먼 쪽을 향하게 한다. 뜻밖의 손상이나 튀는 것으로부터 몸을 보호하기 위하여, 장갑, 눈 보호 기구, 방수 앞치마 등 개인 보호 장비를 착용해야 한다. 솔 같은 세척 도구는 기구 표면을 손상시키지 않는 재질로 만든 것이어야 한다. 철사로 된 솔이나 그릇 바닥을 닦는 도구는 기구 표면에 손상을 입히고, 이후 세척을 더 어렵게 만든다. 세척 도구는 일회용이거나, 가능하다면 사용 후 철저하게 세척해야 한다.

장비는 적절한 품질의 물로 속속들이 헹궈 과잉 세제를 모두 제거하고, 제조자의 지시에 따라 말린다. 수도물이 연성(soft water)이고 품질이 좋다면, 갓 뽑은 물을 헹구는데 사용할 수 있다. 경수(hard water) 지역이거나 물이 색을 띤다면, 탈이온(deionization)이나 역삼투(reverse osmosis)로 물을 정제해야 할 것이다. 요약하면, 손 세척은 직원들에게 위험을 줄 가능성이 있으며, 처리과정의 품질관리가 지극히 어렵다.

초음파 세척

많은 치과의원에서 손 세척과 함께 작업대 위에 올려 놓는 작은 초음파 세척기를 사용한다. 이 기계는 효과가 입증되고 정기적 주간 검사를 받아야 한다. 알루미늄박 침식 검사(foil ablation tests)와 시험 얼룩 제거(test soil removal)는 초음파 세척기의 유효성을 검사하는 적절한 수단이다. 초음파 세척기를 구입할 때 고려해야 할 요소들로는, 처리시간 및 온도조절 유무, 뚜껑 interlock 유무, 세제 적량분배 도구 유무, 통을 쉽사리 비울 수 있게 해주는 배수 꼭지(drain tap) 유무 등이다. 선택한 세제는 초음파 세척기 제조자가 지정한 것이어야 한다. 통 속의 용액은 4시간 간격으로 갈며, 오염이 많이 되면 더 자주 바꿔준다. 하루 일과가 끝나면 초음파 세척기를 비우고 씻어, 마른 채로 놓아둔다. 초음파 세척기가 손 세척에 비해 개선된 것이기는 하지만, 대다수 초음파 세척기들이 진료실 안에 놓여 있어 많은 직원들이 소음을 호소한다.

초음파 세척기를 사용하게 된다면 검사 요건, 세척할 기구를 담는 절차, 작동 주기 시간 및 온도 설정, 세제 선택의 개요를 설명하는 문서화된 절차가 있어야 한다. 직원들은 작동 교육을 받아야 하고, 초음파 세척기가 작동하는 동안 통 속에 손을 넣지 않도록 가르쳐야 한다.

작업대 위에 올려 놓는 세척–소독기

대규모 중앙 멸균 시설에서는 이미 여러 해 동안 세척–소독기를 사용해오고 있다. 그렇지만, 세척–소독기가 치과의료에서 기구 오염제거 절차의 일부는 아니었다. 현재 프리온 단백질뿐만 아니라 그 외 찌꺼기 제거에서 기구세척의 중요성이 부각되면서, 치과의료에서도 세척–소독기가 적극적으로 고려되고 있다. 작업대 위에 올려 놓는 주기 시간이 짧은 작은 세척–소독기가 시중에 나와 있으며(그림 30.9), 이 기기는 현재 이용되는 방법에 비해 더 견실한 세척력을 제공하면서도, 치과간호사들을 날카로운 것에 의한 손상의 위험에 덜 노출시키게 될 것이다.

사용자들은 구입 전에, 오염이 제거된 기구를 공급하는데 걸리는 시간(turn-around time)이 길어지며, 세척–소독기 내에서 사용할 수 있는 적합한 운반 장치가 필요하다는 것을 알아야 한다. 기계는 EN ISO 15883 같은 인정된 시방서(recognized specifications)의 조건을 만족시켜야 한다. 이 조건에는 독립적으로 처리 온도, 처리과정 주기, 실패한 주기 interlock 및 세제 저 수준 경고/interlock을 감시하고 기록하는장치에 대한 것이 포함되어 있어야 한다. 세제 중에는 높은 pH를 갖고

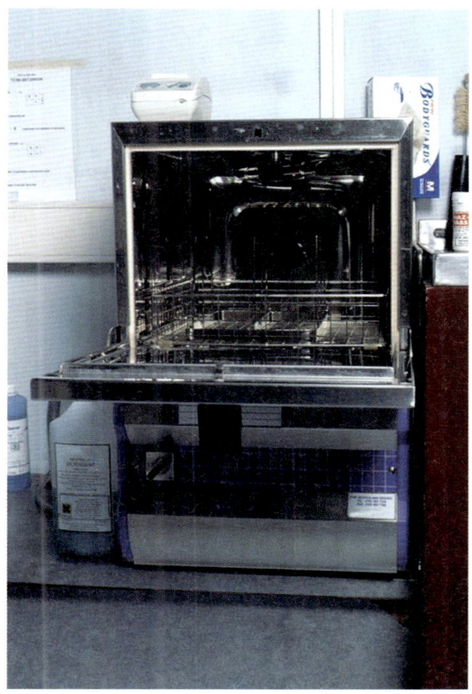

그림 30.9 작업대 위에 올려 놓는 세척–소독기 사진

있어 알루미늄 성분을 부식시킬 수 있는 것이 있으므로, 세제의 선택에도 주의를 기울여야 한다. 개별 기계마다 제공되는 기능이 입증되고, 설치 시 [정식으로] 취역되어야 한다.

일상적인 사용을 위해서는 반드시, EN ISO 15883에 따라 기계를 하루에 한 번, 일 주일에 한 번, 계절마다, 일년에 한 번 검사를 해야 한다. 문서화된 적절한 직원 현장교육[계획]과 함께, 세척할 기구를 담는 절차, 작동 주기 설정, 세제 선택, 매일 및 주간 검사 방법의 개요를 설명하는 문서화된 절차가 있어야 한다.

치과기구 멸균(sterilization)

증기멸균법(steam sterilization)은 가장 선호되는 치과기구 멸균 방법이다. 치과의료에서 사용되는 품목들 중 가압증기멸균할 수 없거나, 아니면 일회용으로 시중에 나와있지 않은 품목은 몇 안 된다. 치과의원에서는 작업대 위에 올려 놓는 증기멸균기를 일상적으로 사용하며, 이 멸균기들은 전형적으로 온도 134~137℃, 압력 2.25 bar에서 3분간 작동하는 주기를 이용한다.

증기멸균기 주기에는 몇 가지 유형이 있다(그림 30.10). 대다수 치과의원은 작업대 위에 올려 놓는, 증기로 공기를 밀어내는(displacement of air by steam) 방식의 재래 증기멸균기를 사용한다(그림 30.11). 현재 영국 내 지침은 이런 가압증기멸균기에서 포장된 기구를 처리하는 것을 허용하지 않기 때문에, [이런 멸균기를 사용할 때는] 치과기구를 멸균기 내 열린 선반 위에 놓거나 구멍이 나 있는 금속 통(perforated metal trays)에 넣어 멸균한다. 증기가 자유로이 순환할 수 있도록, 기구를 올바른 형태 및 방향으로 담는 것이 중요하다.

현재 치과의사들이 사용하는 멸균기를 진공 단계가 있는 가압증기멸균기로 전환해야 하는지에 대한 논의가 진행 중이다. 진공 가압증기멸균기의 장점은 멸균 전 품목을 포장할 수 있다는 점과 기구 내부에 전체 길이에 걸쳐 몇 개의 관들이 배열되어 있는 치과용 핸드피스를 멸균할 때 효율성이 더 높을 수 있다는 점이다. 최근까지, 작업대 위에 올려 놓을 수 있는 진공 가압증기멸균기는 시중에서 찾아보기 어려웠으나, 현재 제조사들이 몇 가지 종류를 제공하고 있으며, 사용을 쉽게 하고 신뢰도를 높이기 위한 개발 계획이 계속되고 있다. 그렇지만, 진공-단계 가압증기멸균기는 종래의 증기멸균기에 비해 상당히 더 복잡하고, 가압증기멸균기를 사용하는 날마다 행해야 하는 증기 침투 검사(steam penetration test)를 비롯, 더 엄격한 유지와 검사가 요구된다. 세척—소독기에서 기술한 바와 같이, 치과의료에서 진공—단계 가압증기멸균기를 도입하는 것은 기구의

작업대 용 증기멸균기 주기				
주기유형	공기 제거	적재물 유형	장점	단점
N	수동적 (중력에 의한 배기)	포장하지 않은 고형 품목	• 가장 단순한 유형 • 구입, 운용 및 유지 비용이 가장 적게 든다.	다음 목적으로는 사용할 수 없다: • 속이 비었거나 관내강이 있는 장치 • 포장된 품목 (예: 멸균주머니에 담긴 품목)
B	능동적 (강제) 배기	• 포장하거나 하지 않은 고형 품목 • 포장하거나 하지 않은, 속이 빈 또는 관내강이 있는 품목 • 다공성 적재물(상처치료재료)	적용 범위가 가장 넓다.	• 구입 및 유지 비용이 많이 든다. • 부가적인 정기 검사가 요구된다. • 포장된 품목을 위해서 필수적인 멸균 후 건조 단계로 인해 전체 주기 시간이 늘어난다.
S	능동적 (강제) 배기	제조자가 지정한 적재물 유형에 대해서만 적합하다.	유형 N보다는 더 넓은 적용 범위	• 구입 및 유지 비용이 많이 든다. • 부가적인 정기 검사가 요구된다. • 포장된 품목을 위해서 필수적인 멸균 후 건조 단계로 인해 전체 주기 시간이 늘어난다.

그림 30.10 서로 다른 증기멸균기들의 멸균주기 요약

작업대 용 증기멸균기

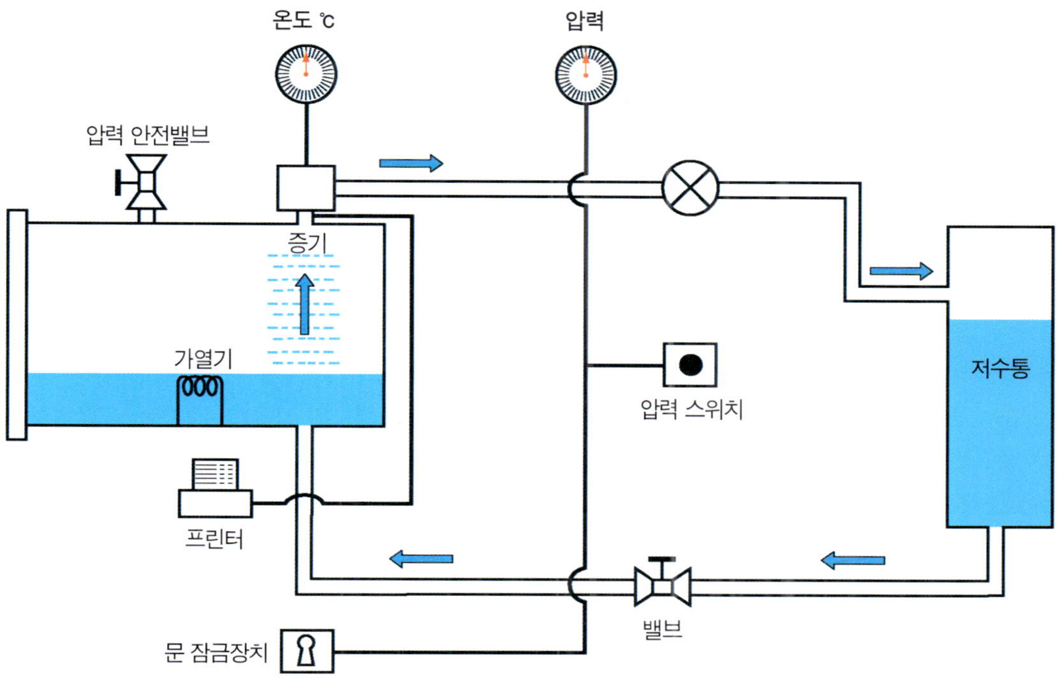

그림 30.11 비-진공형 작업대 용 증기멸균기의 도해

흐름뿐만 아니라 환자 처리능력에까지 상당한 영향을 미치게 될 것이다.

어떤 유형의 가압증기멸균기를 사용하던지, 설치 시 정식 취역 및 인증(formal commissioning and validation; 그림 11.7), 그리고 이후의 정기적인 검사와 유지는 필수적이다. 치과의원마다 이 절차를 이행하고 기록하는데 있어서 큰 차이가 있는 것으로 보인다. 이 문제를 잘 보여주는 좋은 예로서, 매일 일과를 마친 후 가압증기멸균기 통에서 남아있는 물을 빼 버리고, 세척한 후, 밤새 마르도록 [멸균기 문을] 열어놓아야 하는 요건을 들 수 있다. 최근 출판된 한 보고에 의하면, 이 절차를 따르지 않은 결과, 작업대 위에 올려 놓는 치과 가압증기멸균기 물 저장통(reservoirs) 안에 세균과 내독소(endotoxin)가 높은 수준으로 존재한다는 것이 밝혀졌다.

치과 기구 중에서 오염제거가 어려운 품목 중 하나가 치과용 핸드피스이다. 핸드피스는 고도의 공작기술로 제작된 고가의 품목으로서, 반복되는 가압증기멸균으로 품질이 떨어질 수 있다. 핸드피스 내로는 혈액과 침이 들어갈 수 있고, 따라서 다음 환자의 입안으로 배출될 가능성이 있기 때문에 핸드피스는 반드시, 매 환자마다 세척하고 가압증기멸균해야 한다. 멸균이 잘 되려면 세척 단계가 매우 중요하지만, 현대 핸드피스의 복잡한 구조를 감안하면, 이는 쉽지 않다. 알코올/소독제 조합이나 세척 주기를 이용하는 멸균 전 세척 기계가 있지만, 모든 유형의 핸드피스와 맞는 것은 아니며, 널리 채용되지 않았다. 대다수의 의원에서는 세제와 물로 핸드피스 외면을 세척하는 것과 그 후 가압 기름으로, 깨끗한 기름이 chuck 밖으로 나올 때까지, 핸드피스를 윤활하는 일을 함께 하는 절차를 시행하며, 이 기술은 *in vitro*에서 효과가 있는 것으로 밝혀졌다. 이 다음에 핸드피스를 가압증기멸균한다.

기구 보관(storage)

앞서 기술한 바대로, 대다수의 치과의원들이 비-진공 가압증기멸균기를 사용하기 때문에, 기구를 멸균 전에 포장하지 않는다. 이렇게 멸균된 기구는 반드시 건조시켜, 뚜껑이 덮인 상태로 보관하여야 하며, 서랍장(racks in drawers)으로부터 뚜껑이 있는 접시 방식(covered tray systems)에 이르기까지 여러 가지 보관 방법이 사용된다. 대다수 일반 의원에서는 환자 처리량이 아주 많아, 자주 쓰는 기구는 멸균 후 몇 시간 이상 보관되는 일이 거의 없다. 발치겸자 및 기자(extraction forceps and elevators) 같이 덜 자주 사용되는 기구들의 경우, 많은 의원에서는 멸균이 끝난 후 장기간 보관을 위하여 주머니(pouches) 안으로 무균적으로 옮긴다.

한 환자 사용 및 쓰고 버리는(disposable) 품목

치과치료에 사용되는 몇 가지 장비들 중에는 제조자가 '한 환자용(single patient use)' 또는 '쓰고 버리는 것(disposable)'이라고 표기한 것들이 있다. 이 품목들은 그림 30.12에 있는 심볼로 표시되어 있다. 국소마취제 바늘이나 카트리지 같은 몇몇 품목들은 치과의료에서 여러 해 동안, 엄격하게 일회에 한해서만 사용하는 품목으로 취급되어 왔다. 그렇지만 그 외 치과의료에서 사용되는 많은 품목들은 재사용 장비로 구입할 수도 있고, 쓰고 버리는 것으로 구입할 수도 있다. 예를 들어 치과인상접시는 세척하고 멸균할 수 있도록 금속으로 만들거나, 또는 플라스틱으로 만들어 쓰고 버리는 것도 있다. 이러한 경우 재사용 품목을 택하거나, 혹은 쓰고 버리는 품목을 택하는 결정을 내리는 것은 각 의원의 책임이다. 쓰고 버리는 것을 택한다면, 이 품목들은 사용 후 반드시 폐기되어야 하며, 절대로 다시 사용해서는 안 되지만, 과거에는 이 원칙이 전반적으로 잘 적용되어 오지는 않았다. 다른 몇 가지, 공기/물 세척기 tip 같은 품목들은 오염을 효과적으로 제거하기가 어려우며, 이제는 쓰고 버리는 품목으로 구입할 수 있다.

최근, 오염이 제거된 Siqveland matrix bands에 [여전히] 남아 있는 혈액 오염에 대한 자료들은 이 band를 매 환자마다 바꾸어야 할 필요성에 대한 증거를 여실히 제공하고 있다. 현재 연구의 초점이 근관 치료에 사용되는 근관 파일(endodontic files)의 오염제거에 맞추어져 있다. 연구 결과들은, 이 기구가 갖는 복잡한 표면의 구조적 특징으로 인해 사용 후 기구의 절삭 면(cutting surfaces)으로부터 찌꺼기를 제거하는 것은 사실상 불가능함을 보여주었고, [따라서] 비용 문제에도 불구하고 이 기구들은 일회용으로 간주되어야 함을 제시하고 있다. 아직까지 모든 제조자들이 이 기구를 일회용으로 표기하고 있지는 않다.

일회용 심볼

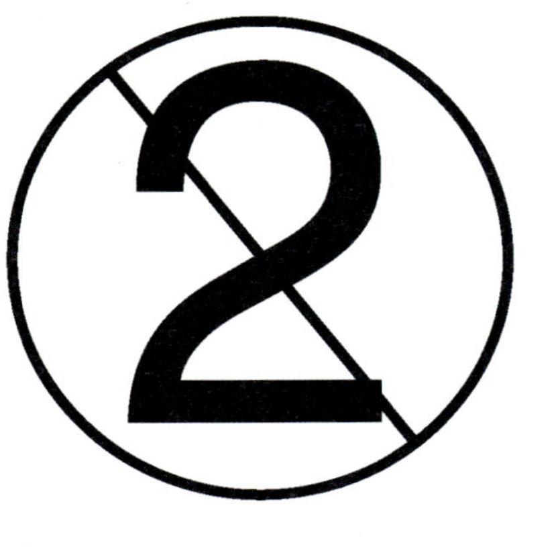

그림 30.12 '일회용(single use)' 으로 국한되어 판매되는 품목임을 나타내는 상징[심볼]. 어떠한 상황에서도 이러한 품목을 오염제거하거나 재사용해서는 안 된다.

직업적으로 얻게 되는 감염

의료종사자들의 가장 중요한 염려는 혈액-매개 바이러스(blood-borne viruses) 감염 위험과 관련이 있다. B형간염바이러스(hepatitis B virus)는 여전히 치과의사와 그 외 의료종사자들의 주요 직업감염 위험으로 남아 있다. HBV, HCV 및 HIV 감염의 상대적인 위험도를 그림 30.13에 요약하였다. B형간염바이러스는 HIV보다 훨씬 더 감염성이 높으며, [따라서] 대다수의 의료종사자들이 B형간염 백신에 반응하고, 그것에 의하여 보호를 받게 된다는 것은 다행스러운 일이다. 1999년 6월까지 의료종사자들 중에서 직업적으로 HIV에 감염된 사례는 전세계적으로 단지 102건의 입증된 사례와 217건의 가능 사례에 불과하다. 이 중에서 5건의 분명한 사례와 8건의 가능 사례가 영국에서 일어났다. 입증된 사례 중 55건은 미국으로부터 보고된 것이다. 입증된 사례 중 치과직원이 관여된 경우는 한 건도 없다.

몇몇 최근 연구에 의하면, 치과의료계에서 직업적으로 C형간염바이러스에 감염될 위험은 비교적 낮다. 그렇지만, 의료종사자들 중에 바늘에 찔리는 사고를 당한 뒤 혈청전환(seroconversions)이 일어난, 증거자료로서 입증된 사례가 보고되고 있으며, 이는 이러한 손상은 피하는 것이 중요하다는 것을 강조해주는 것이다.

치과의사들은 직업적으로 그 외 감염들도 얻을 수 있다. 그림 13.15는 입안 단순헤르페스바이러스 감염이 있는 환자로부

HIV, HCV 및 HBV에 의한 직업감염			
	HIV	HCV	HBV
감염이 전파될 수 있는 초소 부피	0.1 ml		0.00004 ml
양성혈청반응 환자로부터 바늘에 찔리는 손상을 입은 후의 감염 위험도	0.3%	1.8%	7~30%

그림 30.13 B 및 C형간염바이러스, 또는 HIV로 감염된 환자로부터 바늘에 찔리는 손상을 입은 후 각 바이러스에 의한 감염이 일어날 수 있는 위험도. B형간염바이러스에 의한 감염 위험도는 근원 환자가 고위험 보균자(HBeAg 양성)인지의 여부에 달려 있다. HCV가 전파될 수 있는 최소 부피는 아직 정량화되지 않았다.

터 옮은, 치과의사의 헤르페스생인손(herpetic whitlow)을 보여주고 있다. 기도 바이러스에 의한 치과의사들의 직업감염 위험, 그리고 많은 의료종사자 집단 중에 나타나는 *Mycobacterium tuberculosis*에 의한 직업감염 위험 또한 보고되고 있다.

날카로운 것에 의한 상해 관리

이것은 직업상 얻게 되는 혈액-매개 바이러스감염의 예방에 관한 중요한 문제이다. 날카로운 것에 의한 손상을 방지하는 것은 매우 중요한 문제로서 앞에서 논의하였지만, 이러한 손상이 일어났을 때 그 관리의 원칙은 그림 30.14에 요약되어 있다. 즉시 해야 할 첫 조치(first aid)는 흐르는 물에 상처를 씻고(문지르거나 다른 조작을 하지 말 것) 방수 dressing을 하는 것이다. 치료 중이던 환자의 치료를 끝마치도록 조처한 후, 긴급하게 의학적인 조언을 구한다. 이 모든 사건들은 사고기록 책에 공식적으로 기록되어야 한다.

먼저 BBVs의 전파와 관련하여 손상이 중요한지를 확인하는 것이 필수적이다(그림 30.15). 만일 중요한 것으로 평가되면, 다음으로는 근원 환자의 BBV 감염 상태에 대한 고려가 주어져야 한다. 비록 근원 환자와 교섭한다는 개념에는 이론이 있지만, 가장 바람직한 것은 근원 환자로부터 혈액을 수집하는 것이다. 근원 환자로 하여금 BBV 검사에 응할 것을 요청하는데 대한 보편적인 교섭절차(universal approach)가 있다면, 어려운 판단을 내려야 하는 곤란한 사태를 피하고 절차를 정상적으로 진행시킬 수 있을 것이다. 중요한 것은 [감염에] 노출된 의료종사자가 [직접] 이 역할을 수행하지 않는 것이며, 이 역할은 적절한 자격을 갖춘 제3자에게 맡겨져야 한다. 논의와 상담(discussion and counselling)은 당연히 필수이지만, 동의를 얻게 되면 혈액에서 간염 표지자(hepatitis markers)와 HIV 항체

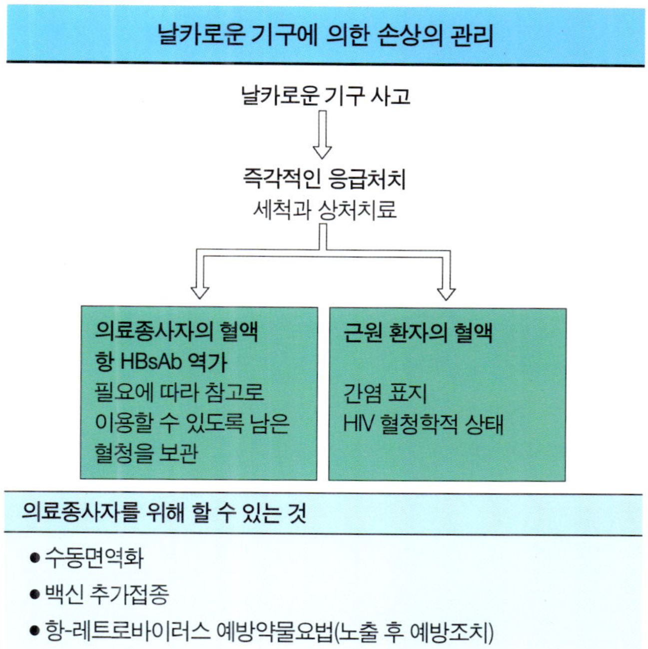

그림 30.14 바늘찔림 및 이와 관련된 날카로운 기구에 의한 사고의 관리 요약증

를 검색해야 한다. 이러한 정보는 손상을 입은 의료종사자를 크게 안심시킬 수 있으며, 또한 이 의료종사자의 관리에 중요한 정보 예를 들어, 이 직원이 백신에 반응하지 않는 사람이라면(vaccine non-responder) 수동면역과 관련하여, 혹은 HIV 노출 후-예방(post-exposure prophylaxis; 아래를 볼 것)과 관련하여 정보를 제공해 줄 수 있다. 그렇지만, 환자에게 적합한 표본을 공여하도록 압력을 행사해서는 안 된다.

가장 바람직한 것은 의료종사자로부터 사고 시점에 혈액을 채취하는 것이다. 필요하다면 항-HBs 항체 역가를 측정할 수

현저한 노출	
유형	예
피부를 경유하는 손상	바늘, 기구, 뼈 조각, 물려서 피부 뚫어짐
상처난 피부의 노출	찰과상, 베인 상처, 습진
점막 노출	눈

그림 30.15 의료현장에서 일어나는 혈액매개 바이러스 전파와 관련이 있는 현저한 혈액 및 체액 노출의 유형

있다. 남은 혈청은 기선(baseline) 표본으로서 나중에 혈청학적 검사가 필요할 때 사용할 수 있도록 보관한다.

이 의료종사자를 위한 시급한 치료로는 B형간염백신 무반응자를 위한 수동면역이나, 항-HBs 항체 역가가 쇠퇴한 사람을 위한 백신 추가접종(booster)이 있다. 알려진 HIV-양성 환자로부터 상당한 손상을 입은 사람들을 위해 예방(prophylactic) 항-레트로바이러스(anti-retroviral) 혼합 약물(cocktails)을 투여하는 것은 이제 영국과 미국, 두 나라에서 모두 권장되는 조치이다. 이 조치는 노출-후 예방(post-exposure prophylaxis [PEP])으로 알려져 있다. 바람직하기로는 손상 받은 지 한 시간 이내에 약물을 투여해야 하며, 4주 동안 투여한다. 그렇지만, 항-레트로바이러스 약물은 상당한 부작용이 있어서 일을 쉬어야 할 필요가 있을 수 있고, [그러므로] 이러한 치료는 반드시 적절한 교육을 받고 경험이 있는 의료진들의 주의 깊은 감독을 받아야 한다.

HCV 감염을 예방하는 백신은 아직 없으며, 노출-후 예방법도 없다. 그러므로 감염을 일찍 진단하여 전문 치료를 받을 수 있도록 해 주는 혈청학적 추적(follow-up)은 지극히 중요하다(아래 참조).

추적 혈청학 검사(follow-up serology)는 날카로운 것으로 인한 모든 손상의 관리에서 필수적인 요소이며, 영국에서는 노출 후 6, 12, 24주에 시행할 것을 권장한다. 만일 양성 결과가 나오면 기선(baseline) 혈액 표본을 검사하여, 이것이 직업상 얻게 된 감염이라는 증거로 삼는다.

혈액-매개 바이러스로 감염된 의료종사자

노출을 일으키기 쉬운 절차(exposure-prone procedures [EPPs])란 의료종사자에게 손상이 생겨, 환자의 열린 조직이 의료종사자의 혈액에 노출되는 결과를 초래할 위험이 있는 절차이다. 영국에서는 특정 부류의 혈액-매개 바이러스 보균자는 EPPs를 수행할 수 없도록 배제된다(그림 30.16). 치과치료절차의 대부분이 EPPs로 분류되기 때문에, 이러한 지침은 치과의사 및 치과위생사들과 밀접한 관련이 있다. 역학 연구에 의하면, 고위험(HBe-항원 양성) B형간염바이러스 보균자인 의료종사자들이 노출을 일으키기 쉬운 절차를 수행하면 B형간염을 환자들에게 전파시킬 수 있다는 유력한 증거가 있다. HBeAg 음성 보균자인 의료종사자로부터 환자로 B형간염이 전파되는 것은 [혈액] 1 ml 당 10^4 이상의 유전체 등가량(genomic equivalents)에 해당하는 바이러스 함량과 연관되어 왔다. 현재 영국의 cut-off 한계는 10^3 유전체 등가량이므로(그림 30.16) 안전의 여지가 있다. 여러 명의 환자에게 HIV를 전파시킨 것으로 보이는, 미국 Florida의 AIDS에 걸린 한 치과의사의 사례 이외에, HIV에 감염된 의료종사자가 환자에게 바이러스를 전파시킨 보고는 단 두 건이 있을 뿐이다. 그 하나는 1992년에 프랑스에서 HIV-양성인 한 정형외과의(orthopaedic surgeon)가 엉덩수술을 하는 동안 환자에게 HIV를 감염시킨 것으로 보이는 경우이다. 당시 이 외과의는 증상이 없었으며, 본인의 감염 사실을 몰랐다. 세 번째 경우는, 혈액에 대한 노출의 증거 없이, 계통발생분석(phylogenetic analyses)만으로 HIV의 간호사-환자 전파가 있었음이 알려진 경우이다. 따라서, 현재까지 입수된 자료에 의하면 HIV-감염 의료종사자로부터 환자로 HIV 전파가 일어날 위험은 극히 낮다. 그렇지만 영국에서는 HIV 혈청양성으로 알려진 의료종사자들은 EPPs를 수행할 수 없다.

최근 몇 해 동안에는 C형간염바이러스에 감염된 의료종사자들이 환자들에게 이 바이러스를 전파시켰다는 보고가 늘어나고 있다. 이러한 전파는 모두 세 번째 부류의 EPPs(category 3 EPPs; 가장 침습성이 강함)와 관련되어 있으며, 치과치료와 관

혈액매개 바이러스(blood-borne viruses)에 감염된 의료종사자들에 대한 영국의 지침		
혈액매개 바이러스	보균 상태	EPPs로부터 배제
B형간염	HBeAg 양성	배제
	HBsAg 양성, HBeAg 음성, Viral load (HBV DNA) > 10^3 genome equivalents per ml	배제
	HBsAg 양성, HBeAg 음성, Viral load (HBV DNA) < 10^3 genome equivalent per ml	배제하지 않음. 그러나 매년 재검사를 받아야 함
C형간염	HCV antibody 양성, HCV RNA negative	배제하지 않음
	HCV antibody 양성, HCV RNA 양성	배제
HIV	HIV antibody 양성	배제

그림 30.16 혈액매개 바이러스(blood-borne viruses)에 감염된 의료종사자들이 노출을 일으키기 쉬운 절차(exposure-prone procedures)를 수행하는 것을 배제하는 것에 대한 현재(2004년) 영국의 지침

련된 것은 하나도 없다. 그렇지만 영국의 법령은 이제 HCV RNA 양성인 모든 의료종사자들이 EPPs를 시행할 수 없도록 제한하고 있다.

Further reading

Bagg J and Smith A (2004). Special issues in dentistry. In AP Fraise, PA Lambert and J-Y Maillard (eds) *Russell, Hugo and Ayliffe' s Principles and Practice of Disinfection. Preservation and Sterilization,* 4th edn. Blackwell Scientific Publications, Oxford.

British Dental Association Advisory Service (2003). *The Control of Cross Infection in Dentistry.* Advice Sheet Al2.

Cleveland JL and Cardo DM (2003). Occupational exposures to human immunodeficiency virus, hepatitis B virus, and hepatitis C virus: risk, prevention, and management. *Dental Clinics of North America*, 47, 681-96.

Collinge J (2004). Human prion diseases. In AJ Zuckerman, JE Banatvala, JR Pattison, P Griffiths, B Schoub (eds) *Principles and Practice of Clinical Virology*, 5th edn. Wiley, Chichester.

Eklund KJ (2003). Infection control. *Dental Clinics of North America*, 47, 697-708.

Kohn WG, Collins AS, Cleveland JL, Harte JA, Eklund KJ and Malvitz DM (2003). Guidelines for infection control in dental health-care settings — 2003. *Morbidity and Mortality Weekly Reports*, 52 (RR17), 1-61.

McCarthy GM, Ssali CS, Bednarsh H, Jorge J, Wangrangsimakul K and Page-Shafer K (2002). Transmission of HIV in the dental clinic and elsewhere. *Oral Diseases*, 8 (Suppl 2), 126-35.

Roy KM, Kennedy C, Bagg J, Cameron S, Hunter I and Taylor M (2003). Hepatitis C infection among dental personnel in the West of Scotland, UK. *Journal of Hospital Infection*, 55, 73-6.

Smith, AJ, Bagg, J, Ironside JW, Will RG and Scully C (2003). Prions and the oral cavity. *Journal of Dental Research*, 82, 769-75.

Smith AJ, Cameron SO, Bagg J and Kennedy D (2001). Management of needlestick injuries in general. dental practice. *British Dental Journal*, 190, 645-50.

UK Department of Health (2004). *HIV post-exposure Prophylaxis. Guidance from the UK Chief Medical Officers' Group on AIDS.* Department of Health, London, February.

US Public Health Service (2001). Updated US Public Health Service guidelines for the management of occupational exposures to HBV, HCV, and HIV and recommendations for post-exposure prophylaxis. *Morbidity and Mortality Weekly Reports*, 50 (RR11), 1-42.

요 점

- 넓은 범위의 미생물들이 치과의원 내 교차감염위험 가능성을 제기한다.
- 공동사회 내에는 식별되지 않은, 많은 병원체보균자들이 있다.
- 현대 감염방지 절차는 '표준 예방조치(standard precautions)' 에 기초하며, 이 조치에서는 모든 환자들이 보균가능자(potential carriers)이다.
- 세척은 효과적인 기구멸균의 필수 요건이다.
- 가압증기멸균기(autoclave)는 열에 안정한(heat-stable) 치과기구를 멸균하는데 가장 적합한 방법이다.
- 일반적으로 쓰고 버리는 품목이 권장되며, 바늘과 국소마취제 카트리지는 반드시, 매 환자 치료 후에 버려야 한다.

- 진료 면의 오염은 세척, 소독 약제의 조합과 표면 차단물을 이용하여 방지할 수 있다.
- 치과 인력들(dental personnel)은 보호 작업복(장갑, 눈 보호 장비, 얼굴 가리개)을 일상적으로 착용해야 한다.
- 바늘찔림(needlestick) 및 이와 비슷한 날카로운 것에 의한 손상을 피한다.
- 날카로운 것에 의한 모든 손상은 즉시 각 의원의 절차에 따라 치료한다.
- 직원들의 예방접종, 특히 B형간염에 대한 예방접종 일정을 지킨다.
- 에어로졸을 방지하는데 효과적인 대용량 흡인장치를 사용한다.
- 임상 폐기물을 안전하게 폐기한다.
- 오염된 기공 품목들이 임상구역을 떠나기 전, 그리고 임상구역으로 돌아오기 전에 소독한다.
- 직원들이 교차감염방지 수단을 잘 교육받도록 조치한다.
- B형간염은 치과의사에게 가장 중요한 직업상의 감염위험이다.
- 알려진 HIV-혈청양성 환자로부터 바늘찔림에 의한 손상에 따라 HIV에 감염될 위험도는 0.2%에서 0.3% 사이이다.

용어풀이

가는털(털) Fimbriae (Pili) 세균 위에 있는 털 모양의 부속물로, 표면 부착에 이용된다.

가래 Sputum 기침할 때 허파로부터 나와 입으로 배출되는 물질; 점액, 세포 부스러기, 미생물 및 혈액 또는 고름을 담고 있다.

가래배출 Expectoration 담객출을 볼 것

가벼운사슬(경쇄) Light (L) chain 항체분자의 짧은 폴리펩티드 사슬

가수분해효소 Hydrolytic enzyme 물로서 화학적으로 변형시키거나 분해하는 가수분해효소(hydrolase) 계열의 효소

가스괴저 Gas gangrene *Clostridium* 종(특히 *C. perfringens*)이 일으키는 감염으로 산소가 결핍된 상처나 괴사조직에서 일어난다. 근육과 결합조직의 파괴가 일어나는 동안 기체가 발생된다.

가슴샘 Thymus 복장뼈(흉골) 가슴 아래 구역 내에서 찾아 볼 수 있는 장기로, 이 장기 안에서 가슴샘 호르몬의 영향을 받아 미성숙 림프구가 성숙 T 세포로 발달한다.

가압증기멸균기 Autoclave 가압증기를 이용하여 기구나 그 외 의료도구를 멸균하는데 쓰이는 장비

가운데귀염 Otitis media 중이염을 볼 것

가장자리절제술 Debridement 죽은조직제거술을 볼 것

가지모양각막염(수지상각막염) Dendritic keratosis 단순헤르페스바이러스에 의한 심각한 눈 각막 감염으로, 나무 가지를 닮은 궤양이 형성되는 것이 특징이다.

가지세포 Dendritic cells 이차 림프계조직에 있는 항원제시세포의 한 유형으로, MHC-I 및 MHC-II 분자를 높은 수준으로 발현한다.

가쪽굴(외측관) (덧굴[부속관]) Lateral (accessory) canal 주 치아 뿌리관의 가지로, 대개 뿌리 끝 삼분의 일 부분에 나타난다.

각질화 Keratinization 세포내 keratin 침착. 각질의 불활성 물질을 형성. 예: 피부의 바깥 층이나 털과 손발톱

각화과다 Hyperkeratotic 피부 상피가 표면 keratin을 지나치게 생산하는 상태

간독성 Hepatotoxicity 간에 유독하고 손상을 일으킴

간세포암종 Hepatocellular carcinoma 간의 암

간염 Hepatitis 간의 손상과 염증

감각 신경절 Sensory ganglia 말초신경계통에 위치한 감각이나 느낌과 관련이 있는 신경세포체의 집단

감각이상 Paraesthesia 감각장애; 저림

감각장애(이상감각) Dysaesthesia 감각이 손상된 것

감뇨증 Oliguria 소변감소증을 볼 것

감소기 Decline phase 세균증식곡선의 한 단계. 세균이 죽어서 생육가능한 세균 수가 줄어드는 단계

감염량 Infective dose 감염용량을 볼 것

감염심내막염 Infective endocarditis 미생물이 일으키는 심장내막의 염증

감염용량(감염량) Infective dose 몸안으로 들어가 감염을 일으키는데 꼭 필요한 미생물의 수

갑상샘저하증(방패샘저하증) Hypothyroidism 방패샘의 활동저하로 인해 일어나는 병

개구(開口) 장애 Lockjaw 입벌림장애를 볼 것

갯솜형뇌병증(해면뇌병증) Transmissible Spongiform Encephalopathies(TSEs) 프리온이 일으키는 사람과 동물의 퇴행 신경병들; 예: Creutzfeld-Jakob 병과 소 갯솜형뇌병증

거대분자 Macromolecule 고분자를 볼 것

거대세포바이러스 Cytomegalovirus 침샘에 감염을 일으키는 헤르페스바이러스의 일종이며, 신생아에서 중추신경계통의 변성을 일으킬 수도 있다.

거미막 Arachnoid 뇌와 척수를 감싸는 세 종류의 막(수막) 중에 중간 막

거미막밑공간 Subarachnoid space 중간 수막(거미막)과 안쪽 수막(연질막) 사이, 뇌척수액을 담고 있는 영역

거짓막잘록창자염(거짓막결장염) Pseudomembranous colitis 항생제관련-잘록창자염을 볼 것

건락괴사 Caseation necrosis 치즈화 괴사

건열멸균(마른열멸균) Dry heat sterilization 160℃의 건열을 이용하여 60분 동안 멸균하는 방법

겉질뼈 Cortical bone 뼈의 바깥 층

결석(돌) Calculus 신체 특정 부분, 예를 들어 비뇨계통, 쓸개 및 침샘관에 비정상적으로 형성되는 돌 같은 결석(치석을 볼 것)

결손-바이러스 Defective virus 정상적으로 복제에 필요한 유전자를 한 개 이상 결핍한 바이러스

결장염 Colitis 잘록창자염을 볼 것

결절 Tubercle 결핵 감염의 특징적인 육아종 환부

결핵 Tuberculosis *Mycobacterium* 종이 일으키는 허파나 그 외 다른 장기의 감염

경고 Premonitory 환자가 아프기 전에 병이 일어날 것을 가리켜 주는 초기 징후나 증상

경련 Convulsion 일단의 근육이 돌연히 격렬한 불수의수축(involuntary contraction)을 일으키는 것

경련미소 Risus sardonicus 얼굴 표정 근육의 지속적인 수축으로, 파상풍에서 볼 수 있다.

경막 Dura mater 경질막을 볼 것

경막밑(경막하) Subdural space 경질막밑을 볼 것

경색증 Infarction 조직이나 장기로 가는 혈액공급이 막혀 조직이 죽은 영역이 생기는 것

경쇄 Light (L) chain 가벼운사슬을 볼 것

경쟁억제(경합억제) Competitive inhibition 증식-제한 영양소를 서로 차지하기 위한 경쟁으로 인해 일어나는 미생물들 간의 증식 억제

경질막(경막) Dura mater 뇌와 척수를 감싸는 세 종류의 막(수막) 중에서 가장 바깥쪽에 있는, 가장 섬유성의 막

경질막밑(경막밑, 경막하) 공간 Subdural space 바깥쪽 수막(경질막)과 중간 수막(거미막) 사이 공간

경태반 Transplacental 태반경유를 볼 것

경피(피부경유)손상 Percutaneous injury 피부를 관통하는 손상

경합억제 Competitive inhibition 경쟁억제를 볼 것

경험 요법 Empirical therapy 임상가의 경험에만 의존하여, 실험실 검사의 도움을 받지 않고 내리는 처방(대개 항생제 같은 약물들)

경화 Induration 부종, 염증 또는 종양의 침습으로 조직, 특히 피부가 단단해지는 것

경화(증) Cirrhosis 간의 병으로, 간기능이 떨어지고 간세포가 결합조직으로 대체된다.

경화, 허파 Consolidation, lung 허파의 넓은 영역에서, 급성 염증세포와 삼출물이 허파 꽈리로부터 공기를 밀어 내고 대신 그 자리를 차지한 것. 대개 미생물 감염으로 인해 일어난다.

계통나무(계통수) Dendrogram 분류 상 각 종목들 간의 관계를 가리키는 가지들로 이루어진 분류도

계통발생 Phylogeny 생물 진화과정의 발달단계의 범위

계획연구, 전향연구, 앞방향연구(추적연구, 추적조사) Cohort study (Longitudinal, Follow-up, Prospective) 대규모 인구집단에서 몇 회에 걸쳐, 장기간 동안 미리 정해 놓은 대로 건강 및 병의 변화를 조사하는 역학 연구

고랑상피 Sulcular epithelium 잇몸틈새 바닥에 깔린 상피 층

고름-(화농-) Purulent 고름을 만들거나 담고 있는

고름(농) Pus 죽었거나 죽어가는 호중구, 조직 파편, 그리고 대개 미생물까지 혼합되어 있는 진한 크림색의 액체

고름뇨(농뇨) Pyuria 오줌 안에 많은 수의 백혈구(고름)가 있는 것

고름딱지증(농가진) Impetigo 매우 감염성이 높은 피부병. 대개 포도알균, 사슬알균, 혹은 두 가지가 동시에 일으킨다.

고름물집(농포) Pustule 털집염을 볼 것

고름집(농양) Abscess 조직내 고름[농]이 한 곳에 모여 있는 것

고막 Tympanic membrane 고막

고무댐 Rubber dam 천공기로 구멍을 낸 얇은 고무 막을 치아에 클램프로 고정하는 것으로서, 치아를 입안의 다른 부분으로부터 격리하기 위해 사용한다.

고무종 Gumma 피부, 뼈, 간 및 그 외 다른 장기에 나타나는 부드러운 육아종 환부로, 3기 매독의 특징이다.

고분자(거대분자) Macromolecule 거대 분자. 특히 작은 분자가 여럿 모여 형성된 것

고압산소 Hyperbaric oxygen 대기에 비해 높은 압력의 산소

고온균 Thermophile 높은 온도(50~60℃)에서 잘 자라는 생물

고유판 Lamina propria 점막 상피세포를 지지하는 결합조직

고형배지 Solid medium 우무평판을 볼 것

고환염 Orchitis 고환의 염증

골막 Periosteum 뼈막을 볼 것

골수 Bone marrow 뼈속질을 볼 것

골수세포 Myeloid cells 주 세포 유형으로는 큰포식세포가 될 혈액 단핵구, 가지세포, 호염기구 및 호산구 등이 있다.

골수염(뼈속질염) Osteomyelitis 뼈의 감염 및 염증

골수종 Myeloma 뼈속질 세포로부터 유래된 악성 종양

곰팡이 Mould 눈으로 볼 수 있는 균사체를 형성하는 모든 일반 진균을 일컫는 용어

곰팡이동맥자루(진균동맥류) Mycotic aneurysm 굳게 박힌 색전—대개 세균이나 진균으로 감염—으로 인해 발생한 범위가 한정된 동맥 확장

공동응집 Coaggregation 미생물 세포가 특이 분자상호작용으로, 이미 부착되어 있는 비슷한 혹은 서로 다른 미생물에 부착하는 것

공생 Symbiosis 함께 삶으로써 서로 유익한 서로 다른 두 생물 간의 관계

공유결합 Covalent bond 두 개의 원자 또는 라디칼이 그 사이에 한 쌍(단일결합), 두 쌍(이중결합), 혹은 세 쌍(삼중결합)의 전자를 공유함으로써 형성되는 화학결합

과다면역 Hyperimmune 혈청 내 특이 항체의 농도가 높은

과다형성(증식[증]) Hyperplasia 세포 수의 증가로 인해 장기의 크기가 커지는 것

과민 Hypersensitivity 자연 후천면역반응이 지나치게 과대하거나 부적절하여 숙주에 손상을 입히는 알레르기 반응을 일컫는 일반적인 용어

과산소디스뮤타아제 Superoxide dismutase 과산화 음이온(O_2^-)이 과산화수소로 환원되는 것을 촉매하는 효소

관 협착 Duct stricture 샘으로부터 물질이 분비되는 가는 관의 내강이 비정상적으로, 잠시 혹은 영구히 좁아지는 것

관류(관혈류) Perfusion 치료의 일환으로, 대개 혈관을 경유하여, 액체가 장기나 조직을 통과하는 것

광감수성(광민감도) Photosensitivity 빛에 의해 영향을 받는 것

광물제거(탈회) Demineralization 석회화 조직(예: 뼈와 사기질)의 용해. 대개 산에 의한다.

광민감도 Photosensitivity 광감수성을 볼 것

광범위항균제 Broad spectrum antimicrobial agent 서로 다른 여러 미생물에 대해 활성이 있는 화학물질

광학현미경검사(법) Light microscopy 검사물을 보기 위해 백색광을 사용하며, 약 1,000배의 배율을 갖는 현미경검사법

괴사근막염 Necrotizing fasciitis 빠른 진행을 보이는 피부, 근막 및 근육의 심각한 피부감염으로, 종종 절대 무산소성균 및 *Strep. pyogenes*를 포함하는 혼합 세균 종들이 일으킨다.

괴사딱지 Eschar 화상 위에 생기는 두꺼운 딱지

교차감염 Cross-infection 미생물이 다양한 과정으로, 직접 또는 간접, 한 사람으로부터 다른 사람으로 확산되는 것

교차반응 항체 Cross-reacting antibody [항체] 생성 반응을 일으킨 항원과는 다른 항원(비-상동 항원)과 결합할 수 있는 항체

구강건조 Xerostomia 입안마름증을 볼 것

구멍단백 Porin 그람음성세균의 외막 구멍 단백질

구진(솟음) Papule 지름 1 cm 미만의, 범위가 한정된 피부의 솟은 영역

구진물집-(솟음물집-) Papulovesicular 솟음(구진)과 잔물집으로 이루어진 피부 또는 점막의 발진

구취 Halitosis 입냄새를 볼 것

군집면역(집단면역, 무리면역) Herd immunity 감염병에 면역이 있는 사람은 그 미생물의 보균자가 되지 않을 것이므로, 지역사회 내 미생물 보유가 감소하고, 따라서 미생물을 만나게 될 취약한 사람의 수가 줄어든다는 원리

굳은궤양 Chancre 매독의 제1기에 나타나는 바닥이 단단한, 감염성의 통증이 없는 궤양

굴 Sinus 고름집에서 피부표면으로 이어지는 비정상 길로서, 흔히 고름이 유출된다.

굴염(동염, 부비동염) Sinusitis 머리뼈 굴 공간의 염증

귀길 Meatus (auditory canal) 길을 볼 것

귀독성(내이독성) Ototoxic 귀를 손상시키는 물질

귀두꺼풀염(귀두포피염) Balanoposthitis 음경귀두 및 꺼풀의 비특이 염증

귀두염 Balanitis 음경귀두의 염증. 대개 감염에 기인함.

귀두포피염 Balanoposthitis 귀두꺼풀염을 볼 것

귀밑샘염 Parotitis 귀밑샘의 염증

귀밑샘절제술 Parotidectomy 귀밑샘을 제거하는 것

귓바퀴주위- Periauricular 귀 주변 영역

균막 Biofilm 유기물 혹은 무기물 구조의 표면(기층[substratum])에 부착한 얇은 미생물 층으로, 미생물이 분비한 중합

체를 포함한다.

균사 Hyphae 팡이실을 볼 것

균사체 Mycelium 서로 꼬이고 합쳐진 진균 균사의 덩어리

균혈증 Bacteraemia 혈류 내에 세균이 있는 것

그람염색 Gram stain 세균을 염색하는 표준 절차로, 거의 모든 세균들이 이 염색에 의해 두 집단으로 나뉨으로써 세균을 분류하고 식별하는 첫 단계가 된다. 그람음성세균: 붉은색; 그람양성세균: 보라색

근막공간 Fascial spaces 피부 아래, 몸통과 근육을 감싸는 섬유 조직으로 된 층 사이에 형성되는 공간; 대개 근육 및 근육 집단들 사이에 있으며, 근육집단들 안에서는 다시 여러 층으로 나뉜다.

근육통 Myalgia 근육 통증

글루칸 Glucans 포도당의 중합체

급성 악화 Acute exacerbation 병이 갑자기 심해지는 것으로, 환자의 징후와 증상의 강도가 크게 증가

급성 중이염(가운데귀염) Acute otitis media 가운데 귀(중이)의 급성감염 및 염증

급성가운데귀염 Acute otitis media 급성 중이염을 볼 것

급성궤양잇몸염(치은염) Acute ulcerative gingivitis 잇몸유두 끝 부분의 괴사궤양이 특징인 혐기균 감염. 염증부위의 치간치태를 그람염색하면 백혈구, 스피로헤타, 방추막대균이 다량으로 나타난다.

급성궤양치은염 Acute ulcerative gingivitis 급성궤양잇몸염을 볼 것

급성기단백질 Acute-phase proteins 손상을 받거나 감염 후에 체액 내 농도가 증가하는 단백질로서, 조직손상을 감소시킨다.

급성사구체신염 Acute glomerulonephritis 급성토리콩팥염을 볼 것

급성염증반응 Acute inflammatory response 조직 손상에 대한 신체반응으로, 비특이적 방어의 한 형태. 발적, 열, 부기, 통증이 나타난다.

급성토리콩팥염(사구체신염) Acute glomerulonephritis 콩팥(신장)의 염증으로, 주로 사구체 안에 면역복합체가 침착됨으로써 일어난다.

기거생활(편리공생) Commensalism 두 생물체 사이에서 한 쪽이 다른 쪽에 해를 끼치지 않으면서 이익을 얻는 관계

기관기관지염 Tracheobronchitis 기관과 기관지의 염증

기관조루술 Tracheostomy 기관창냄술을 볼 것

기관지염 Bronchitis 허파 기관지의 염증. 대개 감염에 기인

기관지폐렴 Bronchopneumonia 광범위 반점형 허파 염증. 수많은, 작은, 별개의 경화(consolidation) 구역이 허파 전체에 걸쳐 나타나지만, 주로 기저부에 몰려 있다; 대개 미생물이 일으킨다.

기관지확장증 Bronchiectasis 허파 기관지 말단의 병적 확장

기관창냄술(기관조루술) Tracheostomy 숨쉬기가 봉쇄된 것을 풀기 위해 수술로 기관에 낸 인공적 공기 통로

기생위치(오목) Niche 생물 또는 종의 생존에 필요한 조건을 충족하는 서식 영역

기생충(기생생물) Parasite 생활주기 전체 혹은 일부에서 숙주를 필요로 하며, 숙주에 해를 입히고, 따라서 기생생활을 하는 생물

기지균외무감염상태-동물 Gnotobiotic animal 고의로 무균동물을 특정 미생물무리로 감염시킨 것

기회감염 Opportunistic infections 대개의 경우 병을 일으키지 않지만, 면역억제 같은 특정 상태에서 병원성을 나타낼 수 있는 미생물들이 일으키는 감염

기회감염병원체 Opportunistic pathogen 기회감염을 일으킬 수 있는 미생물

긴털 Flagella 편모를 볼 것

길(귀길, 이도) Meatus (auditory canal) 귀 길

깔때기콩팥염(신우신장염) Pyelonephritis 콩팥과 콩팥깔때기(신우)의 염증

꼭지염 Mastoiditis 머리뼈 관자뼈의 꼭지돌기 안에 포함된 공기낭의 염증

꽃돋이 Exanthem 발진을 볼 것

꽈리, 이틀(치조) Alveolus (1) 허파(폐)의 미세한 공기주머니. (2) 턱뼈의 치아뿌리를 감싸고 있으면서, 치아인대가 부착하여 치아를 고정하는 부분

꿈틀운동(연동) Peristalsis 속이 빈 장기(예: 창자)의 정상 수축 파동

나병 Leprosy *Mycobacterium leprae*가 일으키는 피부와 신경의 감염

난치성 치주염 Refractory periodontitis 표준치료법에 반응하지 않는 치주염

남조류 Cyanobacteria 일단의 광합성 세균 무리. 이전에는 청

록조류(blue-green algae)라고 불렸음

낭섬유증 Cystic fibrosis 점착성 점액과 만성 호흡기감염이 있는 분비샘의 선천병

내독소(지질다당질) Endotoxin(Lipopolysaccharide) 대다수 그람음성세균에서 세포벽의 일부를 이루고 있는 지질다당질로서, 세포가 죽을 때 방출된다. 사람 숙주에서 독성효과를 나타낼 수 있다.

내독소쇼크 Endotoxic shock 목숨을 위협하는 심한 패혈증의 한 형태. 그람음성 세균으로부터 다량의 내독소가 방출됨으로써 일어난다.

내분비병증 Endocrinopathies 내분비샘의 기능이 불완전하여 생기는 병. 예: 당뇨병

내산 Aciduric 산의 효과를 견디는

내시경 Endoscope 내부 장기 공간을 보기 위한 기구. 예: 광섬유내시경

내이독성 Ototoxic 귀독성을 볼 것

내인감염 Endogenous infection 환자 자신의 몸에서 온 미생물이 일으키는 감염

내포자(속홀씨) Endospore 포자를 볼 것

내피 Endothelium 혈관과 림프관 내면을 덮고 있는 특수 상피세포

냉동요법 Cryotherapy 극도로 차게 만들어 병든 조직을 파괴하는 것

노출후 예방 Post-exposure prophylaxis 해로운 인자에 노출된 후 주어지는 치료로, 손상이나 감염을 차단하려는 것

농 Pus 고름을 볼 것

농가진 Impetigo 고름딱지증을 볼 것

농뇨 Pyuria 고름뇨를 볼 것

농양 Abscess 고름집을 볼 것

농포 Pustule 털집염을 볼 것

뇌염 Encephalitis 뇌의 감염과 염증

뇌척수액 Cerebrospinal fluid 뇌와 척수의 안쪽 두 겹 수막 사이의 공간을 순환하는 액체

누출액 Transudate 혈류역학에 의해 막을 통과하거나 혈액으로부터 밀려 나온 액체

눈근육마비 Ophthalmoplegia 눈 근육의 마비

뉴클레오캡시드 Nucleocapsid 바이러스 입자를 이루는 핵산-단백질 복합체

능동면역화(예방접종) Active immunization 특정질병을 예방하기 위해 사람에게 백신을 접종하는 것

다가백신 Polyvalent vaccine 두 가지 이상의 서로 다른 세균 혹은 바이러스 유래 항원을 담은 백신

다당류 Polysaccharide 당(sugar)의 단위들로 이루어진 중합체

다발관절염(여러관절염) Polyarthritis 여러 서로 다른 관절의 염증

다발신경염(여러신경염) Polyneuritis 여러 서로 다른 신경의 염증

다상분류학 Polyphasic taxonomy 가용한 모든 표현형, 유전자형 및 계통발생학적 정보를 이용하는 총의(consensus)에 의한 세균 계통학(분류) 접근법

다형태-(뭇형태-) Pleomorphic 동일한 집락에서 온, 크기와 형태가 다양한 미생물 세포

단독(얕은연조직염) Erysipelas 피부 표재성 연조직염의 한 독특한 유형으로 흔히 얼굴에서 잘 일어나며, 전형적으로 밝은 붉은색을 띠고 부기가 있으며, 주변의 정상적인 피부와 뚜렷한 경계를 이루는 환부가 나타난다. 대개 *Streptococcus pyogenes*가 일으킨다.

단면조사연구(병 빈도연구, 유병률연구) Cross-sectional study (Disease frequency study, Prevalence study) 일정 시간, 일정 인구집단 내에 존재하는 병(또는 그 외 건강관련 특성) 및 다른 관심이 있는 변수들 사이의 관계를 조사하는 역학연구

단클론항체 Monoclonal antibody 면역분석에 이용되는 매우 순수하고 특이한 항체. 한 세포, 즉 항체생산 hybridoma가 생산한다.

단핵구 Monocyte 단핵세포를 볼 것

단핵세포(단핵구) Monocyte 조직 큰포식세포의 전구세포인 혈액 포식세포

닫개 Obturator 막는것을 볼 것

달팽이자국궤양 Snail track ulcers 이차매독의 특성. 이 궤양은 입안 어디에나 나타날 수 있으며, 뱀 모양의 윤곽을 가지며 점액처럼 보이는 삼출액으로 덮인 바닥이 있다.

담객출(가래배출) Expectoration 점액, 가래, 또는 기관(trachea)과 허파에서 나온 액체를 기침을 하거나 뱉어서 내보내는 것

당뇨병 Diabetes mellitus 인슐린 호르몬의 상대 혹은 절대 결핍으로 인해 일어나는 대사장애 병. 치료하지 않으면 심장혈관 및 콩팥 계통이 두루 관여되는 여러 가지 병이 나타난다.

당전이효소 Glycosyl transferase Glycosylnucleotide로부터 적합한 OH기를 가진 어떤 수용체(탄수화물, 펩티드 또는 지

질)로 glucosyl기(단당 혹은 올리고당)를 옮기는 일을 촉매하는 일단의 효소

당지질 Glycolipid 지질 성분에 단당류가 한 개 이상 결합된 모든 화합물

당질층(피막, 점액층) Glycocalyx(capsule and slime layer) 미생물이 만든 세포외 다당류. 세포벽 바깥쪽 면에 단단히 붙어있거나 그렇지 않을 수도 있다.

대동맥 자루(동맥류) Aortic aneurysm 대동맥 벽의 국소 확장으로, 죽상경화증, 고혈압, 드물게는 매독으로 인해 일어난다.

대상포진(띠헤르페스) Shingles 수두대상포진바이러스 일차감염을 받았던 성인에서 바이러스가 재활성화된 것으로, 심한 통증이 있고 감각신경절 신경분포에 따라 몸 한쪽으로 피부발진이 나타나는 것이 특징이다.

대수증식기(지수증식) Logarithmic phase(exponential growth) 일정 시간마다 세포 수가 두 배로 되는 세균배양 증식

대식세포 Macrophage 큰포식세포를 볼 것

대체경로 Alternate pathway 도움체(보체)계통의 활성화 경로의 하나로, 어떤 미생물의 표면 다당류에 의하여 활성화된다.

대칭 Symmetry 물체 구조의 기하학적 규칙성으로, 물체 구조의 부분들의 크기, 모양, 상대적인 위치들의 분포가 똑같은 것. 예: 바이러스의 대칭

덧굴 Lateral(accessory) canal 가쪽굴을 볼 것

덱스트란 Dextrans D-glucose의 중합체

도움 T 세포(조력 T 세포) Helper T cells 면역반응에서 중추적인 역할을 하는 일단의 조절 T 림프구들

도움체(보체) Complement 혈액 내 적어도 20종 이상의 단백질로 이루어지는 불활성 상태의 복합 계통으로, 활성화되면 선천 및 후천면역반응에 모두 관여한다.

도움체전형적경로 Classical pathway 항원-항체 복합체가 도움체 단백질의 활성화를 개시하는 경로

도움체활성(보체활성) Complement activation 도움체 계통이 작동하게 하는 과정. 전형적경로나 대체경로를 통해 일어난다.

독력 Virulence 발병력을 볼 것

독소 Toxin 미생물이 생산하는 물질로, 숙주 세포나 조직의 정상 기능을 방해하는 것

독소충격증후군 Toxic shock syndrome 독소충격증후군 독소를 만드는 특정 *Staphylococcus aureus* 균주가 일으키는 전신 질병. 소견으로는 열, 피부발진 및 저혈압 등이 있다.

독혈 Toxaemic 감염 부위에서 자란 미생물이 만든 독소를 흡수한 환자의 상태

돌 Calculus 결석을 볼 것

돌발발진 Exanthem subitum 사람헤르페스바이러스 6(HHV6)이 일으키는 일반적으로 양성인 어린아이들의 감염으로, 열, 가벼운 목 림프절병증, 몸통과 목에 반구진성발진이 있다.

돌연변이 Mutation DNA 구조의 영구 변화

동맥류 Aortic aneurysm 대동맥 자루를 볼 것

동시감염 Co-infection 한 숙주가 두 가지 혹은 그 이상의 감염체로 동시에 감염되는 것

동염 Sinusitis 굴염을 볼 것

동종발효 Homofermentative 포도당 발효의 주 산물이 젖산인 발효 유형

뒤뿌리(후근) 신경절 Dorsal root ganglion 각 척수분절 신경의 뒤뿌리와 연관된 신경세포 몸체들의 무리

디엔에이삽입(트랜스제닉) Transgenic 유전공학 기법으로 도입시킨 다른 종의 유전물질을 갖고 있는 식물이나 동물

디프테리아 Diphtheria Cornyebacterium diphtheriae 독소생산 균주가 일으키는 급성상기도감염

띠헤르페스 Shingles 대상포진을 볼 것

라텍스응집반응 Latex agglutination 임상 검사물 내 항원이나 독소를 검출하기 위해 항체를 입힌 polystyrene 구슬을 이용하는 빠른 실험실 검사법

락토페린 Lactoferrin 몇 가지 몸 분비액 내에 존재하는 물질. 증식인자인 철과 결합하며, 몇몇 미생물들의 증식을 억제한다.

레시틴 Lecithin 동식물 세포의 필수 구성 성분인 몇 가지 유형의 인지질들을 가리키는 이름

레트로바이러스 Retroviruses 한가닥 RNA 바이러스의 한 종류로, 이 바이러스는 먼저 RNA를 DNA로 전사함으로써 복제한다.

렙토스피라병 Leptospirosis 스피로헤타 같은 운동성 세균 종인 *Leptospira interrogans*가 일으키는 인수공통감염증

류마티스관절염 Rheumatoid arthritis 자가면역병과 면역복합체 과민의 조합으로, 만성염증과 관절손상을 일으킨다.

류마티스열 Rheumatic fever *Streptococcus pyogenes* 목앓이의 비감염 합병증으로 심장과 그 외 다른 조직에 면역 손상(류마티스 심장병)이 일어난다.

류코트리엔 Leukotriene 백혈구가 합성하는 염증 매개체

리보소체 Ribosomes 리보솜을 볼 것

리보솜(리보소체) Ribosomes RNA와 단백질을 함유하는 입자로 세포질 안에서 볼 수 있으며, 단백질 합성이 일어나는 부위이다.

리소자임 Lysozyme 용해소체 및 몸 분비액 내에서 발견되는 효소로, 많은 세균들의 세포벽 내 펩티도글리칸을 분해한다.

리케차 Rickettsiae 작은 세포내세균

리포솜 Liposomes 물로 된 구획을 에워싸고 있는 구형의 인공 지질이층구조체(lipid bilayer). 실험 생물학에서 생물막을 연구하는 데 쓰이며, 세포 내로 약물을 전달하는 수단으로 이용될 수 있다. 예: amphotericin B 리포솜

림포카인 Lymphokines 활성화 도움T세포가 분비하는 cytokines

림프구 Lymphocyte 면역반응에서 중추적인 역할을 하는 백혈구

림프구증가증 Lymphocytosis 혈액 내 림프구 수가 증가하는 것

림프모구 Lymphoblast 림프구가 될 세포

림프모구림프종 Lymphoblastic lymphoma 버킷림프종을 볼 것

림프절 Lymph nodes 림프구를 담고 있는 작은 콩 모양의 기관으로 림프관 계통 전체에 걸쳐 나타난다. 림프관을 통해 오는 항원을 걸러 림프계 세포에 전달하는 역할을 한다.

림프절병증 Lymphadenopathy 림프절의 종창

림프종 Lymphoma 림프구의 종양

마른열멸균 Dry heat sterilization 건열멸균을 볼 것

막공격복합체 Membrane attack complex 도움체계통의 성분들로 세포막 손상을 일으켜 세포용해를 일으킨다.

막는것(닫개) Obturator 공동을 막는 장치. 예: 입천장 결손을 봉하는 닫개가 달린 틀니

막대균 Bacillus 바실루스를 볼 것

만성 보균자 Chronic carrier 장기간 감염병을 갖고 있으며, 다른 사람에게 병원체를 전파시킬 수 있는 사람

만성육아종 Chronic granulomatous 대개 작고, 단단하고, 흔히 림프구와 단핵포식세포 무리를 포함하고 있는, 지속적이고 장기간 존재하는 결절 염증 환부를 막연하게 부를 때 쓰는 용어

말초혈관병 Peripheral vascular disease 팔다리로 오고 가는 혈액의 흐름을 감소시키는 동맥 및 정맥의 병을 가리키는 일반 용어

말총모양 세균 Lophotrichous bacteria 세포의 한쪽 끝이나 양쪽 끝에 두 개 이상의 편모를 갖고 있는 세균

매개물 Fomite 감염 확산에 관여할 수 있는 모든 무생물체

매개체(벡터) Vector 감염 혹은 병을 실어나르거나 전달하는 생명체

매독 Syphilis 스피로헤타인 *Treponema pallidum*이 일으키는 성병

맥락얼기(맥락막총) Choroid plexus 뇌실 안으로 혈관이 함입되어 있는 것으로, 뇌척수액을 생산한다.

머리백선증 Tinea capitis 머리덮개(두피)의 감염으로 대개 *Microsporum audounii*가 일으킨다.

면역글로불린 Immunoglobulin 항체를 볼 것

면역기억세포 Memory cell 몸 안에 수 개월 내지 수 년을 존속하면서 장기간 면역을 제공하는 림프구

면역병리학 Immunopathology 병과 관련된 면역기전 및 반응을 연구하는 것

면역복합체 Immune complex 항원에 특이하게 결합되어 있는 항체 분자. 대개 큰포식세포나 단핵구에 의해 몸에서 제거된다.

면역복합체병(III형 과민) Immune complex disease(Type III hypersensitivity) 몸으로부터 항원-항체 복합체가 신속하게 제거되지 않고 조직에 침착되어 염증반응이 발달하게 될 때 초래되는 과민반응

면역약화(면역손상)/면역결핍/면역억제 Immunocompromised /immunodeficient/immunosuppressed 몇몇 면역계통의 주요 요소가 결손, 결함 또는 의원성으로(iatrogenic) 억제되어 감염의 소인이 되는 것

면역원 Immunogen 항원을 볼 것

면역원성- Immunogenic 면역반응을 유발할 수 있는

면역제어 Immunomodulation 한 가지 이상의 면역기능을 변화시키거나 조절하는 것

면역탁본법 Immunoblotting Western 탁본을 볼 것

면역형광(법) Immunofluorescence 특이 형광항체 표지과정을 포함하는 진단법

멸균 Sterilization 바이러스와 내포자를 포함, 모든 미생물의 완전한 파괴 내지는 제거

명치(상복부) 통증 Epigastric pain 위(stomach)를 덮고 있는 복부의 위쪽, 중앙 영역의 통증

모낭염 Folliculitis 털집염을 볼 것

모세관투과성 Capillary permeability 화학물질 및 몇 가지 세포가 동맥과 세정맥을 연결하는 작은 혈관(모세관)의 벽을 통과하는 능력

목(경부) 림프절염 Cervical lymphadenitis 염증 때문에 비대해진 목 부위 림프절

목구멍 Fauces 입과 인두 사이의 영역으로 편도, 물렁입천장, 혀 기저부에 의해 경계가 지어진다.

목젖 Uvula 물렁입천장 뒤쪽에 아래로 매달려 있는 물렁한, 조직의 연장부분

몸백선증 Tinea corporis 몸피부곰팡이증을 볼 것

몸피부곰팡이증(몸백선증) Tinea corporis 몸통의 진균 감염으로, 주로 *Trichophyton* spp.가 일으킨다.

무감마글로불린혈증 Agammaglobulinaemia 원발성 면역결핍병의 일종. 항체가 만들어지지 않는 것이 특징

무거운사슬(중쇄) Heavy (H) chain 항체 분자의 긴 폴리펩티드 사슬

무과립구증 Agranulocytosis 뼈속질(골수)에서 백혈구가 만들어지지 않는 증상

무균기술 Aseptic technique 미생물의 이동을 최소화하기 위한 절차

무균수막염 Aseptic meningitis 통상적인 세균배양에서 미생물이 분리되지 않는 모든 수막염, 특히 바이러스 수막염을 가리키는 용어

무능 판막 Incompetent valve 적절하게 기능하지 않는 심장판막

무리면역 Herd immunity 군집면역을 볼 것

무성생식 Asexual reproduction 서로 다른 교배 계통의 세포주들이 관여하지 않는 생식

무좀 Athlete' s foot (Tinea pedis) 발백선증을 볼 것

무증상감염 Asymptomatic infection 증상이 없는 병원체 감염

무증상감염 Subclinical infection 면역반응은 이끌어내지만 어떤 징후나 증상도 없는 감염

무증상보균자 Asymptomatic carrier 어떤 병 징후나 증상을 보이지 않으면서도, 일정 기간 병원성 미생물을 지니고 있는 건강한 사람

무치(이없는) Edentulous 치아가 하나도 없는 상태

무혈관- Avascular 혈관 또는 혈액공급이 없는 것

물마마 Varicella 수두를 볼 것

물집(큰공기집, 융기) Bulla 피부, 점막, 허파 안에 생기는 공기나 액체로 차 있는 기포. 대개 지름이 0.5 cm 이상이다.

물집증 Pemphigus vulgaris 보통천포창을 볼 것

뭇형태- Pleomorphic 다형태- 를 볼 것

미산소성 Microaerophilic 대기 중 산소 농도보다 낮은 농도에서 자라는 미생물

미생물무리 Microbiota 정상미생물무리를 볼 것

미생물무리 Microflora 정상미생물무리를 볼 것

미세아교세포(소교세포) Microglia 백색질보다는 회색질에 더 많은 신경세포의 한 유형으로, 작고 연장된 세포 몸체로 구성되어 있으며, 특히 손상된 영역에서는 포식작용을 한다.

미세집락 Microcolony 세균 및 진균이 고형배지 위에서 자라 별개의 무리를 이룬 것. 확대해야만 분명히 볼 수 있다.

미코플라스마 Mycoplasma 세포벽이 없는 아주 작은 세균의 속(genus)

바닥, 머리골절(두개골절) Basilar, skull fracture 머리뼈(두개골)의 바닥을 이루는 뼈들 중에서 골절이 일어난 것

바실루스(막대균) Bacillus 막대기 모양의 세균

바이러스살멸제 Virucidal agent 바이러스를 죽이는 화학물질이나 약물

바이러스세포내이입 Viropexis 포식작용과 비슷한 과정으로 바이러스가 세포 안으로 들어가는 것

바이러스입자 Virion 비리온을 볼 것

바이러스혈증 Viraemia 혈액 안에 바이러스가 있는 것

박테리오신 Bacteriocin 세균이 생산하는 단백질로서, 같은 종이나 다른 종의 세균들을 죽인다.

반 Macule 경계가 있는 피부 색이 변한 편평한 영역

반투막(선택투과) Semi-permeable membrane (selectively permeable) 대다수의 세포를 싸고 있는 막으로, 물질의 세포 안팎 이동을 조절한다.

발백선증(발피부곰팡이증, 무좀) Athlete' s foot (Tinea pedis) *Trichophyton* spp.가 일으키는 발 피부의 진균 감염

발병력(독력, 균력) Virulence 미생물이 병을 일으킬 수 있는 정도

발병성 Pathogenicity 병원성을 볼 것

발색 Chromogenic 색소 혹은 색깔을 만드는

발생수 Incidence 일정 기간 내 병에 걸린 인구의 비율

발아 Budding 싹틈을 볼 것

발아 Germinate 세균 포자가 휴면 상태에서 활성화되고 이후 증식 상태로 바뀌는 것

발아관 Germ tube 특정 유형의 진균 포자가 발아할 때 생기거나, *Candida albicans*의 경우처럼 효모-균사체 변이를 하는 효모 세포로부터 발달하여 생기는 짧은 균사 같은 구조

발암물질 Carcinogen 암의 발달 및 증식을 촉진하는 물질

발열원 Pyrogen 체온을 올리고 열을 발생시키는 물질

발작- Paroxysmal (1) 증상이 이따금씩 두드러지게 증가하는 것. (2) 경련, 발작, 또는 연축

발적독소(사슬알균발열외독소) Erythrogenic toxin 발적을 일으키는 세균 독소. 발적은 대개 피부 발진의 형태로 나타난다.

발진(꽃돋이) Exanthem 피부발진이 주된 소견인 병(대개 감염)

발피부곰팡이증 Athlete' s foot (Tinea pedis) 발백선증을 볼 것

발효 Fermentation 에너지를 생산하는 대사방식 중 하나로서, 기질(첫 전자 공여체)과 최종 전자 수용체가 모두 유기 화합물인 산화-환원의 연속단계가 일어난다.

방부제 Antiseptic 항균약을 볼 것

방사선골괴사 Osteoradionecrosis 뼈방사선괴사를 볼 것

방사선면역측정법 Radioimmunoassay 실험실에서 방사성동위원소를 지표로 이용하여 항원-항체 반응을 검출하는 방법

방추스피로헤타 복합체 Fuso-spirochaetal complex 스피로헤타와 방추 막대균의 혼합으로, 현미경관찰 결과에 의하면, 사람 몸 여러 부위의 괴사 환부와 연관이 있는 것으로 보인다. 예: 급성 궤양잇몸염, Vincent's angina

방패샘저하증 Hypothyroidism 갑상샘저하증을 볼 것

배뇨 Micturition 오줌누는 것

배뇨곤란(장애) Dysuria 오줌을 누기가 어렵거나 통증이 있는 것

배위자 Ligand 부착에 관여하는 탄수화물-특이 결합 단백질

배지 Culture medium 미생물을 증식시키기 위한 영양물질들의 조합제

백색판증 Leukoplakia 문질러도 떨어지지 않는 입안 점막의 흰색 반으로, 다른 입안 병으로 분류되지는 않는다.

백신 Vaccine 특정 병에 대해 사람을 면역하는데 사용하는, 하나 혹은 그 이상의 항원을 포함하는 제제

백일기침 Whooping cough 백일해를 볼 것

백일해(백일기침) Pertussis (whooping cough) *Bordetella pertussis*가 일으키는, 경우에 따라 심각해질 수 있는 기도의 감염

백혈구 Leukocyte 백혈구

백혈구감소증 Leukopenia 혈액내 백혈구가 비정상적으로 감소하는 것

백혈병 Leukaemia 백혈구 악성 종양을 두루 일컫는 일반 명칭. 예: 급성 골수모구백혈병

버킷림프종(림프모구림프종) Burkitt' s lymphoma(lymphoblastic lymphoma) 턱과 복부에 환부를 형성하는, 공격성의 악성 림프구 종양으로 말라리아가 풍토병인 지역에서 이전에 Epstein-Barr 바이러스로 감염된 어린아이들에서 대표적으로 발생한다.

벌어짐(결손) Dehiscence 파열되어 벌어짐. 예: 수술로 복구된 상처에서 나타날 수 있는 것

범유행 Pandemic 세계적 유행을 볼 것

벗음(탈락) Exfoliate 상피 표면으로부터 세포가 층으로 벗겨져 떨어지는 것

베타용혈(완전용혈) Beta-haemolytic 혈액우무 위에 자라는 세균이 적혈구를 완전히 용해시켜 집락 주변에 맑은 구역이 생기는 것

벡터 Vector 매개체를 볼 것

변성독소 Toxoid 화학적으로 변형시켜 독성은 제거되었지만 면역반응을 이끌어내는 능력은 계속 유지하는 세균 외독소

별아교세포 Astrocyte 중추신경계통의 결합조직세포

병 빈도연구 Disease frequency study 단면조사연구를 볼 것

병원성 섬 Pathogenicity islands 발병력을 지정하는 유전자가 위치한 세균 염색체의 특정 부위

병원성(발병성) Pathogenicity 미생물이 병을 일으키는 능력

병원체 Pathogen 병을 일으킬 수 있는 생물

병인 Aetiology 병의 원인과 기원 또는 이를 연구하는 것

보균자(보인자) Carrier 무증상보균자를 볼 것

보체 Complement 도움체를 볼 것

보체활성 Complement activation 도움체활성을 볼 것

보통천포창(물집증) Pemphigus vulgaris 심한 형태의 천포창(물집증)으로, 정상으로 보이는 피부와 점막에 쉽게 터지는 물집이 발달하는 것이 특징이다.

보툴리눔독소증 Botulism *Clostridium botulinum*의 신경독이 일으키는 병으로, 오염된 음식의 섭취로 인해 일어난다.

복합백신 Combined vaccines 몇 가지 서로 다른 감염에 대한

보호를 위해 몇 가지 백신을 단일 용량으로 투여할 수 있는 형태로 만든 것

볼거리(유행귀밑샘염) Mumps 샘 조직, 특히 침샘 조직을 침범하는 바이러스 감염병

부골 Sequestrum 분리뼈조각을 볼 것

부기(부종) Oedema 액체의 축적으로 인해 조직이 붓는 것

부비동염 Sinusitis 굴염을 볼 것

부속관 Lateral(accessory) canal 가쪽굴을 볼 것

부신겉질저하증 Hypoadrenocorticism 부신겉질의 활동저하로 인한 병. 쇠약, 피부와 점막의 색소침착 증가 및 그 외 많은 징후와 증상이 나타난다.

부유기 Planktonic phase 표면에 붙어 있는 미생물과는 달리 액체 안에 자유로이 떠 있는 미생물 세포

부종 Oedema 부기를 볼 것

부착 Adherence 미생물이 숙주조직이나 그 외 다른 표면에 붙는 것

부착분자 Adhesion molecules 세포간 상호작용을 증진시키는 세포표면 분자

부착소 Adhesin 미생물을 세포표면에 붙게 해주는 미생물표면의 물질 또는 구조

부패균 Saprophyte 죽은 혹은 부패하는 유기 물질 위에서 사는 미생물

부합화 Hybridization 변성되어 한 가닥인, 서로 다른 근원으로부터 온 핵산이 쌍가닥 형태로 복원되는 과정(annealed). 상동인 순서(homologous sequences)끼리 이중 가닥을 형성하며, 이를 검출하고 정량할 수 있다.

분류군(단위) Taxon 생물 계통 집단. 예: 속(genus), 과(family)

분류학 Taxonomy (Various types; phenotypic, numerical, genotypic, polyphasic) 생물학적 분류 과학, 즉 상호 유사성에 따라 생물을 무리로 나누는 것으로, 이름을 붙이는 논리적인 수단(명명법)을 가능하게 하고 미식별 생물들의 분류를 위한 수단이 될 수 있다.

분리뼈조각(부골, 죽은뼈) Sequestrum 죽은 뼈로서 식별, 구분된 구역. 대개 세균 감염에 기인한다.

분만전후 Peripartum 분만 즈음 혹은 무렵

분무제 Aerosol 에어로졸을 볼 것

분비 IgA Secretory IgA 분비액 내에서 볼 수 있는 사람 면역글로불린으로, 혈청 IgA에 비하여 폴리펩티드를 하나 더 가지고 있다.

분비물 Discharge 신체로부터 액체가 방출되는 것

분자형결정 Molecular typing 미생물을 분류하기 위해 분자 기법을 이용

분절홀씨 Arthrospores 진균의 균사 분절로 생성되는 포자(홀씨)

분화 Differentiation 광범위하고, 일반적이고, 균일한 세포가 특수하고, 이질적인 세포로 되는 변화

불완전용혈 Alpha-haemolytic 알파용혈을 볼 것

불완전항원(합텐) Haptens 항체와 반응할 수 있는 작은 분자. 너무 작기 때문에 스스로 항체반응을 일으키지는 못한다.

브루셀라증 Brucellosis 세균인 *Brucella melitensis*, *B. abortus* 및 *B. suis*가 일으키는 인수공통 전신감염증

비경구 Parenteral 입으로 먹지 않고, 주사로 약물 또는 영양소를 투여하는 것

비리온(바이러스입자) Virion 숙주세포 밖에 있는 성숙 바이러스의 완전한 입자로, 핵산, 단백질 피각(캡시드) 및 때때로 외피들로 이루어진다.

비만세포 Mast cell 몸 안 어디에서나 볼 수 있는 세포로, 히스타민 및 그 외 염증매개체를 담고 있다.

비말 전파 Droplet transmission 기도에서 만들어지거나 그 외 다른 수단(예: 초음파 치석제거기)으로 작은 액체방울이 발생된 후, 공기중에 부유되어 있다가 사람이 흡입하여 감염체가 확산되는 것

비정형 폐렴 Atypical pneumonia 드문 미생물들이 일으키는 폐렴으로, 허파에 반점모양으로 분포한다.

비특이면역 Non-specific immunity 선천면역을 볼 것

빠른맥 Tachycardia 빠른 비정상 심장박동

뼈막(골막) Periosteum 뼈 바깥쪽 치밀한 결합조직 층으로, 일생 동안 뼈발생 능력을 유지한다.

뼈방사선괴사(방사선골괴사) Osteoradionecrosis 방사선요법이나 감염의 결과로 뼈 조직이 죽는 것

뼈속질(골수) Bone marrow 혈액 세포의 생산과 발달이 일어나는 부위로 특정 뼈 안에 위치한다.

뼈속질염 Osteomyelitis 골수염을 볼 것

뼈파괴세포(파골세포) Osteoclast 뼈를 흡수하는 세포

사구체신염 Glomerulonephritis 토리콩팥염을 볼 것

사립체 Mitochondria 많은 막으로 이루어진 진핵세포 내 소기

관; ATP를 생산하는 산화인산화가 일어나는 부위

사마귀 Wart 유두종바이러스로 인해 피부 또는 점막 위에 생기는 양성 조직 덩어리

사망률 Mortality 특정 병으로 인한 사망 수

사슬알균 Streptococci 알균의 사슬로 나타나는 그람양성 세균종

사슬알균발열외독소 Erythrogenic toxin 발적독소를 볼 것

사이막(중격) Septum 조직이나 세포 내를 나누거나 분할하는 구조

산발병 Sporadic disease 이따금씩 불규칙하게 혹은 무작위적으로 일어나는 병의 돌발

산생성 Acidogenic 산을 생산하는

산화환원전위(Eh) Redox potential(Eh) 특정 부위의 산화-환원 전위; 무산소성 세균은 낮은 Eh의 환경을 선호한다.

살균 Bactericidal 세균을 죽이는

삼카르복실산회로 TCA(Tricarboxylic acid cycle) Pyruvic acid가 이산화탄소와 물로 전환되면서 나오는 다량의 에너지가 ATP로서 저장되는 탄수화물 대사의 한 경로

삼킴곤란 Dysphagia 삼키는데 어려움이 있는 것

삼투 Osmosis 선택투과성 막을 가로질러 용매, 대개 물이, 묽은 용액 쪽에서 진한 용액 쪽으로, 또는 순수 용매가 용액 쪽으로 확산되는 것

삽관(삽입관) Cannula 체내에서 액체를 빼 내는데 사용하는 가는 관, 또는 기관절개후 숨통(기관)에 삽입하는 호흡 관

상기도막힘증 Croup 크룹을 볼 것

상동성 Homology 구조와 진화의 기원은 비슷하지만 기능적으로는 닮지 않은 것

상승작용 Synergism 협동작용을 볼 것

상아질모세포 Odontoblast 치아 상아질을 형성하는 세포

상피 Epithelium 신체의 모든 노출면(피부, 점막 및 장막)을 덮고 있는 무혈관 세포층으로, 샘 및 그 외 그로부터 나온 구조를 포괄한다.

상피모양세포 Epithelioid cells 육아종과민과 관련된, 상피세포를 닮은 세포. 크고 편평하며, 활성화된 큰포식세포에서 유래하고, cytokine인 종양괴사인자(TNF)를 계속 분비함으로써 염증을 강화시킨다.

상피벗음 Desquamation 표면 상피세포의 손실

샅고랑림프절 Inguinal nodes 샅고랑부위(groin)에 있는 림프절

샅백선증(완선) Tinea cruris *Trichophyton* 및 *Epidermophyton* spp.가 일으키는 샅고랑부위(groin)의 진균 감염

색전증 Embolism 혈류에 의해 실려 온 용해되지 않은 물질이 혈관계통의 일부에 굳게 박히는 것

샛길 Fistula 내부 장기로부터 체표면(예: 피부나 점막)까지, 또는 내부 장기끼리 이어지는 비정상적인 통로

생인손 Whitlow 헤르페스생인손을 볼 것

생체내 *In vivo* 생체 내

생체이용률 Bioavailability 투여한 약물 혹은 그 외 물질의 표적조직 내 활성도 또는 기능적으로 가용한 양

생태계 Ecosystem 특정 환경 내 상호 연관된 생물들과 무생물 성분들이 이루는 계통

생태학 Ecology 생물과 그 환경 사이의 관계를 연구하는 것

생태학적기생부위(위치) Ecological niche 환경 내 생물의 기능적인 위치 또는 상태로서, 삶의 공간과 그곳에서 활성을 나타내는 시기 및 획득하는 자원을 포괄한다.

서식 환경(서식지, 생육지) Habitat 미생물 또는 미생물 집단의 정상 거처와 그 물리적인 환경

선구 종 Pioneer species 특정 부위에 집락이 형성될 때, 초기에 나타나는 미생물들

선천감염 Congenital infection 자궁 안에서 일어나며, 태어날 무렵까지 지속되는 태아의 감염

선천면역(비특이면역, 자연면역) Innate immunity (non-specific immunity, natural immunity) 비특이 방어기전으로, 감염에 대한 기계, 화학 및 생물학 자연장벽을 포함하며, 특이성이나 기억이 전혀 없다.

선택배지 Selective medium 특정 미생물의 증식은 일어나지만 다른 미생물들은 증식할 수 없는 미생물 배지

선택적독성 Selective toxicity 항미생물 약제가 숙주를 손상시키지 않으면서 감염 미생물에 손상을 줄 수 있다는 개념

섬모 Cilia 여러 유형의 진핵세포 표면에 자라난 채찍같이 두드리는 운동을 하는 털 모양의 증식물. 자유생활을 하는 단세포 생물은 이것으로부터 운동성을 얻는다; 호흡기 상피처럼 고정된 세포에서는 세포표면 위로 물질이 흘러가도록 해준다.

섬유결합소 Fibronectin 결합조직에 널리 분포하며, 점막 표면에서 세포를 덮고 있는 당단백질

섬유모세포 Fibroblast 아교질과 결합조직을 생성하는 세포

섬유소혈전 Fibrin thrombus 일생 동안 혈관계통 내에 형성되

는, 혈액 성분으로부터 온 섬유소와 혈소판으로 이루어진 단단하며, 종종 부스러지기 쉬운 덩어리로서, 혈관 벽에 단단하게 혹은 느슨하게 붙어 있다.

섬유증(섬유화) Fibrosis 아교질 결합조직이 형성되는 것

성홍열 Scarlet fever 발적독소를 만드는 Lancefield 그룹 A 사슬알균(*Streptococcus pyogenes*)이 일으키는 감염으로, 목앓이와 특히 몸통, 목, 팔다리 피부의 광범위 발적이 특징이다.

세계적유행(범유행) Pandemic 대륙 간으로 확산되는 유행으로 전세계로 파급될 수 있다.

세균 껍질(외피) Bacterial envelope 세균 세포질을 감싸 보호하는, 층을 이루고 있는 외피

세균 염색체 Bacterial chromosome 세균의 유전물질을 담고 있는 구조로, 대개 초코일 배열을 하는 원형의 이중나선 DNA 형태이다.

세균뇨 Bacteriuria 오줌에 세균이 있는 것

세포내 다당류 Intracellular polysaccharide 어떤 세균종들이 생산하는 다당류로, 에너지 저장고로서 세포질 내에 지닌다. 예: *Streptococcus mutans*

세포내이입 Endocytosis 형질막의 함입(세포 안쪽으로 밀고 들어오는 것)으로 물질이 세포 안으로 들어오게 되는 것으로, 이로써 이 물질을 담고 있는 세포내 소포가 형성된다.

세포독성 T 세포 Cytotoxic T cell 미생물 항원을 표면에 드러낸 감염세포를 직접 죽이는 T 림프구의 한 유형

세포독성과민(II형 과민) Cytotoxic hypersensitivity (Type II hypersensitivity) 세포표면 항원에 항체(IgG 또는 IgM)가 붙고, 다음으로 도움체의 활성화가 일어나 세포가 용해됨으로써, 숙주 혹은 외래 세포가 파괴되는 것

세포독성세포 Killer cells(K) Fc 수용체가 있고 항체의존세포매개세포독성을 매개하는 큰 과립림프구

세포독성약물 Cytotoxic drug 암세포를 죽이기 위해 치료에 사용하는 물질

세포독소 Cytotoxin 세포에 손상을 가하거나 죽이는 물질

세포막 Cell membrane 세포질막을 볼 것

세포매개면역(세포면역) Cell-mediated immunity (Cellular immunity) T 림프구가 직접 표적세포에 작용하거나, 염증을 증진시키는 화학물질을 방출하거나, 또는 다른 방어세포를 활성화시켜 표적세포를 파괴하게 하는 면역반응

세포벽 Cell wall 세균과 대다수의 조류, 식물 및 진균 세포의 바깥 층을 이룬다. 단단하며, 세포의 모양 및 구조적 지지를 제공한다.

세포병변효과 Cytopathic effects 바이러스 감염이나 세포의 중독으로 인해 일어나는 현미경으로 관찰할 수 있는 세포 변화

세포자멸사(아포프토시스) Apoptosis 일종의 계획된 세포 죽음의 형태로서, 조직내 세포 수의 자연 조절에 관여한다.

세포질그물(세포질세망) Endoplasmic reticulum 진핵세포 내 막이 이루는 그물구조로서, 핵막을 형질막과 연결시켜 주며, 리보솜이 부착하는 부위를 제공한다.

세포질막(세포막, 형질막) Cytoplasmic membrane(Cell membrane, Plasma membrane) 세포질을 담고 있는 막

소교세포 Microglia 미세아교세포

소기관 Organelle 막으로 둘러싸인 구조로 진핵세포 내에서 볼 수 있음

소당류(올리고당류) Oligosaccharide 단지 몇 개의 단당류 단위로만 이루어진 분자

소독 Disinfection 무생물인 물체에 붙어 있는 해로운 미생물을 파괴하거나, 제거하거나, 또는 임상적으로 허용할 수 있는 수준으로 그 수를 감소시키는 것

소독제 Disinfectant 보통 무생물인 물체에 붙어 있는 미생물을 죽이는데 사용하는 화학물질

소멸기(쇠퇴기) Eclipse phase 바이러스의 복제 과정에서 바이러스 입자를 찾아볼 수 없는 단계로서, 바이러스가 피막을 벗었고, 새로운 바이러스 핵산이나 구조 단백질이 아직 생산 중인 단계

소변감소증(감뇨증) Oliguria 오줌이 잘 만들어지지 않는 것

소포 Vesicle 잔물집을 볼 것

소포자균(작은포자균) Microsporum 피부진균 부류에 속하는 진균 속의 하나로, 이 속에 속하는 종은 흔히 사람의 피부, 털 및 손발톱에 표재성 감염을 일으킨다.

소화궤양 Peptic ulcer Gastric ulcer를 볼 것

속 Genus 이명법 분류체계의 한 부분이며, 종 보다 높은 수준. 예: *Staphylococcus aureus*에서 *Staphylococcus*

속질공간(골수공간, 뼈속질공간) Medullary cavity 뼈속질이 들어있는 뼈 속 공간

속홀씨 Spore(endospore) 포자를 볼 것

손발입병 Hand, foot and mouth disease 그룹 A coxsackieviruses가 일으키는 병으로 입안 점막과 손바닥, 발바닥

피부에 생기는 반-물집(maculo-vesicular) 환부가 특징이다.

솟음 Papule 구진을 볼 것

솟음물집- Papulovesicular 구진물집- 을 볼 것

쇠퇴기 Eclipse phase 소멸기를 볼 것

쇼크(충격) Shock 외상이나 수술로 인해 몸의 기능이 일시 정지된 심한 물리적 허탈 상태

수동면역화 Passive immunization 이미 형성된 항체를 사람에게 전달하는 방법에 의한 면역화

수두 Chickenpox 수두대상포진바이러스가 일으키는 매우 감염성이 높은 병으로, 독특한 피부 환부가 특징이다.

수막 Meninges 뇌와 척수를 감싸는 세 종류의 막(수막)

수막염 Meningitis 수막의 감염과 염증

수용체(수용기) Receptor 세포표면 성분으로, 다른 물질 또는 미생물이 특이하게 부착한다.

수지상각막염 Dendritic keratosis 가지모양각막염을 볼 것

수직전파 Vertical transmission 부모에서 자식으로 감염이 전파되는 것. 대개 자궁에서 발달 중인 태아에게 어머니로부터 전파

수치분류학(유사계수분류학) Numerical taxonomy 성질의 유사성과 근사치에 따라 미생물을 분류하는 방법. 미생물과 비교 그룹 간의 관찰 가능한 유사성만을 근거로 한다.

수평전파 Horizontal transmission 한 사람에서 다른 사람으로 병이 전파되는 것. 대개 물리적인 접촉에 의함

수화 Hydration 수분이 충만한 것

숙주 Host 기생체가 그 위 혹은 그 안에서 살아가는 생물

숙주방어 Host defences 숙주를 미생물 병으로부터 보호하는 생물학적 기전

순수배양 Pure culture 단 한가지 미생물 종만 자라서 이루어진 배양

스테롤 Sterols 세포막 성분으로 식물, 동물 및 진균에 모두 존재하는 스테로이드 알코올. 예: 진균의 ergosterol

스포로트릭스증 Sporotrichosis *Sporothrix schenckii* 접종으로 일어나는 만성 피부 진균 감염이다. 이 병은 국소화되거나 뼈, 관절, 허파 및 중추신경계통으로 확산될 수 있다.

스피로헤타 Spirochaete 축미세섬유를 가진 운동성이 있는 나선모양의 세균

습진 Eczema 피부의 급성 또는 만성 염증 반응. 대개 원인이 알레르기에 의한다.

승모판협착(증) Mitral stenosis 병으로 인한 왼방실판막(승모판)의 협착

승모판협착(증) Stenosis, mitral 승모판(왼방실판막)이 좁아지는 것

시각신경유두부종(유두부종) Papilloedema 시각신경 및 인접 망막의 부종

시험관내 *In vitro* 실험실 내, 즉 생체 밖

식욕부진(입맛없음) Anorexia 식욕이 없거나 잃어버려 먹지 못하는 상태를 초래하게 되는 것

신경독 Neurotoxin 주로 신경조직에 작용하는 외독소

신생아 Neonate 갓 태어난 아기

신우신장염 Pyelonephritis 깔때기콩팥염을 볼 것

실시간 PCR Real time PCR 중합효소연쇄반응의 산물을 빨리 검출하고 정량할 수 있는 새로운 형태의 PCR

실질성 Substantivity 물질이 표면에 존속하면서 시간이 지남에 따라 주변 환경으로 서서히 방출되는 고유한 성질

심근(심장근육) Myocardium 심장 근육

심내막염, 심장내막염 Endocarditis 심장의 내면을 덮고 있는 내막의 염증

심장내막염 Endocarditis 심내막염을 볼 것

심장막 Pericardium 심장 및 심장에서 큰 혈관이 시작되는 부위를 둘러싸고 있는 이중 섬유장막

심장잡음 Heart murmur 심장 검사시 청진기를 통해 들을 수 있는 비정상적인 심장음으로, 구조 혹은 기능 이상이 있음을 가리킨다.

심한복합면역결핍병(SCID) Severe Combined Immunodeficiency Disease(SCID) 체액(항체) 및 세포면역 양쪽의 부재로 초래되는 병. 세균, 진균, 원충, 바이러스 및 생백신 감염에 대한 현저한 취약성과 연관된다.

싹틈(발아) Budding 바이러스가 숙주로부터 방출될 때, 숙주 세포막의 일부로 바이러스가 덮이는 과정; 이것이 바이러스의 외피가 된다.

아교질분해효소 Collagenase 조직 아교질을 파괴하는 미생물 효소

아구창 Thrush 칸디다증을 볼 것

아나필락시스 Anaphylaxis 급성의, 즉각적인, 심한 제1형 항체매개 전신과민반응으로, 민무늬근육(평활근육)의 혈관확장 및 수축이 일어난다.

아나필락시스독소 Anaphylatoxins 도움체활성화 과정에서 주로 방출되는 물질로서 비만세포, 호염기구 및 혈소판에 결합하여 히스타민과 염증매개체의 방출을 유발한다.

아데닌 Adenine DNA에서는 티민(thymine), RNA에서는 우라실(uracil)과 짝을 이루는 퓨린(purine) 염기

아래턱밑-(턱밑-, 하악하-) Submandibular

아토피 Atopic allergies 환경 알레르기항원에 취약한 사람이 이 항원에 노출되었을 때 일어나는 제I형 과민반응

아포프토시스 Apoptosis 세포자멸사를 볼 것

악액질(종말증) Cachexia 카켁시아를 볼 것

악화 Exacerbation 열이나 병이 더 심해지는 것

안뜰(전정)점막 Vestibular mucosa 치아의 뺨 및 입술 쪽과 잇몸 사이의 공간, 그리고 뺨과 입술의 안쪽 면에 깔려 있는 점막

안뜰염(전정염) Vestibulitis 속귀의 미로(labyrinth)와 달팽이(cochlea)의 염증으로, 어지러움(현기증), 구토, 조화운동못함증(ataxia; 수의근 운동을 조정하기 어려움)과 귀먹음이 생긴다.

알균 Coccus 둥근 세균

알레르기접촉피부염(습진) Allergic contact dermatitis (eczema) 피부에 나타나는 지연성 과민반응

알파용혈(불완전용혈) Alpha-haemolytic 세균이 혈액우무평판 위에서 자라면서 적혈구를 부분적으로 용해시켜 세균집락 주위에 녹색구역이 형성되는 것

암시야현미경검사 Dark-ground microscopy 특수 집광렌즈를 이용하여 어두운 배경에서 검사물이 밝게 보이도록 하는 복합광학현미경검사법의 한 유형

암종 Carcinoma 상피조직의 악성종양

앙기나 Vincent' s angina 인두와 편도 영역의 궤양 병으로, 환부의 바른표본을 현미경으로 관찰하였을 때 특징적으로 스피로헤타와 방추막대균이 나타난다.

앞뒤역순상동서열 Palindrome sequence 거꾸로 읽으나 바로 읽으나 똑 같은 글자의 순서; 제한효소가 인식하는 DNA 내 염기순서

앞방향연구 Prospective study 계획연구를 볼 것

애주번트 Adjuvant 항원보강제를 볼 것

액체배지 Liquid culture medium 미생물 증식을 돕는 영양소를 함유한 무균상태의 액체

야생 Wild type gene 자연에 있는 같은 종류에 속하는 일원들(예: 세균 종) 대다수가 가진 유전자

약동학 Pharmacokinetics 환자 몸 안에서 도달된 약물의 농도 및 활성을 연구하는 것

약화 Attenuation 미생물을 살리면서, 병을 일으키는 능력을 충분히 감소시키거나 제거하는 처리과정

양성종양 Benign tumour 종양이지만 대개 해가 없으며, 조직을 침범하지않고, 혈관이나 림프관을 따라 다른 부위로 확산되지 않는다.

얕은연조직염 Erysipelas 단독을 볼 것

억제영역 Zone of inhibition 우무평판 위 항미생물 원반 주위에 나타나는 세균증식 억제에 해당하는 맑은 영역

언어장애 Dysphasia 말하는 능력에 장애가 있는 것. 대개 대뇌겉질에 손상을 받아 일어난다.

에르고스테롤 Ergosterol 진균 세포막에 주로 나타나는 sterol

에어로졸(분무제) Aerosol 말을 하거나 기침, 재채기를 할 때 기도에서 발생되는 것과 같은, 공기 중에 옅은 안개의 형태로 확산되어 있는 액체 및 미립자

에틸렌옥사이드가스 Ethylene oxide 독성이 있는 무색 가스로 의료기구, 침대포 및 열에 민감한 물질을 멸균하는데 사용할 수 있다.

에피토프(항원결정인자, 항원결정기) Epitope (Antigenic determinant) 전체 항원 분자에서 항체나 활성화된 림프구가 결합하는 작은 부분

여드름 Pimple 털집염을 볼 것

여러관절염 Polyarthritis 다발관절염을 볼 것

여러신경염 Polyneuritis 다발신경염을 볼 것

역전사효소 Reverse transcriptase 레트로바이러스가 가진 효소로 RNA를 DNA로 전사한다.

역학 Epidemiology 병의 발생, 확산 및 제어를 연구하는 것

연결사슬 J-chain IgM 각 분자마다 존재하는 cysteine이 풍부한 폴리펩티드로, IgM의 생체내 형성에 필수적인 것으로 보인다. IgA 중합체 안에도 있다.

연동 Peristalsis 꿈틀운동을 볼 것

연속배양 Continuous culture 최적 증식 조건을 유지하면서 미생물을 증식시키고 수확하는 과정

연접전종말 Presynaptic terminals 연접(synapse) 전 또는 근위에 위치한 신경종말, 또는 연접을 건너기 전에 일어나는

연조직염 Cellulitis 통증이 심하고 심각한, 피부밑 조직의 확산

성 감염으로, 대개 *Streptococcus pyogenes*가 일으킨다.

연질막(연막) Pia mater 뇌와 척수를 덮는 세 종류의 막(수막) 중 맨 안쪽의 막

열-(열병-) Febrile 체온이 올라가 있는 상태

열(발열) Fever(Pyrexia) 비정상적으로 높은 체온. 심한 감염이나 전신 감염, 또는 염증이 있음을 나타낸다.

열(발열) Pyrexia 열

열민감 Heat labile 온도변화로 변질되기 쉬운 물질

열안정성- Heat stable 온도변화로 잘 변질되기 않는 물질

염(염증) Inflammation 면역계통의 세포와 그 활성산물들이 감염이나 조직손상 부위에 집중되는 과정으로, 발적, 부기, 열, 통증의 징후 및 증상이 특징이다.

염색체 Chromosome DNA로 이루어진 구조물로서 유전자가 위치하는 곳

염증매개체 Inflammatory mediators 백혈구가 방출하는 물질로 몸의 염증반응에 관여

엽산결핍 Folate deficiency 정상 기능을 지지할 수 있을 만한 충분한 양의 엽산을 흡수하지 못하는 것

엽폐렴 Lobar pneumonia 대개 한 엽(lobe) 또는 기관지폐구역에 국한된 허파의 감염 및 경화

영양강화배지 Enriched medium 까다로운 미생물을 위한 특별한 증식 인자를 함유한 미생물 증식배지

영양세포 Vegetative cells 증식형세포를 볼 것

영양액체배지 Broth, nutrient 범용 액체배지로서, 많은 종류의 미생물들을 이 배지로 증식시킬 수 있다.

예방접종 Active immunization 능동면역화를 볼 것

예방항생제 Prophylactic antibiotic 예방화학요법을 볼 것

예방화학요법 Chemoprophylaxis 감염 예방을 위해 항미생물 약제를 사용하는 것

오목 Niche 기생위치를 볼 것

오합체 Pentamer 다섯 단위로 이루어진 화합물. 예: IgM

옵소닌 Opsonin 포식작용을 높이는(opsonization) 혈청 단백질(항체 또는 도움체)

완선 Tinea cruris 샅백선증을 볼 것

완전용혈 Beta-haemolytic 베타용혈을 볼 것

완충능 Buffering capacity 완충제(즉 다른 화학물질의 농도변화를 방지하는 화학물질 계통)의 유효 범위. 대개 pH와 관련이 있다.

외다당류 Exopolysaccharides 겔(gel) 같은 굳기의 다당류로서, 세균의 피막과 점액층 안에 있다.

외독소 Exotoxin 세균이 주변 환경 내로 분비하는 독소

외막단백질 Outer membrane proteins 그람음성세균 세포벽의 이층(bi-layer) 표면구조 내에 존재하는 단백질(지질단백질)

외인감염 Exogenous infection 환자 몸 밖의 근원으로부터 온 미생물이 일으키는 감염

외측관 Lateral (accessory) canal 가쪽굴을 볼 것

요도 Periurethral 요도 부근

요도염 Urethritis 요도의 감염 및 염증

요원주 Renal cast 콩팥뇨세관 모양의 물질로, 오줌 안에 나타나고, 현미경으로 볼 수 있다.

요추천자(요추뚫기) Lumbar puncture 허리천자를 볼 것

용원성 박테리오파지(프로파지) Lysogenic bacteriophage (prophage) 세균을 감염시키고 그 유전물질을 숙주의 유전물질과 통합시켜 프로파지를 형성할 수 있는 바이러스

용해소체 Lysosomes 소화효소를 함유한 소기관; 포식세포에 특히 많다.

용혈소 Haemolysin 적혈구를 파괴하는 독소

용혈요독증후군 Haemolytic uraemic syndrome Verotoxin을 만드는 *Escherichia coli* 균주(O157)에 의한 감염과 관련이 있는 증후군으로, 용혈빈혈, 저혈소판증 및 콩팥병의 소견을 포함한다.

우무평판 Agar plate 페트리 접시에 담긴, 기본재질이 우무(해조류로부터 얻는 다당류)인 배지로, 세균이나 곰팡이(진균)을 키우는데 이용된다.

우식원성 Cariogenicity 치아우식을 유발하는

운동(성) Motile 편모 같은 부속물을 이용하여 움직일 수 있는 미생물

운동신경세포 Motor neurone 근육조직에 분포하거나, 흥분을 전달하여 근육수축을 개시하는 신경세포

운반배지 Transport medium 검사물이 마르지 않고 미생물이 생활력을 유지하도록 하기 위해 검사물을 넣어 운반하는 액체 혹은 반-유동 배지

원내감염 Nosocomial infection 병원이나 그 외 의료시설에서 얻게 되는 감염

원반(디스크) 확산 Disc diffusion 우무배지 표면에 흡수성 종이 원반을 올려 놓아, 원반으로부터 우무배지 내로 화학물질이

방출되게 하는 것

원생동물(원충) Protozoa 물과 토양에서 발견되는 원생동물계에 속하는 단세포 생물

원생생물 Protista 단세포 진핵생물로 이루어지는 생물계

원섬유 Fibrillae 그람양성세균의 표면에 미세한, 섬유 같은 단백질이 배열되어 있는 것으로, 숙주 분자와 결합한다. 예: *Streptococcus pyogenes*의 M protein

원핵 Prokaryotic 핵과 소기관이 모두 없는 등, 원핵생물의 특징을 가진

위궤양(소화궤양) Gastric ulcer (peptic ulcer) 위(stamach) 내면을 덮고 있는 상피 층에 생긴 국소적인 범위가 한정된 결함으로, 대개 *Helicobacter pylori* 감염으로 인해 발생한다.

위창자염(위소장염, 위장염) Gastroenteritis 위와 창자를 포함하는 위창자길의 염증

위축 Atrophic 개개 세포의 크기가 줄어들어 장기나 조직의 크기가 줄어드는 것

유기산 Organic acids 탄소를 함유하는 산

유두 Papilla 상피표면의 작은 융기. 예: 혀의 윗면

유두부종 Papilloedema 시각신경유두부종을 볼 것

유두종 Papilloma 상피의 양성 종양

유두탈락, 혀 Depapillation, tongue 혀 등쪽 표면 유두의 손실

유병률 Prevalence rate 특정 병이 있는 사람의 비율 또는 특정 시간 활성 사례의 수

유병률연구 Prevalence study 단면조사연구를 볼 것

유사계수분류학 Numerical taxonomy 수치분류학을 볼 것

유사물질(유사체) Analogue 다른 화합물로부터 유도된, 즉 원화합물의 작은 부분이 다른 화학기로 치환되어 만들어지는 것으로 보는 화합물

유사분열 Mitosis 염색체의 수를 그대로 유지하면서 진핵세포의 핵이 분열하는 과정

유전암호해독 Translation 전령 RNA 주형 위에서 폴리펩티드가 만들어지는 것

유전자 더듬자(탐색자) Gene probe 한 가닥 DNA 또는 RNA를 방사성동위원소나 형광으로 표지한 것. 유전자산물 또는 단백질을 식별하거나 분리하는데 이용한다.

유전자 Gene DNA 내, 어떤 바이러스의 경우에는 RNA 내, 특정 폴리펩티드 사슬을 지정하는 뉴클레오티드 순서

유전자복제 Cloning 클로닝을 볼 것

유전자부호 Codons 코돈을 볼 것

유전자재조합 Genetic recombination DNA 재배열시 유전자 변이가 일어날 수 있는 기본적인 기전으로, 두 상동 DNA 이중나선이 끊어지고 다시 이어지는 과정이 일어난다.

유전자클로닝 Gene cloning 유전자 한 개 또는 일련의 유전자를 새로운 숙주 세포 안으로 도입하고, 이로부터 복제를 통해 많은 동일한 유전자 복사물을 생산하는 것

유전체 Genome 세포나 생물의 유전물질의 완전한 한 벌

유전체형결정 Genomic typing 분류 목적상 미생물 DNA 분자 한 개의 성분을 이용하는 것

유전형, 유전자형 Genotype 동일한 유전적 구성을 갖는 일단의 생물

유행- Epidemic 특정 인구집단, 영역, 혹은 나라에서 병의 발생수(incidence)가 갑자기 빠르게 증가하는 것

유행귀밑샘염 Mumps 볼거리를 볼 것

유황과립 Sulphur granules 방선균증 환자의 고름 안에 있는 작고 노랗고 모래 같은 개별 덩어리들. *Actinomyces*가 응집된 것으로, 부분적으로 석회화되어 있다.

육아종 Granuloma 육아조직(만성염증세포, 섬유모세포 및 증식모세혈관고리)이 국소적으로 집적되어 있는 것으로, 대개 감염이나 이물질로 인해 생긴다(치아끝주위육아종을 볼 것).

육아종과민 Granulomatous hypersensitivity 지연과민(IV형)의 한 형태로, 결핵이나 나병 같은 병에 감염되었을 때 일어난다.

응집 Agglutination 특이항체에 의한 교차결합으로 인해 입자들이 응괴를 이루는 것

의인-(의원-) Iatrogenic 대개 의료나 치과의료, 또는 진단 절차로 인해 일어나는 병

이가(2가)- Divalent 수소원자 두 개 혹은 그 등량과 결합할 수 있음. 또한 두 산화상태를 가짐.

이도 Meatus(auditory canal) 길을 볼 것

이마 환부 Frontal lesion 뇌의 두 대뇌반구를 이루는 다섯 엽 중에서 가장 큰 엽에 생긴 병리학적 환부

이분법(이분열) Binary fission 한 세포가 두 개의 동일한 딸세포로 나뉘는 것에 의한 생식과정

이상각화(증) Parakeratosis 정상 각질상피의 가장 바깥층(stratum corneum)의 세포가 핵을 계속 유지하고 있는 것

이상감각 Dysaesthesia 감각장애를 볼 것

이십(20)면체(面體) Icosahedral 꼭지점이 12개인 기하학적 고체

의 모양; 많은 바이러스의 기본 구조이다.

이완마비 Flaccid paralysis 마비가 일어난 부분에 근육 긴장의 손실 및 힘줄반사의 부재가 나타나는 모든 마비

이음(부)상피 Junctional epithelium 잇몸틈새의 기저부에 있는 상피로 잇몸을 사기질과 시멘트질에 부착시킨다.

이자염(췌장염) Pancreatitis 이자(췌장)의 염증

이종유래- Heterologous 서로 다른 근원의

이종친화항체 Heterophile antibody 항체의 생산을 유발한 항원 이외의 항원과 반응하는 항체. 예: 전염단핵구증 이 있는 환자는 Epstein-Barr 바이러스에 대한 항체를 만드는데, 이 항체가 양(sheep) 적혈구와 교차반응한다.

이질 Dysentery 대변에 혈액과 고름이 섞여 나오는 심한 설사

이차면역반응 Secondary immune response 동일한 항원을 두 번째 투여하는데 대한 증대된 면역반응

이틀(치조) Alveolus 턱뼈의 치아뿌리를 감싸고 있으면서 치아 인대가 부착하여 치아를 고정하는 부분

이합체 Dimer 두 개의 단위로 이루어진 복합물

이형발효 Heterofermentative 한 가지 이상의 주 산물이 만들어지는 발효

이환(율) Morbidity 주관적으로나 객관적으로, 생리적 또는 정신적 건강 상태를 떠난 것

인공기구 Prosthetic device 잃어버린 몸의 일부를 대치하는 인공물

인공판막 Prosthetic valve 인공적인 심장판막 대치물

인두염 Pharyngitis 입인두의 감염 및 염증

인수공통감염증(인수전염병) Zoonosis 사람으로 전파될 수 있는 동물의 감염

인수전염병 Zoonosis 인수공통감염증을 볼 것

인지질 Phospholipid 글리세롤, 두 개의 지방산, 인산염 및 다양한 염기들로 이루어진 화합물

인터루킨 Interleukin 백혈구 사이에서 화학 전령으로 작용하는 cytokine

인터페론(IFN) Interferons(IFN) (1) 바이러스에 감염된 세포가 분비하는 단백질(IFN-α와 IFN-β)로 인근 세포들이 바이러스 감염에 대항할 수 있게 도움; (2) 활성화 T 림프구(TH1 세포)가 분비하는 림포카인(IFN-γ).

일차면역반응 Primary immune response 특정 항원에 처음 노출되었을 때 일어나는 후천면역계통의 반응

임질 Gonorrhoea 세균 *Neisseria gonorrhoeae*가 일으키는 성병

입꼬리(구석) Commissure, angle of mouth 입의 구석으로, 위입술과 아래입술이 만나는 곳

입냄새(구취) Halitosis 냄새나는 숨

입맛없음 Anorexia 식욕부진을 볼 것

입벌림장애 Trismus(Lockjaw) 깨물근(masseter muscle)의 연축(spasm)으로 인해 입을 열기 어려운 상태가 된 것. 파상풍의 초기 증상

입안마름증(구강건조) Xerostomia 대개 침샘기능 장애나 약물요법의 속발(secondary)로 입안이 마르는 것

입주위- Perioral 구강 및 주변영역에 관련된

잇몸뒤물림 Gingival recession 잇몸부착이 자연적으로 치아뿌리끝을 향해 느리게 이동하는 것으로, 이로 인해 뿌리 표면이 구강에 더 많이 노출된다.

잇몸밑- Subgingival plaque 잇몸 가장자리 아래로 형성되는 치태

잇몸염(치은염) Gingivitis 잇몸의 염증

잇몸위 Supragingival 잇몸 가장자리 위

잇몸유두 Gingival papilla 잇몸의 삼각형 모양의 구역으로 인접 치아 사이에 위치한다.

잇몸입안염(치은구내염) Gingivostomatitis 잇몸유두와 구강점막 모두 염증인 상태

잇몸틈새 Gingival crevice 고랑상피, 잇몸부착 및 치아 사기질 또는 상아질로 경계지어 지는 잇몸가장자리와 치아 사이의 공간

잇몸틈새액 Gingival crevicular fluid 잇몸틈새를 항상 적시고 세척하는 혈청 누출액

자가면역병 Autoimmune disease 자기 자신의 조직에 반응하는 항체가 만들어지기 때문에 일어나는 조직 손상 및 병

자가방사선술(자가방사기록법) Autoradiography 겔(gel)이나 탁본(blot)을 방사선필름에 노출시켜 방사능 탐색자의 위치를 식별하는 것

자가용해 Autolysis 숙주 자신의 가수분해 효소에 의한 세포성분의 소화 작용

자가항체 Autoantibody 자기 자신의 조직에 반응하는 항체

자궁내 *In utero* 자궁 내. 예: 발달 중인 태아

자연면역 Natural immunity 선천면역을 볼 것

자연세포독성세포(NK) Natural killer cells(NK) MHC나 항체와는

무관하게 특정 종양세포와 바이러스에 감염된 세포를 인식하고 파괴할 수 있는 큰 과립림프구

작은포자균 Microsporum 소포자균을 볼 것

잔물집(소포) Vesicle 맑은 액체를 담고 있는 지름 0.5 cm 미만의 작은 물집

잘록창자염(결장염) Colitis 잘록창자(결장)의 염증

잠복기 Incubation period 병원체에 노출된 후 병 증상이 나타나기까지 걸리는 시간

잠복바이러스감염 Latent viral infection 바이러스가 복제도 하지 않고 병 증상도 일으키지 않으면서 숙주내에 장기간 잠자고 있는 감염

잠정 병원체 Putative pathogen 특정 상황에서 병을 일으키는 것으로 믿어지지만 증명되지는 않은 미생물

잡종 Hybrid 유전적으로 서로 다른 두 부모 생물 사이의 교배에서 나온 생물이나 세포

장내세균과 Enterobacteriaceae 대개 사람의 창자 안에서 많이 찾아 볼 수 있는 일단의 그람음성 막대균

저온균 Psychrophile 20℃ 이하의 찬 온도에서 가장 잘 자라는 생물

저항플라스미드 R-plasmid 약물 내성유전자를 싣고 있는 플라스미드로, 숙주인 세균에 몇 가지 항생제에 대한 내성을 부여한다. 다른 세균에 전달될 수 있다.

저혈소판증 Thrombocytopenia 혈액 내 혈소판 수가 비정상적으로 낮은 것

저혈압 Hypotension 혈압이 낮은 것

저형성(형성저하) Hypoplastic 장기나 조직이 불완전하게 발달하거나 미발달한 것

적혈구응집 Haemagglutination 적혈구의 응집

적혈구응집소 Haemagglutinin 적혈구를 응집하게 만드는 물질

전격간염 Fulminant hepatitis 간세포의 심한 장애나 괴사가 있어서 흔히 간 기능상실과 죽음에 이르게 되는 임상 증후군

전격병 Fulminating disease 갑작스럽게 일어나는 매우 심한 병으로, 흔히 치명적인 결과를 초래한다.

전구기(조짐기) Prodromal period 특이 징후나 증상이 시작되기 전, 비특이 증상이 나타나는 병 진행의 한 시기

전구물질 Precursor 어떤 물질 또는 세포가 되기 전 단계의 물질 또는 세포

전구약물 Pro-drug 약물의 전구물. 활성이 있는 약물이 되려면 전구약물은 대사과정에 의해 화학적인 전환을 거쳐야만 한다.

전기이동(전기영동) Polyacrylamide gel electrophoresis(PAGE) 분석을 위해 단백질이나 핵산 같은 생물 분자를 분리하는데 널리 이용되는 기법

전기지짐기 Electrocautery 전류가 만들어 내는 열로 조직을 파괴하는 것

전달알엔에이 Transfer RNA 단백질 합성에서 자라는 펩티드 사슬에 올바른 아미노산을 전달하는 작은 RNA 분자

전령 RNA(mRNA) Messenger RNA(mRNA) DNA에서 리보솜으로 유전정보를 실어나르는 RNA 유형. 리보솜에서는 단백질 안으로 정확한 아미노산이 들어가도록 하는 주형으로 작용한다.

전립샘염 Prostatitis 전립샘의 염증 및 감염

전사 Transcription 한 유형의 핵산에서 다른 유형의 핵산으로 유전부호의 전달이 일어나는 것. 대개 DNA 주형으로부터 mRNA 분자의 합성이 일어나는 것을 뜻한다.

전신염증반응증후군(SIRS) Systemic Inflammatory Response Syndrome(SIRS) 큰포식세포가 과다 내독소로 지나치게 자극받아 일어나는 심한 병. 열, 저혈압, 파종혈관내응고 및 여러 장기의 기능상실이 나타난다.

전염단핵구증 Infectious mononucleosis(Glandular fever) Epstein-Barr 바이러스가 일으키는 전신감염

전염물렁종 Molluscum contagiosum 마마(pox) 그룹의 바이러스가 일으키는 피부감염

전위유전단위 Transposon 염색체의 한 곳에서 다른 곳 또는 플라스미드로, 한 플라스미드에서 다른 플라스미드로, 다시 염색체로 건너 뛰어 다닐 수 있는, 한두 개의 식별된 유전자를 싣고 있는 이동성 DNA 조각

전자운반인산화 Electron-transport phosphorylation 전자전달사슬이 만들어 내는 전기화학 경사와 연결된 ATP 합성효소에 의한 ATP 생성

전자전달사슬 Electron transport chain 일련의 전자전달 분자들을 일컫는 일반 용어. 사립체 안에서 찾아 볼 수 있는 이 분자들은 서로 다른 에너지 수준의 전자와 가역적으로 결합한다.

전자현미경사진 Electron micrograph 전자현미경으로 찍은 검사물 사진

전정염 Vestibulitis 안뜰염을 볼 것

전정점막 Vestibular mucosa 안뜰점막을 볼 것

전층심장염(전층심염) Pancarditis 심장의 모든 구조가 관여된 염증

전파 Transmission 미생물이 한 장소에서 다른 장소로 전달되는 과정; 이 장소는 생물일수도 무생물일 수도 있다.

전향연구 Prospective study 계획연구를 볼 것

절대무산소성균 Anaerobe, obligate 산소가 없어야만 자랄 수 있는 생물(세균)

절대산소성균 Aerobe, obligate 산소의 존재하에서만 자랄 수 있는 생물(세균)

절인고기모양 Brawny 두꺼워지고 어두운 색깔을 띤 것. 예: 부기가 있는 곳을 덮고 있는 피부

절지(마디발)동물매개체 Arthropod vector Arthropoda 문(phylum)의 일원으로(거미, 진드기 및 곤충), 한 숙주에서 다른 숙주로 감염체를 옮긴다.

점막염 Mucositis 점막, 특히 구강 점막의 염증

점액섬모기전 Mucociliary escalator 상기도 섬모상피를 말하며, 점액을 비롯, 점액에 갇힌 모든 물질을 허파로부터 멀리 실어 나른다.

점액층 Slime layer 당질층을 볼 것

점출혈 Petechiae 피부나 점막에 생기는 대개 3 mm 미만의 작은 편평한 출혈 반으로 여러 가지 병(예: 특정 감염 열) 및 혈액응고이상에서 나타난다.

접종량 Inoculum 배지나 생체계통(예: 조직배양)에 가해지는 미생물 또는 임상 물질

접촉 Approximal 인접한 치아의 접촉면을 지칭

접촉전파 Contact transmission 직접 접촉에 의해 한 숙주에서 다른 숙주로 병원체가 확산되는 것

접합 Conjugation 접합털(sex pili)를 통해 한 세균에서 다른 세균으로 유전 물질이 전달되는 것

접합백신 Conjugate vaccines 다른 단백질과 백신으로 만들기를 원하는 항원을 결합시켜서 만든 백신

접합털 Pili, sex 특정 세균 세포 위에 있는 가는, 털 같은 부속물로 접합 시 DNA를 전달하는데 이용된다. Pili라는 용어는 fimbriae의 동의어도 된다.

정균 Bacteriostatic 세균 증식을 억제하는

정상미생물무리 Normal microbiota(flora or microflora) 병을 일으키지 않으면서 사람 몸에 서식하는 미생물

정전기력 Electrostatic forces 고정 전하

젖은 표본 Wet preparation 광학현미경검사를 위해 미생물을 적은 양의 액체에 부유시킨 것

제자리성장기 Stationary phase 세균 배양에서 증식의 한 단계로, 새로 생겨나는 세포 수가 죽는 세포 수와 같은 단계

제한핵산내부가수분해효소 Restriction endonucleases DNA 분자의 특정부위에서 쌍가닥 DNA를 자를 수 있는 세균 유래의 효소

조건무산소성균 Facultative anaerobes 산소가 있으나 없으나 자랄 수 있는 생물

조력 T 세포 Helper T cells 도움 T 세포를 볼 것

조직배양 Tissue culture 생체 밖, 염과 영양소로 된 인공배지에서 세포를 증식시키는 것

조짐기 Prodromal period 전구기를 볼 것

종 Species 유사한 성질을 갖는 일단의 생물; 세균 분류에서 두 번째 이름

종기 Furuncle 통증이 있고 단단하고 붉은 피부 고름집이 한 개 또는 여러 개 나타나며, 대개 *Staphylococcus aureus*가 일으킨다.

종양괴사인자 Tumour necrosis factor α(TNFα) 종양이나 바이러스에 감염된 세포를 죽일 뿐 아니라 그 외 다른 기능도 가지고 있는, T 도움세포와 단핵구가 만드는 cytokine

종양발생- Oncogenic 암을 일으키는

주머니 형성 Pocket formation 잇몸틈새가 깊어지면서 형성되는 병적 공간

주머니상피 Pocket epithelium 만성 치주염에서 볼 수 있는 치주주머니의 내부를 덮고 있는 상피층

주조직적합복합체 Major histocompatibility complex(MHC) 림프구 인식 분자로 이용되는 자기(self)-단백질을 지정하는 유전자 복합체

죽(상)경화증 Atherosclerosis 콜레스테롤 및 그 외 물질들이 침착되어 동맥 내피가 두꺼워지는 것

죽은뼈 Sequestrum 분리뼈조각을 볼 것

죽은조직제거술(가장자리절제술) Debridement 상처에서 괴사조직을 제거하는 것

줄기세포 Stem cell 딸세포가 다른 유형의 세포로 분화할 수 있는 세포

중격 Septum 사이막을 볼 것

중쇄 Heavy(H) chain 무거운사슬을 볼 것

중심관(하버스관) Haversian canals 뼈 조직 안에 있는 혈관, 신경 및 간혹 림프관을 담고 있는 아주 작은 관들의 세로 그물(지름이 약 0.05 mm)

중이염(가운데귀염) Otitis media 가운데 귀(중이)의 감염 및 염증

중합체 Polymer 반복되는 일련의 유사한 작은 단위(단량체)로 조립 혹은 구성되어 이루어진 물질

중합효소, DNA Polymerase, DNA Deoxyribonucleotide 단위를 DNA 사슬에 추가함으로써 DNA 합성을 촉매하는 여러 효소들

중합효소연쇄반응(중합연쇄반응) Polymerase chain reaction (PCR) DNA 표본 내 특정 뉴클레오티드 순서를 복사하는데 사용하는 기법으로 검출할 수 있는 수준까지 DNA의 양을 증가시킨다.

중화항체 Neutralizing antibody 주로 실험실 검사에서, 미생물이나 독소의 생물학적 기능 발현을 방해하거나 억제하는 항체

증상 Symptoms of disease 병이 생겨 환자가 느끼고 표현하는 변화들

증식 Vegetation 감염심내막염의 특징인, 심장내막 위 세균, 섬유소 및 혈소판의 덩어리

증식(증) Hyperplasia 과다형성을 볼 것

증식형세포(영양) Vegetative cells 영양 및 증식 중인(생식이나 휴면 중이 아닌) 미생물 세포

지라(비장) Spleen 혈액 내 항원에 대한 면역반응을 일으키는데 중요한 이차 림프계 장기

지라(비장)비대 Splenomegaly 지라(비장)가 커지는 것

지수증식 Exponential growth 대수증식기를 볼 것

지연과민(세포매개과민, IV형 과민) Delayed type hypersensitivity (Cell-mediated hypersensitivity or type IV hypersensitivity) 항원으로 민감해진 T 세포가 매개하는 과민반응으로, 항원이 재도입된 후 하루 혹은 그 이상의 시간이 지난 뒤에 나타난다.

지질다당질(내독소) Lipopolysaccharide (endotoxin) 지질과 다당류 구성단위로 이루어진 거대분자로, 그람음성 세균의 벽 안에서 발견된다 (내독소를 볼 것).

지체기 Lag phase 세균이 새 배지에 순응하며, 수는 증가하지는 않는 세균증식시기

지표증례 Index case 초발환자를 볼 것

직업전파 Occupational transmission 개인의 직업과 관련된 병원성 미생물의 확산

진균동맥류 Mycotic aneurysm 곰팡이동맥자루를 볼 것

진균증(곰팡이병) Mycosis 진균 감염

진균학 Mycology 진균을 연구하는 과학 분야

진핵 Eukaryotic 핵 안에 DNA를 갖고 있고, 그 외 막으로 싸인 소기관을 갖고 있는 모든 생물들. 동물, 식물 및 진균을 포함한다.

집단면역 Herd immunity 군집면역을 볼 것

집락 모양 Colonial appearance 한 세균 종 안에서 꾸준히 나타나는 집락의 특징. 예: 색깔, 융기, 가장자리 및 질감

집락 Colony 따로따로 떨어져 생기는, 밀집된 미생물세포 덩어리로, 대개 단일 세포에서 유래하며, 고형배지 위에 형성되어 맨눈 혹은 현미경으로 볼 수 있다.

집락형성 Colonization 미생물이 병을 일으키지 않으면서 사람 몸 위에서 살고 증식하는 수단

집락형성저항 Colonization resistance 특정부위의 정상 미생물 무리가 다른 종들의 집락형성을 방지하는 능력

짓무름(물렁화) Maceration 피부가 습기에 지나치게, 오래 노출되어 물러져 세균 및 진균 감염에 취약해진 것

징후 Signs of disease 환자에서 볼 수 있는 잴 수 있는 변화

창자독소(장독소) Enterotoxin 창자에 특별히 작용하는 외독소

창자열 Enteric fever *Salmonella typhi*가 일으키는 감염병

처짐(눈꺼풀처짐) Ptosis 한 쪽 혹은 양 쪽 위눈꺼풀이 비정상적으로 밑으로 처지는 것으로, 선천적인 요인, 후천적인 쇠약 또는 제3 뇌신경의 마비에 기인할 수 있다.

천식 Asthma 숨을 내쉴 때 쌕쌕거림이 있고 기침할 때 점액성의 기관지 분비물이 나와 숨쉬는 것이 어려워지는 일(호흡곤란[dyspnoea])이 반복해서 일어나는 것이 특징인 호흡 장애

철결핍(증) Iron deficiency 몸안에 정상 기능에 필요한 충분한 철이 없는 것. 적혈구 내 혈색소 양이 줄어들고 철 결핍 빈혈이 온다.

청색증 Cyanosis 산소 부족으로 인해 나타나는 피부의 푸른 색깔

체액면역반응 Humoral immune response 외래 항원에 대해 B 림프구의 활성화가 일어나고 그 항원에 대한 특이 항체가 생산되는 것이 특징인 면역반응

초발환자(지표증례) Index case 유행병의 첫번째 사례

초코일 Supercoiled 닫힌 고리 모양의 DNA 분자로, 이중나선이 더욱 더 꼬여 조밀한 분자를 이룬 것

초항원 Superantigen 보통 항원에 요구되는 처리 및 제시과정이 없이도 T 세포로 하여금 cytokine을 만들도록 자극할 수 있는 항원

최소살균농도(MBC) Minimum bactericidal concentration(MBC) 특정 미생물을 죽일 수 있는 항미생물 약제의 최저 농도

최저억제농도(최저저지농도[MIC]) Minimum inhibitory concentration(MIC) 특정 미생물의 증식을 억제할 수 있는 항미생물 약제의 최저 농도

추적연구 Longitudinal study 계획연구를 볼 것

추적연구(추적조사) Follow-up study 계획연구를 볼 것

축삭, 말초신경 Axons, peripheral nerve 신경세포가 뻗어나간 부분으로, 신경자극을 전도

축잔(미세)섬유 Axial filament 편모 같은 구조물이 다발을 이루고 있는 것으로, 스피로헤타 운동성 기전의 일부

출생전후기- Perinatal 임신 7개월로부터 아기 생애 첫주 사이의 기간과 관련이 있는

충혈 Hyperaemia 조직 내 혈류의 증가

치매 Dementia 이전에는 능력이 있었던 사람이 전반적으로 여러 정신기능이 떨어지게 되면서 개인 및 사회적 독립성을 잃게 되는 것

치면세균막(치태) Dental plaque 세균과 그 세포외 산물 및 음식 탄수화물의 중합체로 이루어진 점착력이 있는 치아표면 침착물

치석 Dental calculus 칼슘염이 유기기질 내에 침착되어 치아표면에 붙어 있는 것

치아끝구멍(치근첨단구멍) Apical foramen 치아뿌리 끝에 있는 구멍으로, 이 구멍을 통해 치수와 상아질에 분포하는 신경과 혈관이 지나간다.

치아끝주위육아종(근첨주위육아종) Periapical granuloma 치아뿌리끝 주위에 생기는 만성 염증 환부로, 대개 정도가 심하지 않은 감염으로 인해 치수가 죽는 것에 기인한다.

치아속질(치수) Dental pulp 치아의 중심부에서 찾아 볼 수 있는 혈관, 결합조직 및 신경조직

치아우식 Dental caries 치아관이나 뿌리가 미생물이 음식 탄수화물을 분해하는 동안 생산되는 산으로 인해 국소적으로 용해되는 것

치아이틀고름집(치아치조농양) Dento-alveolar abscess 치아 및 이를 지지하는 뼈에 관련된 조직 안에 수집된 고름

치아주위조직염(치주염) Periodontitis 잇몸밑 치태의 독성 작용에 대한 숙주반응의 결과로 치아를 지지하는 결합조직과 뼈가 파괴되는 것

치아치조농양 Dento-alveolar abscess 치아이틀고름집을 볼 것

치아탓(치원성)감염 Odontogenic infection 치아와 관계있는 감염

치은구내염 Gingivostomatitis 잇몸입안염을 볼 것

치은염 Gingivitis 잇몸염을 볼 것

치조 Alveolus 이틀을 볼 것

치주(치아주위)인대 Periodontal ligament 한쪽으로는 시멘트질, 다른 한쪽으로는 뼈에 부착된 결합조직 섬유로, 치아를 이틀뼈에 고정시킨다.

치주염 Periodontitis 치아주위조직염을 볼 것

치즈화(치즈괴사, 건락괴사) Caseation necrosis 결핵 환부의 중심에 특징적으로 나타나는 치즈 같고, 잘 부스러지는, 무정형의 죽은 물질

치태 Dental plaque 치면세균막

친수성- Hydrophilic 물을 좋아하는

친화성 Tropism 향성을 볼 것

침돌 Sialolith 대개 침샘의 관 계통 안에 생기는 석회화된 물체(돌)

침샘염 Sialadenitis 침샘의 염증과 감염

침샘조영술 Sialography 침샘 및 그 관을 조사하기 위해 방사선 사진을 사용하는 것

침샘확장(증) Sialectasis 침샘관의 확장

카켁시아(악액질, 종말증) Cachexia 암, 결핵 같은 심각한 병이나 장기간의 기아로 인해 심한 체중 손실이 있고 무관심한 상태가 되는 것.

카테터(도관, 이끌관), 정맥내 Catheter, intravenous 혈류에 액체를 들여보내거나 뽑아내기 위한 관

칸디다증(아구창) Candidosis(Candidiasis or Thrush) *Candida* 종이 일으키는 점막의 표재성 진균 감염

캄필로박터증 Campylobacteriosis *Campylobacter* 종이 일으키는 위창자 감염

캡소미어(캡시드구성단위) Capsomere 바이러스의 캡시드를 이루는 단백질 단위의 일종

캡시드 Capsid 피각을 볼 것

코돈(유전자부호) Codons 전령 RNA 가닥 내, 아미노산을 지정하거나 단백질 사슬의 종결을 지정하는 세 개의 뉴클레오티드

코인두암종 Nasopharyngeal carcinoma 코와 인두 상피세포의 악성종양

코플릭반점 Koplik' s spots 홍역에서 볼 수 있다. 큰어금니 맞은편 뺨 점막위에 생기는, 붉은 가장자리로 둘러 싸여 있는 푸른-흰색 반점

콜레라 Cholera *Vibrio cholerae*가 일으키는 급성 과다 설사병

콩팥(신장) 기능상실 Renal failure 콩팥의 기능상실

콩팥독성(신독성) Nephrotoxic 콩팥 세포를 죽이거나 손상을 입히는 물질

크룹(상기도막힘증) Croup 후두와 기관의 염증으로, 거친 휘파람 같은 소리(그렁거림[stridor]), 쉰소리 및 울리는 기침 소리가 특징이다.

크립토콕쿠스증 Cryptococcosis *Cryptococcus neoformans*가 일으키는 허파 또는 수막의 감염

큰종기 Carbuncle 털집(털주머니, 모낭) 주위에 형성되는 커다란 또는 여러 개의 고름집으로, 피부밑 조직내로 깊이 확장된다; 대개 *Staphylococcus aureus*가 일으킨다.

큰포식세포(대식세포) Macrophage 대부분의 조직 및 장기 안에서 볼 수 있는 큰 포식세포

클라미디아 Chlamydiae 매우 작은 세균으로 복잡한 생활주기를 갖고 있으며, 살아있는 세포 안에서만 증식이 가능하다.

클로닝(유전자복제) Cloning 특정 DNA 조각의 동일한 복사물들을 많이 생산하는 것

클론(무리) Clone (1) 영양생식에 의해 단일 모체에서 유래하여 유전적으로 동일한 세포, 생물체 또는 식물의 한 집단. (2) 단일 DNA 분자에서 유래되어 진핵세포 또는 세균세포 숙주 안에서 복제에 의해 생산된 DNA 집단

키닌 Kinins 혈액과 그 외 체액 내에 불활성 형으로 존재하는 작은 펩티드로, 활성화되면 혈관확장, 혈관투과성 증가 및 통증을 일으킨다.

탄저병 Anthrax *Bacillus anthracis*에 의한 인수공통 감염증(zoonosis)으로 피부, 호흡기병, 창자병이 그 특징이다.

탈락 Exfoliate 벗음을 볼 것

탈회 Demineralization 광물제거를 볼 것

태반경유(경태반) Transplacental 어머니로부터 아직 태어나지 않은 아기에게 태반을 경유하여 물질이 전달되는 것

턱밑- Submandibular 아래턱밑

털백색판증 Hairy leukoplakia AIDS나 그 외 다른 형태의 면역억제 환자의 혀에 생기는 흰색의 돋아지고 주름진, 혹은 '털' 같은 환부로 Epstein-Barr 바이러스와 관련이 있다.

털복숭- Peritrichous 세균 세포 주위를 삥 둘러 다수의 편모가 있는 것

털집염(모낭염; 여드름, 고름물집, 농포) Folliculitis (pimple, pustule) 털 주머니(모낭)의 감염. 대개 *Staphylococcus aureus*가 일으킨다.

테이코산 Teichoic acid poly(ribotol phosphate)나 poly(glycerol phosphate)의 중합체

테트라사이클린 Tetracyclines 단백질 합성을 억제하는 일단의 정균 약물

토리콩팥염(사구체신염) Glomerulonephritis 콩팥 토리의 염증

토박이미생물무리 Indigenous microflora 특정 부위에서 기원하고, 그 부위에서 자라는 미생물

톡소포자충증 Toxoplasmosis 원충 *Toxoplasma gondii*가 일으키는 전신감염

투베르쿨린 Tuberculin Mantoux 피부검사에 이용되는 *Mycobacterium tuberculosis*의 항원

투베르쿨린검사 Mantoux skin test(tuberculin skin test) 결핵에 대한 면역 유무를 조사하는 피부검사

투석 지름술 Dialysis shunt 심한 콩팥병이 있는 환자의 혈액을 거르고 해독하기 위하여, 환자의 팔이나 다리에 삽입된 동맥 및 정맥 관을 연결하는 장치

트랜스제닉 Transgenic 디엔에이삽입을 볼 것

특발-(자발-, 원인불명-) Idiopathic 원인을 알 수 없는 병

틈새우식 Fissure caries 치아의 국소적인 우식과 광물제거. 치아 사기질 표면의 작은 고랑에서 시작된다.

티세포항원수용체 T-cell receptor 각 T 세포 표면에 있는 수용체로, 항원제시세포(APC)의 주조직적합복합체(MHC) 분자가 제시하는 특이 항원을 인식하고 결합한다.

파골세포 Osteoclast 뼈파괴세포를 볼 것

파동편모충 Trypanosomes 편모가 있는 일단의 원생동물

파상풍 Tetanus *Clostridium tetani* 외독소가 일으키는 심한 근육 연축이 특징인 병

파종감염 Disseminated infection 몸 전체로 퍼지는 감염

파종혈관내응고 Disseminated intravascular coagulation 내독소로 인하여 혈액응고기전이 비특이적으로 활성화되어, 여러 장기의 작은 혈관들이 혈전으로 막히는 것

파지 지정 독소 Phage encoded toxin 특정 세균이 생산하는 외독소로, 용원 박테리오파지(프로파지)에서 유래한 DNA에 의해 지정된다(encoded). 예: 티프테리아 독소

팡이실(균사) Hyphae 진균에서 볼 수 있는, 세포로 이루어진 긴 미세섬유

패혈쇼크 Septic shock 몸안에 다량으로 존재하는 내독소로 인해 생기는 생명을 위협하는 질환

패혈증 Septicaemia 혈류 내에 세균이 있음으로 인해 초래되는 심각한 임상 증후군

페니실린 Penicillin 세포벽 합성을 억제하는 살균화합물 그룹의 하나

페서리(질좌제) Pessary 병 치료를 위해 질이나 그 외 몸 공간에 삽입하는 약물첨가 마개(좌약)

페스트(흑사병) Plague 세균 *Yersinia pestis*가 일으키는 림프절 및 그 외 장기의 감염

펩티도글리칸 Peptidoglycan 세균 세포벽의 주요 구조성분으로 짧은 펩티드 사슬로 연결된 *N*-acetyl화 아미노당의 긴 평행한 사슬들로 이루어진다.

펩티드 Peptide 펩티드 결합으로 연결된 아미노산의 사슬

편리공생 Commensalism 기거생활을 볼 것

편모(긴털) Flagella 어떤 미생물에서 볼 수 있는, 길고 가는 부속물로서 미생물을 움직일 수 있게 한다.

편평(비늘)유두종 Squamous papilloma 편평 상피 표면으로부터 돌출된 단순 양성 종양

폐렴(허파염) Pneumonia 허파의 감염과 염증

포도알균 Staphylococci 그람양성 세균 종으로, 군집을 이루는 작고 둥근 알균

포식리소좀(포식용해소체) Phagolysosome 포식세포 안에서 포식소체와 용해소체가 융합하여 생기는 구조물로, 그 안에서 용해소체 효소가 이물질을 파괴한다.

포식세포 Phagocyte 몸안의 이물질을 활발하게 섭취하고 소화하는, 즉 포식작용하는 세포

포식소체 Phagosome 포식세포 세포질 안에 형성되는, 섭취한 이물질을 담고 있는 포식 공포

포자(홀씨)(내포자[속홀씨]) Spore(endospore) 미생물의 한 분화 형태로서, (a) 살포를 위해, 또는 (b) 나쁜 환경 조건에 대한 반응으로, 그리고 그 환경에 저항성을 갖도록 특수화 된 것이다.

포함물 Inclusions 세포 내에서 볼 수 있는 작은 침착물. 예: 저장과립

표면부속물(부속기) Surface appendage 기능이나 크기 면에서 전체 세포에 부수되는 세포 표면 요소

표준사전주의 Standard precautions 혈액매개 바이러스 보균자를 포함, 모든 환자 치료에서 교차감염 위험을 억제하기 위해 취하는 절차

표피사상균 Epidermophyton Dermatophytes(피부진균) 부류에 속하는 진균 속. 유일한 종인 *E. floccosum*이 피부나 손발톱의 기생체 또는 병원체로서, 무좀(발백선증)을 일으킨다.

표현형 Phenotype 유전형의 발현에 의해 나타나는 몸 또는 세포의 특성

풍진(German measles) Rubella(German measles) Rubella 바이러스가 일으키는 피부 발진이 특징인 전신 병

풍토병 Endemic disease 한 인구집단 내에서 일정한 시간 간격으로 일어나는 병

프로바이러스 Provirus 레트로바이러스의 한가닥 RNA에서 전사된 바이러스 DNA로 숙주세포 유전체 안으로 통합된다.

프로파지 Lysogenic bacteriophage(prophage) 용원성 박테리오파지를 볼 것

프리온 Prion 전염갯솜뇌병증(예: Creutzfeldt-Jakob 병)으로 알려진 몇 가지 퇴행 신경계 병의 원인으로 믿어지는 비정상적인 형태의 숙주 단백질

플라스미드 Plasmid 어떤 세균 안에서 발견되는 공유결합으로 닫혀진 고리모양의 DNA 분자로 염색체 DNA와는 별도로 복제하며, 산물 및 기능을 지정한다. 예: 독소 생산과 약물 내성

피각(캡시드) Capsid 바이러스 핵산을 에워싸고 있는 바깥 단백질 피막

피막 Capsule 당질층을 볼 것

피막(당질층이나 점액층) Capsule (Glycocalyx or Slime layer) 어떤 세균들이 세포 바깥 쪽에 갖고 있는 보호층으로, 대개 다당류나 다-아미노산으로 이루어져 있다.

피부분절 Dermatome 뇌 또는 뒤척수신경절 한 개가 공급하는 들신경섬유들이 분포하는 피부 영역

피부스침증(간찰진) Intertrigo 피부가 접힌 부분에 나타난다.

피부진균(피부사상균, 피부실곰팡이) Dermatophyte 피부, 털 또는 손발톱을 침범하는 표재 감염을 일으키는 일단의 진균

하버스관 Haversian canals 중심관을 볼 것

하악하- Submandibular 아래턱밑

하이브리도마 Hybridoma 서로 다른 근원으로부터 온 세포들을 융합시켜 만든 클론 (예: 항체를 만드는 림프구와 골수종으로부터 온 종양세포); 하이브리도마는 불멸이며 단클론항체를 생산한다.

한솥배양 Batch culture 일반적인 배양 형태로서, 일정량의 액체배지에 미생물을 접종한 후 적절한 시간 동안 배양하는 것; 미생물은 계속해서 변하는 환경에 놓이게 된다.

합텐 Haptens 불완전항원을 볼 것

항균약(방부제) Antiseptic 생체 조직에 사용하는 화합물로, 조직에는 손상을 주지 않으면서 미생물을 죽이거나 제거한다.

항균약물(약제, 물질) Antibacterial agent 세균을 죽이거나 그 증식을 억제하는 화합물

항균제 Antimicrobial agent 항미생물 약제를 볼 것

항미생물 약제(항균제) Antimicrobial agent 미생물을 죽이거나 억제하는 화합물. 합성물과 자연산물을 모두 포함

항산균 Mycobacteria 결핵의 원인균인 *M. tuberculosis*를 포함하는 세균 속. 느리게 자라고 Ziehl-Neelsen 염색에서 전형적인 항산 및 항알코올 막대균으로 나타난다.

항생제 Antibiotic 자연상태에서 곰팡이(진균)나 세균이 생산하는 화학물질로, 다른 미생물들의 증식을 억제한다.

항생제관련-잘록창자염[결장염](거짓막잘록창자염[거짓막결장염]) Antibiotic associated colitis (Pseudomembranous colitis) 항생제로 인해 결장의 정상균무리(normal flora)의 교란이 일어남으로써 초래되며, 장내 *Clostridium difficile*이 생산하는 독소가 원인이다.

항생제내성 Antibiotic resistance 미생물에 내재된 혹은 이들이 획득한, 항생제의 억제 혹은 치사작용에 대한 저항성(내성)

항생제후 효과 Post-antibiotic effect 일단 약물에 노출된 이후 더 이상 노출되지 않은 상태에서 한 동안 미생물 증식이 계속 억제되는 것

항원(면역원) Antigen(Immunogen) 체내에 들어오면 후천면역계통을 활성화시켜 면역반응을 일으키는 이물질

항원결정기 Antigenic determinant 에피토프를 볼 것

항원결정인자(항원결정기) Epitope (Antigenic determinant) 에피토프를 볼 것

항원결합부위 Antigen-binding sites 항체분자에서 항원 결합이 일어나는 부위

항원결합부위(Fab) Antigen-binding fragments(Fab) 항체분자의 끝 부분으로, 항원과 결합하는 두 팔로 이루어져 있다.

항원모방(유사성) Antigenic mimicry 미생물 표면에 미생물의 이물질적인 성질을 감춰 주는 비-면역원성 정상 숙주인자가 존재하는 것

항원변위 Antigenic shift 특정 종, 균주 또는 유형에서, 유전자 재조합에 의해 일어나는 항원 특이성의 큰 변화. 예: 인플루엔자 바이러스

항원보강제(애주번트) Adjuvant 항원에 대한 면역반응을 증진시키는 물질

항원소폭변이 Antigenic drift 미생물의 항원을 지정하는 유전자에 반복적으로 일어나는 작은 돌연변이

항원유사성 Antigenic mimicry 항원모방을 볼 것

항원전달세포 Antigen presenting cell 항원제시세포를 볼 것

항원제시(전달)세포 Antigen presenting cell 가지세포, 큰포식세포 및 그 외, 항원을 삼키거나 이미 항원을 발현하면서, 항원 조각을 세포표면의 MHC I 이나 MHC II 분자에 결합시켜 T 세포에게 제시하고, T 세포를 활성화시키는 세포

항진균제 Antifungal agent 진균을 죽이거나, 증식을 억제하는 화합물

항체(면역글로불린) Antibody(immunoglobulin) 혈액 및 그 외 체액 내에서 발견되는 단백질로서 항원에 대한 반응으로 형질세포(plasma cell)가 분비하며, 그 항원과 특이하게 결합할 수 있다.

항체(역)가 Antibody titre 각 사람의 혈액 또는 체액에 존재하는 항체의 농도 치수. 흔히 혈청학적 양성반응이 유지되는 최대 희석비율로 나타낸다.

해당경로 Glycolytic pathway 해당작용 혹은 그에 부수되는 대사경로

해당작용 Glycolysis 세포 내에서 무산소성으로 포도당을 pyruvate까지 분해하여 ATP를 생산하는 것

해면 굴 Cavernous sinus 두개골의 나비뼈(sphenoid bone)와 경막(dura mater) 사이에 있는 불규칙하게 생긴 한 쌍의 양쪽 정맥 통로(bilateral venous channels) 중 하나

해면뇌병증 Transmissible Spongiform Encephalopathies(TSEs) 갯솜형뇌병증을 볼 것

해열-, 해열제 Antipyretic 열을 내리는 약물

핵 Nucleus 염색체가 들어 있는 진핵세포 소기관

핵소체 Nucleolus 진핵세포 핵 내 둥근 물체로 리보솜 RNA의 합성 부위이다.

향성(친화성) Tropism (1) 특정 장기에 친화력이 있는, (2) 특정 자극을 향하여 움직이거나(양성 향성) 혹은 멀어지는(음성 향성)

허리천자(요추천자, 요추뚫기) Lumbar puncture 철저한 무균 기법으로 바늘을 척수의 허리 부분, 거미막밑 공간에 집어넣는 것. 진단 목적으로 뇌척수액을 수집하기 위해 시행한다.

허혈 Ischaemia 조직 혈액공급의 손실

헤르페스목구멍염, 물집앙기나 Herpangina 그룹 A coxsackieviruses가 일으키는 병으로, 열과 그 외 전신 증상과 함께 목구멍 주변에 궤양을 형성하는 잔물집구진 환부가 특징이다.

헤르페스생인손(헤르페스손끝염) Whitlow 손가락 끝머리 속질의 국소 감염. 예: Herpes simplex가 일으킨 헤르페스생인손

헤르페스손끝염 Whitlow 헤르페스생인손을 볼 것

혈관작용(혈관활성) 매개체 Vasoactive mediators 비만세포, 호염기구 및 혈소판으로부터 방출되는 물질로 혈관에 대한 약리 작용(예: 혈관투과성 변화)이 특징이며, 염증 반응에 관여한다.

혈류역학- Haemodynamic 혈액순환에 관련된 운동 및 힘에 관한

혈소판 Platelet 혈액 내 작은, 핵이 없는 세포로 혈액 응고에 관여한다.

혈액뇌장벽 Blood-brain barrier 뇌 조직으로 큰 분자들이 통과하는 것을 막는 기능적인 방벽

혈액배양 Blood culture 열이 있거나 그 외 다른 전신감염 소견을 보이는 환자를 조사하는 과정에서 혈액 표본을 배양하는 것

혈액우무(배지) Blood agar 섬유소를 제거한 말 또는 양의 혈액을 첨가한 영양우무배지

혈액투석 Haemodialysis 반투막으로 노폐물을 제거하는 기계를 통과시켜 혈액을 정화하는 것(예: 콩팥기능상실 환자)

혈우병환자 Haemophiliac 작은 상처나 외상에 대하여 지나친 출혈이 있거나 멍이 들게 만드는 성염색체-연관 열성 유전병으로, 남자에게 나타난다.

혈전 Thrombus 혈관 내에 발달하는 피덩이

혈청유병률 Seroprevalence 일정 시각 병에 대한 항체를 지니고 있는 사람의 수로 판단한 지역사회 내 유병률

혈청전환 Seroconversion 감염이나 능동면역화 후 사람의 혈액 내에 항원에 대한 항체가 발달하는 것

혈청학적절차 Serological procedure 혈청을 이용한 면역진단 검사

혈청형 Serotypes 미생물 종 내 서로 다른 항원 균주

혈행확산 Haematogenous spread 혈류에 의한 확산

협동작용(상승작용) Synergism 두 약물이 함께 작용하는 효과가 각기 작용하는 것보다 더 큰 것

형광현미경검사 Fluorescence microscopy 형광을 발하는 물체를 보기 위해 현미경에 자외선광을 사용한다.

형성이상 Dysplasia 세포, 조직, 또는 장기의 이상 발달 혹은 증식

형성저하 Hypoplastic 저형성을 볼 것

형질도입 Transduction 박테리오파지에 의해 한 세균세포에서 다른 세균세포로 DNA가 전달되는 것

형질막 Plasma membrane 세포질막을 볼 것

형질세포 Plasma cells 체액면역에서 항체의 합성 및 분비를 수행하는 활성 B 림프구

형질전환 Transformation 다양한 요인(예: 바이러스 감염)으로 인해 세포가 변하여 세포의 행동이 암세포로 변하는 것

형태 특성 Morphological characteristics 생물이나 세포의 형태. 예: 모양, 크기, 부속물들

형태발생(형성) Morphogenesis 장기나 생물체의 발생 및 발달

호산구 Eosinophil 알레르기 반응이 있을 때 많은 수로 나타나는 혈액 세포

호염기구 Basophil 히스타민 및 그 외 염증매개체들이 들어 있는 과립을 갖고 있는 다형핵백혈구

호중성백혈구, 호중구(다형핵백혈구, 고름, 농세포) Neutrophil (polymorphonuclear leukocyte (PMN), polymorph or pus cell) 가장 많은 백혈구. 포식작용을 아주 잘하고 활발한 운동성을 갖고 있다.

호중성백혈구감소증 Neutropenia 혈액 내 호중과립구의 결핍. 종종 다른 혈액세포의 감소를 동반

호흡 Respiration 대사과정에서 탄수화물이 산소성 분해를 통해 에너지를 방출하는 것

홀씨 Spore (endospore) 포자를 볼 것

홍반- Erythematous 혈관 확장에 기인하는 붉은 색깔

홍역 Measles(Rubeola) 피부발진이 특징인 홍역바이러스가 일으키는 전신병

화농- Purulent 고름을 볼 것

화학쏠림성(화학주성) Chemotaxis 손상받은 조직이 있거나 미생물이 침범한 부위에서 방출되는 화학물질로 인하여 그 부위로 포식세포가 이끌려 오는 것

화학요법 Chemotherapy 화학물질로 질병이나 감염을 치료하는 것

활모양강직 Opisthotonus *Clostridium tetani* 감염(파상풍)에서 일어나는 등 근육의 연축(spasmic contractions)

활성효소(키나아제) Kinases 어떤 세균들이 생산하는 일단의 효소로, 세균이 섬유소 덩이를 용해시킬 수 있게 한다.

황달 Jaundice 여러 가지 병 때문에 황달이 일어날 수 있으며, 담즙 색소인 bilirubin이 지나치게 많아져 피부와 눈의 흰자위가 노란색을 띠게 된다.

회복기보균자 Convalescent carrier 병원성 미생물에 의한 임상적인 감염으로부터 외견상 회복된 후에도, 계속해서 그 미생물을 지니고 있는 사람

회복기혈청 Convalescent phase serum 감염으로부터 회복된 후 환자로부터 얻은 혈청 표본

회색질척수염 Polio(poliomyelitis) 폴리오바이러스가 일으키는 전신감염으로, 중추신경계통에 감염이 발생하여 그에 따른 마비가 올 수 있다.

횡문근형질막 Sarcolemma 수축할 수 있는 물질을 싸고 있는 근육 섬유로 된 신장성 집(sheath)

효모 Yeast 단세포 진균

효소 Enzyme 생화학반응에서 촉매작용을 하는, 세포가 만들어내는 단백질 분자

효소면역측정법(ELISA) ELISA(enzyme linked immunosorbent assay) 광범위한 미생물 병원체에 대한 항체를 검출하는 표준방법. 특히 바이러스 혈청학에서 많이 이용된다.

후근 신경절 Dorsal root ganglion 뒤뿌리 신경절을 볼 것

후두개염 Epiglottitis 후두 위에 가로놓여 후두를 보호하는 후두덮개의 감염 및 염증

후유증 Sequelae 감염이나 그 외 다른 병에 뒤를 이어 일어나는 임상 결과

후천면역결핍증후군, 에이즈 Acquired immunodeficiency syndrome(AIDS) 사람면역결핍바이러스에 의한 병의 최종단계로서, 이 바이러스는 면역반응을 일으키는 신체의 능력을 손상시킨다.

후향연구(뒷방향연구) Retrospective study 원인 가설을 검사하기 위한 연구 계획으로, 이 연구에서는 원인일 수 있는 요인에 노출된 것에 대한 정보를 연구 대상인 사람의 특징이나 과거 사건 또는 경험과 관련된 자료에서 이끌어낸다.

휴면, 잠복 Dormancy 살아있지만 활성도 없고 증식도 하지 않는 것

흡인 Aspiration 주사침이나 그와 유사한 도구로 신체 공간으로부터 액체 및 고체를 빨아내는 것

흡인물 Aspirate 주사침 같은 흡인 기구을 이용하여 신체로부터 빨아들인 액체

흡착 Adsorption (1) 분자들이 고체 혹은 액체 표면에 부착되어 표면에 얇은 층을 형성하는 것. (2) 숙주세포의 표면에 바이러스의 결합이 일어나는 바이러스 복제의 초기단계

흰얼룩환부(흰반점환부) White spot lesion 치아우식으로 인한 사기질 광물제거과정의 초기 가역 단계

히스타민 Histamine 체내 많은 세포 유형, 특히 비만세포, 호염기구 및 혈소판 내에 존재하는 물질로, 혈관확장과 모세혈관 투과성을 증가시킨다.

히알루론산분해효소 Hyaluronidase 일부 세균이 만들어 내는 효소로 hyaluronic acid와 결합조직을 파괴한다.

Adenosine triphosphate(ATP) 가수분해효소(hydrolase) 계열의 효소로서 모든 세포 내에 존재하며, ATP의 ADP (adenosine diphosphate)로의 가수분해를 촉매한다. ATP는 고에너지 인산염의 한 형태로서 에너지 저장 및 대사반응의 진행에 이용된다.

ADP-Ribosylating bipartite toxin 활성단위 A와 결합단위 B로 이루어진, 두 부분으로 된 세균 외독소. 활성단위 A는 숙주세포 내에서 리보솜에 의한 단백질 합성을 효과적으로 차단한다. 디프테리아 독소가 한 본보기

AIDS 후천면역결핍증후군을 볼 것

Aminoglycosides 아미노당을 함유한 항생제 군

Anticomplementary 특이항체-항원 복합체 외에 도움체결합(complement-fixation)을 일으키는 물질

Antistreptolysin O Streptolysin O에 대한 항체로서, 이 항체를 분석하여 최근에 *Streptococcus pyogenes*에 의한 감염이 있었는지를 밝힐 수 있다. 최근 *Streptococcus pyogenes* 감염의 지표

Archaea(formerly Archaebacteria) 세균과 유사한 원시 생물; 지금까지는 병원성이 알려진 것이 없으며, 주로 극한 환경에서

발견된다. prokaryotic도 eukaryotic도 아닌, 제3의 세포 유형이다.

Aschoff 결절(node) 급성 류마티스열에서 나타나는 특징적인 심장의 환부. 중심부에 섬유소성 변성이 있고, 그 주변을 림프구, 형질세포 및 호염기구가 에워싸고 있다.

B 림프구 체액면역계통의 주요 세포로서, 항원으로 자극 받으면 증식, 분화하여 항체를 만드는 형질세포가 된다.

BCG 백신 Bacillus Calmette and Guéin. 살아 있는, 독성이 약화된 *Mycobacterium bovis* 균주로, 결핵에 대한 면역을 제공하는데 이용된다.

Beta-lactamase 베타락탐고리를 함유하는 여러 항생제들에 대해 내성을 보이는 세균들이 생산하는 효소

Capnophilia 이산화탄소의 수준이 높아졌을 때 최대로 증식할 수 있는 능력

CD4 cell TH2 cells을 볼 것

CD8 cell TC cells을 볼 것

Climax community 안정되고 복잡하고 역동적인 여러 미생물 종의 혼합체로서, 시간의 경과에 따른 미생물 천이 과정으로 형성된다.

Creutzfeldt-Jakob Disease 프리온이 일으키는 병으로, 뇌조직의 치명적인 퇴행이 일어나는 것이 특징이다.

Cytokines 시토카인 일단의 수용성 단백질로서(림포카인과 인터페론을 포함), 신체 방어에 관여하는 다른 세포들의 활성을 조절하는 세포가 방출한다.

Dane 입자 감염력이 있는 완전한 B형간염바이러스 입자

De novo 새로(이), 처음부터

Deoxyribose DNA 분자의 한 부분을 이루는 오탄당

Dip-slide kit 액체 내에 들어 있는 미생물(대개 세균)의 수를 세는 장치

Disulphide bridge 두 개의 황 원자 사이에 형성되는 공유결합. 특히 펩티드나 단백질 내 두 cysteine 잔기의 두 sulphydryl 그룹 사이에 형성되는 결합

DNA 더듬자(탐색자[probe]) 유전자를 식별하거나 분리하는데 이용되는 물질로서, 흔히 방사성 동위원소로 표지한다.

DNA 부합화(hybridization) 디옥시리보핵산 단일 가닥들 간의 순서 상동성(유사성) 정도를 가늠하는 기법

DNA 염기순서분석(sequencing) 여러 뉴클레오티드로 이루어진 DNA 가닥 내 뉴클레오티드의 순서를 알아내는 실험 방법

DNA 중합효소 한 가닥 혹은 쌍가닥 DNA를 주형으로 이용하여 deoxyribonucleoside triphosphates로부터 DNA 합성을 촉매하는 효소

DNA(디옥시리보핵산[deoxyribonucleic acid]) 유전자의 형태로 유전물질을 담고 있는 분자

Down 증후군 Down' s syndrome 선천장애(여분의 21번 염색체가 있음)의 일종. 다양한 수준의 정신지연 및 지능발달 결함으로 인한 임상 징후가 있다.

Eh 산화환원전이를 볼 것

Endodontics 치아 뿌리, 치수 및 치아끝주위조직의 손상과 병을 진단, 치료하는 수복치과의료의 한 분야

Entner-Doudoroff 경로(pathway) 일부 세균에서 포도당 이용에 사용하는 주된 경로

Eubacteria 펩티도글리칸 세포벽을 갖는 모든 세균(prokaryotes). 참 세균

Farmers' lung 허파꽈리 염증병의 한 종류(외인 알레르기 허파꽈리염). 진균(대개 *Aspergillus* 종)으로 오염된 식물 퇴비 먼지에 대한 알레르기 반응에 기인한다.

Fc 부위(부분) Fc region (portion) 항체 분자의 작동 부위로서, 표면에 Fc 수용기를 갖고 있는 면역계통의 세포, 즉 호중구, 큰포식세포 및 그 외 단핵 포식세포와 상호작용한다.

Fc 수용체, 수용기 Fc receptors 포식세포와 NK 세포의 표면 분자로, 항체로 덮인 표적세포의 Fc 부위와 결합한다.

Fluctuant 신체 표면을 손가락으로 가볍게 눌렀을 때(촉진), 파동과 같은 움직임이 느껴지거나 보이는 것; 액체로 차 있음을 의미

Fusidic acid 단백질 합성을 억제하는 정균 약제

Fusobacterium 그람음성 무산소성 세균 속(genus)으로, 방추 형태이며, 입안 미생물무리 안에서 흔히 발견된다.

Glycopeptides (1) 탄수화물과 공유결합한 펩티드. (2) 세포벽 합성을 방해함으로써 작용하는 일단의 항미생물 약제에 붙여진 일반적인 이름

Golgi 장치(기관) 또는 복합체 단백질 분비에 관여하는 진핵세포 내, 막으로 된 소기관

Hib *Haemophilus influenzae* 유형 B 피막항원의 운반단백질에 접합시킨 올리고당류 백신

Highly active anti-retroviral therapy (HAART)

HIV 사람면역결핍바이러스. AIDS를 일으키는 바이러스

Hutchinson 앞니(incisors) 선천매독에서 볼 수 있는 치아 이상. 양쪽 가쪽 가장자리가 절단면 쪽에서 서로를 향하고, 절단면에 패임이 있는 것이 특징이다.

IgA 점막 분비액과 엄마젖 안에서 주로 발견되는 항체분자의 일종

IgD B 림프구 표면에서 볼 수 있는 항체분자의 일종

IgE 알레르기 반응을 일으키는 항체분자의 일종

IgG 혈액내 주종 항체분자이며, 태반을 가로질러 어머니로부터 태아로 갈 수 있는 항체 종류이다.

IgM 감염에 대한 반응 초기에 생산되는 혈액 항체분자 종류로서, 최근에 감염이 있었음을 가리킨다.

Immunocompetent 정상적으로 기능하는 면역계통을 가진 사람

Interleukin-1(IL-1) 큰포식세포와 그 외 세포들이 만드는 cytokine으로, 활성화 T 세포를 자극

Interleukin-2(IL-2) 활성화 T 세포의 증식과 분화를 촉진하는 cytokine

Interleukin-6(IL-6) T 세포가 만드는 cytokine으로 B 림프구 분화에 작용한다.

Kaposi 육종(sarcoma) 악성 혈관 종양. 대개 AIDS의 합병증으로 잘 나타나며, 사람 헤르페스바이러스8 감염과 연관된다.

Koch의 조건(postulates) Robert Koch가 제안한 한 벌의 기준. 한 미생물이 특정 병을 일으키는 원인인지를 결정하려면 이 기준을 만족시켜야 한다.

Krebs, 회로 Krebs' cycle 삼카르복실산회로를 볼 것

Large Granular Lymphocytes(LGL) 세포질 과립을 지니며 NK (자연세포독성) 및 K (세포독성) 세포로 기능하는 큰 림프구

Lecithinase 레시틴을 분해할 수 있는 세균 효소

Legionnaires' disease 대개 *Legionella pneumophila*가 일으키는 폐렴

Leucotoxin 백혈구에 손상을 입히거나 죽이는 물질

Lincosamides 단백질 합성을 억제하는 일단의 항세균 약제

Lipid A 지질다당질의 내독소 성분

Lipophilic 지방에 끌리는

Listeriosis *Listeria monocytogenes*가 일으키는 전신 세균감염

Ludwig 앙기나(angina) 치과 감염의 확산으로 인한 양쪽 혀밑과 턱밑 근막 공간의 광범위한 감염. 감염과 관련된 부기가 숨길을 위태롭게 할 수 있다.

Lyme disease 스피로헤타인 *Borrelia burgdorferi*가 일으키는 전신 감염

Lysostaphin 특정 포도알균 균주가 만드는 펩티드분해효소로 다른 포도알균에 대한 항균작용이 있다.

Macrolides 단백질 합성에 작용하는 일단의 정균 항생제; 페니실린에 알레르기가 있는 사람들에서 대체약으로 흔히 사용된다.

Mannoprotein 효모 세포벽의 항원 성분으로 mannose 그룹이 부착된 단백질

Methicillin resistant *Staphylococcus aureus*(MRSA) Methicillin에 내성이 있는 *Staphylococcus aureus* 균주. 대개 그 외 몇 가지 다른 항균 약물에 대해서도 내성이 있다.

Metronidazole 무산소성 세균 감염 및 원충 병을 치료하는데 널리 사용되는 약물

Micrococcaceae Catalase를 만드는 그람양성 조건무산소성 알균 과(family)

MMR 백신 홍역, 볼거리 및 풍진으로부터 보호해주는 백신

Monotrichous 단일 편모를 가진

Mucosal Associated Lymphoid Tissue (MALT) 몸 점막표면의 면역계통을 형성. 이 계통은 MALT의 개별 점막밑 림프구 집합체(예: 편도나 Peyer 반) 내 항체생산을 자극하는 항원으로 활성화된다. 주 생산항체는 분비 IgA이다.

Nagler 반응 *Clostridium perfringens*를 검출하기 위한 실험실 검사로, 확산성 lecithinase(alpha-독소)의 생산을 증명하는 것

Neuraminidase 뉴라민 산(neuraminic acids)과 다른 당(예. 올리고당) 사이의 ketosidic linkage를 가수분해하는 효소

Oligodendroglial 중추신경계통의 특별한 결합조직

Onchomycosis 손발톱 및 손발톱 같은 물질의 진균 감염

Paget 병(변형뼈염[osteitis deformans]) 원인이 알려지지 않은 뼈의 병으로, 뼈 흡수 및 뒤이은 수리가 반복적으로 일어나 지나친 뼈 전환(turnover)을 초래하게 되는 병

Paul-Bunnel 검사 Epstein-Barr 바이러스가 일으키는 전염단핵구증 환자의 혈청 안에 나타나는 이종친화항체를 검출하고 정량하기 위한 실험실 검사

Pellicle 대개 표면 위에 있는 얇은 막을 말함. 갓 깨끗하게 닦은 치아 사기질 표면에 생기는 단백질 층

Petri 접시(dish) 플라스틱이나 유리로 된 둥글고 얕은, 납작한 바닥과 수직 테두리를 가진 접시로, 같은 모양의 약간 더 큰, 넉넉하게 맞는 뚜껑이 있음. 세균학과 진균학에서 무균 고형

배지 용기로 이용된다.

Peyer 반 Peyer' s patches 아래 돌창자(회장)에 있는 별개 림프계 조직의 집합체. 점막관련림프계조직(MALT)의 일부.

Phospholipid bilayer 세포막의 기본 구조를 이루는 인지질 분자의 이중 층

Pneumocystis jiroveci(이전의 *P. carinii*) 아마도 비정형 진균인듯한, 불확실한 분류 상태의 미생물. 쇠약한 환자(예: AIDS가 있는 면역약화 환자)에서 특정 형태의 폐렴을 일으킨다.

Pneumolysin *Streptococcus pneumoniae*가 생산하는 thiol로 활성화되는 세포용해소로, 적혈구 및 그 외 다른, 세포막에 콜레스테롤이 있는 세포에 작용한다.

Polyenes 스테롤 합성을 방해하는 일단의 항진균 화합물들

PPD(Purified protein derivative) 결핵에 대한 면역 유무를 조사하는 Mantoux 피부검사에 사용되는 항원

Prokaryotae 모든 원핵생물, 즉 세균을 포함하는 계(kindom)

Quinolones DNA 합성을 방해하는 일단의 항세균 약물

Quorum sensing 미생물들이 신호분자로 의사소통하는 현상

Ramsay Hunt 증후군 수두대상포진바이러스 감염으로 인하여 같은쪽의 인두와 바깥귀길에 잔물집이 생기는 것과 함께 심한 얼굴 마비가 오는 것.

RNA [리보핵산(Ribonucleic acid)] 단백질 합성에 참여하는 핵산

RNA 중합효소 전사에 필요한 효소(Transcription을 볼 것)

Severe Acute Respiratory Syndrome (SARS) SARS-관련 coronavirus(SARS-CoV)가 일으키는 새로운 심한 호흡기감염. 높은 열, 기침, 숨참 및 숨쉬기 어려움이 특징이다.

Sialoperoxidase 계통 침 안에 존재하는 비특이 항미생물 계통으로, 어떤 외인 및 내인 미생물의 증식을 억제할 수 있다.

Sjören 증후군 마른 입(입안마름증)과 마른 눈(눈마름증)을 포함하는 증후군으로, 결합조직 질환(예: 류마티스 관절염)이 수반될 수 있다.

Stevens-Johnson 증후군 점막(입을 포함)과 피부에 나타나는 심한 다형홍반의 한 형태

Striae of Retzius 치아 사기질 모기둥을 가로지르는 어두운 동심 선으로 사기질의 축방향 단면을 현미경으로 관찰할 때 보인다.

Succus entericus 샘창자 벽 샘세포가 분비하는 효소들의 총칭

T 림프구 (T 세포) 가슴샘 안에서 성숙하는 림프구이며 몇몇 소집단으로 이루어진다. 세포매개 면역 및 면역반응 조절을 책임진다.

TC cells(cytotoxic) 다른 세포, 주로 바이러스에 감염된 세포를 죽이는 기능을 갖고 있는 림프구

TH1 cells Cytokine인 IL-2와 IFN-γ를 만드는 림프구로 지연과민 반응에 관여한다.

TH2 cells(T-helper cells) 표면에 CD4 분자를 발현하고, B 세포 항체 생산을 촉진하는 cytokine(IL-4, IL-5, IL-6 및 IL-10)을 분비하는 T 림프구 소집단

Tinea pedis 발백선증(발피부곰팡이증, 무좀) 발백선증을 볼 것

Treponeme *Treponema* 속에 속하는 운동성 나선 세균

TS cells(suppresor) 면역반응을 억제하는 cytokine을 생산하여 TH2 세포의 작용을 조절하는 T 림프구 소집단

Van der Waals 힘 원자 및 분자 사이에 작용하는 비대칭 전하 분포를 갖는, 끌어당기거나 밀어내는 힘

Weil 병 렙토스피라병을 볼 것

Western 탁본(blotting) 항체-항원 반응을 관찰하는 면역분석법. 전기영동으로 항원을 분리하고, 같은 방법으로 nitrocellulose membrane에 옮긴다(탁본). 탁본을 항체로 처리한 후 항체-항원 복합체를 다양한 방법으로 검출한다.

Ziehl-Neelsen 염색 특별히 *Mycobacterium* spp.를 염색하기 위한 염색법

Zoster 대상포진(띠헤르페스) 대상포진을 볼 것

찾아보기

ㄴ

ㄷ

ㅇ

A